U0260119

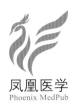

凤凰医学
Phoenix MedPub

免疫内分泌学

Immunoendocrinology

主　审　宁　光

主　编　赵家军　杨　涛

副主编　袁慧娟　乔　虹　石勇铨　陈　宏
　　　　宋勇峰　顾　愹

江苏凤凰科学技术出版社 · 南京

图书在版编目（CIP）数据

免疫内分泌学 / 赵家军, 杨涛主编. —南京: 江苏凤凰科学技术出版社, 2023.12
ISBN 978-7-5713-3627-1

Ⅰ. ①免…　Ⅱ. ①赵…②杨…　Ⅲ. ①医学－免疫学－内分泌学　Ⅳ. ①R392.6

中国国家版本馆 CIP 数据核字 (2023) 第 113866 号

免疫内分泌学

主　　　编	赵家军　杨　涛	
策　　　划	傅永红	
责 任 编 辑	杨　淮　蒋铭扬	
责 任 校 对	仲　敏	
责 任 监 制	刘文洋	

出 版 发 行	江苏凤凰科学技术出版社
出版社地址	南京市湖南路 1 号 A 楼，邮编：210009
出版社网址	http://www.pspress.cn
印　　　刷	南京新洲印刷有限公司

开　　　本	889 mm×1194 mm　1/16
印　　　张	22.5
插　　　页	4
字　　　数	560 000
版　　　次	2023 年 12 月第 1 版
印　　　次	2023 年 12 月第 1 次印刷

标 准 书 号	ISBN 978-7-5713-3627-1
定　　　价	218.00 元（精）

图书如有印装质量问题，可随时向我社印务部调换。

参编人员名单

主　　审	宁　光	上海交通大学医学院附属瑞金医院
主　　编	赵家军	山东第一医科大学附属省立医院
	杨　涛	南京医科大学第一附属医院
副主编	袁慧娟	河南省人民医院
	乔　虹	哈尔滨医科大学附属第二医院
	石勇铨	上海长征医院
	陈　宏	南方医科大学珠江医院
	宋勇峰	山东第一医科大学附属中心医院
	顾　愵	南京医科大学第一附属医院

参编人员（以姓氏汉语拼音为序）

	陈　涛	四川大学华西医院
	陈　彦	福建省立医院
	陈　颖	青岛大学附属医院
	丁丽萍	内蒙古呼伦贝尔市人民医院
	范元硕	贵州省人民医院
	高　彬	空军军医大学第二附属医院
	高　莹	北京大学第一医院
	高洪伟	北京大学第三医院
	高晶扬	南京医科大学第一附属医院
	郭艳英	新疆维吾尔自治区人民医院
	郝慧瑶	河北医科大学第二医院
	何云强	南京医科大学第一附属医院
	孔　雯	华中科技大学同济医学院附属协和医院
	李晨嫣	中国医科大学附属第一医院
	林乐韦华	海南省人民医院
	刘　楠	大连医科大学附属第二医院
	刘靖芳	兰州大学第一医院
	龙　健	重庆医科大学附属第一医院

罗说明　中南大学湘雅二医院

牛　奔　云南省第一人民医院

潘　琦　北京医院

任　蕾　郑州大学第一附属医院

施　云　南京医科大学第一附属医院

孙　磊　山东大学齐鲁医院

唐松涛　安徽医科大学第一附属医院

汪晓霞　哈尔滨医科大学附属第四医院

王　瑜　天津医科大学总医院

王贺元　吉林大学白求恩第一医院

韦　晓　南京中医药大学附属中西医结合医院

吴绮楠　重庆医科大学附属大足医院

徐浣白　上海市第一人民医院

许林鑫　山西医科大学第一医院

许岭翎　中国医学科学院北京协和医院

杨　蓬　上海第十人民医院

曾文衡　浙江大学医学院附属第二医院

张　锦　中山大学孙逸仙纪念医院

章　燕　南昌大学第一附属医院

编委会名单

（以姓氏汉语拼音为序）

洪天配　北京大学第三医院

焦　凯　空军军医大学第二附属医院

李艳波　深圳大学附属华南医院

刘礼斌　福建医科大学附属协和医院

刘　铭　天津医科大学总医院

吕朝晖　解放军总医院第一医学中心

母义明　解放军总医院第一医学中心

宁　光　上海交通大学医学院附属瑞金医院

彭永德　上海市第一人民医院

秦贵军　郑州大学第一附属医院

曲　伸　上海市第十人民医院

单忠艳　中国医科大学附属第一医院

汤旭磊　兰州大学第一医院

童南伟　四川大学华西医院

王桂侠　吉林大学白求恩第一医院

王卫庆　上海交通大学医学院附属瑞金医院

夏维波　北京协和医院

严　励　中山大学孙逸仙纪念医院

杨刚毅　重庆医科大学第二附属医院

杨　涛　南京医科大学第一附属医院

余学锋　华中科技大学同济医学院附属同济医院

张　波　中日友好医院

张俊清　北京大学第一医院

张力辉　河北医科大学第二医院

赵家军　山东第一医科大学附属省立医院

序 言

内分泌系统、神经系统和免疫系统是调控生命体发育和功能的三大系统，近年来，分子生物学技术和免疫学技术迅速发展，发现神经系统、内分泌系统和免疫系统可共享某些信息分子和受体，通过相似的细胞信号转导途径发挥生物学调控作用，构成神经-内分泌-免疫网络（neuroendocrine-immune network）。

免疫内分泌学是一门免疫学和内分泌代谢病学的交叉学科，涉及的范围包括自身免疫性内分泌疾病、代谢性疾病免疫炎症机制、免疫细胞代谢调控等。随着免疫学技术的进步和人们对内分泌代谢病的深入了解，用免疫学视角和方法学探讨内分泌自身免疫性疾病与代谢性疾病免疫机制已成当下的学术热点。尤其近年来，免疫治疗在肿瘤治疗领域的广泛应用，免疫检查点抑制剂引起的内分泌功能损伤，其临床诊治及其免疫学机制广受关注。

自身免疫性疾病研究是科学界和医学界发展迅速的领域，但仍存在许多待解决的问题。这是一个令人兴奋的、科学不断进步的时代，人们开始关注肠道微生物组的组成和功能，以及它如何影响免疫系统和内分泌代谢系统。营养和生活方式的改变可以帮助一些自身免疫性疾病患者，但我们对哪些人、如何改变、为什么改变、改变的方式和组合还不够了解。

赵家军教授、杨涛教授领衔主编的《免疫内分泌学》的出版，正符合当下内分泌代谢病和免疫学专家的需求。本书的临床实践篇介绍了自身免疫性内分泌腺体疾病、自身免疫性胰岛功能障碍、自身免疫性多内分泌腺体疾病、免疫与代谢性疾病，各章节从概述和病例开始引出发病机制的研究进展，再深入诊断、治疗、预后随访及诊疗流程，最后用病例回顾收尾，体现理论与实践的结合，提高了本书的可读性和临床参考性。理论基础篇介绍了免疫与激素、免疫与神经内分泌调控，从概述到基础理论，同时描述研究进展，对从事内分泌代谢病免疫学研究的专家和研究生有较好的参考价值。

本书出版之际，向参与撰写和校稿的各位内分泌和免疫学专家们致以诚挚的感谢。

中国工程院　院士
上海交通大学医学院附属瑞金医院　院长

免疫内分泌学（immunoendocrinology）是探讨免疫系统和内分泌系统相互影响、协同作用的分子机制及其功能障碍导致临床疾病的一门学科，是生命科学和医学科学方面日益受到关注的研究领域。由于免疫系统和内分泌系统存在复杂的交互作用，所以也称为免疫 - 内分泌系统（immuno-endocrine system）。

免疫 - 内分泌系统密切关联的具体实例是自身抗体可模拟激素活性作用于相应的激素受体，导致内分泌功能障碍。例如，甲状腺受体刺激性抗体（thyroid stimulating immunoglobulin, TSI）可模拟甲状腺激素活性，激活甲状腺激素受体（thyroid hormone receptor, TR）引起甲状腺功能亢进。此外，免疫细胞内代谢调控是驱动免疫细胞生长、发育、功能实现的关键，称为免疫代谢（immunometabolism）。例如，处于低能耗静息态的免疫细胞，如初始或记忆 T 细胞，主要依赖氧化磷酸化途径供能；处于激活态的免疫细胞，如效应 T 细胞，主要通过有氧糖酵解和谷氨酰胺分解等途径提供能量，同时为免疫细胞复制扩增提供生物合成的中间产物。

流行病学数据证明，在过去几十年里自身免疫疾病发病率持续上升，其中内分泌自身免疫病和胃肠道自身免疫疾病的发病率增长最快，如桥本甲状腺炎患病率正快速增长。自身免疫性疾病有较高的家族共患率，基因组关联研究提示了自身免疫性疾病间在遗传层面具有高度关联性，且存在共同的免疫病理学。但鉴于不同种族间存在遗传异质性，精准定位不同种族疾病风险变异基因及其效应强度，仍有待多模态基因组数据的整合及功能实验研究，以揭示发病机制中关键免疫细胞和通路，在寻求自身免疫病种族特异性累计基因效应精准预测模型的同时，探索其潜在治疗靶点。此外，环境因素对自身免疫性疾病的发展亦有较大影响，而我们对具体的环境易感因素仍知之甚少。

目前，人们正在积极研究自身免疫性内分泌疾病的病因和发病机制，已经形成了关于这些疾病的表现和发展的概念，也获得了关于内分泌系统器官遭受某种自身免疫性损害的遗传易感性的数据。尽管如此，在了解特定人群自身免疫机制的诱导和发现过程方面仍有许多"盲点"。问题的关键在于，究竟是让免疫系统"崩溃"的遗传易感性导致自身免疫性内分泌疾病发生，还是某种外部因素影响对内分泌器官造成直接损害（直至破坏）诱发免疫耐受崩溃，并引发一系列自身免疫过程，从而导致内分泌功能障碍，尚有待阐明。

探索未知，揭示本源。目前临床和基础研究的核心是探寻自身免疫性内分泌疾病发病机制。基于此，本书由临床实践篇和理论基础篇组成，共分为六章。临床实践篇从病例入手，介绍自身免疫内分泌疾病的发病机制和诊疗进展，为进一步的基础研究提示临床问题；理论基础篇从免疫与激素、免疫与神经内分泌调控两个方面，介绍了免疫抗体、免疫细胞、免疫细胞因子参与免疫内分泌系统与神经内分泌系统相互作用，及其对机体生长、发育和功能调控的影响。

　　本书从策划到出版历时两年多，汇集了来自全国各省市诸位专家教授（中华医学会内分泌学分会免疫内分泌学组成员）的智慧和辛劳，在此也衷心感谢中华医学会内分泌学分会常务委员会专家们精心编修和校稿。本书可供从事内分泌与免疫学专业的临床医师参阅，亦可供基础研究专家和相关专业研究生阅读。

山东第一医科大学附属省立医院

南京医科大学第一附属医院

目 录

第二篇 理论基础篇

第一篇

临床实践篇

第一章

自身免疫性内分泌腺体疾病

第一节　自身免疫性垂体炎

一、概述

垂体炎定义为原发性或继发于局部或系统性疾病的垂体炎症。垂体炎患者通常表现为头痛，一定程度的垂体前叶和（或）后叶功能障碍。大多数垂体炎的病因是受自身免疫性炎症的影响，但其他病因包括继发于蝶鞍区肿瘤或囊肿的炎症、全身性疾病、感染或药物引起的原因。近年来，垂体炎疾病谱在不断增加，如 IgG4 相关垂体炎，免疫检查点抑制剂诱导垂体炎和伴癌综合征引起的自身免疫性垂体炎。典型的磁共振成像显示垂体柄增粗和垂体均匀性增大，但是非特异性。该疾病的诊断具有挑战性，只有通过垂体活检才能确定垂体炎的类型和排除其他病因。通常大多数患者可根据详细的病史和临床检查做出诊断，无须活检。治疗上主要是激素的替代补充治疗，高剂量糖皮质激素的应用主要是帮助减少占位效应。

二、病例

患者女性，40 岁，因"发现甲状腺功能异常 7 个月，头痛 6 个月"于 2019 年 8 月 16 日入院。患者 7 个月前于孕 2 月产检时发现甲状腺功能异常，促甲状腺激素（thyroid stimulating hormone，TSH）下降、游离甲状腺激素（free thyroxine，FT_4）下降，甲状腺球蛋白抗体（thyroglobulin antibody，TGAb）、甲状腺过氧化物酶抗体（thyroid peroxidase antibody，TPO-Ab）阴性，未予特别处理。6 个月前患者出现头痛，难以忍受，持续 2 个月后自行缓解。此后 2 次复查 FT_4 水平均偏低，故 2019 年 6 月 7 日开始予以左甲状腺素 50 μg 口服，每日 1 次，产后停用。患者产后无乳汁分泌，产后 42 天复查甲状腺功能：TSH、FT_3 正常，FT_4 水平低下。

化验检查：血清钾 3.82 mmol/L；血清钠 140.8 mmol/L；尿比重 1.015；血浆渗透压 296.00 mOsm/（kg·H_2O）；尿渗透压 444.00 mOsm/（kg·H_2O）；免疫球蛋白 + 补体 +IgG4（血清）、抗核抗体、血沉无殊。垂体磁共振成像：垂体影增大，上缘明显向上膨隆，垂体高度径约 14 mm，呈长 T_1 不均匀稍长 T_2 信号影，边界尚清，注射造影剂后，增强扫描垂体前叶强化稍偏低，垂体柄受压上移，视交叉未见明显受压，垂体后叶点状高信号可见上移，两侧海绵窦及颈内动脉海绵窦段未见明显异常（图 1-1-1）。

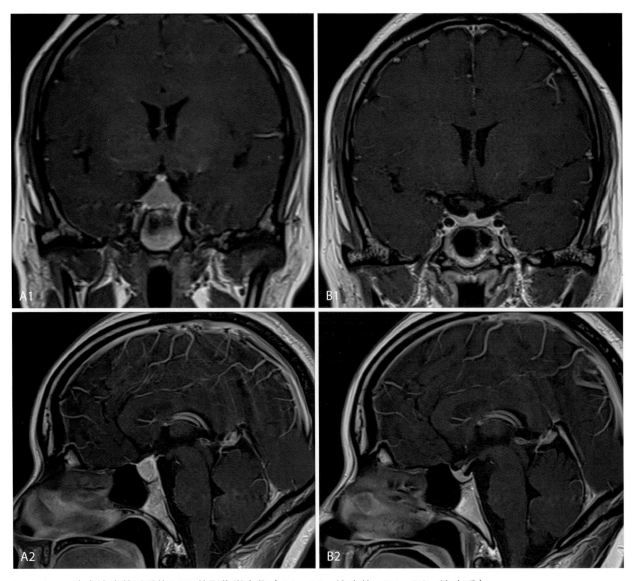

图 1-1-1　患者治疗前后垂体 MRI 的影像学变化（A1、A2：治疗前；B1、B2：治疗后）

　　辅助检查：垂体磁共振：鞍区占位，垂体大腺瘤？既往生育一子。入院后辅助检查提示垂体前叶功能减退（表 1-1-1）。

表 1-1-1　患者内分泌激素水平评估（2019 年）

月份	TSH /(mIU/L)	FT$_3$ /(pmol/L)	FT$_4$ /(pmol/L)	ACTH /(pg/mL)	F /(nmol/L)	GH /(ng/mL)	IGF-1 /(ng/mL)	LH /(IU/L)	FSH /(IU/L)	PRL /(mIU/L)	E$_2$ /(pmol/L)
1 月	0.3 ↓	—	4.67 ↓	—	—	—	—	—	—	—	—
5 月	0.08 ↓	—	4.21 ↓	—	—	—	—	—	—	—	—
6 月	0.33 ↓	—	3.92 ↓	—	—	—	—	—	—	—	—
8 月	2.14	3.47	5.35 ↓	5.4 ↓	12.0 ↓	0.7	88.5 ↓	<0.07 ↓	4.93	336.62	<43.31 ↓

　　注：TSH，促甲状腺激素；FT$_3$，游离三碘甲状腺原氨酸；FT$_4$，游离甲状腺素，ACTH，促肾上腺皮质激素；F，皮质醇；GH，生长激素；IGF-1，胰岛素样生长因子；LH，黄体生成素；FSH，卵泡刺激素；PRL，催乳素；E$_2$，雌二醇。

三、背景

内分泌器官可能是自身免疫损伤的靶器官。自身免疫性内分泌疾病表现为结构的改变和功能的损害。Goudie 和 Pinkerton 报道了第一例自身免疫性垂体炎病例[1]。垂体炎病变可累及垂体腺体、垂体柄或下丘脑，是垂体功能减退的罕见病因，在组织学上表现为垂体有不同程度的淋巴细胞、浆细胞和巨噬细胞浸润。淋巴细胞浸润的程度与垂体肿大的程度相对应，垂体肿大会引起占位效应，如头痛和视野缺损，以及部分或完全垂体功能减退。随着病情的发展，可以发现垂体纤维化。如果垂体组织因广泛的淋巴细胞浸润而被破坏，取代垂体组织的就是纤维组织，垂体萎缩和永久性垂体功能减退就会随之发生。垂体炎从病因上可分为原发性垂体炎和继发性垂体炎（见表 1-1-2）。原发性垂体炎根据组织学可分为淋巴细胞性垂体炎、肉芽肿性垂体炎、黄色瘤样垂体炎、坏死性垂体炎和混合型垂体炎。按解剖部位分类，原发性垂体炎可分为腺垂体炎、漏斗神经垂体炎和全垂体炎。继发性垂体炎根据病因可分为 IgG4 相关性垂体炎、免疫检查点抑制剂相关性垂体炎、伴癌综合征引起的自身免疫性垂体炎、系统性疾病（炎症、感染或浸润性疾病），以及邻近疾病引起的垂体炎[2-6]。

表 1-1-2　垂体炎的分类

按病因分类	按解剖部位分类
原发性	腺垂体炎
淋巴细胞性垂体炎	漏斗神经垂体炎
肉芽肿性垂体炎	全垂体炎
黄色瘤样垂体炎	
IgG4 相关性垂体炎	
坏死性垂体炎	
混合型垂体炎	
继发性	
自身免疫性内分泌病	
系统性自身免疫病	
血管炎	
炎症和增生性疾病	
鞍区及鞍上肿瘤	
药物引起的垂体炎	
感染	
副肿瘤综合征	

四、发病机制

（一）淋巴细胞性垂体炎

淋巴细胞性垂体炎是自身免疫性垂体炎最常见的形式。淋巴细胞性垂体炎与妊娠有关，有 30%~70% 的患者发病在孕期或产后。相反，漏斗神经垂体炎和全垂体炎不显示性别优势。据报道，淋巴细胞性垂体炎经常与患有其他自身免疫性疾病联系在一起，如桥本甲状腺炎、毒性弥漫性甲状腺肿（Graves 病）、自身免疫性肾上腺皮质功能减退症（Addison 病）、1 型糖尿病、系统性红斑狼疮、自身免疫性多内分泌腺病 - 念珠菌病 - 外胚层营养障碍病（autoimmune polyendocrinopathy-dandidiasis-ectodermal dystrophy，APECED）[5]。然而，其发病机制尚未完全阐明。

组织病理学表现为大量淋巴细胞（CD4⁺ T 细胞为主）、浆细胞和巨噬细胞浸润垂体。此外，淋巴细胞排列在具有生发中心和纤维化区域的淋巴滤泡中也可能被检测到 [7, 8]。垂体浸润有两种不同的炎症模式。第一种模式包含更为广泛的淋巴细胞浸润，其中 Th17/Th1T 辅助 T 细胞比调节性 T 细胞更占优势。大多数用 CD4 标记的 CD3⁺ T 细胞普遍表达巨噬细胞、单核细胞、粒细胞和自然杀伤细胞（natural killer cell，NK 细胞）标记物 IL-4、IFN-γ 和 MAC-1，提示这是一种靶向自身的免疫反应。第二种模式细胞表现出更有组织的浸润，包括 CD20⁺ B 细胞，被 CD3⁺ T 细胞和丰富的调节性 T 细胞（regulatory T cell，简称 Treg）包围，表明有外源靶向免疫反应 [7]。因此，基于不同的免疫细胞浸润模式，有学者假设，有一种类型的垂体炎是由自身免疫反应驱动的，另一种类型是由损伤触发后的修复过程驱动的 [6, 9]。

直到现在，仍未发现具有足够特异性和敏感性的抗原可以作为垂体炎的触发因素 [9]。近年来，抗 Rabphilin 抗体被发现是淋巴细胞性漏斗神经垂体炎的一个生物标志物 [10]。Rabphilin-3A 在下丘脑视上核的神经垂体和精氨酸血管升压素（arginine-vasopressin，AVP）神经元中表达。用 Rabphilin-3A 蛋白免疫小鼠可导致神经垂体炎，外周血单个核细胞与 Rabphilin-3A 反应的 T 细胞和浸润神经垂体的 CD3⁺ T 细胞的呈线性相关 [8]，提示 Rabphilin-3A 免疫耐受的破坏可能引起漏斗神经垂体炎。

在遗传病理生理学方面，有报道称人类白细胞抗原（human leukocyte antigen，HLA）标记物 DQ8 和 DR53 与自身免疫性垂体炎密切相关。自身免疫性垂体炎患者与其他类型鞍区肿块患者相比，表达 HLA-DQ8 标记得高 23 倍 [11]。这些关联表明抗原呈递给 T 细胞在自身免疫性垂体炎发病机制中的重要性。总的来说，这些数据表明活化的 T 细胞在淋巴细胞性垂体炎的发展中发挥了重要作用。

（二）肉芽肿性垂体炎

肉芽肿性垂体炎是第二大最常见的原发性垂体炎。除了原始性外，继发性可由结核、结节病、梅毒、垂体腺瘤、朗格汉斯细胞组织细胞增多症、韦格纳肉芽肿病和颅颊裂囊肿破裂引起。肉芽肿性垂体炎的病理检查的典型表现为：广泛分布的多核巨细胞，大量固定的吞噬细胞（组织细胞）形成肉芽肿，以及不同数量的淋巴细胞浸润和纤维化 [12]。肉芽肿性垂体炎的发病机制尚存争议。关于细胞浸润，Rao 等人研究了 33 例在三级护理中心的垂体炎 [13]。肉芽肿性垂体炎浸润细胞中 CD3⁺ T 细胞和 CD68⁺ 组织细胞比例基本相同，以细胞毒性 T 细胞（CD8⁺）为主（CD4 ：CD8<1），CD20⁺ B 细胞成分在 5%~50%，并伴有一定程度的纤维化、坏死和巨细胞。与以 CD4⁺ T 细胞为主的淋巴细胞性垂体炎相比，肉芽肿性垂体炎以细胞毒性 T 细胞和组织细胞为主，提示两种垂体炎有不同的免疫发病机制，如在淋巴细胞性垂体炎中是自身免疫过程，在肉芽肿性垂体炎中是Ⅳ型超敏反应。

（三）IgG4 相关性垂体炎

免疫球蛋白 G4 相关疾病（immunoglobulin G4-related disease，IgG4-RD）垂体受累的患病

率在 0.8%~4% 范围内变化，男女比值约为 2.4：1，诊断时平均年龄约为 60 岁[14]。切除垂体标本的组织病理学特征为密集的淋巴浆细胞浸润，垂体柄增厚，出现层状纤维化和闭塞性静脉炎，伴有 IgG4 阳性浆细胞，IgG4/IgG 比值 >40%[15, 16]。关于 IgG4 相关性垂体炎的发病机制，目前还缺乏相关数据，而越来越多的证据表明 IgG4-RD 是一类特殊形式的自身免疫性疾病。在 IgG4-RD 中存在 Th2 免疫应答和 Th2 型细胞因子（IL-4、IL-5、IL-13）、调节细胞因子白细胞介素 -10（IL-10）和转化生长因子 - β（transforming growth factor，TGF- β）增加。这种 Treg 和抑制性细胞因子数量增加的表型是 IgG4-RD 特有的，与其他自身免疫性疾病中观察到的相反。IgG4-RD 的另一个特点是 IL-10 和激活诱导胞苷脱氨酶的表达增加[17]。由于 IL-10 和 Th2 细胞因子可诱导胞苷脱氨酶中 IgG4- 和 IgE 的类转换重组，这些细胞因子的过表达可能通过 IgGs 到 IgG4 的特定类型转换重组参与 IgG4-RD 的发病机制[18, 19]。这一假设可能解释了血清 IgG4 水平升高和组织中 IgG4 阳性浆细胞的存在。考虑到 IgG4 的大量产生往往与过敏有关，这些证据提示 IgG4-RD 可能是一种变应性疾病[19]。2020 年，一项涉及日本个体的全基因组关联研究揭示了 *HLA-DRB1* 和 *FCGR2B* 区域作为 IgG4-RD 的易感位点的内容[20]。

（四）免疫检查点抑制剂相关性垂体炎

自 2011 年以来，随着针对免疫系统检查点通路的新型化疗药物免疫检查点抑制剂（immune checkpoint inhibitor，ICPis）进入临床实践，与这些分子使用相关的垂体炎证据逐渐增加。ICPis 可分为两类：细胞毒性 T 淋巴细胞相关抗原 4（cytotoxic T lymphocyte associated antigen-4，CTLA-4）抑制剂和程序性死亡受体 -1（ programmed death-1, PD-1 ）/程序性死亡配体（programmed death ligand-1，PD-L1）抑制剂。导致免疫相关不良反应（immune-related adverse event，irAE）的机制在很大程度上仍不清楚；但有一些潜在的机制，如 T 细胞对肿瘤和健康组织中抗原的活性（分子模拟），提高已存在的自身抗体水平（增强已存在的自身免疫），提高炎症细胞因子水平（激活免疫反应），以及由于抗体与 CTLA-4 直接结合与正常组织表达的 CTLA-4（抗体直接作用）而增强的补体介导炎症[21]。CTLA-4 在正常人垂体和垂体腺瘤中也有表达，且表达水平不同，这可能是垂体炎发生的原因[22]。重要的是，随着 CTLA-4 抑制剂的使用，伊匹木单抗（ipilimumab）的亚类是 IgG1，曲美木单抗（tremelimumab）的亚类是 IgG2，可以激活经典补体途径，导致抗体依赖的细胞介导的细胞毒性[23]。一项对 CTLA-4 抑制剂诱导的垂体炎患者的尸检研究显示，CTLA-4 在垂体前叶细胞中强烈表达，与 Ⅱ 型超敏反应相似[24]。相反，PD-1 在垂体中不表达，PD-1 和 PD-L1 抑制剂属于 IgG4 亚类，不能激活经典补体途径；因此，PD-1/PD-L1 抑制剂有不同的作用机制。这些不同的作用机制也可以解释为什么使用 CTLA-4 抑制剂比使用 PD-1/PDL-1 抑制剂更容易发生垂体炎[25]。

在 ICPis 诱导的垂体炎患者中已经报道了几种抗垂体前叶细胞的自身抗体。在 ipilimumab 诱导垂体炎患者中检测到抗 TSH-、FSH- 或 ACTH- 产生细胞的自身抗体[26]。利用血浆样品的 cDNA 表达文库进行筛选，鉴定出抗嗅型 G 蛋白 α 激活活性多肽（GNAL）抗体和抗整合膜蛋白 2B（ITM2B）抗体在 ICPis 诱导的垂体炎[27]。尽管这些抗体的病理生理作用尚不清楚，但已经有学者提出，抗 GNAL 自身抗体有潜力作为 ICPis 诱导的垂体炎的预测和治疗中的生物标志物，而抗 ITM2B 自身抗体有潜力作为治疗中的生物标志物 ICPis 诱导垂体炎的生物标志物[28]。另一项基于蛋白质组阵列分析的研究在 2 例 ICPis 诱导的垂体炎患者中发现了一种新的抗 ZCCHC8 自身抗体，其表位在垂体促肾上腺皮质激素（adrenocorticotropic hormone，ACTH）分泌细胞中表达[29]。

Kobayashi 等人对 62 例接受 ICPis 治疗的患者进行了一项为期 5 年的广泛研究，研究发现 *HLA-Cw12*、*HLA-DR15*、*HLA-DQ7* 和 *HLA-DPw9* 在单纯性 ACTH 缺乏患者中显著升高，而 *HLA-Cw12* 和 *HLA-DR15* 在 ICPis 诱导的垂体炎患者中显著升高[30]。这些初步结果需要在更大的队列中进一步验证，并在未来为 ICPis 患者 HLA 系统的识别和自身抗体监测铺设道路。

（五）副肿瘤综合征引起的自身免疫性垂体炎

证据表明，一些垂体炎类型是副肿瘤综合征；其中，抗垂体特异性转录因子 -1（pituitary-specific transcription factor-1，PIT-1）垂体炎最为相关。PIT-1 是垂体前叶生长激素（growth hormone，GH）、催乳素（prolactin，PRL）和 TSH 产生细胞分化和维持过程中必不可少的转录因子，调节 GH、PRL 和 TSH 多肽的产生。事实上，该综合征的临床特征是获得性和特异性 GH、PRL 和 TSH 缺乏。该综合征发生的机制大多与胸腺瘤等肿瘤中 PIT-1 的异常表达有关，导致对 PIT-1 的免疫耐受崩溃，产生抗 PIT-1 抗体和 PIT-1 反应性细胞毒淋巴细胞，特异性损伤垂体前叶细胞[2-4]。此外，与多种肿瘤类型相关的抗 PIT-1 综合征的出现，提示了典型副肿瘤综合征的特征[31]。

体外实验表明，血清抗 PIT-1 抗体不表现出直接或补体介导的细胞毒性，是一种无致病作用的疾病标志物。此外，PIT-1 反应性细胞毒性淋巴细胞在疾病的发展中起着关键作用[3]。目前尚不清楚细胞毒性 T 细胞如何识别定位于细胞核内的转录因子 PIT-1 蛋白。Kanie 等人通过抗 PIT-1 抗体免疫荧光染色 PIT 阳性的大鼠 GH3 细胞和人垂体细胞，证实内源性 PIT-1 通过主要组织相容性复合体（major histocompatibility complex，MHC）Ⅰ类呈递途径加工，并呈现在垂体前叶细胞表面[32]。有报告描述了孤立性 ACTH 缺乏伴大细胞神经内分泌癌（large-cell neuroendocrine carcinoma，LCNEC）的患者，肿瘤内异位表达阿黑皮素原（pro-opiomelanocortin，POMC）。这些患者还存在循环抗 POMC 抗体和 POMC 反应性细胞毒淋巴细胞浸润促皮质细胞[33, 34]，非活性 ACTH 的异位表达非常频繁，并可能引起包括 ACTH 在内的 POMC 表达细胞的免疫反应[35]。观察发现，肿瘤中沉默的异位 POMC 表达并不罕见，这可能解释了与其他孤立性垂体前叶激素缺乏相比，孤立性 ACTH 缺乏相对高患病率的原因。尽管已有学者提出了垂体自身免疫的各种潜在机制，但以上结果仍表明副肿瘤综合征作为垂体自身免疫性疾病的病因的重要性[33]。

五、诊断

（一）临床特点

垂体炎的临床表现范围广泛，从临床无症状到具有垂体功能减退的一个或多个特征，再到急性发作的占位效应，包括垂体卒中，甚至循环衰竭和肾上腺危象。所有形式的垂体炎都可能表现为以下四种临床特征中的一种或多种：①占位效应，如头痛和视觉症状；②垂体前叶激素缺乏症状；③中枢性尿崩症；④高催乳素血症。

垂体炎最常见的表现特征是肿块占位效应的症状，包括头痛和视觉障碍，特别是在急性期或亚急性期。头痛是最常见的占位症状，并且可以很严重[12]。可能的原因是垂体炎症向上扩张压迫硬脑膜和视神经交叉，或垂体炎症侧向扩张导致海绵窦受压[36]。视觉症状可表现为视野缺损，如果肿大的垂体侵犯视神经交叉，导致双颞象限视或偏盲，或因颅神经压迫（动眼神经、滑车神经和外展神经）造成瞳孔缺损或复视，第 5 对脑神经——三叉神经分支受压导致眼眶疼痛或面部感觉异常的病例较少[37]。在原发性垂体炎和 ICPis 相关性垂体炎患者中，虚弱是另一种常见症状。

垂体炎常见的特征是垂体前叶激素缺乏导致不同程度的垂体功能减退。在垂体炎中，最常见的缺陷是 ACTH 缺乏，其次是黄体生成素（luteinizing hormone，LH）/卵泡刺激素（follicle-stimulating hormone，FSH）和 TSH 缺乏，其次是 GH 和 PRL 缺乏。根据激素缺乏的类型可表现出各种不同的症状，如疲劳和肌肉无力（缺乏激素：ACTH、TSH、FSH、LH、GH），直立性低血压（缺乏激素：ACTH），厌食和恶心 / 呕吐（缺乏激素：ACTH），低钠血症（缺乏激素：ACTH、TSH），月经不规律 / 闭经（缺乏激素：FSH、LH、TSH），男性勃起功能障碍（缺乏激素：FSH、LH），女性潮热和阴道干燥（缺乏激素：FSH、LH），便秘、体重增加和怕冷（缺乏激素：TSH），体重下降（缺乏激素：ACTH）。GH 缺乏的儿童可表现为身材矮小。催乳素缺乏可表现为女性产后不能泌乳，尤其是在淋巴细胞性垂体炎患者中[36]。在所有垂体功能减退的表现中，识别 ACTH 缺乏的体征和症状是至关重要的，因为未经治疗的肾上腺皮质功能不全（adrenal insufficiency，AI）可能是致命的。此外，在 ICPis 相关性垂体炎病例中，低皮质醇症的症状（疲劳、体重减轻）可能与潜在的恶性肿瘤症状重叠，这可能会影响医生的评估，导致 AI 的漏诊。

在垂体炎患者中，高催乳素血症合并垂体炎的合理解释包括：垂体柄炎症或压迫导致下丘脑抑制多巴胺能信号中断，伴随的下丘脑炎症导致多巴胺合成减少，或者存在引起催乳素合成和释放的催乳素细胞自身抗体。高催乳素血症可表现为女性溢乳和闭经，男性表现为性欲减退和勃起功能障碍。中枢性尿崩症（central diabetes insipidus，CDI）更容易发生于漏斗神经垂体炎或全垂体炎，表现为多尿、多渴、夜尿和脱水[37]。黄色瘤样垂体炎的 CDI 少见。下丘脑同时受累可导致 CDI，使患者易发生严重高钠血症。在伴有中枢性 AI 的患者中，由于糖皮质激素缺乏导致游离水清除障碍，CDI 可能被漏诊，随着糖皮质激素替代治疗的进行，CDI 的临床表现可逐步显现。

在继发性垂体炎病例中，其他自身免疫性内分泌疾病（Graves 病、桥本甲状腺炎、1 型糖尿病、多内分泌腺自身免疫综合征）、非内分泌自身免疫性疾病（系统性红斑狼疮、类风湿性关节炎、干燥综合征、血管炎、腹腔疾病）或炎性疾病（结节病、IgG4-RD）临床表现明显。

由于垂体炎在普通人群中相对少见，临床非特异性症状可能不被了解。在这种情况下，医生的错误归因，或临床无症状垂体炎和纤维化造成的迟发性垂体功能减退都可能导致延误诊断或漏诊。准确和及时地诊断垂体炎至今仍然是医学界的一项挑战。

（二）诊断思路

垂体炎的诊断方法大致可分为三大类：①生化评价；②影像学评价；③病因评估。

生化评价应包括垂体激素及其靶内分泌腺激素的测量[38]。需要评估的垂体激素包括血浆 ACTH、TSH、LH、FSH、GH 和 PRL。靶器官激素测量包括血浆皮质醇、FT_4、睾酮 / 雌二醇和胰岛素样生长因子 -1（insulin-like growth factor-1，IGF-1）。中枢性 AI 可通过测量清晨（早晨 8~9 点）血清皮质醇来评估。清晨皮质醇水平 <3 μg/dL 提示 AI，清晨皮质醇水平 >15 μg/dL 可能排除 AI。清晨皮质醇水平在 3~15 μg/dL 之间必须进行 ACTH 刺激试验，ACTH 刺激后 30 分钟或 60 分钟，若低于 18.2 μg/dL 则提示 AI。评估中枢性 AI 的金标准是胰岛素耐受性测试，但由于其固有的风险，所以很少使用。当存在继发性甲状腺功能减退时，FT_4 低，TSH 可降低、正常或轻微升高。对于男性，在测定 LH 和 FSH 的同时，还应测定清晨的血清睾酮（最好是在禁食一夜后的上午 10 点前测定），较低的清晨血清睾酮和较低或正常的促性腺激素表明中枢性性腺功能减退。绝经前的妇女，月经正常提示性腺轴功能正常，中枢性性腺功能减退可表现为月经不规律或闭经。在月经不规律的情况下，必须检测 LH、FSH 和血清雌二醇，闭经患者必须排除妊娠。在绝经后的女性中，LH、FSH 水平不升高是促性腺功能减退的特征。只有通过生长激素刺激试验才能诊断生长激素缺乏。如果其他三种垂体激素存在缺陷，则没有必要进行生长激素刺激试验。必须测量催乳素水平，以评估是否存在催乳素缺乏和高催乳素血症，这两种情况都可能发生在垂体炎患者中。必须评估多尿患者的中枢性尿崩症（定义为成人 24 小时的尿量 >50 mL/kg）。血钠、血浆和尿渗透压必须作为初始实验室测试。血钠 >145 mmol/L，血浆渗透压 ≥295 mOsm/kg，尿渗透压 <300 mOsm/kg 提示 DI。对于不确定的病例，特别是尿渗透压 >300 mOsm/kg 和 <800 mOsm/kg 的患者，如果有相应的试验设备，可以进一步进行禁水试验或高渗盐水输注试验，并测定血浆和肽素（copeptin）[39]。

MRI 是诊断垂体炎的最佳影像学手段。以下是垂体炎常见的 MRI 表现：垂体增大（呈三角形或哑铃状），一般均匀对比度增强。垂体柄增粗，无偏移。T_1 加权成像垂体后叶亮点缺失。其他常见的影像学表现包括鞍内及鞍上延伸，以及鞍旁 T_2 暗征。其他较少见的表现包括鞍旁延伸、囊变、中央坏死/中风、8 字形外观、硬脑膜尾征或脑膜尾征（沿硬脑膜增强的炎症组织）的存在，或在疾病晚期出现空鞍[27]。

HLA 检测和垂体抗体检测在诊断自身免疫性垂体炎中的作用目前尚不确定，需要进一步研究确定垂体抗体和 HLA 检测在诊断自身免疫性垂体炎中的作用[11]。如果怀疑为 IgG4 相关性垂体炎[16]，则必须检测免疫球蛋白水平。垂体活检被认为是确定自身免疫性垂体炎诊断的金标准，然而这个过程是有创的，因为生化检查和 MRI 可以诊断大多数的自身免疫性垂体炎病例，垂体活检不是常规的项目。只有在诊断不确定和活检结果可能改变治疗过程的情况下，才需要进行垂体活检。必须在设备齐全的医院由经验丰富的神经外科医生进行手术[40]。

（三）鉴别诊断

垂体炎的鉴别诊断主要包括炎性、感染性和肿瘤性原因，因此，要适当评估这些继发原因。例如，在怀疑肉芽肿性垂体炎的患者中，必须检查血清血管紧张素转换酶水平和抗中性粒细胞胞质抗体（antineutrophil cytoplasmic antibody，ANCA），以排除肺结核、结节病和血管炎；埃尔德海姆-切斯特病（也称 Erdheim-Chester 综合征或多发性硬化性组织细胞增生症）或朗格汉斯细胞组织细胞增多症患者应进行全身骨扫描、骨骼检查和活检；鞍上生殖细胞瘤患者应测定血清甲胎蛋白和人绒毛膜促性腺激素。儿童时期、青春期和妊娠期出现生理性垂体肥大类似于垂体炎表现也应进行鉴别。其他如席汉综合征（Sheehan syndrome）和长期严重的原发性甲状腺功能减退引起的孤立性促甲状腺激素增生，在影像学检查中也可发现与垂体炎相似的表现[40]。

六、治疗

由于垂体炎的罕见性、临床表现和自然病史的异质性，以及缺乏比较不同治疗模式疗效的临床试验，目前对治疗垂体炎的最佳治疗策略还没有明确的共识。垂体炎的治疗原则主要在于解决以下 2 个问题：①解决激素异常；②减轻神经症状和肿块占位效应。

激素异常模式可通过生化检测确定，缺乏激素的应予以补充。AI 患者使用 15~20 mg 氢化可的松治疗，通常以体表面积为基础，分两次或两次以上的剂量给药，最高剂量在早晨醒来后服用[38]。应对所有 AI 患者进行 AI 及其症状和身体应激剂量的教育，并应提供医疗警报卡 / 警示手环和可注射氢化可的松，以及如何处理的说明[38]。中枢性甲状腺功能减退症采用左甲状腺素治疗（平均剂量每天 1.6 μg/kg），生化随访包括测量患者的 FT_4 水平，目标水平应在参考范围的中上半部[38]。由于继发性 AI 和甲状腺功能减退在自身免疫性垂体炎患者中更为常见，在中枢性甲状腺功能减退治疗之前应先治疗 AI，以避免甲状腺激素诱发肾上腺危象的风险。对于中枢性性腺功能减退的男性患者，睾酮替代是必要的，以改善骨密度、性欲、性功能、维持肌肉质量和力量，以及预防贫血[38]。对于患有中枢性性腺功能低下的绝经前妇女，应提供激素替代疗法（子宫完整的妇女应采用雌激素 - 黄体酮组合疗法，而子宫切除的妇女应采用雌激素单一疗法）。经证实 GH 缺乏症患者可考虑使用 GH 替代，年龄小于 60 岁的患者起始剂量为 0.2~0.4 mg/d，年龄超过 60 岁的患者起始剂量为 0.1~0.2 mg/d[38]。去氨加压素可以治疗 CDI，但在某些情况下，部分 CDI 对患者影响不大，可能不需要治疗[38]。症状性高催乳素血症可用多巴胺受体激动剂（如卡麦角林、溴隐亭）治疗，剂量根据血清催乳素水平调整。

免疫抑制治疗用于因垂体增大而迅速出现神经症状和肿块效应的患者。免疫抑制药物已证明在减少垂体肿大和恢复垂体功能方面是有效的。糖皮质激素是治疗自身免疫性垂体炎的一线免疫抑制剂。虽然在大多数自身免疫性垂体炎病例中，仅使用激素替代就足够了，但糖皮质激素治疗是某些类型的垂体炎（如 IgG4 相关性垂体炎）的主要治疗方法[15]。各种形式的糖皮质激素（如泼尼松、甲泼尼龙或地塞米松）已被用于垂体炎的治疗，或作为单药治疗，或与其他免疫抑制剂联合治疗[40]。

一般来说，对垂体炎的糖皮质激素治疗，在最初大剂量治疗（每天 1 mg/kg 的泼尼松或其当量）后，糖皮质激素的剂量在几周到几个月内逐渐减少，治疗持续时间以临床反应为指导[36]。其他免疫抑制剂（如硫唑嘌呤、甲氨蝶呤和环孢素 A）可用于复发或对糖皮质激素治疗无效的患者，这些方法已被证明对原发性垂体炎和继发性垂体炎均有效[41, 42]。利妥昔单抗可能有潜在的益处，特别是在 IgG4 相关性垂体炎或活检证实以 B 淋巴细胞为主、类固醇难愈性垂体炎的患者中[42, 43]。

对于诊断不确定、神经症状进展迅速以及可经蝶窦入路进入的大占位性病变，应考虑进行手术治疗[44]。手术治疗的优点是可以获得结论性的组织病理学诊断，并能确切地减少自身免疫性垂体炎的占位效应。此外，与糖皮质激素治疗相比，手术对于某些类型的自身免疫性垂体炎可能是一个更好的选择，例如肉芽肿性垂体炎，手术能更好地减轻症状，需要更少的激素补充，有更低的复发率[12]。对于以上方法都难以治疗的患者，立体定向放射治疗已被证明是有效的[45, 46]。

七、预后与随访

垂体炎具有自限性，可出现自发性缓解。尽管复发率变化很大，仍有高达 33% 的患者垂体前叶功能可自行改善[46, 47]。糖皮质激素治疗在垂体前叶功能改善方面也显示出类似的比率（12%~41%）[44, 47, 48]。皮质醇和促性腺激素轴倾向于在治疗后更频繁地改善，而 CDI 很少恢复，更经常是难治性的。大约 70% 的患者需要长期的激素替代治疗。在 75% 以上的患者中观察到糖皮质激素治疗对肿块效应和影像学特征的初步改善，然而糖皮质激素治疗后复发并不少见，在 38%~46% 的患者中观察到复发，3% 的患者病情进展 [42, 48]。关于糖皮质激素的剂量和持续时间对自身免疫性长期预后影响的数据仍然不足 [40]。手术可以迅速改善肿块效应和神经症状，多达 68% 的患者可以观察到病变肿块缩小 [44]。但即使在手术后，病变肿块仍可保持不变（约 21%）或变大（约 3%）。该病可致 6%~7% 的患者死亡，主要是由于肾上腺危象。垂体的长期炎症可导致垂体纤维化和萎缩，进而导致空泡蝶鞍的形成。

八、诊疗流程

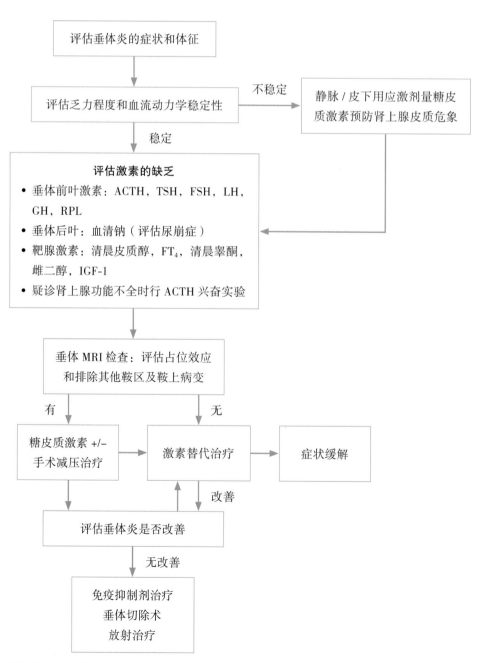

图 1-1-2　垂体炎诊疗流程

九、病例回顾

根据患者病史特点，在孕期出现头痛和垂体前叶功能减退，垂体 MRI 提示垂体均匀性肿大，排除其他继发性垂体炎或垂体瘤可能，诊断考虑淋巴细胞性垂体炎，给予糖皮质激素治疗。甲泼尼龙针每日 60 mg 静脉滴注 1 周后，患者头痛明显好转，复查磁共振垂体肿大明显好转，改为甲泼尼龙片 40 mg 每日 1 次口服，同时左甲状腺素 50 μg 每日 1 次口服补充甲状腺激素。此后激素剂量根据患者病情逐渐减量，半年后激素减量为甲泼尼龙 4 mg 每日 1 次。其间数次复查垂体 MRI 垂体炎症缓解未反复（图 1-1-1）。目前患者长期服用氢化可的松 15 mg 每日 1 次替代肾上腺皮质功能减退，左甲状腺素 50 μg 每日 1 次替代甲状腺功能减退，雌二醇片 / 雌二醇地屈孕酮片人工周期替代治疗。

（曾文衡　编；何云强　审）

参考文献

[1] GOUDIE R B, PINKERTON P H. Anterior hypophysitis and Hashimoto's disease in a young woman[J].The Journal of Pathology and Bacteriology, 1962, 83: 584-585.

[2] YAMAMOTO M, IGUCHI G, TAKENO R, et al. Adult combined GH, prolactin, and TSH deficiency associated with circulating PIT-1 antibody in humans[J]. Journal of Clinical Investigation, 2011, 121(1): 113-119.

[3] BANDO H, IGUCHI G, FUKUOKA H, et al. Involvement of PIT-1-reactive cytotoxic T lymphocytes in anti-PIT-1 antibody syndrome[J]. The Journal of Clinical Endocrinology & Metabolism, 2014, 99(9): E1744-1749.

[4] BANDO H, IGUCHI G, OKIMURA Y, et al. A novel thymoma-associated autoimmune disease: Anti-PIT-1 antibody syndrome[J]. Scientific Reports, 2017, 7: 43060.

[5] GUBBI S, HANNAH-SHMOUNI F, STRATAKIS C A, et al. Primary hypophysitis and other autoimmune disorders of the sellar and suprasellar regions[J]. Reviews in Endocrine and Metabolic Disorders, 2018, 19(4): 335-347.

[6] FRASCA F, PITICCHIO T, LE MOLI R, et al. Recent insights into the pathogenesis of autoimmune hypophysitis[J]. Expert Review of Clinical Immunology, 2021: 1-11.

[7] ALLIX I, ROHMER V. Hypophysitis in 2014[J]. Annales d'Endocrinologie(Paris), 2015, 76(5): 585-594.

[8] ABE T. Lymphocytic infundibulo-neurohypophysitis and infundibulo-panhypophysitis regarded as lymphocytic hypophysitis variant[J]. Brain Tumor Pathology, 2008, 25(2): 59-66.

[9] TAKAHASHI Y. MECHANISMS IN ENDOCRINOLOGY: Autoimmune hypopituitarism: novel mechanistic insights[J]. European Journal of Endocrinology, 2020, 182(4): R59-R66.

[10] IWAMA S, SUGIMURA Y, KIYOTA A, et al. Rabphilin-3A as a Targeted Autoantigen in Lymphocytic Infundibulo-neurohypophysitis[J]. The Journal of Clinical Endocrinology & Metabolism, 2015, 100(7): E946-954.

[11] HEANEY A P, SUMEREL B, RAJALINGAM R, et al. HLA Markers DQ8 and DR53 Are Associated With Lymphocytic Hypophysitis and May Aid in Differential Diagnosis[J]. The Journal of Clinical Endocrinology & Metabolism, 2015, 100(11): 4092-4097.

[12] HUNN B H, MARTIN W G, SIMPSON S, JR., et al. Idiopathic granulomatous hypophysitis: a systematic review of 82 cases in the literature[J]. Pituitary, 2014, 17(4): 357-365.

[13] RAO S, MAHADEVAN A, MAITI T, et al. Granulomatous and lymphocytic hypophysitis - are they immunologically distinct?[J]. APMIS, 2016, 124(12): 1072-1077.

[14] MASAKI Y, KUROSE N, YAMAMOTO M, et al. Cutoff Values of Serum IgG4 and Histopathological IgG4+ Plasma Cells for Diagnosis of Patients with IgG4-Related Disease[J]. International Journal of Rheumatology, 2012, 2012: 580814.

[15] SHIKUMA J, KAN K, ITO R, et al. Critical review of IgG4-related hypophysitis[J]. Pituitary, 2017, 20(2): 282-291.

[16] KANIE K, BANDO H, IGUCHI G, et al. IgG4-related hypophysitis in patients with autoimmune pancreatitis[J]. Pituitary, 2019, 22(1): 54-61.

[17] TSUBOI H, MATSUO N, IIZUKA M, et al. Analysis of IgG4 class switch-related molecules in IgG4-related disease[J]. Arthritis Research & Therapy, 2012, 14(4): R171.

[18] UMEHARA H, OKAZAKI K, KAWANO M, et al. The front line of research into immunoglobin G4-related disease-Do autoantibodies cause immunoglobin G4-related disease?[J]. Modern Rheumatology, 2019, 29(2): 214-218.

[19] UMEHARA H, NAKAJIMA A, NAKAMURA T, et al. IgG4-related disease and its pathogenesis-cross-talk between innate and acquired immunity[J]. International Immunology, 2014, 26(11): 585-595.

[20] ISHIKAWA Y, TERAO C. Genetic analysis of IgG4-related disease[J]. Modern Rheumatology, 2020, 30(1): 17-23.

[21] MICHOT J M, BIGENWALD C, CHAMPIAT S, et al. Immune-related adverse events with immune checkpoint blockade: a comprehensive review[J]. European Journal of Cancer, 2016, 54: 139-148.

[22] FAJE A. Immunotherapy and hypophysitis: clinical presentation, treatment, and biologic insights[J]. Pituitary, 2016, 19(1): 82-92.

[23] ALBAREL F, CASTINETTI F, BRUE T. MANAGEMENT OF ENDOCRINE DISEASE: Immune check point inhibitors-induced hypophysitis[J]. European Journal of Endocrinology, 2019, 181(3): R107-R118.

[24] CATUREGLI P, DI DALMAZI G, Lombardi M, et al. Hypophysitis Secondary to Cytotoxic T-Lymphocyte-Associated Protein 4 Blockade: Insights into Pathogenesis from an Autopsy Series[J]. The American Journal of Pathology, 2016, 186(12): 3225-3235.

[25] BYUN D J, WOLCHOK J D, ROSENBERG L M, et al. Cancer immunotherapy - immune checkpoint blockade and associated endocrinopathies[J]. Nature Reviews Endocrinology, 2017, 13(4): 195-207.

[26] IWAMA S, DE REMIGIS A, CALLAHAN M K, et al. Pituitary expression of CTLA-4 mediates hypophysitis secondary to administration of CTLA-4 blocking antibody[J]. Science Translational Medicine, 2014, 6(230): 230ra245.

[27] CARANCI F, LEONE G, PONSIGLIONE A, et al. Imaging findings in hypophysitis: a review[J]. Radiologia Medical, 2020, 125(3): 319-328.

[28] TAHIR S A, GAO J, MIURA Y, et al. Autoimmune antibodies correlate with immune checkpoint therapy-induced toxicities[J]. roceedings of the National Academy of Sciences of the United States of America, 2019, 116(44): 22246-22251.

[29] LEITER A, GNJATIC S, FOWKES M, et al. A Common Pituitary Autoantibody in Two Patients with Immune Checkpoint Inhibitor-Mediated Hypophysitis: Zcchc8[J]. AACE Clinical Case Reports, 2020, 6(4): e151-e160.

[30] KOBAYASHI T, IWAMA S, SUGIYAMA D, et al. Anti-pituitary antibodies and susceptible human leukocyte antigen alleles as predictive biomarkers for pituitary dysfunction induced by immune checkpoint inhibitors[J]. The Journal for ImmunoTherapy of Cancer, 2021, 9(5).

[31] KANIE K, IGUCHI G, INUZUKA M, et al. Two Cases of anti-PIT-1 Hypophysitis Exhibited as a Form of Paraneoplastic Syndrome not Associated With Thymoma[J].Journal of the Endocrine Society, 2021, 5(3): bvaa194.

[32] KANIE K, BANDO H, IGUCHI G, et al. Pathogenesis of Anti-PIT-1 Antibody Syndrome: PIT-1 Presentation by HLA Class I on Anterior Pituitary Cells[J].Journal of the Endocrine Society, 2019, 3(11): 1969-1978.

[33] YAMAMOTO M, IGUCHI G, BANDO H, et al. Autoimmune Pituitary Disease: New Concepts With Clinical Implications[J]. Endocrine Reviews, 2020, 41(2).

[34] BANDO H, IGUCHI G, KANIE K, et al. Isolated adrenocorticotropic hormone deficiency as a form of paraneoplastic syndrome[J]. Pituitary, 2018, 21(5): 480-489.

[35] HAO L, ZHAO X, ZHANG B, et al. Positive expression of pro-opiomelanocortin (POMC) is a novel independent poor prognostic marker in surgically resected non-small cell lung cancer[J]. Tumor Biology, 2015, 36(3): 1811-1817.

[36] CATUREGLI P, LUPI I, GUTENBE RG A. Autoimmune Hypophysitis[M].Philadelphia: Elsevier, 2013.

[37] PEKIC S, BOGOSAVLJEVIC V, PEKER S, et al. Lymphocytic Hypophysitis Successfully Treated with Stereotactic Radiosurgery: Case Report and Review of the Literature[J]. Journal of Neurological Surgery, 2018, 79(1): 77-85.

[38] FLESERIU M, HASHIM I A, KARAVITAKI N, et al. Hormonal Replacement in Hypopituitarism in Adults: An Endocrine Society Clinical Practice Guideline[J]. The Journal of Clinical Endocrinology & Metabolism, 2016,

101(11): 3888-3921.

[39] CHRIST-CRAIN M, BICHET D G, FENSKE W K, et al. Diabetes insipidus[J]. Nature Reviews Disease Primers, 2019, 5(1): 54.

[40] GUBBI S, HANNAH-SHMOUNI F, VERBALIS J G, et al. Hypophysitis: An update on the novel forms, diagnosis and management of disorders of pituitary inflammation[J]. Best Practice & Research Clinical Endocrinology & Metabolism, 2019, 33(6): 101371.

[41] PAPANASTASIOU L, PAPPA T, TSIAVOS V, et al. Azathioprine as an alternative treatment in primary hypophysitis[J]. Pituitary, 2011, 14(1): 16-22.

[42] SCHRECKINGER M, FRANCIS T, RAJAH G, et al. Novel strategy to treat a case of recurrent lymphocytic hypophysitis using rituximab[J]. Journal of Neurosurgery, 2012, 116(6): 1318-1323.

[43] LUPI I, URBANI C, MANETTI L, et al. IgG4-related neuroinfundibulo-hypophysitis treated by rituximab and corticosteroids[J]. Endocrine Abstracts, 2018, 56: 835.

[44] HONEGGER J, BUCHFELDER M, SCHLAFFER S, et al. Treatment of Primary Hypophysitis in Germany[J]. The Journal of Clinical Endocrinology & Metabolism, 2015, 100(9): 3460-3469.

[45] RAY D K, YEN C P, VANCE M L, et al. Gamma knife surgery for lymphocytic hypophysitis[J]. Journal of Neurosurgery, 2010, 112(1): 118-121.

[46] SELCH M T, DESALLES A A, KELLY D F, et al. Stereotactic radiotherapy for the treatment of lymphocytic hypophysitis. Report of two cases[J]. Journal of Neurosurgery, 2003, 99(3): 591-596.

[47] KHARE S, JAGTAP V S, BUDYAL S R, et al. Primary (autoimmune) hypophysitis: a single centre experience[J]. Pituitary, 2015, 18(1): 16-22.

[48] WANG S, WANG L, YAO Y, et al. Primary lymphocytic hypophysitis: Clinical characteristics and treatment of 50 cases in a single centre in China over 18 years[J]. Clinical Endocrinology(Oxf), 2017, 87(2): 177-184.

第二节　自身免疫性肾上腺皮质功能减退症

一、概述

自身免疫性肾上腺皮质功能减退症（Addison 病）是由于 21- 羟化酶抗体或免疫检查点抑制剂（ICPis）类药物损伤肾上腺皮质，进而引起肾上腺皮质激素分泌不足的一种器官特异性自身免疫性疾病。本节通过一例典型的长病程 Addison 病患者的诊治过程，综述此类疾病的发病机制、诊断与鉴别诊断、治疗与预后。

二、病例

患者女性，46 岁，以"皮肤色素沉着 25 年，反复呕吐、腹泻 10 年"为主诉入院。2010 年曾在外院被诊断为"多内分泌腺自身免疫综合征"，服用泼尼松，每天 2 次，每次 10 mg、左甲状腺素钠片每天 1 次，每次 50 μg，服药期间皮肤色素沉着好转，但仍持续低血压（收缩压 70~100 mmHg，舒张压 50~70 mmHg），间断多次出现恶心、呕吐、腹泻，偶发手足抽搐。每次症状加重时于门诊调整泼尼松、左甲状腺素钠片剂量，入院前再次出现呕吐，呕吐胃内容物，不伴腹痛、腹泻。门诊以"原发性肾上腺皮质功能减退症，原发性甲状腺功能减退症"收入住院。患者既往无其他病史，适龄结婚，育有一子一女，父母及子女体健。入院体格检查：血压 103/63 mmHg。

三、背景

自身免疫性肾上腺皮质功能减退症是指肾上腺皮质激素分泌功能受损的一类疾病，70%~90% 由自身免疫损伤引起，10%~20% 是肾上腺结核，少数由于肾上腺肿瘤致病，罕见于肾上腺脑白质营养不良症等遗传性疾病。此病在人群中患病率较低，欧美高加索人中患病率为 93~140/100 万，发病率为每年 4.7~6.2/100 万，我国尚无确切的流行病学研究数据。自身免疫性 Addison 病在女性中多见，男性患者多因肾上腺结核致病。

四、发病机制

自身免疫性 Addison 病是一种由遗传易感性、环境致病因素诱发的器官特异性自身免疫性疾病，21- 羟化酶（CYP21A2，21OH）抗体是 Addison 病的致病因子。Addison 病有时并发于多内分泌腺自身免疫综合征（autoimmune polyendocrinopathy syndrome, APS）的一部分，APS- Ⅰ型是

AIRE 基因突变引起 Addison 病、甲状旁腺功能减退症、皮肤念珠菌病、性腺功能减退、慢性活动性肝炎、恶性贫血。APS-Ⅱ型包括 Addison 病、1 型糖尿病、自身免疫性甲状腺病[1]。

ICPis 过度激活 T 细胞产生自身免疫相关不良反应是引起自身免疫性 Addison 病的新近病因。ICPis 可以直接诱发自身免疫性肾上腺炎，发生率为 0.8%~2.0%，也可以通过诱发垂体炎进而引起肾上腺皮质功能减退，两者临床表现相似，需要根据血浆皮质醇、ACTH 以及，ACTH 兴奋试验进行鉴别[2]。

五、诊断

（一）功能诊断

1. 相关病史

ICPis 的用药史、结核病感染史、类似疾病家族史、其他自身免疫性疾病。

2. 临床表现

皮肤色素沉着（部位包括：掌纹、皮肤摩擦处、关节、乳晕、瘢痕、口腔黏膜）、神经精神系统症状（头晕、乏力）、消化系统症状（食欲减退、恶心、呕吐、腹泻、体重下降）、心血管系统症状（血压降低、心脏缩小、心音低钝）、泌尿系统症状（糖皮质激素不足导致抗利尿激素分泌增多，肾脏排水能力减弱，稀释性低钠血症）、生殖系统症状（女性腋毛、阴毛脱落，月经紊乱或闭经，男性性功能减退）、免疫系统症状（如对感染、创伤等应激能力降低，易于诱发肾上腺危象）。

3. 实验室检测指标

皮质醇水平降低：血浆皮质醇、尿游离皮质醇、尿 17- 羟皮质类固醇均降低。同时伴有低血钠、低血糖、高血钾、高血钙，脱水明显时有氮质血症，中性粒细胞减少、淋巴细胞和嗜酸性粒细胞增多。

（二）定位诊断

1. ACTH 基础值明显升高（>55 pmol/L），ACTH 兴奋试验不能刺激皮质醇水平升高

静脉滴注 ACTH 25 IU 持续 8 小时，正常人刺激第 1 天尿 17- 羟皮质类固醇或游离皮质醇较对照日升高 1~2 倍，第 2 天升高 1.5~2.5 倍。病情危重患者，可采用快速 ACTH 兴奋试验，即静脉注射人工合成 ACTH 0.25 mg，正常人 30 分钟后血浆皮质醇增加 276~552 nmol/L。

2. 影像学异常

自身免疫性 Addison 病患者的肾上腺 CT 无异常影像学改变，但感染、出血、转移性病变患者的肾上腺 CT 表现为体积增大，肾上腺结核表现为广泛钙化灶。

（三）病因诊断

21- 羟化酶抗体测定阳性，挪威 Addison 病登记研究发现，抗体滴度会随着病程进展逐渐降低，但在病程超过 30 年的患者体内仍然可以检测到抗体阳性，对于长病程的患者，即使抗体检测结果为阴性也不能完全排除自身免疫致病的可能[3]。

（四）鉴别诊断

应与其他病因引起皮肤色素沉着、低血糖、低血钠、恶心呕吐的疾病相互鉴别。

六、治疗

根据病情停用或调整 ICPis 等诱发肾上腺炎或垂体炎的药物。Addison 病诊断明确后尽早给予糖皮质激素补充治疗，药物首选氢化可的松（早上 20 mg，下午 10 mg）或醋酸可的松（早上 25 mg，下午 12.5 mg），其次是醋酸泼尼松（早上 5 mg，下午 2.5 mg）。在此基础上，根据血压、血钠、血糖水平调整激素剂量，若患者持续低血压、低血钠，可联合氟氢可的松 0.05~0.2 mg/d。

长期用药注意：① 坚持长期补充治疗；② 模拟激素昼夜节律服药，根据病情和激素水平制订个体化方案；③ 充分摄入食盐，必要时联合盐皮质激素治疗；④ 应激状态下增加激素剂量，严重恶心、呕吐、不能进食时应静脉给药；⑤ 患者应随身携带急救卡[4]。

肾上腺危象是危及 Addison 病患者生命的急症。发生于部分患者首诊时或长病程患者停药或受到应激因素诱发，需立即给予糖皮质激素补充治疗，每 6 小时静脉输注氢化可的松 100 mg，加入葡萄糖或生理盐水注射液中输注。每日监测血压、电解质、血糖水平，逐步减少静脉糖皮质激素剂量，病情改善后转为口服糖皮质激素维持。同时，应积极处理诱因、充分抗感染治疗。

七、预后与随访

21- 羟化酶抗体损伤和 95% 以上 ICPis 引起的 Addison 病患者确诊后需要终身接受皮质激素替代治疗。Addison 病患者坚持治疗能够维持正常生活，指导患者在应激状态下如何调整激素补充治疗剂量，有助于预防肾上腺危象的发生。但是，Addison 病患者的生活质量较一般人群是较低下的，集中体现在女性患者体能和男性社交能力方面。有研究发现女性患者、高龄患者、非自身免疫致病以及合并其他自身免疫性疾病是与 Addison 病影响患者生活质量的相关危险因素[5]。另有研究发现，长期糖皮质激素和盐皮质激素补充治疗会增加女性 Addison 病患者缺血性心脏病的风险[6]。瑞典的 Addison 病登记研究纳入的 660 名 Addison 病患者超重、高血压、2 型糖尿病、高脂血症的患病率与 3594 名健康对照者并无差异，但是高剂量的糖皮质激素治疗可能增加高血压风险[7]。

八、诊疗流程

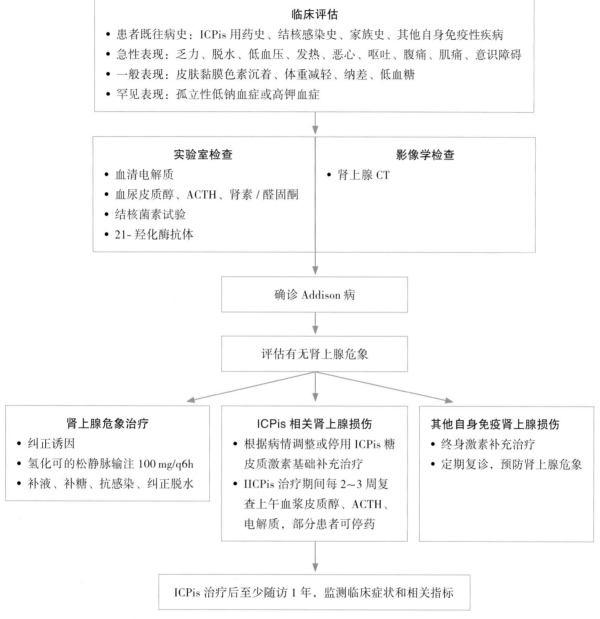

临床评估
- 患者既往病史：ICPis 用药史、结核感染史、家族史、其他自身免疫性疾病
- 急性表现：乏力、脱水、低血压、发热、恶心、呕吐、腹痛、肌痛、意识障碍
- 一般表现：皮肤黏膜色素沉着、体重减轻、纳差、低血糖
- 罕见表现：孤立性低钠血症或高钾血症

实验室检查
- 血清电解质
- 血尿皮质醇、ACTH、肾素 / 醛固酮
- 结核菌素试验
- 21- 羟化酶抗体

影像学检查
- 肾上腺 CT

确诊 Addison 病

评估有无肾上腺危象

肾上腺危象治疗
- 纠正诱因
- 氢化可的松静脉输注 100 mg/q6h
- 补液、补糖、抗感染、纠正脱水

ICPis 相关肾上腺损伤
- 根据病情调整或停用 ICPis 糖皮质激素基础补充治疗
- IICPis 治疗期间每 2~3 周复查上午血浆皮质醇、ACTH、电解质，部分患者可停药

其他自身免疫肾上腺损伤
- 终身激素补充治疗
- 定期复诊，预防肾上腺危象

ICPis 治疗后至少随访 1 年，监测临床症状和相关指标

图 1-2-1　Addison 病诊疗流程

九、病例回顾

入院辅助检查：谷丙转氨酶 39.6 U/L（7~40 U/L）、谷草转氨酶 61.9 U/L（13~35 U/L）、γ 谷氨酰转肽酶 585.0 U/L（7~45 U/L）、碱性磷酸酶 107.5 U/L（35~100 U/L）、肌酐 48.5 μmol/L、尿 素 氮 5.6 mmol/L（2.6~7.5 mmol/L）、尿 酸 393.0 μmol/L（155~357 μmol/L）、空 腹 葡萄糖 4.51 mmol/L（3.9~6.1 mmol/L）、钾 6.47 mmol/L（3.5~5.3 mmol/L）、钠 112.1 mmol/L（137~147 mmol/L）、氯 80.8 mmol/L（99~110 mmol/L）、钙 2.24 mmol/L（2.11~2.52 mmol/L）、磷

0.95 mmol/L（0.85~1.51 mmol/L）、镁 0.84 mmol/L（0.75~1.02 mmol/L）。促肾上腺皮质激素（ACTH）195.0 pg/mL（7.2~63.4 pg/mL）、皮质醇（早晨 8 点）：6.87 µg/dL（4.62~24.85 µg/dL）、醛固酮（卧位）69.65 pg/mL（10~160 pg/mL）、血管紧张素Ⅱ 72.21 pg/mL（25~129 pg/mL）、肾素 129.12 pg/mL（4~24 pg/mL）、醛固酮/肾素：0.54。24 小时尿电解质：钾 11.24 mmol、钠 115.4 mmol、氯 96.7 mmol、钙 1.32 mmol。甲状腺功能：FT_3 2.92 pg/mL（2.0~4.4 pg/mL）、FT_4 2.08 ng/dL（0.93~1.7 ng/dL）、TSH 1.82 µIU/mL（0.27~4.2 µIU/mL）、TPO-Ab 16.9 IU/mL（0~34 IU/mL）、TGAb 12.3 IU/mL（0~155 IU/mL）。肾上腺 CT：双侧肾上腺未见异常，脾旁钙化密度影。

患者入院时口服泼尼松，每天 2 次，每次 10 mg、左甲状腺素钠片每天 1 次，每次 50 µg。入院诊断"肾上腺皮质功能减退症"，暂停泼尼松，改为氢化可的松静脉输注治疗，患者血清电解质和血压变化如下表（表 1-2-1）：

表 1-2-1　氢化可的松治疗后血清电解质、血压变化

氢化可的松静脉输注	钾/（mmol/L）	钠/（mmol/L）	氯/（mmol/L）	钙/（mmol/L）	血压/mmHg
第 1 天（150 mg）	4.64	116.5	85.8	2.26	103/63
第 2 天（150 mg）	3.69	125.5	89.8	2.21	99/57
第 3 天（200 mg）	2.91	126.1	92.4	1.94	116/63

患者恶心、呕吐好转，调整治疗方案：口服泼尼松，每天 2 次，早上 5 mg，下午 2.5 mg，口服氟氢可的松，每天 1 次，每次 0.05 mg。复查血钾 3.2 mmol/L，血钠 134.2 mmol/L，血氯 87.0 mmol/L，血钙 2.4 mmol/L，血压 116/70 mmHg。

十、进展与展望

自身免疫性 Addison 病发病率较低，临床关注度也较低。如何提高早期诊断率和建立长期有效的慢性病管理体系仍有需改善。一方面，21- 羟化酶抗体测定在大多数中国的医院尚不能开展；另一方面，ICPis 相关肾上腺炎患者多在肿瘤科、呼吸科等非内分泌科室就诊。因此，通过病例学习不断加强临床医生对自身免疫性 Addison 病的认识，借助区域性检验中心完成免疫学指标检测，以及加强与相关科室的交流是内分泌专科医生努力的方向。挪威、瑞典等欧美国家建立了 Addison 病登记研究，通过纵向随访观察患者的病情变化，尤其是心脑血管疾病、骨质疏松等相关并发症的循证医学证据正在逐步积累，期待这些研究成果指导 Addison 病患者未来的治疗策略。

（章　燕　编；王贺元　审）

参考文献

[1] MIRÓ M F, COMÍ C C, LORENZO R G. Autoimmune polyendocrinopathy[J]. Medicina Clínica (English Edition), 2021, 157(5): 241-246.

[2] 中华医学会内分泌学分会免疫内分泌学组. 免疫检查点抑制剂引起的内分泌系统免疫相关不良反应专家共识(2020)[J]. 中华内分泌代谢杂志, 2021, 37(1): 1-16.

[3] WOLFF A B, BREIVIK L, HUFTHAMMER K O, et al. The natural history of 21-hydroxylase autoantibodies in autoimmune Addison's disease[J]. European Journal of Endocrinology, 2021, 184(4): 607-615.

[4] 宁光, 吕文山. 肾上腺疾病与自身免疫[J]. 临床内科杂志, 2007, 24(3): 155-158.

[5] DIDRIKSEN N M, SÆVIK Å B, SORTLAND L S, et al. Husebye ES. Sex-Specific Limitations in Physical Health in Primary Adrenal Insufficiency[J]. Frontiers in Endocrinology, 2021, 12.

[6] SKOV J, SUNDSTRÖM A, LUDVIGSSON J F, et al. Sex-Specific Risk of Cardiovascular Disease in Autoimmune Addison Disease: A Population-Based Cohort Study[J]. Journal of Clinical Endocrinology & Metabolism, 2019,104(6): 2031-2040.

[7] DALIN F, ERIKSSON G N, DAHLQVIST P, et al. Clinical and Immunological Characteristics of Autoimmune Addison Disease: A Nationwide Swedish Multicenter Study[J]. Journal of Clinical Endocrinology & Metabolism, 2017, 102(2): 379-389.

第三节 桥本甲状腺炎

一、概述

桥本甲状腺炎（Hashimoto thyroiditis，HT）属于自身免疫性甲状腺炎，遗传因素、环境因素及自身免疫因素共同致病。该病的发病率较高，女性显著高于男性。桥本甲状腺炎的临床表现多样，典型的临床表现是甲状腺呈弥漫性质韧无痛性的轻中度肿大，而颈部局部压迫和全身症状并不明显，甲状腺功能可以正常或减退，但血液循环中往往出现甲状腺自身抗体，包括甲状腺球蛋白抗体（TGAb）、甲状腺过氧化物酶抗体（TPO-Ab）和促甲状腺激素刺激阻断性抗体（thyroid stimulating hormone-stimulation blocking antibody，TSBAb）等。桥本甲状腺炎尚无明确的针对病因的治疗措施，出现甲状腺功能减退时以甲状腺激素替代治疗为主，疾病的预后良好。

二、病例

患者女性，29岁，因"乏力、怕冷半年"就诊。患者近半年自觉畏寒怕冷，明显乏力，懒言少语，时有便秘症状，月经正常，否认既往病史，未服用任何药物，3年前产1子。

体格检查：神清，精神状态一般，心率63次/分，体重指数（body mass index，BMI）22.7 kg/m^2，律齐，甲状腺I度肿大，质地稍韧，无压痛，颜面部无水肿，无贫血貌，双手发凉，皮肤稍干燥。

化验检查：甲状腺功能：T_3 1.08 nmol/L，T_4 52.62 nmol/L，TSH 26.75 μIU/mL，TPO-Ab>1300 U/mL，TGAb 326.33 U/mL。血常规：血红蛋白116 g/L，胆固醇5.2 mmol/L，甘油三酯1.67 mmol/L。甲状腺彩超：甲状腺肿大伴弥漫性病变。

建议患者予以左甲状腺素钠片每天1次（空腹），每次口服100 μg，定期复查甲状腺功能，根据甲状腺功能调整药物剂量。

三、背景

自身免疫性甲状腺炎是常见的自身免疫性甲状腺疾病（autoimmune thyroid diseases，AITD）。它包括桥本甲状腺炎、萎缩性甲状腺炎（atrophic thyroiditis，AT）、无痛性甲状腺炎（painless thyroiditis，PT）和产后甲状腺炎（postpartum thyroiditis，PPT）。HT又称慢性淋巴细胞性甲状腺炎，其临床特征是无痛性、弥漫性甲状腺肿大，血清存在针对甲状腺的高滴度自身抗体，50%患者最终发生甲状腺功能减退，HT是原发性甲状腺功能减退症主要的原因之一。国内外报告其患病率为1%~4%不等[1]，发病率男性0.08%，女性0.35%，女性发病率是男性的3~5倍，高发年龄在30~50岁。HT患者常有自身免疫性疾病家族史，常同时与其他自身免疫病伴发。

四、发病机制

（一）遗传因素

此病的家族性聚集现象及单卵双胞胎疾病共显率明显高于双卵双胞胎的现象，表明遗传因素在 HT 致病中起重要作用。研究发现 HT 存在许多易感基因和一些保护基因。HT 的遗传易感性与 HLA 复合体某些等位基因密切相关，尤其是与 *HLA-DR*、*HLA-DQ* 有关[2, 3]。HT 是一种多基因遗传病，免疫球蛋白重链基因、*CTLA-4*、维生素 D 受体基因（*VDR* 基因）和甲状腺过氧化物酶基因（*TPO* 基因）等也被发现可能与 HT 相关。*HLA* 基因部分决定 HT 的遗传易感性，但与不同人种和地区也存在一定关系。现已发现，HT 分别与 *HLA-DR3*（匈牙利，英国）[4]、*HLA-DR4*（加拿大）[5]、*DRB4* 和 *DR53*（日本）[6, 7]、*Bw46* 和 *DR9*（中国）[8]，以及 *DQB1*0302*、*DQ*0201* 和 *DR53*（黄种人）等基因位点相关联。国内学者证实，*HLA-DR9*、*DRB1*0301*、*DQA1*0301*、*DQA1*0501* 可能是 HT 发病的易感基因，而 *DQA1*0201*、*DQB1*0602* 可能是其保护性基因。

（二）环境因素

多种内、外环境因素影响 HT 的发病，其中影响 HT 发生、发展的环境因素包括碘、感染和性激素等。HT 的发病率与碘摄入量密切相关，碘充足地区 HT 的发病率高于低碘地区，摄碘量低的地区 HT 亦较少见。摄碘量过多可使隐性 HT 转变为显性 HT，并可促进 HT 甲减的发生，故安全剂量范围内供碘可降低 HT 发病率。碘诱发 HT 的机制包括：

（1）碘促进巨噬细胞过氧化物酶活性，诱发局部免疫反应，能促进树突状细胞成熟，增加 T 细胞数量[9]。

（2）碘化的甲状腺球蛋白（thyroglobulin，Tg）能够产生新的含碘的抗原决定簇，可诱导自身免疫反应[10, 11]。

（3）碘能够加速抗原提呈细胞对 Tg 的摄入、处理和呈递[11]。

（4）碘化的 Tg 能够促进重要的肽类与 MHC-Ⅱ类分子的亲和力，激活 Tg 特异性的 T 细胞和 B 细胞，降低抑制性 T 细胞活力[12, 13]。

（5）研究证明，高碘首先导致甲状腺上皮细胞损伤，进而导致免疫性损伤，从而诱发 HT。高碘可引起甲状腺内碘有机化障碍，形成过量自由基，破坏甲状腺细胞[14]。

（6）碘能够诱导甲状腺滤泡细胞 MHC-Ⅰ类分子表达以及 $CD4^+$ 和 $CD8^+$ 细胞的浸润[15]。HT 患者的甲状腺肿大、甲状腺功能的改变和血清甲状腺自身抗体的滴度常在妊娠时明显减轻或下降，而在分娩 2~6 个月后加重。这些变化可能与催乳素和性类固醇在妊娠时的浓度改变及其免疫调节作用有关。用于某些疾病治疗的 IL-2 和干扰素可诱发慢性淋巴细胞性甲状腺炎，因药物破坏甲状腺腺泡，常突然出现甲状腺毒症。此外，肠道病原中的耶尔森菌小肠结肠感染、应激、情绪、吸烟均可能与 HT 的发生有关。

（三）免疫因素

1. 细胞免疫反应

患者的甲状腺有广泛的淋巴细胞浸润，淋巴细胞产生不同的细胞因子参与发病。在桥本甲状腺炎的甲状腺内主要为 T 细胞浸润，产生大量细胞因子，表明细胞免疫介导的自身免疫反应参与了 HT 的致病机制。辅助性 T 细胞（helper T cell，Th 细胞）主要分为 Th1 和 Th2。Th1 主要产生白介素 IL-1β、干扰素 IFN-γ 介导细胞免疫反应[16, 17]，而 Th2 主要分泌 IL-4、IL-5、IL-10，促进抗体产生。Treg 的作用是抑制 Th1 介导的自身免疫和炎症反应，而 HT 患者 CD4⁺CD25⁺ Treg 的凋亡相关因子 Fas 和肿瘤坏死因子（tumor necrosis factor，TNF）及促凋亡因子肿瘤坏死因子相关凋亡诱导配体（TNF-related apoptosis-inducing ligand，TRAIL）表达显著高于正常人，而抗凋亡因子如 Bcl-2，表达较少[18-20]。Treg 易发生 Fas/FasL 介导的凋亡，进而导致 Treg 细胞功能受损[21]。CD4⁺CD25⁺ Treg 功能缺陷导致 Th1 细胞激活，大量产生促进自身免疫反应的 Th1 细胞因子，而下调免疫抑制因子，如 CD25、IL-2、CTLA-4、IL-10、糖皮质激素诱导的肿瘤坏死因子受体（glucocorticoid-induced TNF rceptor，GITR）、LAG3、FOXP3 和 TGF-β。在 HT 的发病机制中 Th1 型细胞因子所介导的细胞免疫反应起主要作用，其中代表性的细胞因子为 IFN-γ，它一方面促进甲状腺内淋巴细胞的浸润，另一方面促进浸润的淋巴细胞和巨噬细胞活化并释放 TNF-α、IL-1、IL-6 等细胞因子以及氧自由基的产生，这些物质可造成甲状腺组织的破坏[22, 23]。其中细胞因子诱导的由 Fas/FasL 介导的细胞凋亡可能是 HT 甲状腺组织破坏的主要机制。此外，在 Th1 型细胞因子的作用下，巨噬细胞、NK 细胞可以直接杀伤甲状腺滤泡细胞。TPO-Ab 的抗体依赖性细胞介导的细胞毒性（antibody-dependent cell-mediated cytotoxicity，ADCC）效应是导致已受损的甲状腺滤泡细胞被进一步破坏的一个重要机制。由于甲状腺细胞被进行性破坏，HT 患者在晚期可转化为 AT，这也是发生原发性甲减的重要因素。

2. 自身抗体作用

（1）TPO-Ab：甲状腺过氧化物酶是桥本甲状腺炎的主要抗原，目前已能常规测定 TPO-Ab 水平。此抗体的 ADCC 效应，并可以结合补体，产生补体依赖的细胞毒性作用等，故其在 HT 的破坏机制中发挥重要作用[24, 25]。而且大多数 HT 患者循环中此抗体的滴度明显升高，持续时间较长，甚至长达十几年，其中近 50% 患者发生甲状腺功能减退，因此它是发生甲状腺自身免疫反应的重要标志，对 HT 的诊断具有特殊意义。

（2）TGAb：HT 患者血清中 TGAb 的阳性率和滴度均明显升高，且主要识别甲状腺球蛋白氨基酸序列上 1149 至 1250 这一区域中一个特定表型。而在正常及健康人体内偶尔也可检测到低水平的 TGAb，但主要识别的是甲状腺球蛋白分子的另一不同区域。TGAb 通常不会直接导致甲状腺组织被破坏，但是高滴度的 TGAb 对 HT 的诊断具有重要意义[25]。

（3）抗钠碘同向转运体（Na/I symporter，NIS）抗体：NIS 是存在于甲状腺细胞表面与碘摄取有关的蛋白质。有 25% 的 HT 患者体内 NIS 抗体阳性，此抗体可抑制 TSH 诱导的甲状腺细胞对碘的摄取。

（4）其他甲状腺抗体：包括Ⅰ类胶质抗原的抗体、甲状腺生长免疫球蛋白（thyroid growth immunoglobulin，TGI）以及促甲状腺激素受体刺激性抗体（thyroid stimulating hormone receptor-stimulating antibody，TSAb）和 TSBAb 等。甲状腺生长刺激免疫球蛋白被发现主要存在于 HT 患者体内，可能与甲状腺肿的形成有关，而甲状腺生长抑制免疫球蛋白主要存在于原发性甲状腺功能减退患者体内，可能与甲状腺的萎缩有关。部分 HT 患者病程中可出现甲状腺功能亢进（简称甲亢）和甲减交替，可能与 TSAb 和 TSBAb 滴度的相对消长有关。

（5）其他非甲状腺特异的自身抗体：包括抗 DNA 抗体、抗钙调蛋白抗体、抗神经节酯抗体在 HT 患者体内有时也可以检测到。另外，HT 患者体内抗胰岛细胞抗体、抗肾上腺皮质抗体及抗胃黏膜抗体等的阳性率明显高于普通人群。

五、临床特点

（一）一般特点

HT 患者男女比例大约为 1∶4，以青年女性发病为多见。此病通常发生缓慢，最突出的表现为甲状腺呈弥漫性、无痛性、轻度至中度肿大（为正常甲状腺的 2~4 倍），质地硬，少数可有轻压痛、颈部局部压迫。全身症状不明显，常有咽部不适感，腺体可随吞咽上下活动，其表面通常比较光滑，但有时也可呈结节状，其周围可见轻度增大的淋巴结。甲状腺双叶可不对称性肿大，峡叶通常明显增大，偶可压迫其邻近器官（如气管、食管和喉返神经）而出现压迫症状，如呼吸困难及吞咽困难。由于此病甲状腺局部一般无疼痛，在甲状腺增大较明显时才被患者察觉或发现。甲状腺疼痛或触痛亦罕见，如有疼痛，应与亚急性甲状腺炎鉴别。HT 患者在不治疗的情况下，其甲状腺肿大可保持多年不变或逐渐增大。但是一些研究显示，HT 患者中甲状腺癌的发病率明显增高。多数 HT 患者的甲状腺功能正常，约 20% 有甲减表现，伴甲亢表现者不到 5%。通过 20 年随访观察发现，亚临床甲减的 HT 女性有 55% 发展为临床甲减。相当一部分患者因甲减而就诊，HT 每年以 3%~5% 的比例从亚临床甲减进展为临床甲减。

HT 进展为甲减的速度与下列因素相关：①性别：女性比男性进展快 5 倍；②年龄：45 岁以后甲减的进展快；③甲状腺抗体滴度或 TSH 明显升高。

（二）特殊表现

1. 桥本甲状腺功能亢进

桥本甲状腺功能亢进（简称桥本甲亢）是 HT 中的一种特殊类型，因为患者表现为 HT 伴甲状腺毒症或 HT 与 Graves 病共存，甲状腺同时有 HT 及 Graves 病两种组织学改变，两者可互相演变。临床可见典型甲状腺毒症的表现和实验室检查结果：①高代谢症群；②甲状腺肿大，可有血管杂音；③部分患者有浸润性突眼、胫前黏液性水肿等；④高滴度 TPO-Ab、TGAb，TSAb 可呈阳性；⑤若与 Graves 病并存，则甲状腺摄碘率可增高。甲状腺毒症的原因可能与自身免疫性甲状腺炎使甲状腺破坏、TH 的释放增多有关，也可因存在 TSAb（罕见），刺激尚未受到自身免疫炎症破坏的腺体组织，使 TH 增加。但由于腺体组织的不断破坏，或由于 TSH 阻断性抗体的影响，最终导致甲状腺功能减退的发生。桥本甲亢可予以抗甲状腺药物治疗，但不宜手术或同位素治疗，因为易发生永久性甲状腺功能减退。

2. 合并淋巴瘤或甲状腺肿瘤

慢性淋巴细胞性甲状腺炎与甲状腺乳头状癌可能有一定联系。HT 可合并甲状腺乳头状癌、甲状腺滤泡状癌、甲状腺髓样癌、甲状腺间变癌或非霍奇金淋巴瘤等。出现下列情况时，应想到合并甲状腺肿瘤或淋巴瘤的可能：①甲状腺疼痛明显；②甲状腺肿大伴邻近淋巴肿大或有压迫症状；③腺内有不对称、质硬的单个冷结节。

3. 多内分泌腺自身免疫综合征 Ⅱ 型

可伴有或先后出现 Addison 病、自身免疫性甲状腺疾病、1 型糖尿病、性腺功能减退症等。

4. 桥本脑病

桥本脑病是一种神经病变综合征，临床表现为惊厥、行为与精神失常、运动障碍及昏迷。血清 TGAb 和 TPO-Ab 明显升高。糖皮质激素、免疫抑制剂和血浆置换有较好的治疗效果，但疗程较长，一般糖皮质激素治疗的时间应在 3 个月以上。

六、诊断

（一）诊断特征

临床上，可综合以下几条特征确定 HT 的诊断：①甲状腺弥漫性肿大、质地坚硬，有时峡部大或不对称，或伴结节。②若患者具有典型的临床表现，血清 TGAb 或 TPO-Ab 阳性，具有诊断意义。③临床表现不典型者，需要有高滴度的抗甲状腺抗体测定结果才能诊断。年轻患者甲状腺自身抗体的滴度通常较低或呈阴性。因此，年轻患者即使检测到低滴度的 TPO-Ab 和（或）TGAb，也表明存在甲状腺自身免疫。④对那些临床上怀疑有本病，而经过抗体检查不能确诊者，需考虑进行细针吸取细胞学检查或手术活检，通过组织病理学检查明确诊断。⑤结节性甲状腺肿在成年女性中的发生率较高，HT 同时伴发结节性甲状腺肿并不少见，可表现为明显的甲状腺结节性肿大、轻度的甲状腺功能减退和甲状腺自身抗体检测为阳性的特征。

（二）甲状腺相关检查

通常在疾病的早期，甲状腺功能测定的结果均是正常的（即血清 FT_4、FT_3、血清 TSH 的水平均正常，患者处于正常代谢状态）；随着病情的发展，血清 TSH 升高，血清 FT_4、FT_3 仍维持正常，表明已发生了亚临床甲状腺功能减退；最后血清 FT_4、FT_3 水平均下降，血清 TSH 增高，进入临床甲状腺功能减退阶段，此时也伴有相应的甲状腺功能减退临床表现。在此病的早期，部分患者可因甲状腺破坏而出现一过性甲状腺毒症，此时血清 FT_4、FT_3 升高或正常，同时 TSH 水平降低。少数桥本甲亢患者也可出现血清 FT_4、FT_3 升高伴 TSH 水平降低的表现。

（三）影像学检查

甲状腺超声：超声显示甲状腺弥漫性肿大或结节性肿大，回声不均匀，常见低回声，表现为各种大小不等的颗粒状物或散在的结节状物，呈斑片状，腺体表面不规则[26]。

（四）免疫学检查

1. 甲状腺自身抗体

该病患者实验室检查最突出的表现是在其体内血清中通常可检测到高滴度的甲状腺自身抗体。HT 患者的血清 TPO-Ab 和 TGAb 滴度显著增高，可持续较长时间，是最有诊断意义的指标。几乎所有患者 TPO-Ab 滴度均明显增高，其阳性率和滴度均高于 TGAb，同时检测两种抗体的诊断价值更高。桥本甲亢发生与患者存在 TSAb 有关。当 TSAb 占优势时，临床上可以表现为甲亢。

2. TSH 结合抑制性免疫球蛋白（TSH-binding inhibitory immunoglobulins, TBII）或 TSBAb

这两类抗体在 15% 的 HT 患者血液循环中存在，是甲状腺出现萎缩和甲状腺功能减退的原因之一。

（五）其他检查

1. 甲状腺 ^{131}I 摄取率

可正常、低于正常或高于正常，多数患者在正常水平。在疾病的早期，甲状腺摄碘率正常或增高，与 Graves 病不同，随着 HT 病情的发展，血清 FT_4 水平降低的同时，甲状腺摄碘率降低。

2. 甲状腺核素扫描

常显示甲状腺增大但摄碘减少，核素分布不均，为不规则的稀疏与浓集区，边界不清。如有较大结节，可呈冷结节表现，但甲状腺显像在本病中并无特异性。

3. 甲状腺细针吸取细胞学检查（fine-needle aspiration cytology，FNAC）

HT 患者甲状腺组织在显微镜下由上皮细胞和炎性细胞构成。炎性细胞主要为淋巴细胞、浆细胞等。滤泡细胞团状排列，有较大的多形性。滤泡细胞嗜酸性变为本病滤泡细胞较特征性的改变，滤泡细胞胞质较宽，苏木精 - 伊红染色（HE 染色）呈鲜艳的红色，背景有较多淋巴细胞。纤维化病变明显时也可呈干抽，有时需要反复多次穿刺。

FNAC 诊断 HT 的标准：①滤泡上皮细胞多形性；②腺上皮细胞间有丰富的或中度的淋巴细胞浸润，以成熟淋巴细胞为主，少量未成熟细胞；③有的有嗜酸性滤泡细胞、浆细胞和网状细胞等。FNAC 方法简便，可帮助需要手术的患者在术前做出明确诊断，避免误诊。

（六）鉴别诊断

1. Graves 病

HT 患者可因甲状腺组织被破坏而出现甲状腺毒症，需与 Graves 病相鉴别。两者不同之处在于前者的甲状腺毒症是由于甲状腺滤泡上皮细胞被破坏，甲状腺激素漏出，后者是由于甲状腺本身腺体功能亢进。测定甲状腺摄碘率可鉴别，前者甲状腺摄碘率降低，后者甲状腺摄碘率增加。

2. 亚急性甲状腺炎

有少数 HT 患者甲状腺可发生迅速增大并伴有结节和局部疼痛，血沉加快，此时应与亚急性甲状腺炎相鉴别。HT 常在疼痛前已有甲状腺弥漫性肿大和血清甲状腺抗体滴度明显升高的表现。亚急性甲状腺炎患者有明确的上呼吸道感染病史，甲状腺迅速肿大，疼痛反复发作或缓解交替，血清甲状腺自身抗体滴度一般不高，通常持续数周可自行缓解，泼尼松治疗往往迅速且明显见效。有一部分患者在 HT 基础上发生了亚急性甲状腺炎，FNAC 可证实两者同时存在，且一般 1 年后，亚急性甲状腺炎恢复正常而慢性淋巴细胞性甲状腺炎仍持续存在，甲状腺肿大而摄碘率降低，无发热等全身症状，甲状腺抗体仍阳性，后期可出现甲状腺功能减退。

3. 非毒性甲状腺肿

HT 需与非毒性甲状腺肿相鉴别。主要鉴别点是 HT 患者血清中甲状腺自身抗体的滴度显著升高，多伴甲状腺功能减退。非毒性甲状腺肿甲状腺自身抗体阴性或者滴度不高，一般不发生临床甲状腺功能减退。必要时可进行活检。

4. 甲状腺癌

甲状腺癌通常呈结节状或于甲状腺上发现单个结节，质地较硬，可与周围组织粘连而活动性差。而且往往在短期内甲状腺结节迅速增大、形态不规则，常伴有局部淋巴结肿大和持续性局部疼痛。特别是甲状腺彩超或核素扫描显示甲状腺有一孤立的"冷结节"时，应高度怀疑甲状腺癌的可能性。甲状腺癌患者体内甲状腺自身抗体呈阴性或者滴度不高,一般不伴有甲状腺功能的改变。必要时可行 FNAC 以鉴别。HT 是发生甲状腺淋巴瘤的危险因素,HT 患者的甲状腺呈明显不对称肿大并伴有触痛、结节和声音嘶哑时,不能排除甲状腺淋巴瘤,尽管其发病率低。

5. 干扰素甲状腺炎

主要见于用干扰素治疗的丙型病毒性肝炎的患者,其中15%的干扰素使用者伴有甲状腺病变,40% 伴有甲状腺抗体异常。甲状腺病变以甲状腺炎为多见,其导致的自身免疫性甲状腺炎中可有与 Graves 病和 HT 类似的表现。鉴别要点是患者有干扰素治疗史、丙型病毒性肝炎病史。

七、治疗

HT 尚无针对病因的治疗措施。治疗方法主要根据甲状腺功能状态和甲状腺肿的程度进行确定。因为 HT 发展缓慢,可多年无明显临床表现,仅仅甲状腺自身抗体升高。甲状腺抗体阳性并不是治疗的指征,因为目前无确切的手段能对此种自身免疫异常进行干预,多数患者通常不需要治疗。限制碘摄入量在安全范围(尿碘 100~200 μg/L)可能有助于阻止甲状腺自身免疫破坏进展。

关于 HT 的治疗,可具体分为以下几种情况。

(1)对于无明显临床症状、血清 TSH 水平正常且甲状腺无明显肿大者通常不需要药物治疗,可随诊动态观察甲状腺功能。限制碘摄入量可能有助于抑制病情进展。

(2)对于甲状腺肿大明显且已对邻近部位产生压迫症状的患者,无论有无甲状腺功能减退,均应给予左甲状腺素治疗。经治疗后,甲状腺肿可明显缩小,年轻患者较老年患者效果更明显,有少数患者经治疗后其甲状腺自身抗体水平可逐渐下降。

(3)已伴有血清 TSH 水平升高者,无论表现为亚临床甲状腺功能减退还是临床甲状腺功能减退,均应给予甲状腺激素替代治疗,一般采用左甲状腺素。剂量视病情而定,通常应使血清 TSH 水平降至正常范围。每日替代剂量为 50~200 μg(大约 1 μg/kg)或相应剂量的甲状腺片制剂。用量宜从小剂量开始,尤其是针对那些长期甲状腺功能减退的患者,左甲状腺素从 25~50 μg/d 开始,然后逐渐增加剂量直至 TSH 恢复正常,部分患者需终身服药。

(4)对于表现为甲状腺功能亢进的患者,除非合并 Graves 病,否则病情都较轻微且有自限性,可以单纯给予 β 受体阻滞剂治疗,必要时可给予抗甲状腺药物治疗,但剂量宜小,动态监测甲状腺功能变化,避免因治疗导致的甲状腺功能减退。对于此类患者,不宜采用放射性碘或手术治疗,否则易出现甲状腺功能减退。

(5)对 HT 患者通常不采取手术治疗,但对于那些经过左甲状腺素抑制治疗后,甲状腺肿大仍较明显,有压迫症状或疑有甲状腺癌患者,可考虑手术治疗。

(6)糖皮质激素常可以使肿大的甲状腺缩小及降低自身抗体的水平,但因为其有很多的不良反应且停药后往往疾病复发,故不作为 HT 患者的常规全身治疗用药。有学者报道,局部糖皮质激素治疗效果显著且无明显不良反应,如采用地塞米松局部注射疗法,显示治疗组治疗后 FT$_4$ 和 FT$_3$ 水平较治疗前升高,TSH 水平较治疗前下降,治疗后 TPO-Ab、TGAb 水平较治疗前下降[27, 28]。也可以采用地塞米松膏透皮吸收法治疗 HT,亦可取得良好的效果[29],这样既阻止甲状腺自身免疫过程,又避免了全身应用糖皮质激素不良反应大,停药后易复发,及反复多次颈部注射糖皮质激素，部分患者依从性差的缺点。但如果 HT 患者的甲状腺呈现出亚急性炎症改变，甲状腺迅速肿大伴有疼痛、压迫症状，可短期应用糖皮质激素以较快缓解症状，于病情稳定后逐渐停药。使用泼尼松 20~30 mg/d，症状缓解后逐渐减量，可用药 1~2 个月。

八、预后与随访

HT 病程发展缓慢，有发展为甲状腺功能减退的趋势。若出现甲状腺功能减退，给予充分的甲状腺激素替代治疗，注意定期随访甲状腺功能，一般预后良好。甲状腺功能正常的患者，也应该定期随访监测甲状腺功能，及时发现是否出现甲状腺功能减退。HT 并非不可逆转，部分患者可自行缓解，肿大质韧的甲状腺可缩小或变软，可能不需要终身替代治疗。影响患者转归的因素包括年龄、遗传、碘摄入量，甲状腺抗体滴度和甲状腺肿大的程度。

九、诊疗流程

（1）体检发现甲状腺肿大，质地韧，少数伴甲状腺功能减退或甲状腺毒症临床表现。

（2）完善 TPO-Ab、TGAb、甲状腺功能和甲状腺彩超，必要时行甲状腺摄碘率和甲状腺细针吸取细胞学检查。

（3）甲状腺功能正常者定期监测甲状腺功能和甲状腺抗体；甲状腺功能减退者予以左甲状腺素替代治疗，注意监测甲状腺功能；对于少数甲状腺毒症者，必要时可予以普萘洛尔，监测甲状腺功能变化。

十、病例回顾

回顾本节病例的临床特点：①患者青年女性，以乏力、怕冷症状就诊；②体格检查：心率 63 次 / 分，律齐，甲状腺 I 度肿大，质地稍韧，无压痛，颜面部无水肿，无贫血貌，双手发凉，皮肤稍干燥，BMI 22.7 kg/m^2；③辅助检查：甲状腺彩超示甲状腺肿大伴弥漫性病变，甲状腺功能示 T_3 1.08 nmol/L，T_4 52.62 nmol/L，TSH 26.75 μIU/mL，TPO-Ab>1300 U/mL，TGAb 326.33 U/mL；血常规示血红蛋白 116 g/L，胆固醇 5.2 mmol/L，甘油三酯 1.67 mmol/L；④诊断：患者存在甲减的临床表现，甲状腺肿大，检查提示 T_4 下降，TSH、TPO-Ab 和 TGAb 明显升高，诊断"甲状腺功能减退症、桥本甲状腺炎"；⑤治疗：予以左甲状腺素钠片替代治疗，观察患者临床表现是否改善并动态监测甲状腺激素水平变化。

十一、进展与展望

HT 目前常规的治疗方法为甲状腺激素替代治疗，但这种方法并不是针对病因的治疗。近年在免疫治疗方面，有些学者尝试从调节免疫紊乱的角度进行干预，报道了一些基础和临床研究。

（1）IL-10：有学者发现向自身免疫性甲状腺炎的小鼠或大鼠的甲状腺内注射 IL-10 基因的质粒能够使自身免疫性甲状腺炎小鼠或大鼠甲状腺组织中浸润的淋巴细胞减少，血浆 TGAb 的滴度下降，抑制树突状细胞诱导自身免疫性甲状腺炎的能力，证实对自身免疫性甲状腺炎具有确切的疗效。

（2）干扰素：张景义等用干扰素治疗 HT 患者，疗效明显优于泼尼松对照组，且不良反应少[30]。

（3）单克隆抗体：甲状腺内 CD4[+] 细胞单克隆抗体能够选择性地作用于辅助性 T 细胞，使自身免疫过程被阻断，从而阻止自身免疫性甲状腺炎的发生。干扰素的单克隆抗体能够降低自身免疫性甲状腺炎小鼠血清中 Tg 抗体的浓度，减少淋巴细胞浸润。

（4）环孢素 A：大剂量的环孢素 A（360 mg/kg）可预防甲状腺功能减退的发生，而小剂量环孢素 A（25～60 mg/kg）却有潜在的降低血清 T_4 的作用。如果小剂量环孢素 A 与 1, 25- 二羟维生素 D_3 联合应用，则可有效抑制自身免疫性甲状腺炎的发生。

（5）糖皮质激素：局部注射或全身静脉应用地塞米松都能明显降低自身免疫性甲状腺炎患者 TPO-Ab、TGAb、TNF、IL-1 水平，减少淋巴细胞浸润，使甲状腺肿大减轻，甲状腺质地变软，从而逆转自身免疫性甲状腺炎的病理改变，表明地塞米松可调整 T 淋巴细胞亚群、抑制细胞因子释放等抑制自身免疫反应的作用。由于全身用药副作用较大，故倾向于向甲状腺内局部注射地塞米松。

（6）硒：研究表明，硒治疗自身免疫性甲状腺炎可使 TGAb、TPO-Ab 水平明显降低，淋巴细胞浸润明显减少，甲状腺滤泡破坏程度减轻[31, 32]。

（唐松涛　编；曾文衡　审）

参考文献

[1] MICHELS A W, EISENBARTH G S. Immunologic endocrine disorders[J]. Journal of Allergy and Clinical Immunology, 2010, 125(2): 226.

[2] AYADI H, HADJ K H, REBAI A, et al. The genetics of autoimmune thyroid disease[J]. Trends in Endocrinology & Metabolism, 2004, 15: 234-239.

[3] WEETMAN AP. Autoimmune thyroid disease[J]. Autoimmunity, 2004, 37: 337-340.

[4] WEETMAN AP. Autoimmune thyroiditis: predisposition and pathogenesis[J]. Clinical Endocrinology, 1992, 36: 307-323.

[5] BADENHOOP K, SCHWARZ G, WALfiSH PG, et al. Susceptibility to thyroid autoimmune disease: molecular analysis of HLA-D region genes identifies new markers for goitrous Hashimoto's thyroiditis[J]. The Journal of Clinical Endocrinology & Metabolism, 1990, 71: 1131-1137

[6] VARGAS MT, BROPNES-URBINA R, GLADMAN D, et al. Antithyroid microsomal autoantibodies and HLA-DR5 are associated with postpartum thyroid dysfunction: evidence supporting an endocrine pathogenesis[J]. The Journal of Clinical Endocrinology & Metabolism, 1988, 67: 327-333.

[7] WAN X L, KIMURA A, DONG R P, et al. HLA-A and DRB4 genes in controlling the susceptibility to Hashimoto's thyroiditis[J]. Human Immunology, 1995, 42: 131-136.

[8] CHO B Y, CHUNG J H, LEE H K, et al. Immunogenetic heterogeneity of atrophic antiimmune thyroiditis according to thyrotropin receptor blocking antibody. In: Nagataki S, Mori T, Torizuka K, eds. 80 Years of Hashimoto Disease[J]. Elsevier, 1993: 45-50.

[9] ALLEN EM, APPEL MC, BRAVERMAN LE. Iodine induced thyroiditis and hypothyroidism in the hemithyroidectomized BB/W rat[J]. Endocrinology, 1987, 121: 481-485.

[10] RASOOLY L, ROSE NR, SABOORI AM, et al. Iodine is essential for human T cell recognition of human

thyroglobulin[J]. Autoimmunity, 1998, 27: 213-219.

[11] SABOORI AM, ROSE NR, BRESLER HS, et al. Iodination of human thyroglobulin (Tg) alters its immunoreactivity. I. Iodination alters multiple epitopes of human Tg[J]. Clinical and Experimental Immunology, 1998, 113: 297-302.

[12] RAYNER D C, CHAMPION B R, COOKE A. Thyroglobulin as autoantigen and tolerogen[J]. Immunology Series, 1993, 59: 359-376.

[13] SUNDICK R S, BAGCHI N, BROWN T R. The role of iodine in thyroid autoimmunity: from chickens to humans: a review[J]. Autoimmunity. 1992;13: 61-68.

[14] BUREK C L, ROSE N R. Autoimmune thyroiditis and ROS[J]. Autoimmunity Reviews, 2008, 7: 530-537.

[15] VERMA S, HUTCHINGS P, GUO J, et al. Role of MHC class I expression and CD8[+] T cells in the evolution of iodine-induced thyroiditis in NODH2(h4) and NOD mice[J]. European Journal of Immunology, 2000, 30: 1191-1202.

[16] BAECHER-ALLAN C, HAflER D A. Human regulatory T cells and their role in autoimmune disease[J]. Immunological Reviews, 2006, 212: 203-216.

[17] DANIEL C, SARTORY N, ZAHN N, et al. FTY720 ameliorates Th1-mediated colitis in mice by directly affecting the functional activity of CD4+CD25+ regulatory T cells[J]. The Journal of Immunology, 2007, 178: 2458-2468.

[18] MARAZUELA M, GARCIA-LOPEZ MA, FIGUEROA-VEGA N, et al. Regulatory T cells in human autoimmune thyroid disease[J]. The Journal of Clinical Endocrinology & Metabolism, 2006, 91: 3639-3646.

[19] MARUOKA H, WATANABE M, MATSUZUKA F, et al. Increased intensities of fas expression on peripheral T-cell subsets in severe autoimmune thyroid disease[J]. Thyroid, 2004, 14: 417-423.

[20] KASPROWICZ D J, DROIN N, SOPER D M, et al. Dynamic regulation of FoxP3 expression controls the balance between CD4[+] T cell activation and cell death[J]. European Journal of Immunology, 2005, 35: 3424-3432.

[21] ARSCOTT P L, BAKER J R Jr. Apoptosis and thyroiditis[J]. Clinical Immunology and Immunopathology, 1998, 87: 207-217.

[22] MEZOSI E, WANG S H, UTSUGI S, et al. Interleukin-1 beta and tumor necrosis factor (TNF)-alpha sensitize human thyroid epithelial cells to TNF-related apoptosis-inducing ligand-induced apoptosis through increases in procaspase-7 and bid, and the down-regulation of p44/42 mitogen-activated protein kinase activity[J]. The Journal of Clinical Endocrinology & Metabolism, 2004, 89: 250-257.

[23] BAKER JR Jr. Dying (apoptosing?) for a consensus on the Fas death pathway in the thyroid[J]. The Journal of Clinical Endocrinology & Metabolism, 1999, 84: 2593-2595.

[24] 李连喜. 甲状腺自身抗体及其在AITD中的致病作用[J]. 国外医学, 2001, 21: 65-67.

[25] SARAVANAN P, DAYAN CM. Thyroid autoantibodies[J]. Endocrinology and Metabolism Clinics of North America, 2001, 30(2): 315-337.

[26] HEGEDÜS L. Thyroid ultrasound[J]. Endocrinology and Metabolism Clinics of North America, 2001, 30(2): 339-360.

[27] 方瑾, 顾明君, 彭丽, 等. 口服甲状腺素联合甲状腺内注射地塞米松治疗伴临床甲减的桥本甲状腺炎[J]. 第二军医大学学报, 2006, 27(12): 1340-1343.

[28] 陈忠. 地塞米松治疗桥本甲状腺炎的临床价值[J]. 中国基层医药, 2006, 13(4): 601-602.

[29] 廖勇敢, 程长明, 丁洪成, 等. 地塞米松膏透皮吸收对桥本甲状腺炎的治疗作用[J]. 郧阳医学院学报, 2004, 23(3): 171-172.

[30] 张景义, 马同敏, 孟连成, 等. 干扰素治疗桥本氏甲状腺炎的疗效观察[J]. 天津医药, 2004, 9: 584-585.

[31] 邓顺有, 陈小燕, 吴琳英, 等. 硒对甲状腺功能正常的桥本甲状腺炎的影响研究[J]. 中国全科医学, 2013, 16(21): 2483-2485.

[32] 张薇, 王俊芳, 李京丽, 等. 硒对桥本甲状腺炎患者TPO-Ab及TGAb水平的影响[J]. 中国医学创新, 2013, 10(14): 13-14.

第四节　毒性弥漫性甲状腺肿

一、概述

　　毒性弥漫性甲状腺肿是一种自身免疫性疾病，又称 Graves 病（Graves' disease，GD），是甲状腺功能亢进（简称甲亢）最常见的病因。GD 是多系统的综合征，其临床表现并不局限于甲状腺。其诊断检查包括患者主诉、询问病史、体格检查、实验室检查以及影像学检查。治疗主要包括抗甲状腺药物治疗、放射性碘治疗和手术治疗。

二、病例

　　患者女，45 岁，以"颈部增粗、乏力、易怒、多汗伴消瘦 2 个月"为主诉。

　　患者 2 个月前无明显诱因出现颈部增粗、乏力、易怒、多汗。病来精神状态可，睡眠差，无发热、寒战，无恶心、呕吐，无腹痛，偶有腹泻，便不成形，食量没有明显增长，体重 2 个月下降 8 kg。

　　体格检查：身高 161 cm，体重 50 kg，BMI 19.3 kg/m^2。神清语明，查体合作。皮肤黏膜无黄染，双眼球轻度突出，突眼度 19-106-19 mm。结膜苍白、巩膜无黄染。口唇无发绀，舌无震颤，手细震颤。甲状腺 II 度肿大，质软、无压痛、未触及结节，双叶可触及细震颤、可闻及血管鸣。颈部及锁骨上未触及淋巴结。胸骨左缘第五肋间锁骨中线可见心尖冲动。心界大小正常。心率 105 次/分、心律齐、第一心音亢进、各瓣膜区未闻及病理性杂音。四肢无畸形，四肢肌力 5 级，双下肢肿胀。

　　化验检查：血常规：白细胞 3.63×10^9/L，中性粒细胞绝对值 1.66×10^9/L，中性粒细胞百分比 45.7%，血红蛋白量 124 g/L，磷脂转运蛋白 155×10^9/L。凝血功能：凝血酶原时间 16.1 s，活化部分凝血活酶时间 40.6 s，血纤蛋白原 2.45 g/L。肝功能：谷丙转氨酶 23 U/L，碱性磷酸酶 164 U/L，谷氨酰转移酶 79 U/L，谷草转氨酶 32 U/L，总胆红素 37.4 μmol/L，直接胆红素 31.7 μmol/L。甲状腺功能：FT$_4$ 33.71 pmol/L，FT$_3$ 10.27 pmol/L，TSH 0.0022 mIU/L，TPO-Ab>1000 IU/L，TGAb 17.01 IU/mL，TRAb 25.11 IU/mL。

　　辅助检查：甲状腺 ^{131}I 摄取率试验，结果见表 1-4-1。

　　甲状腺放射性核素显像检查：甲状腺位置正常，外形增大，双叶内显像剂分布弥漫浓聚，左叶为著，余部扫描视野内未见异常显像剂分布区。诊断意见：甲状腺双叶外形增大，摄取功能增强。腺体质量 33.9 g。

　　甲状腺超声检查：超声结果提示甲状腺弥漫性肿大伴血流。

表 1-4-1　甲状腺 [131]I 摄取率试验

项目	测量值	计数	源计数
2 小时碘摄取率	30.1%	1056	2318
4 小时碘摄取率	57%	1533	2302
24 小时碘摄取率	62.5%	1610	2241

结果提示：碘摄取率增强。

本底计数：511，标准源：2335。

三、背景

GD 是最早被确诊的人类自身免疫性疾病之一，是由于抗 TSH 受体抗体刺激 TSH 受体（TRAb）而引发甲状腺激素生成增多的一种自身免疫性疾病。普通人群的 GD 患病率为 0.4%~2.0%，20~50 岁为高发年龄，女性高于男性，男女比例为 1∶4~10。在女性中，每年的发病率为 15~200/10 万 [1]。英国 Whickham 调查显示，甲状腺毒症的发病率为 1.1%~1.6%，GD 是其最常见的原因 [2]。

我国在实施了 20 年的普遍食盐加碘政策下，甲亢的患病率呈现随着碘摄入量增加逐渐降低的趋势，2017 年全国 31 个省、自治区、直辖市 7 万余人的调查显示，甲亢的患病率下降至 0.78%，其中 67.9% 是 GD [3]。

四、发病机制

GD 的发病机制未明，目前公认是在遗传因素和环境因素共同作用下发生的自身免疫性疾病。

（一）免疫因素

GD 的病理过程与其他自身免疫性疾病相似，其中抗体是最独特的方面。在 GD 中主要的抗原是促甲状腺激素受体（thyroid stimulating hormone receptor，TSHR），它主要在甲状腺、脂肪细胞、骨细胞以及包括心脏在内的多个部位表达。TSH 与 TSHR 结合后促进甲状腺生长以及甲状腺激素的合成和分泌。与其他自身免疫性疾病中的其他抗原一样，存在针对 TSHR 反应性 B 细胞，并产生 TSHR 抗体。此外，这种 B 细胞可以向 T 细胞初步提供甲状腺自身抗原，产生炎性细胞因子，这些发现表明 B 细胞在慢性炎症性甲状腺疾病中的作用 [4]。在 GD 中，究竟是 B 细胞还是 T 细胞起主要致病作用尚存争议，但很可能与两者都密切相关 [5]。许多自身特异性 B 细胞逃脱了破坏，但是通过克隆无能、克隆缺失、外周抑制或中枢抑制等其他机制阻止了 B 细胞对自身抗原的反应。在次级淋巴器官中识别特异性自身抗原的 B 细胞被困在 T 细胞区；如果没有被 T 细胞活化协助，B 细胞会死于凋亡，而结合可溶性自身抗原的 B 细胞将经历失能，下调膜 IgM 表达，仅存活很短的时间。B 细胞自我耐受的机制也包括受体编辑和自反应 B 细胞受体（B cell receptor，BCR）等位基因排斥，以及克隆忽视（缺乏识别）[6]。

TRAb 广义上包括三个抗体：TSAb、TBAb 和中性抗体（neutral antibody）。TSAb 是 GD 的致病性抗体，即 Adam 和 Purves 发现的长时程作用甲状腺刺激物（long-acting thyroid stimulant，

LATS）。TSAb 与 TSH 竞争性地与细胞膜上的 TSH 受体结合，激活多个信号通路，包括腺苷酸环化酶通路，导致甲亢和甲状腺肿。95% 未经治疗的 GD 患者 TSAb 呈阳性。母体的 TSAb 也可以通过胎盘致胎儿或新生儿发生甲亢。TBAb 与 TSH 竞争结合，阻断了 TSH 对甲状腺的刺激作用，甲状腺激素产生减少，甲状腺萎缩。TBAb 是导致甲减的原因之一，但其占甲减病因的比例尚不清楚。中性抗体与 TSHR 结合后的影响是中性的或微弱的刺激作用，可能导致甲状腺细胞凋亡[7, 8]。

（二）遗传因素

目前大量证据表明 GD 存在遗传倾向，同卵双生相继发生 GD 者达 30%~60%（异卵双生为 3%~9%），GD 在同卵双胞胎中的发病一致率高于异卵双胞胎。同卵双胞胎研究证实：遗传因素对 GD 发病的贡献率为 79%[9]。GD 亲属中患另一种 AITD 的比例和 TRAb 的检出率均高于一般人群，患其他自身免疫性疾病发病率增加。这些研究提示上述自身免疫性疾病具有某些相同的易感基因，但其表型依赖于其他基因和（或）环境因素的共同作用。

目前发现许多基因位点与 GD 发病相关，包括编码 HLA 复合体基因，其可能机制是改变抗原的递呈模式。其余的易感基因还包括：*CD40*、*PTPN22*、*CTLA-4*、*FCRL3*、*Tg* 和 *TSHR*[7]。

（三）环境因素

环境因素可能也与 GD 的发生有关。感染（如细菌感染、小肠结肠炎耶尔森菌感染）、性激素、精神因素和应激等都对 GD 的发生和发展有影响。

理论上，一些细菌、病毒可能会触发自身免疫反应，然而目前尚无证据表明病毒感染和 GD 的相互关系。碘以及含碘的药物（如胺碘酮）可能参与 GD 易感个体的发病。一些流行病学研究发现，对中度和重度碘缺乏地区的人群补碘，容易导致甲状腺毒症。动物实验证明碘过量能够直接破坏甲状腺细胞，释放甲状腺抗原，诱发免疫反应，进而导致甲状腺自身免疫损害。应激状态会导致 ACTH 和皮质醇分泌，进而抑制免疫，而在急性免疫抑制后会出现过度代偿，这个过程可能与自身免疫性甲状腺疾病的发生息息相关。此外，GD 发生的危险因素还包括性别、妊娠状态、吸烟等。

五、临床特点

GD 患者的甲状腺呈对称性或非对称性弥漫性增大，可见椎体叶，有时有分叶状。甲状腺外表光滑，质地可以从软、韧到坚韧，此与甲状腺炎的程度相关。血管增多。显微镜下可见滤泡变小，甲状腺滤泡上皮细胞增生，呈高柱状或立方状，滤泡细胞由于过度增生而形成乳头状，折叠凸入滤泡腔内。滤泡腔内的胶质减少，滤泡间可见不同程度的淋巴细胞浸润，浸润的淋巴细胞以 T 细胞为主、伴少数的 B 细胞和浆细胞浸润。

GD 患者的 TRAb 与甲状腺细胞上 TSHR 结合，刺激甲状腺合成和分泌甲状腺激素，血中 T_4 和（或）T_3 水平升高，导致甲亢。升高的甲状腺激素反馈抑制垂体正常的调节机制，TSH 分泌受到抑制，血清 TSH 降低甚至测不出。甲状腺分泌的主要产物是 T_4，对垂体发挥抑制作用的甲状腺激素是 T_3，T_4 需经过 2 型脱碘酶的作用下，脱碘转变为 T_3 发挥作用[10-12]。

六、诊断

（一）临床表现

1. 甲状腺毒症表现 [11-13]

（1）高代谢症群：甲状腺分泌增多导致交感神经兴奋性增高和新陈代谢加速，同时对儿茶酚胺的敏感性增强。患者常出现疲乏无力、怕热多汗、低热（出现甲亢危象时可有高热）、消瘦。甲状腺激素可加速糖的氧化和利用，此外还可促进肠道糖吸收、肝糖分解，可致糖耐量异常或糖尿病加重。蛋白质和脂肪分解加速导致负氮平衡、体重下降。

（2）精神神经系统：交感神经兴奋性增高等系列表现。患者多言好动、紧张失眠、易激动、焦虑烦躁、注意力不集中等。严重者出现幻觉，甚至躁狂。可有舌或手细震颤。腱反射活跃，深反射恢复期时间缩短。

（3）心血管系统：以高动力型循环（hyperdynamic circulation）为特征。患者多持续性心悸，自觉心跳有力，睡眠和休息时心率有所降低，但仍高于正常。严重时患者会出现气短、不能平卧等心力衰竭的表现。心律失常以窦性心动过速、房性期前收缩常见，其次为阵发性或持续性心房颤动，也可为室性或交界性期前收缩，偶见房室传导阻滞。心脏增大，听诊心率快、第一心音亢进、心律失常，可闻及收缩期杂音。收缩压升高，舒张压下降，脉压增大，有时可出现周围血管征如毛细血管搏动、水冲脉等。

（4）消化系统：由于新陈代谢加速，多数患者表现为食欲亢进，多食易饥，极少数出现厌食甚至恶病质。肠蠕动加快，大便溏稀，便次增加。可出现肝功能异常，转氨酶升高，偶伴黄疸。

（5）肌肉系统：甲亢肌病分为急性和慢性两种。急性肌病可于数周内出现吞咽困难和呼吸肌麻痹。甲状腺毒症性周期性瘫痪（thyrotoxic periodic paralysis，TPP）主要见于亚洲年轻男性患者，常在饱餐、高糖饮食、运动等之后发生，于久坐后或睡眠中发生四肢瘫痪，主要累及下肢，不能站立或行走，但是意识清楚、无二便失禁。发作时常伴低钾血症，与血清钾向细胞内转移有关。经补钾治疗，症状可缓解。也有血钾正常的 TPP。TPP 呈自限性，甲亢控制后可以自愈。急性甲亢肌病于数周内出现吞咽困难和呼吸肌麻痹，是危及生命的急症。慢性甲亢肌病为进行性肌无力，久之伴肌萎缩。主要累及近端肌群的肩、髋部肌群，部分累及远端肌群，表现为登楼、蹲位起，甚至梳头困难。新斯的明试验无反应。需注意 GD 可伴发重症肌无力，同属自身免疫病。

（6）骨骼系统：骨骼代谢和骨胶原更新加速，尿钙磷、羟脯氨酸等排出增多，导致骨量减少、骨质疏松，偶尔会出现病理性骨折。随着治疗以及各项指标的好转，年轻的 GD 患者骨密度可能恢复正常。严重的甲状腺毒症患者也可能有高钙血症，碱性磷酸酶和骨钙素升高。

（7）造血系统：GD 患者可有白细胞总数降低，主要是中性粒细胞数量降低，淋巴细胞相对增加，单核细胞和嗜酸细胞增加。可以伴有恶性贫血，也可以合并自身免疫性血小板减少症。

（8）生殖系统：青春期前起病可影响性发育，青春期后起病可影响生殖功能。女性可出现月经周期紊乱，月经稀少甚至闭经，生殖能力下降。男性可出现勃起功能障碍，偶见乳腺发育。

（9）皮肤、毛发及肢端表现：皮肤光滑细腻，温暖潮湿，颜面及手掌潮红。部分患者色素减退，出现白癜风，头发细而脆，易脱落，偶有斑秃。少数患者伴有杵状指、软组织肿胀和掌指骨骨膜下形成肥皂泡样新骨，指或趾甲的邻近游离缘和甲床分离，称为指端粗厚症（acropachy）。

胫前黏液性水肿（pretibial myxedema）为 GD 少见的特异性的皮肤损害。多见于小腿胫下 1/3 处，偶见于足背和膝部、上肢甚至头部。皮损多为对称性，起初呈暗紫红色皮损，继而出现皮肤粗糙增厚，呈片状或结节状叠起，最后呈枯树皮状，上面覆盖灰色或者黑色的疣状物，下肢粗大似"象皮腿"。

2. 眼部表现

（1）非浸润性突眼（non-infiltrating exophthalmos）：也称良性突眼。发生原因主要与过量甲状腺素引起交感神经兴奋性增高有关，常见的眼征有：①轻度突眼（突眼度在 18 mm 以内）；②上眼睑挛缩，眼裂增宽（Dalrymple 征）；③上眼睑移动滞缓（von Graefe 征）：眼睛向下看时上眼睑不能及时随眼球向下移动，看到白色巩膜；④瞬目减少和凝视（Stellwag 征）；⑤向上看时，前额皮肤不能皱起（Joffroy 征）；⑥两眼内聚减退或不能（Mobius 征）。

（2）Graves 眼病（Graves ophthalmopathy，GO）：也称甲状腺相关性眼病（Thyroid-associated Ophthalmopathy，TAO），与自身免疫反应有关，详见下一节"甲状腺相关眼病"。

3. 甲状腺危象

甲状腺危象（thyroid strorm，TS）也称甲亢危象，是甲状腺毒症急性加重的表现。主要诱因为感染、应激（包括急性创伤、心脑血管意外、分娩、精神刺激、过度劳累等）、控制不佳的患者突然中断抗甲状腺药物、放射性碘治疗及甲状腺手术前准备不充分。临床表现为原有甲亢症状的加重、高热（体温可达 40 ℃或更高）伴大汗，心悸（心率常在 140 次 / 分以上）、恶心呕吐、腹痛腹泻、烦躁、谵妄，严重患者可有心衰、休克及昏迷等。出现高热虚脱、心力衰竭、肺水肿及严重水、电解质代谢紊乱可致死亡。

有严重甲状腺毒症并伴有全身失代偿证据的患者应临床诊断为甲状腺危象。此时应考虑辅助使用灵敏度更高的诊断体系。伯奇·瓦托夫斯基量表（Burch-Wartofsky point scale，BWPS）目前被广泛应用于甲状腺危象的诊断，评分系统包括体温、心血管系统、中枢神经系统、消化系统症状，以及是否存在已确定的诱发因素（表 1-4-2）。BWPS 总分≥45 或按照日本甲状腺协会分类为甲状腺危象 1（TS1）或甲状腺危象 2（TS2），伴有全身失代偿表现的患者需要积极治疗。BWPS 总分为 25~44 分的患者应根据临床判断，决定是否积极治疗。

表 1-4-2 甲状腺危象诊断评分量表

项目	分值 / 分	项目	分值 / 分
体温调节异常		胃肠 - 肝功能异常	
体温		临床表现	
37.2~37.7 ℃	5	无	0
37.8~38.3 ℃	10	中度（腹泻，腹痛，恶心 / 呕吐）	10
38.4~38.8 ℃	15	重度（黄疸）	20
38.9~39.3 ℃	20		
39.4~39.9 ℃	25		
≥40 ℃	30		

表 1-4-2（续）

项目	分值/分	项目	分值/分
心血管系统		中枢神经系统紊乱	
心动过速		临床表现	
100~109 次/分	5	无	0
110~119 次/分	10	轻度（躁动）	10
120~129 次/分	15	中度（谵妄，精神错乱，严重嗜睡）	20
130~139 次/分	20	重度（癫痫，昏迷）	30
≥140	25		
心房颤动		存在诱因病史	
无	0	是	0
有	10	否	10
充血性心力衰竭			
无	0	—	—
轻度	5		
中度	10		
重度	20		
总分/分			
≥45	甲状腺危象		
25~44	甲状腺危象前期		
<25	甲状腺危象可能性小		

（二）实验室检测

1. 血清 TSH 测定

甲状腺功能改变时，TSH 的变化较 T_3、T_4 迅速而显著，更加敏感，因此将敏感的免疫检测方法测得的 TSH 作为筛查甲亢的首选指标，尤其对亚临床甲亢的诊断有重要意义。

2. 血清甲状腺激素

包括总 T_4（TT_4）、总 T_3（TT_3）和游离 T_4（FT_4）、游离 T_3（FT_3）。FT_3 和 FT_4 基本不受甲状腺素结合球蛋白（thyroxine-binding globulin，TBG）变化的影响，可以直接反映甲状腺功能状态，其敏感性和特异性高于 TT_3 和 TT_4，是诊断临床甲亢的首选指标。临床甲亢血清 FT_4/TT_4 和（或）FT_3/TT_3 升高，血清 TSH 低于正常。

3. TRAb

有两种检测 TRAb 的方法：一种是临床广泛使用的荧光免疫法检测 TRAb，仅能反映有针对 TSHR 自身抗体的存在，不能反映 TRAb 的生物学作用；另一种是生物检测法，可以鉴定 TSAb 和 TBAb。

使用新的 TRAb 测定方法诊断 GD 的敏感性和特异性均明显升高，对于初发的 GD 患者，TRAb 阳性率可达 99%，正常对照阳性率仅有 0.6%[14]。TRAb 是鉴别甲亢病因、诊断 GD 的重要指标，对判断病情活动、治疗后是否停药、停药后是否复发有指导作用。鉴定 TSAb 和 TBAb 不易于作为临床操作，因此不作为常规检测。

4. 促甲状腺激素释放激素兴奋试验

促甲状腺激素释放激素（thyrotropin releasing hormone，TRH）兴奋试验目前已被敏感 TSH 测定所取代。甲状腺性甲亢时，血 T_3、T_4 增高，反馈抑制 TSH，故 TSH 不受 TRH 刺激而分泌增多，若 TSH 有升高反应可排除甲状腺性甲亢。

（三）辅助检查

1. ^{131}I 摄取率

测定 ^{131}I 摄取率（radioactive iodine uptake，RAIU）是诊断甲亢的传统方法，目前已经被敏感 TSH 测定所代替。通常甲亢时甲状腺对碘的摄取和清除功能均增强，正常值为 3 小时碘摄取率 5%~25%，24 小时碘摄取率 20%~45%，摄取高峰在 24 小时出现。甲亢时总摄取量增加，摄取高峰前移。^{131}I 摄取率主要用于甲状腺毒症病因的鉴别：甲亢所致的甲状腺毒症碘摄取率增高或正常；非甲亢所致的甲状腺毒症碘摄取率降低。目前临床上通常应用临床症状、TRAb 诊断，测定 ^{131}I 摄取率主要用于计算治疗甲亢时需要的 ^{131}I 剂量。

GD 患者的甲状腺摄碘率通常增高，毒性结节性甲状腺肿的患者的摄取率通常正常或者增高，近期碘暴露（如碘显影剂）除外。碘摄取率接近 0 常见于以下情况：无痛性、产后及亚急性甲状腺炎；人为服用甲状腺激素；近期碘摄入过量。1~2 个月内使用碘显影剂或者服用海带、紫菜等含碘高的食物的人群碘摄取率会降低。异位甲状腺组织位于卵巢畸胎瘤时，卵巢甲状腺瘤患者的颈部检测不到甲状腺碘摄取率。

2. ^{99m}Tc 甲状腺核素显像

^{99m}Tc 甲状腺核素显像对于诊断自主性高功能性甲状腺腺瘤和毒性多结节性甲状腺肿有意义。具有自主功能的腺瘤或结节凝聚大量核素，腺瘤或结节外甲状腺组织和对侧甲状腺组织核素摄取减少。

3. 甲状腺超声

甲状腺超声检查可以显示甲状腺大小、形态、内部结构、血流状态等，但它不是诊断 GD 的必需检查。甲状腺超声检查主要用于鉴别诊断 GD 和破坏性甲状腺炎。当患者有放射性核素显像禁忌证时，可应用超声检查进行鉴别；在甲亢合并甲状腺结节时，甲状腺超声检查可明确甲状腺结节的诊断。

4. 眼眶后 CT 和 MRI

主要用于评价 GO 患者眼外肌受累的程度，详见下一节。

5. 心电图和心脏超声

心电图检查常用于评估各种心律失常。心脏超声检查可以提示心脏大小、内部结构或血流异常。

（四）诊断标准

GD 的诊断分为两个步骤，首先确定甲状腺毒症，然后确定病因。

1. 甲状腺毒症的诊断

临床上，遇有不明原因的体重下降、低热、腹泻、手抖、心动过速、心房颤动、肌无力、月经紊乱、闭经等均应考虑甲亢可能；对疗效不满意的糖尿病、结核病、心力衰竭、冠心病、肝病等，也要排除合并甲亢的可能性。

甲状腺毒症的诊断主要依靠临床症状及甲状腺功能检查。血清 TSH 是评估甲状腺激素水平升高最敏感的指标，血清 TT_4 和 TT_3 受 TBG 等结合蛋白影响，因此常规首选血清 FT_3 和 FT_4。大多数甲状腺毒症患者 FT_3 或 FT_4 升高，TSH 降低甚至测不出。若患者仅 FT_3 增高，FT_4 正常，TSH 水平降低，则考虑为 T_3 型甲状腺毒症。若患者仅 FT_4 增高，FT_3 正常，TSH 水平降低，则考虑为 T_4 型甲状腺毒症。亚临床甲状腺毒症患者，血清 FT_4 和 FT_3 正常，TSH 降低。

2. 病因诊断

如果患者甲状腺对称性肿大、近期眼球突出、并有中度至重度的甲状腺毒症症状，可以诊断为 GD，不需要进一步检查病因。如果患者只是单纯表现甲状腺毒症，无甲状腺结节，无突眼及胫前黏液性水肿，可以通过 TRAb、RAIU、甲状腺超声检查甲状腺血流三种检测明确病因。如果可触及甲状腺结节并有超声证实，应进行 ^{99m}Tc 甲状腺核素显像。

选择诊断试验时应该考虑费用、可行性以及当地的技术水平。TRAb 检测是首选的 GD 诊断方法，敏感性和特异性高，简单、经济。如果 TRAb 阳性可以明确诊断 GD。然而，在症状非常轻的 GD 患者中，TRAb 也可以呈阴性，需要联合其他方法进行病因诊断。

（五）鉴别诊断

1. 其他类型甲状腺毒症

GD 应主要与结节性甲状腺肿伴甲亢、毒性甲状腺腺瘤、碘性甲亢、甲状腺癌伴甲亢鉴别。

RAIU 是最主要的鉴别方法。甲亢患者核素摄取能力增强或正常，但是 RAIU 不能区别甲亢的病因。GD、毒性多结节性甲状腺肿或毒性甲状腺腺瘤患者的核素摄取率正常或者增高，因此需要进一步鉴别。破坏性甲状腺毒症，如亚急性甲状腺炎、无痛性甲状腺炎等疾病会导致甲状腺破坏，核素摄取能力降低。近期碘摄入过量，如 1~2 个月以内使用过碘显影剂、服用胺碘酮或者食用过海带、紫菜等含碘高的食物，碘摄取率会降低。如怀疑有过量碘摄入，检测尿碘浓度有利于碘营养的评估。当存在外源甲状腺激素增多时，有服药史，甲状腺球蛋白水平低，甲状腺摄取率明显降低，T_3/T_4 比值（ng/μg）增高。当患者有甲状腺扫描禁忌证时，也可以用总 TT_3/TT_4 的比值评估甲状腺毒症的病因。甲亢时，产生的 T_3 多于 T_4，TT_3/TT_4 比值大于 20，甲状腺破坏时，TT_3/TT_4 比值小于 20。妊娠甲亢综合征患者有相关疾病，人绒毛膜促性腺激素（human chorionic gonadotrophin，hCG）显著升高。

与毒性多发结节性甲状腺肿、毒性甲状腺腺瘤和甲状腺癌伴甲亢鉴别。甲状腺超声检查下三者均可发现结节或肿瘤，^{99m}Tc 甲状腺核素显像毒性甲状腺腺瘤为热结节，结节外甲状腺组织或对侧甲状腺核素摄取能力减弱。毒性多发结节性甲状腺肿患者的摄取图像呈现多病灶增强或者减弱。如果结节为热结节，甲状腺癌的可能性小。需要注意的是，GD 和非毒性结节性甲状腺肿可能同时存在，表现为 TRAb 阳性、超声可见结节以及 ^{99m}Tc 甲状腺核素显像浓淡不均。

2. TSH 介导甲亢

主要包括垂体促甲状腺素瘤（thyrotropinomas，TSH 瘤）、甲状腺激素抵抗综合征（resistance to thyroid hormone，RTH）。

TSH 瘤要发生在垂体，也有异位 TSH 瘤。磁共振显示垂体占位病变。肿瘤自主分泌 TSH，刺激甲状腺激素合成分泌，FT_3、FT_4 升高，TSH 升高或正常高值，$L-T_3$ 不能抑制 TSH 分泌，

TRH 刺激 TSH 无反应或反应性低。RTH 较为罕见，病因为甲状腺激素受体 β 基因突变，甲状腺激素靶组织［下丘脑垂体和（或）外周组织］对甲状腺激素的敏感性降低，FT_3、FT_4 升高，TSH 升高或正常高值。$L-T_3$ 不能完全抑制 TSH 分泌（垂体型），TSH 对 TRH 刺激反应正常。

3. 甲状腺功能正常的高甲状腺素血症

妊娠或雌激素治疗、遗传性 TBG 增多症、肝炎或服用某些药物（雌激素、口服避孕药、吩噻嗪、三苯氧胺等），由于 TBG 增高，会引起血清 TT_4 和 TT_3 浓度成比例增加，但 FT_4 和 FT_3 水平正常。

家族性白蛋白异常性高甲状腺素血症（familial dysalbuminemic hyperthyroxinemia，FDH）是一种以血清 T_4 水平升高而甲状腺功能正常为主要特征的常染色体显性遗传疾病，表现为 TT_4 升高或 FT_4 假性升高（计算值升高），而实际 FT_4 正常，TSH 正常。

4. 其他疾病

（1）单纯性甲状腺肿：甲状腺肿大，无甲亢症状。TSH、T_4、T_3 正常。RAIU 可增高，但摄取高峰不前移。

（2）更年期综合征：更年期妇女有情绪不稳定、烦躁、失眠、阵发潮热、出汗等症状。甲状腺无肿大，TSH、T_4、T_3 正常。

（3）突眼：可见于颅内肿瘤、海绵窦动静脉瘘、眶周炎、血管瘤、眶假瘤、结核瘤、囊肿、淀粉样变性、结节病、先天性青光眼、轴性高度近视和眼眶癌等。眼球后超声、CT 或 MRI 有助于明确诊断。

（4）抑郁症：老年甲状腺毒症患者多数症状不明显，表现为体虚乏力、精神忧郁、表情淡漠、不明原因的消瘦、食欲不振、恶心、呕吐等，与抑郁症的症状类似。甲状腺功能测定可进行鉴别。

（5）糖尿病：甲状腺毒症患者可出现糖耐量异常、餐后血糖增高。甲状腺毒症使糖尿病患者的血糖恶化，糖尿病的症状与甲状腺毒症的多食、易饥相似，但甲状腺功能正常。

（6）心血管疾病：老年甲状腺毒症患者的症状不典型，心脏症状往往更加突出，如充血性心力衰竭、顽固性心房颤动，易被误诊为冠心病或原发性高血压。年轻患者出现心律失常尚需注意与风湿性心瓣膜病相鉴别。心力衰竭、心房颤动对地高辛治疗不敏感，降压治疗效果欠佳者需注意排除甲状腺毒症。

（7）消化系统疾病：甲状腺毒症可致肠蠕动加快，消化吸收不良，便次增加；有些患者的消化道症状明显，可有恶心、呕吐，甚至出现肝功能损害和恶病质，故应在排除消化系统器质性病变的同时检测甲状腺功能。

（8）其他：以消瘦、低热为主要表现者，应注意与结核、慢性感染和恶性肿瘤相鉴别。伴严重肌萎缩者应与原发性肌病相鉴别。

七、治疗

目前尚无针对 GD 的病因治疗。主要的治疗方法包括抗甲状腺药物（antithyroid drugs，ATD）、放射性碘治疗和手术治疗。ATD 的目的是抑制甲状腺激素合成，放射性碘治疗和手术治疗则是通过破坏甲状腺组织，减少甲状腺激素的产生来达到治疗目的。

GD 治疗方法的选择通常基于对患者的年龄、病情、病程、合并症、并发症，以及患者的意愿、经济状况、医疗条件和医生的经验等因素的评估。经医生充分告知三种治疗方法的优点和缺点后，由患者最终选择治疗方法。

（一）一般治疗

适当休息。补充足够热量和营养，包括碳水化合物、蛋白质和B族维生素等。适当限制碘摄入。如出现精神紧张、不安或失眠，可给予镇静剂。

（二）抗甲状腺药物治疗

ATD是目前应用最广泛的GD治疗方法，但治愈率仅为40%~60%。

1. 基本作用机制

抑制甲状腺过氧化物酶（thyroidperoxidase，TPO）活性，抑制碘化物形成活性碘，影响酪氨酸残基形成碘化酪氨酸，抑制碘化酪氨酸的偶联，继而抑制甲状腺激素（T_4和T_3）的合成。

2. 适应证与禁忌证

（1）适应证：ATD治疗后缓解可能性较大（尤其是病情较轻的女性患者，甲状腺体积较小和TRAb阴性或低滴度的患者）、妊娠妇女、老年患者有合并症时手术风险增加或期望寿命有限、在养老院或其他卫生机构进行护理且预期寿命有限，不能遵循放射安全规程的患者、既往行颈部手术或外照射治疗故无法行甲状腺大部分切除术的患者、中度到重度活动性GO的患者，以及需要更快地控制疾病的患者。

（2）禁忌证：先前已知ATD的主要不良反应。

（3）优点：疗效较肯定；不导致永久性甲减；方便、经济、使用较安全。

（4）缺点：疗程长，一般需12~18个月，有时长达数年，可能减少患者的依从性；治愈率低，仅有50%左右，停药后的复发率较高，达50%~60%；可能发生过敏、肝损害或粒细胞减少等副作用。

在选择ATD治疗前，应预测患者用药后缓解的可能性。对于甲状腺肿大明显、维持TSH正常时的ATD剂量较大、TRAb抗体滴度很高、患者依从性差，缓解率会明显降低，需要ATD长期治疗，如果没有相关副作用发生，也可以一直应用药物治疗。

3. 疗程

ATD包括丙硫氧嘧啶（propylthiouracil，PTU）、甲巯咪唑（methimazole，MMI）和卡比马唑（carbinmazole，CMZ），CMZ是MMI的前体。目前我国常用MMI和PTU。ATD长程治疗方案分初治期、减量期、维持期及停药前期，按病情轻重决定药物剂量。

（1）初治期：一般PTU 200~300 mg，每日3次口服。MMI 10~30 mg，每日1次或分2~3次口服，如果MMI每日剂量较大，建议将MMI分次服用。药物的剂量应根据甲状腺激素升高的程度个体化选择，既保证甲状腺功能尽快恢复到正常，同时尽可能地减少药物不良反应。初治期每4周复查甲状腺功能，血清T_3水平是重要的监测指标，因为有些患者在服用ATD后FT_4先行下降，血清FT_3下降缓慢，这表明患者甲亢并没有得到很好的控制。进入减量期的标志是症状缓解、血清FT_4和FT_3基本恢复正常，此时TSH仍然处于很低的水平。血清TSH由于受到FT_3的抑制，恢复较慢，因此初治期TSH并不是最佳的监测指标。

（2）减量期：每2~4周减量1次，PTU每次减50~100 mg，MMI每次减5~10 mg，每4周复查甲状腺功能，待TSH正常后再进入维持期。维持期重要的指标是TSH正常，此时提示下丘脑-

垂体 - 甲状腺轴功能恢复正常。

（3）维持期：PTU 50~100 mg/d，MMI 5~10 mg/d 或更少，如此维持 1~1.5 年。疗程中除非发生药物不良反应，一般不宜中断，并定期随访疗效。一旦用最小药物剂量能够将甲状腺功能维持在正常水平，可 2~3 个月进行临床评估和甲状腺功能检测。在治疗过程中出现甲减或甲状腺明显增大时可酌情加用左甲状腺素，同时减少 ATD 的剂量。

（4）停药前期：服用 ATD 超过 18 个月，TRAb 阴性，准备停药的患者，可以将 ATD 剂量进一步减少，可 3~6 个月复查。

ATD 治疗的疗程不能少于 1 年。治愈的一般特点：①病情较轻；②甲状腺轻度至中度肿大，经 ATD 治疗后进一步缩小；③TRAb 较快转为阴性。TRAb 转阴是决定能否停药的关键指标。TRAb 持续升高的患者不建议停药，长期小剂量 ATD 治疗能够维持甲状腺功能稳定，可以将甲状腺功能监测的频率延长至每 3~6 个月。如果 TRAb 水平在长期随访过程中转为阴性，可以考虑停用 ATD。TRAb 明显升高的患者，可以考虑选择其他治疗方法。放射性碘治疗能够导致 TRAb 一过性升高，近期计划妊娠的女性需要注意，TRAb 能够通过胎盘作用于胎儿的甲状腺。

4. 不良反应

轻度的不良反应（如皮疹、白细胞轻度减少、肝酶轻度升高等）比较常见，发生率约为 5%。可以对症治疗，如出现严重不良反应（如剥脱性皮炎、粒细胞缺乏症、血管炎、严重药物性肝损害）等，必须停用 ATD。因此，在开始使用 ATD 治疗之前，建议患者先检验血常规和肝功能，再决定是否可以进行 ATD 治疗。

（1）药疹和过敏性皮肤病：轻者如皮肤瘙痒、发红、皮疹可用抗组胺药物控制，不必停用 ATD。如皮疹加重，应立即停药，以免发生剥脱性皮炎。

（2）粒细胞减少症和粒细胞缺乏症：多发生在服药后的 2~3 个月内，也可见于任何时期。如外周血白细胞低于 3×10^9/L 或中性粒细胞低于 1.5×10^9/L，应考虑停药，并用升白细胞药物。严重者可发生粒细胞缺乏症，中性粒细胞低于 0.5×10^9/L，发生率为 0.2%~0.4%。伴发热、咽痛、口腔溃疡等表现，须停止 ATD 并立即治疗，皮下注射重组人粒细胞集落刺激因子（rhG-CSF）2~5 mg/kg，或重组人粒细胞 - 巨噬细胞集落刺激因子（rhGM-CSF）3~10 μg/kg，白细胞正常后停用。

甲亢本身也可以引起白细胞减少，因此为了查明是甲亢所致还是 ATD 所致，应在治疗前和治疗后定期检测白细胞总数和分类计数。GD 患者应用 ATD 治疗期间，一旦出现发热、咽痛等症状，应停用 ATD，同时立即检测白细胞总数。MMI 和 PTU 两药有交叉反应性，所以服用一种 ATD 发生粒细胞缺乏症时，不能换用另一种药物。

（3）肝脏毒性：MMI 的不良反应主要为淤胆型肝损伤，但也可以表现为肝细胞受损。PTU 的不良反应主要是肝细胞受损，严重时可引起致命性的暴发性肝坏死。PTU 诱导的肝毒性平均发生在 ATD 治疗开始后的 120 天，与药物剂量无关，可能起病急，进展快。MMI 诱导的肝脏毒性平均发生在开始药物治疗后的 36 天。如果一种 ATD 诱导严重肝毒性，另一种 ATD 可能会出现 50% 的交叉反应。

需要注意的是，甲状腺毒症本身可以导致近 1/3 患者出现轻度肝功能异常，建议在应用 ATD 前检测肝功能。ATD 治疗后，特别是在 6 个月内，建议定期检测肝功能。对于服用 MMI 或 PTU 出现皮肤瘙痒、黄疸、粪便颜色变浅、深色尿、关节痛、腹痛或腹胀、厌食和恶心等症状的患者，定期评估肝功能。如果转氨酶水平超过正常上限 3 倍，1 周内重复检测肝功能未好转，应停用 ATD。停药后应该每周监测肝功能，直至恢复正常。需要注意的是碱性磷酸酶升高而其他肝功能指标正常不能表明肝毒性恶化，因为碱性磷酸酶可能来源于骨而不是肝脏。

（4）血管炎：抗中性粒细胞胞质抗体（antineutrophil cytoplasmic antibody，ANCA）相关性小血管炎，是少见的 ATD 不良反应。主要见于长期应用 PTU 治疗的女性患者，MMI 罕见。ANCA 主要的靶抗原是粒细胞髓过氧化物酶。大多数患者停药后血管炎好转，重症患者需用大剂量糖皮质激素和免疫抑制剂治疗。

（5）GD 复发：引起 GD 复发最主要的因素是 TRAb。所以，停药后 6 个月内，应每 1~3 个月监测甲状腺功能，停药 6 个月后可延长监测的间隔时间。如果出现甲亢症状，建议复诊。即使停药前 TRAb 为阴性，如果复发，也要复查 TRAb，根据病情再次选择治疗方案，或再进行一个疗程的 ATD 或放射性碘治疗，必要时考虑手术治疗。

（三）放射性碘治疗

1. 主要机制

甲亢时甲状腺摄取碘的能力增强，^{131}I 主要通过钠碘同向转运体（NIS）被甲状腺细胞摄取，^{131}I 在衰变过程中释放 β 射线，破坏甲状腺滤泡细胞，甲状腺激素合成和分泌减少，甲状腺体积可以缩小。

2. 适应证与禁忌证

（1）适应证：对 ATD 过敏，或出现其他不良反应；ATD 疗效差或多次复发；有手术禁忌证或手术风险高；有颈部手术或外照射史；病程较长；老年患者，特别是有心血管疾病高危因素；合并肝功能损伤；合并白细胞或血小板减少；合并心脏病；少数 GD 合并高功能性甲状腺腺瘤或毒性结节性甲状腺肿患者。

（2）禁忌证：明确的禁忌证包括妊娠期、哺乳期、罹患甲状腺癌或怀疑甲状腺癌的患者、不能遵守辐射安全准则的个人以及计划在 4~6 个月内妊娠的妇女。

（3）优点：疗效确切，复发率低。

（4）缺点：甲减发生率高。^{131}I 为放射性核素，有一定的放射性。

3. 治疗方案

治疗前低碘饮食至少 1~2 周，以避免影响 ^{131}I 的摄取。对没有控制的甲亢（FT_4 的水平高出正常范围 2~3 倍），放射性碘治疗之前，应采取 ATD 治疗，使甲亢病情相对稳定，以减少治疗后甲状腺毒症加重的风险。治疗药物首选甲巯咪唑，放射性碘治疗前至少停药 3 天。

放射性碘治疗 GD 的目的是通过使患者出现甲减来控制甲亢症状。建议单次使用足够剂量，一般推荐 10~15 mCi 或 370~555 MBq（1 mCi = 37 MBq）。另一种方法是根据甲状腺的大小和摄碘能力估算给碘剂量。

活度（μCi）= 腺体重量（g）×（150~200）μCi/g ×[24 小时 RAIU（%）]。活度单位 μCi 或 Bq 可以由 mCi 或 MBq 除以 1000 换算而得。

4. 疗程

放射性碘治疗后一般在 2~3 周后逐渐出现效果，所以一般患者可在治疗后 1~2 个月内随访，初步评估疗效。如治疗前病情较重、治疗后病情有明显变化，应密切观察，随时复诊。放射性碘治疗3~6个月后，持续 TSH 抑制、FT_3 和 FT_4 正常的患者可不立即再次行放射性碘治疗，应密切监测甲状腺功能判定甲亢或甲减。如果甲亢未缓解，根据病情需要，可再行放射性碘治疗。

5. 不良反应

大部分 GD 甲亢患者放射性碘治疗后，无不适反应，早期反应发生在放射性碘治疗后几天内，表现有食欲减退、皮肤瘙痒、甲状腺肿胀疼痛等，可以暂时观察。如果为放射性甲状腺炎，可以服用非甾体抗炎药，如果疼痛未得到缓解，也可以应用糖皮质激素。如果甲状腺毒症症状加重，特别是老年患者和有合并症的患者，建议应用 β 肾上腺素能受体阻滞剂，重症患者也可以在放射性碘治疗后3~7天开始 ATD 治疗。放射性碘治疗后，要定期监测甲状腺功能，及时发现甲减并服用左甲状腺素治疗。当 FT_3 和 FT_4 在参考范围内，治疗前给予的 β 受体阻滞剂应逐渐停用。当 FT_4 和 FT_3 改善，MMI 逐渐停用后可以评估治疗后反应。放射性碘治疗很少诱发甲状腺危象。

（四）手术治疗

GD 甲亢手术治疗虽然是经典治疗方法之一，但因创伤性的治疗手段可引起多种并发症，术后多年仍可复发或出现甲减，所以目前临床很少使用。

1. 适应证与禁忌证

（1）适应证：甲状腺有压迫症状或甲状腺肿大明显（≥80 g）者；伴胸骨后甲状腺肿者；伴甲状腺恶性肿瘤者；合并甲状旁腺功能亢进需要手术治疗者；长期服药无效、停药后复发，尤其是 TRAb 水平特别高、不愿长期服药和进行放射性碘治疗者；多次放射性碘治疗后仍有甲亢者；中度到重度活动性 GO 者。

（2）禁忌证：严重或发展较快的 GO；合并较重心、肝、肾、肺疾病，全身状况差且不能耐受手术者；妊娠早期及晚期。

（3）优点：疗效确切，甲状腺全切除术的效果优于甲状腺部分切除术。

（4）缺点：甲减发生率高，可能发生手术并发症。

2. 术前准备

术前应用 ATD 使甲状腺功能达到正常，应用 β 肾上腺素能受体阻滞剂控制症状，保持心率低于80次/分。于术前10~14天开始加服鲁氏碘液（8 mg 碘/滴），每次5~7滴（0.25~0.35 mL），每日3次，可减少甲状腺血流和术中出血。在特殊情况下（如急需手术治疗，而术前甲状腺功能无法达到正常），可足量应用 β 肾上腺素能受体阻滞剂、复方碘溶液和糖皮质激素等。

3. 手术方式及并发症

既往采用甲状腺次全切除术，目前推荐行甲状腺近全或全切除术。手术常见并发症包括：甲状旁腺功能减退（暂时或永久）导致的低钙血症，喉返神经或喉上神经损伤（暂时或永久）、出血、麻醉相关的并发症、甲减等。术后，应检测血清钙及甲状旁腺素的水平，尽早发现低钙血症，根据术后6小时及12小时的血钙变化趋势可预测术后的血钙水平，根据检验结果补充钙或骨化三醇，或经验性预防性补充。术后根据甲状腺功能，决定是否应用左甲状腺素治疗及其剂量。甲状腺危象可能在手术、麻醉，或对甲状腺的操作后发生，术前应用 ATD 使甲状腺功能维持正常能一定程度上预防甲状腺危象的发生。

（五）其他治疗

1. β-肾上腺素能受体拮抗药

解除儿茶酚胺效应，可作为甲亢初治期的辅助治疗。有多种药物可供选择。非选择性 β 受体阻滞剂普萘洛尔（10~40 mg，每日 3~4 次）还具有抑制 T_4 转换为 T_3 的作用，是甲状腺危象时的首选药，但支气管哮喘或喘息性支气管炎患者禁用。

2. 碘剂

用于术前准备和甲状腺危象，其作用为减少甲状腺血流，抑制碘的有机化和甲状腺激素合成（Wolff-Chaikoff 效应），同时抑制甲状腺激素释放和外周 T_4 向 T_3 转换，但属暂时性，给药后2~3 周内症状减轻，继而使甲亢症状加重，并延长 ATD 的治疗时间。

3. 碳酸锂

抑制甲状腺激素分泌，短期用于对 ATD 不能耐受者。常用量 300~450 mg/d，每 8 小时 1 次。使用期间应密切检测血清锂盐浓度，碳酸锂随时间延长常会失效。

4. 地塞米松

抑制外周组织 T_4 转换为 T_3，有抑制免疫作用。严重的威胁生命的甲状腺毒症，同时使用地塞米松、碘剂和 PTU 能迅速降低血清 T_3 水平，在 24~48 小时内恢复到正常范围。

八、预后与随访

（一）预后

GD 总体预后良好。ATD 治疗的缓解率差异很大，为 20%~60%。男性、吸烟（尤其是男性），以及甲状腺肿大（腺体质量 ≥ 80 g）患者的缓解率较低。TRAb 的持续高水平以及多普勒彩超显示甲状腺血流增加与复发率高相关。放射性碘治疗和手术治疗的缓解率高于 ATD 治疗，复发率低于 ATD 治疗，但永久性甲减的发生率高于 ATD 治疗。偶见没有及时发现和积极治疗的甲亢导致机体多系统受损，特别是心脏受累，或存在诱因导致甲状腺危象甚至死亡的发生。

（二）随访

（1）服用 ATD 的患者，在开始治疗后 2~6 周应该监测 FT_4 和 FT_3 水平，并且根据甲状腺毒症水平调整药物。血清 TSH 可能在开始治疗后几个月受抑制，因此在治疗早期可能并不是最佳的监测指标。甲状腺功能正常后，MMI 的剂量通常可以减少 30%~50%，并且在 4~6 周后再次复查。一旦用最小药物剂量能够将甲状腺功能维持在正常水平，可间隔 2~3 个月进行临床和实验室检查。对于长期服用 MMI（>18 个月）的患者，这个间隔可以延长到 6 个月。停药后的前 6 个月每隔 1~3 个月监测甲状腺功能，6 个月后延长监测间隔时间。如果患者在停用 ATD 1 年以后，血清 TSH、FT_3、FT_4 正常，可以认为病情缓解。如 TRAb 持续升高，患者应该继续 ATD 治疗 12~18 个月或选择 RAI 或手术等替代治疗，对于小剂量 MMI、疾病轻微且症状稳定的年轻患者，可长期 MMI 治疗。对于长期 MMI 治疗患者，每 4~6 个月监测 1 次甲状腺功能，6~12 个月随访观察患者情况，每 1~2 年监测 1 次 TRAb 水平，TRAb 水平在长期随访过程中可能会转阴，此时可考虑停用 MMI。

（2）放射性碘治疗 GD 后随访应在 1~2 个月内，监测项目包括 FT_4，FT_3，TSH。6 个月内每 4~6 周复查生化，直到患者转为甲减且甲状腺激素替代治疗稳定。

（3）甲状腺术后随访，术后 6 小时及 12 小时监测钙水平，并常规口服钙剂和骨化三醇，当患者没有临床症状且矫正后的血清钙水平在 8.0 mg/dL（2.0 mmol/L）或以上，并且 24 小时内没有明显下降时，可停止口服钙剂和骨化三醇。GD 患者甲状腺切除术后 6~8 周测定血清 TSH，由于垂体 - 甲状腺轴反馈系统存在延迟，如果 TSH 在术前处于抑制状态，则应在术后 6~8 周时测定 FT_4 及 TSH。如出现甲减，根据体重每天服用左甲状腺素 1.6 µg/kg（老年患者适当减量），4~6 周后复查甲状腺功能并调整药物用量。甲状腺功能正常后，可每年监测 1 次，并根据临床需求适当调整频率。

九、诊疗流程

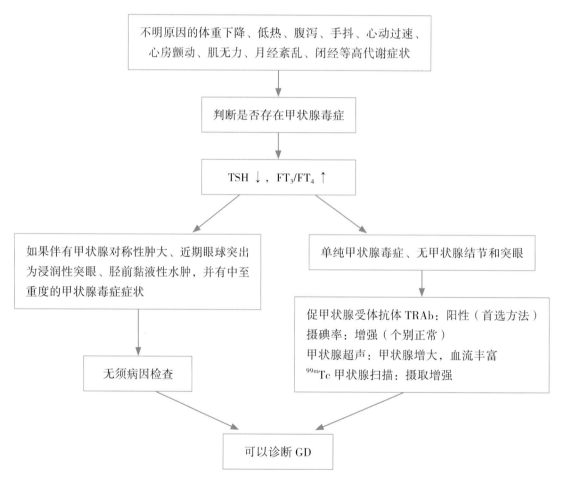

图 1-4-1　GD 诊疗流程

表1-4-3 GD治疗

方法	适应证	禁忌证	治疗	辅助治疗	优点	缺点	不良反应	甲状腺功能监测频率	预后
ATD	患者缓解可能性较大、既往颈部手术或外照射治疗、有手术禁忌证、有中到重度活动性GO的患者，以及需要更快地控制疾病的患者	先前已知的此类药物的主要不良反应	PTU: 200~300 mg/d, 分3次或MMI: 10~30 mg/d, 分1~3次起始; 减量: PTU 每次减50~100 mg, MMI每次减5~10 mg; 维持期: PTU: 50~100 mg/d, MMI: 5~10 mg/d 或更少	β受体阻滞剂	疗效较肯定、不导致永久性甲减; 方便、经济、使用较安全	疗程长、治愈率较低、复发率较高、可能存在药物副作用	药疹和过敏性皮肤病、粒细胞减少症和粒细胞缺乏症、肝脏毒性、血管炎等	1.初治期: 4周 2.减量期: 4周 3.小剂量维持期: 2~3个月 4.停药前期: 3~6个月 5.停药后: 1年内3个月, 1年后6~12个月	治愈率50%, 停药后的复发率50%~60%
放射性碘治疗	对ATD过敏，或出现其他不良反应，如肝功能损伤、白细胞、粒细胞减少，合并心脏病; ATD疗效差或多次复发; 有手术风险或有手术禁忌证或颈部手术或外照射史; 病程较长; 老年患者，特别是有心血管疾病、高危因素者; GD合并高功能性甲状腺腺瘤或毒性甲状腺肿、结节性甲状腺肿	明确的禁忌证包括妊娠、哺乳期、拟6个月内妊娠、罹患甲状腺癌或怀疑甲状腺癌的患者	10~15 mCi (370~555 MBq) 计算公式: 活度(μCi)=腺体重量(g)×150~200 μCi/g×[24小时RAIU(%)]	低碘饮食至少1~2周。甲亢症状未控制，可应用β受体阻滞剂。FT_4的水平高出正常范围2~3倍，可无禁忌证，应用MMI，至少在放射性碘治疗前3天停药	放射性碘疗效确切，复发率低	甲减发生率高	放射性甲状腺炎; 甲状腺症状加重; 永久性甲减	放射性碘治疗6个月内, 4~6周复查甲状腺功能; 如出现甲状腺功能减，替代治疗至甲状腺功能正常后，同隔延长，3~6个月复查一次甲状腺功能，甲状腺功能稳定后可间隔一年复查一次，并根据临床需适当增加频率	缓解率高、复发率低于ATD

表1-4-3（续）

方法	适应证	禁忌证	治疗	辅助治疗	优点	缺点	不良反应	甲状腺功能监测频率	预后
手术治疗	甲状腺有压迫症状或甲状腺肿大明显（≥80 g）者；伴胸骨后甲状腺肿，伴甲状腺恶性肿瘤者；合并甲状旁腺功能亢进需要手术治疗者；长期服药无效、停药后复发，尤其是TRAb水平特别高、不愿进行放射性碘治疗者；多次放射性碘治疗后仍有甲亢者；中到重度活动性GO者	严重或发展较快的GO；合并重心、肝、肾、肺疾病，全身状况差；不能耐受手术者；妊娠早期及晚期	甲状腺近全或全切除术	术前应用ATD使甲状腺功能达到正常，应用β肾上腺素能受体阻滞剂控制症状。术前10~14天开始加服鲁氏碘液（8 mg碘/滴），每次5~7滴（0.25~0.35 mL），每日3次	疗效确切，甲状腺全切的效果优于甲状腺部分切除	甲减发生率高和手术并发症的发生	甲状旁腺功能减退（暂时或永久）导致的低钙血症，喉返神经或喉上神经损伤（暂时或永久），出血、麻醉相关的并发症、甲减等	术后6~8周测定血清TSH，如出现甲减，开始应用左甲状腺素，4~6周复查甲状腺功能能调整药物用量。甲状腺功能正常后，可每年监测一次，并根据临床需求适当增加频率	手术治疗的缓解率高于ATD，复发率低于ATD，但是，永久性甲减的发生率高于ATD

十、病例回顾

患者GD诊断明确,给予甲巯咪唑片10 mg每日2次口服,琥珀酸美托洛尔缓释片23.75 mg口服,对症升白细胞治疗, 化验记录见表 1-4-4。

表 1-4-4　患者治疗 GD 化验记录

项目	时间							
	4周	8周	12周	16周	24周	2~3个月复查	甲亢18个月	停药1年内3个月复查
TSH (mIU/L)	0.04	0.36	3.28	2.67	4.26	正常	3.14	正常
FT$_3$ (pmol/L)	6.36	4.11	3.15	2.96	2.92	正常	3.56	正常
FT$_4$ (pmol/L)	24.27	18.86	14.77	13.45	13.86	正常	15.24	正常
TRAb (IU/mL)	未测	未测	7.22	未测	4.84	未测	1.72	阴性
甲巯咪唑剂量 (mg/d)	20	15	10	5	2.5	2.5	停药	停药
备注	每周复查肝功能、血常规正常	2~4周复查肝功能、血常规正常	4周复查肝功能、血常规	复查甲状腺功能时复查肝功能、血常规	复查甲状腺功能时复查肝功能、血常规	复查甲状腺功能时复查肝功能、血常规	复查甲状腺功能时复查肝功能、血常规	—

（李晨嫣　编；唐松涛　审）

参考文献

[1] NYSTRÖM H F, JANSSON S, BERG G. Incidence rate and clinical features of hyperthyroidism in a long-term iodine sufficient area of Sweden (Gothenburg) 2003-2005[J]. Clinical Endocrinology, 2013, 78(5): 768-776.

[2] VANDERPUMP M P J, TUNBRLDGE W M G, FRENCH J, et al. The incidence of thyroid disorders in the community: a twenty-year follow-up of the Whickham Survey[J]. Clinical Endocrinology, 1995, 43(1): 55-68.

[3] MCLENNAN J D, SAMPASA-KANYINGA H, GEORGIADES K, et al. Variation in teachers' reported use of classroom management and behavioral health strategies by grade level[J]. School Mental Health, 2020, 12(1): 67-76.

[4] LIPSKY P E. Systemic lupus erythematosus: an autoimmune disease of B cell hyperactivity[J]. Nature Immunology, 2001, 2(9): 764-766.

[5] CATUREGLI P, KIMURA H, ROCCHI R, et al. Autoimmune thyroid diseases[J]. Current Opinion in Rheumatology, 2007, 19(1): 44-48.

[6] MEFFRE E, WARDEMANN H. B-cell tolerance checkpoints in health and autoimmunity[J]. Current Opinion in

Immunology, 2008, 20(6): 632-638.

[7] MELMED S, POLONSKY K S, LARSEN P R, et al. Williams textbook of endocrinology[M]. Netherlands: Elsevier Health Sciences, 2015.

[8] SMITH T J, HEGEDÜS L. Graves' disease[J]. New England Journal of Medicine, 2016, 375(16): 1552-1565.

[9] VILLANUEVA R, GREENBERG D A, DAVIES T F, et al. Sibling recurrence risk in autoimmune thyroid disease[J]. Thyroid, 2003, 13(8): 761-764.

[10] 单忠艳. 内科学: 第3版[M]. 北京: 人民卫生出版社.

[11] 滕卫平, 单忠艳. 甲状腺学[M]. 沈阳: 辽宁科学技术出版社.

[12] 赵家军, 彭永德. 系统内分泌学[M]. 北京: 中国科学技术出版社.

[13] ROSS D S, BURCH H B, COOPER D S, et al. 2016 American Thyroid Association Guidelines for Diagnosis and Management of Hyperthyroidism and other causes of Thyrotoxicosis[J]. Thyroid, 2016, 26(10): 1343-1421.

[14] KOTWAL A, STAN M. Thyrotropin receptor antibodies—An overview[J]. Ophthalmic Plastic & Reconstructive Surgery, 2018, 34(4S): S20-S27.

第五节　甲状腺相关眼病

一、概述

甲状腺相关眼病是弥漫性毒性甲状腺肿，即 Graves 病（GD）常见的一种甲状腺外临床表现，其发生率占 GD 患者的 25%~50%，又称 Graves 眼眶病（Graves orbitopathy，GO）、Graves 眼病（Graves ophthalmopathy，GO）或甲状腺眼病（thyroid eye disease，TED），是一种由多因素造成的复杂的眼眶疾病。本病影响患者的容貌外观，损害视功能，给患者的生活和工作都带来极大的不便和痛苦。近年来，关于 GO 发病机制研究已取得长足的进步，尤其在免疫机制和分子基础有了深入的了解和认识，包括相关的自身抗原、淋巴细胞、炎性因子和自身免疫的靶组织，即眼眶成纤维细胞的作用和生物学行为的新概念等。但是，GO 的发病机制到目前为止尚不十分明确，普遍认为是遗传因素、免疫学因素及外界环境因素共同作用造成的。GO 主要临床表现为眼睑退缩、结膜充血水肿、眼眶疼痛、眼球突出及运动障碍、复视、暴露性角膜炎和视神经受累。GO 多为双侧性，但亦可为不对称或单侧发病。合并甲亢的 GO 约占 90%，其可与甲亢同时发生，亦可在甲亢前或甲亢后发生。根据甲状腺相关眼病的严重程度不同，有内科药物治疗、放射性治疗、眼部手术治疗、整容治疗等供选择，目的是改善症状、保护视力及改善容貌，均不是针对病因的特异性治疗方法。

二、病例

患者男性，41 岁，以"突眼 1 年，左眼疼痛 2 个月，心悸、怕热、多汗 2 周"为主诉入院。

患者 1 年前无诱因出现双眼球突出，眼裂增宽，伴视物模糊，视力无明显下降，未予重视。2 个月前双眼球突出加重，以左眼为著，伴视力明显下降，双眼睑肿胀，畏光，复视，并出现左眼球后疼痛及眼球运动疼痛。就诊于当地诊所，予以滴眼液治疗（具体不详），无明显改善。2 周前出现心悸、怕热、出汗，伴易饥多食及体重减轻。既往体健，否认肝炎、结核病史，否认其他自身免疫病，否认精神病史。吸烟 20 余年，每日平均 10 余支。

体格检查：一般情况良好，甲状腺 Ⅱ 度肿大、质软、未触及结节、双上极可闻及血管杂音，两肺呼吸音清，未闻及干湿啰音，心率 104 次 / 分，律齐，血压 120/80 mmHg。

眼科相关检查：裸视视力：右眼 0.3，左眼 0.2。眼压：右眼 23 mmHg、左眼 22 mmHg。突眼度（Hertel 法）：右眼 20 mm、左眼 20.5 mm，眶距 93 mm。双眼睑水肿、双眼睑红斑、双眼球结膜水肿、双眼结膜充血，眼球固定，活动受限，左眼球运动时疼痛，左眼自发性眼球后疼痛，活动度评分（clinical activity score，CAS）6 分。双眼角膜无异常，前房清、眼底检查无异常（图 1-5-1）。

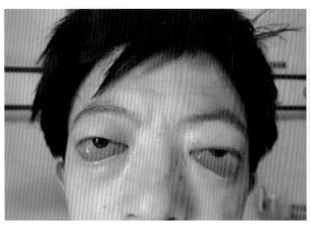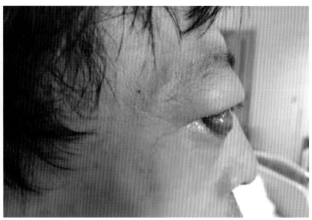

图 1-5-1 患者眼部情况

实验室检查：血尿粪常规检查正常，肝肾功能、电解质正常。甲状腺功能：TSH 0.009 mIU/L（0.55~4.78 mIU/L），FT$_3$ 6.67 pmol/L（3.5~6.5 pmol/L），FT$_4$ 19.68 pmol/L（11.5~22.7 pmol/L），TPO-Ab>1300 IU/mL（0~60 IU/mL），TGAb>500 IU/mL（0~60 IU/mL），TRAb 14.21 IU/L（0~1.75 IU/L）。

影像学检查：①眼眶 CT 平扫及三维重建：双眼眶壁软组织无增厚，泪腺位置及大小正常，边界清晰；眶壁组织结构完整。双侧眼球明显突出，大小对称，眼环光整、无增厚，晶状体、玻璃体结构清晰，未见异常密度；双侧脂肪间隙存在，未见异常密度，双侧眼外直肌肌腹普遍性明显增粗，视神经无增粗及受压改变。双侧筛窦可见软组织密度影填充。②眼眶单光子发射计算机断层扫描（single photon-emission computed tomography，SPECT）/CT 显像示：双眼球突出；双侧眼内、外、上、下直肌增粗，球后脂肪间隙密度增高，眼环周围软组织增厚、毛糙，SPECT 示上述眼肌可见显像剂浓聚增加影像，考虑炎症改变。③静脉注射 ^{99m}Tc-DTPA 20 min 后行眼眶 SPECT/CT 显像：图像显示清晰，CT 示双侧眼上直肌增粗，最粗处分别为左侧 9.3 mm，右侧 11.8 mm；双侧眼下直肌增粗，最粗处分别约左侧 11.3 mm，右侧 10.1 mm；双侧眼内直肌增粗，最粗处分别约左侧 8.8 mm，右侧 10.3 mm；双眼眼外直肌稍增粗，最粗处分别约左侧 8.2 mm，右侧 5.8 mm。球后脂肪间隙密度增高。SPECT 示上述部分均可见明显显影剂浓聚增强影像。眼环周围软组织增厚、毛糙，SPECT 示眼环周围软组织可见显像剂浓聚增强影像。CT 示双眼突出，形态及大小两侧基本对称。球内玻璃体、晶状体密度如常，眼球壁均匀光滑，球后脂肪间隙存在（图 1-5-2）。

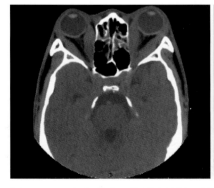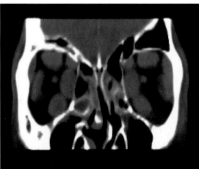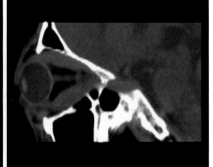

图 1-5-2 患者眼眶三维重建计算机断层扫描成像

三、背景

GO 是 GD 的主要甲状腺外表现。GO 相对罕见（估计发病率：男性每年 0.54~0.9/10 万；女性每年 2.67~3.3/10 万），其中轻度和非进行性病例在临床中更为常见，中重度仅占病例的 5%~6%，但后者是临床面临的主要挑战[1]。

四、发病机制

GO 的病因至今不明，诸多研究表明该病是一种器官特异性自身免疫性疾病。本病与遗传有关，也是一种极其复杂的自身免疫性疾病。在免疫学中，T 细胞与眼眶成纤维细胞通过特殊受体配体连接对 GO 的眼眶炎症反应起到重要作用，通过细胞内信号通路的激活传导透明质酸的分泌、脂肪生成、趋化因子以及促炎性细胞因子的释放增加。眼眶成纤维细胞中 I 型胰岛素样生长因子 -1 受体（IGF-1R）对于脂肪的生成、透明质酸的产生以及淋巴细胞的聚集也起到重要作用。相比细胞免疫以及 TSHR 的研究，体液免疫相关的研究比较匮乏，还需要更多临床研究以及实验来阐述它与其他自身免疫因素的相互作用。

（一）遗传因素

流行病学数据显示，GO 的发病与遗传因素相关，欧洲人的发病率高于亚洲人。自从易感基因 *HLA-DR3* 被发现与白种人 Graves 病的发生密切相关以来，对其遗传机制的认识已取得了重大进展，现已明确了与 Graves 病相关的多个基因位点，包括免疫调节基因（*CD40*、*CTLA-4*、*PTPN22*、*FOXP3*、*CD25* 等）和甲状腺特异性基因（*Tg* 和 *TSHR*）。目前发现，在中国人群中 *PARP-1* 及 *TNFSF-15* 的基因多态性可能与 GO 发病相关。*TSHR* 基因与 Graves 病遗传关系的研究较为广泛，相关 TSHR 单核苷酸多态性（single nucleotide polymorphism，SNP）种类也较为繁多，目前较为公认的是 *rs179247* 和 *rs12101255*，两者均与 Graves 病具有显著相关性，提示其更可能是 Graves 病的遗传标志物。但相关的 Meta 分析却并未发现两者与 GO 之间的相关性，分析认为这可能是因为目前的研究人群仅局限于亚洲、欧洲及南美洲，要证实 *TSHR* 基因与 GO 的遗传关联，仍需在不同的人群和更大的样本量下进一步研究[2-4]。

（二）免疫因素

1. 促甲状腺激素受体与 GO

促甲状腺激素受体（TSHR）是一种 G 蛋白偶联受体，包含可以与配体结合的细胞外区域、跨膜转化区以及细胞内区域。TSHR 信号传导主要由两个 G 蛋白信号通路调节：腺苷酸环化酶 / 环磷酸腺苷（cyclic adenosine monophosphate，cAMP）通路，以及磷脂酰肌醇 3 激酶（phosphatidylinositol 3-kinase，PI3K）/Akt/mTOR（mammalian target of rapamycin，mTOR）通路。细胞外区域翻译后分子内蛋白裂导了 α- 亚基产生，这一过程属于自身免疫反应，并由抗原细胞推动。GO 的发展有可能在病因学上与甲状腺功能紊乱的发生相同，且由同一个自身抗体所致。研究发现，GO 患者 TSHR mRNA 水平在眼眶的成纤维细胞中较正常人高，即眼眶成纤维细胞在疾病的活动期表达出 TSHR 上调的状态。另外，巨噬细胞与 B 细胞使 TSHR 对 T 细胞表达自身抗原从而刺激 T 细胞重新识别成纤维细胞，TSHR 激动抗体（thyroid-stimulating hormone simulating antibody，TSHRsa）促成了眼眶成纤维细胞中脂肪生成与透明质酸的产生。而在 GO 患者中，增高的 TSHR 表达水平使成纤维细胞分化为脂肪细胞是主要的病理改变[5, 6]。

2. I 型胰岛素样生长因子 -1 受体信号通路

I 型胰岛素样生长因子 -1 受体（IGF-1R）属于结构性跨膜酪氨酸激酶受体，并且包含了 1368 个氨基酸。在 GO 患者的眼眶成纤维细胞中 1GF-1R 过量表达，在 GO 患者的血清中也检测到了抗 1GF-1R 抗体。IGF-1R 自身抗体不仅导致眼眶成纤维细胞产生了透明质酸，也产生了 T 淋巴细胞趋化物质 IL-16 和 CCL5[7, 8]。

3. 细胞因子、T 细胞、B 细胞、成纤维细胞与 GO

（1）细胞因子：在 GO 中，细胞因子依赖性成纤维细胞的激活导致眼眶组织的激活与重塑，与正常人的眼眶脂肪组织相比，GO 患者的眼眶脂肪组织中巨噬细胞源性的 IL-1β、TNF-α、IFN-γ、IL-6 和 IL-10 过量表达，还发现 IL-8 和 IL-1β 较正常人明显增高。在 GO 患者的眼外肌和脂肪中 mRNA 编码的细胞因子 TNF-α、IL-1β、IFN-γ、IL-4 和 IL-10 也处于上调状态。另外，与非活动期者相比，处于活动期的患者表达更高的 IL-1β、IL-6 和 IL-10。当被 IL-1β 激活时，GO 患者的眼眶成纤维细胞上调分泌促炎症细胞因子，例如 IL-6、IL-8、PGE2、IL-6R、T 细胞趋化因子和 1L-16，这些细胞因子在细胞活化中起到了调节作用，聚集 T 细胞进入眼眶组织。此外，IL-6 促进了单核细胞分化为巨噬细胞，在转录水平通过激活活化的 T 细胞核内因子（nuclear factor of activated T-cells，NFAT）上调 IL-4 的合成。另一方面，通过上调细胞因子信号通路 -1 抑制物的水平来阻止 IFN-γ 信号通路的活动。IL-6 还增加了眼眶成纤维细胞前脂肪细胞中 TSHR 的表达并且促进 B 细胞分化与免疫球蛋白的产生。IgG 又通过上调 T 细胞的调节、激活、表达、分泌又上调涉及 Akt/FRAP/mTOR/p70 信号通路的 IL-16[9-11]。

（2）B 淋巴细胞：既往大量研究阐述了 T 细胞在早期炎症反应中所起的主导作用，然而关于 B 细胞的功能却比较少见。因为利妥昔单抗在活动期 GO 中起到显著的治疗作用，近期越来越多的研究认为 B 淋巴细胞在 GO 的发病机制中起到重要作用。随着外周血与眼眶 B 细胞的大量减少，眼眶部的炎症也随之迅速得到有效改善。除了 T 细胞的分散渗透，在 GO 病程中大 B 细胞围绕着血管形成焦点状聚集。在 GO 患者的眼眶组织中 B 细胞激活因子（B-cell activating factor，BAFF）表达上调，且体外培养的眼眶成纤维细胞产生大量的 BAFF，促进 B 细胞存活，再通过 BAFF-R 中和抗体抑制 B 细胞生成，目前认为 GO 患者通过 BAFF 机制，眼眶成纤维细胞表达 BAFF 调节眼眶内 B 细胞存活，但还需要更多的研究来解释其相互关系及机制[12-14]。

（3）T 淋巴细胞：在 GO 患者的眼眶组织中主要发现 CD4+ T 细胞浸润，并且在患者球后组织中 Thl 样细胞因子占主导地位。在 GO 患者的眼外肌中主要发现的 Thl 样细胞因子包括 IFN-γ、TNF-α、IL-1β 和 IL-6，然而在眼眶的脂肪中 IL-4、IL-10、Th2 型细胞因子占主导地位。在疾病的不同阶段，占主导地位的 T 细胞亚群也是不同的，例如在 GO 的活动期主要为 Th1 细胞，在非活动期变为 Th2 细胞[15, 16]。

（4）眼眶成纤维细胞：眼眶成纤维细胞（orbital fibroblast，OF）是 GO 自身免疫反应的靶细胞。在自身抗体和细胞因子的作用下，OF 分化为脂肪细胞或肌成纤维细胞，这表明 OF 的表型和功能具有异质性。近年来的研究发现，OF 可分为 2 个主要亚群，其中 CD90+ OF 易分化为肌成纤维细胞，CD90⁻ OF 多向脂肪细胞转变。两个 OF 亚群在 GO 炎症环境下均可合成透明质酸和糖胺聚糖（也称氨基葡聚糖）等细胞外基质，引起眼眶结缔组织水肿。OF 表达多种趋化因子，如细胞间黏附分子 -1、巨噬细胞炎性蛋白 -1、C-X-C 模体趋化因子 9/10/11 和 RANTES，募集 T 淋巴细胞，导致眼眶组织的炎性细胞浸润。同时，它们分泌各类细胞因子参与眼眶局部的免疫反应的调节[17-20]。

（三）环境因素

吸烟是 GO 最重要的一个可改善的危险因素。虽然进行相关研究常有诸多限制和困难，但是仍有强有力的证据证实吸烟与 GO 疾病发展的因果关系，包括许多大型的病例 - 对照研究。据欧洲 Graves 眼病专家组（European Group on Graves' orbitopathy，EUGOGO）的研究，40% 以上的 GO 患者都吸烟。吸烟可促使 GO 的发生，在 GO 患者中，吸烟者更易发展到较严重的程度，且 GO 的严重程度与每天吸烟的数量多少相关。吸烟能与 IL-1 协同作用刺激眼眶组织的脂肪生成，使眼眶结缔组织容量增加，此外，吸烟使 ¹³¹I 治疗后 GO 进展，还会削弱药物治疗的效果。研究表明，即使总的吸烟量相当，曾吸烟但戒烟者也要比仍在吸烟的患者风险低。吸烟的 GD 患者，其发展为 GO 的风险是不吸烟患者的 5 倍。吸烟的效应呈剂量相关：吸烟 1~10 支 / 天，其复视或突眼的相对风险为 1.8；吸烟 11~20 支 / 天，其风险为 3.8；吸烟 >20 支 / 天，其相对风险将达到 7.0；对于已戒烟者，即使曾经吸烟 >20 支 / 天，其风险也不会很显著。因此，戒烟是预防和治疗甲状腺相关眼病的重要措施。

其中可能的机制包括：吸烟能导致氧化应激状态，从而引起眼部成纤维细胞增殖反应；低氧也可以刺激眼眶成纤维细胞增殖并产生氨基葡聚糖；尼古丁和焦油可以使成纤维细胞在 IFN-γ 的作用下增强 HLA- Ⅱ 型分子的表达；香烟提取物可增加氨基葡聚糖产生及脂肪生成[1]。

（四）危险因素

除了吸烟这一危险因素外，还有下列可能的危险因素[21]：① 年龄：年龄越大，患有 GO 的风险相对越高；② 性别：女性患 GO 的概率较高，但男性的症状可能更加严重；③ 遗传：高加索人 GO 的患病率最高，亚洲人最低，这很可能涉及不同人种免疫调节基因的差异；④ 患者眼壁变厚的现象和 TSHR-Ab 的指标改变可为 GO 的诊断与预测提供帮助；⑤ 如患有甲状腺疾病应尽快治疗，解决甲亢并预防重症疾病治疗后造成的甲减；⑥ 进行放射性碘治疗也是 GO 的危险因素之一，可在放射性碘治疗术后 6~12 周使用糖皮质激素预防 GO；⑦ 胆固醇水平：高胆固醇是 GO 的潜在风险因素。回顾性研究表明总胆固醇高和低密度脂蛋白胆固醇高与 GO 存在相关性，另外他汀类药物的使用也与 GO 发生风险降低相关。这可能与胆固醇的促炎作用有关，或者可能与他汀类药物的抗炎作用有关，而与胆固醇水平无关。目前虽缺乏随机对照试验的结果，但可以考虑通过他汀类药物控制 GO 患者的高胆固醇血症[1]。

五、诊断

（一）临床特点

在临床上 GO 的发病呈双峰分布。40 岁左右为发病高峰,60 岁左右为次高峰。女性较男性多见,男女比例接近1:6,严重病例常见于50岁以上人群和男性人群。GO最常见的首发症状为眼睑退缩,伴或不伴突眼,可见于70%以上的患者。在GO早期,40%左右的患者可出现眼部激惹状态(眼部疼痛、畏光、流泪)等。复视较少作为首发症状出现,但会逐渐进展,通常在行走、疲劳、长期凝视至极限时出现,可伴有疼痛。与凝视无关的眼眶疼痛较少见,可出现于严重眼部充血时。约5%的患者会出现视力问题,如视力模糊,这可能是甲状腺视神经病变的先兆。眼球不全脱位发生于0.1%的患者,是一个极度危险的信号。在体征方面,虽然GO患者会出现一系列临床体征,但是很少会在一个患者身上全部表现出来。最常见且具有诊断价值的体征是上眼睑退缩、下落迟缓,发生于90%~98%的GO患者,其次是软组织受累,如眼睑充血肿胀,球结膜充血、水肿,泪腺充血水肿。眼球突出亦很常见,常伴随下眼睑退缩。这些患者可能出现眼睑关闭不全,也有较多患者可出现角膜上皮点状脱落,尤其是本身睑缘缝隙较宽的患者。由于眼外肌的受累,大多数患者都会出现眼球多个方向上的运动限制。除此之外,还有一些不常见的体征,如上角膜缘角膜结膜炎、角膜溃疡、视神经病变等。

1. 眼睑退缩、下落迟缓

上睑退缩、下落迟缓是具有诊断价值的眼征。睑裂宽度与种族遗传等因素有关。在甲状腺相关眼病中,通常表现为眼睑退缩,即上睑缘升高。若上睑缘或下睑缘达到或超过角膜缘,或当下睑缘在角膜缘下方1~2 mm,就可诊断为眼睑退缩。在眼睑退缩中,上睑退缩多见。当眼球向下看时,正常人的上睑随之下移;GO患者向下看时,退缩的上睑不能随眼球下转而下移,或下落缓慢,称为上睑迟落。GO患者出现眼睑退缩的原因可能是上睑板肌作用过度、提上睑肌或下睑缩肌与周围组织粘连。

2. 眼球突出

眼球突出也是GO患者常见体征之一,眼球突出度通常用Hertel眼球突度计测量。即使是同样的观测者和用同样的仪器,眼球突出度的正常上限在正常人群中也有较大差异。不同的性别、年龄、种族,其眼球的正常上限都不同。有观察发现,女性的突眼度测量值常比男性低,儿童的突眼度测量值比成人低,亚洲人的突眼度测量值比白种人低。中国人正常眼球突出度为:双眼12~14 mm,大于上限或双眼突出度差值超过2 mm时应诊断为眼球突出。GO患者的眼球突出常伴有其他特殊的眼部改变。若为单纯的眼球突出,应考虑其他眼部病变,注意鉴别诊断。对于GO患者,多为双侧眼球突出,可先后发病。早期多为轴性眼球突出,后期由于眼外肌的纤维化、挛缩,出现眼球突出并固定于某一眼位,影响外观。有的患者甲亢症状得到控制后,眼球突出更加明显,称为浸润性突眼,又称恶性突眼。此类病变发展较快,眼睑和结膜水肿明显,眼球突出加重,角膜暴露,出现溃疡甚至穿孔,若不及时治疗可导致严重后果。

3. 软组织受累

GO患者眼眶炎性细胞大量浸润,血管通透性增加,组织间液增多,加上成纤维细胞分泌的氨基葡聚糖增加,吸收大量水分,出现软组织受累,以急性期及浸润性GO为重。软组织受累包括:眼睑充血肿胀,是引起暴露性角膜炎的主要原因;球结膜充血水肿;泪器受累,如泪阜、泪腺的充血水肿;眼眶软组织肿胀等。由于眼部软组织受累,常可引起患者的一系列临床症状,如眼干、胀痛、异物感、畏光、流泪、复视、视力下降等。

4. 眼外肌受累

GO通常都会出现眼外肌病变,多条眼外肌受累,但受累程度可不同。受累较多的依次是下直肌、上直肌和内直肌，外直肌受累较少见。当眼外肌纤维化时，患者可出现明显复视。眼球向受累肌肉运动相反的方向转动障碍，如下直肌病变，眼球向上转动受限，这是由于下直肌挛缩，而非上直肌麻痹，称为限制性眼外肌病变。眼外肌增厚，患者多主诉复视，以及向增厚肌肉方向运动时眼球有拉力不适感。除了因眼球突出影响患者容貌外，更严重的是复视造成头疼、眼胀，生活学习和工作都极端困难。其次是看近物或阅读不能持久，时间久了患者便感到眼痛、头昏，类似青光眼的表现。

5. 角膜受累

GO 患者眼眶软组织水肿，眼睑闭合不全常可导致角膜炎、角膜溃疡等。若患者继发感染，角膜灰白，炎性浸润、坏死形成角膜溃疡，可伴有前房积脓、化脓性眼内炎。严重时会致患者失明、剧痛，需摘除眼球。

6. 压迫性视神经病变

压迫性视神经病变（compressiveoptic neuropathy，CON）是 GO 的继发性改变，主要原因是眶尖眼外肌肿大对视神经压迫、眶内水肿或眶压增高。本病变进展较缓慢，视功能逐渐下降，很少有急性发作者。此时患者视力减退、视野缩小或有病理性暗点；眼底可见视盘水肿或苍白，视网膜水肿或渗出，视网膜静脉迂曲扩张。CT 和 MRI 常显示患侧眼外肌明显肥厚，尤其是眶尖部，同时可见视神经增粗，眼上静脉增粗等表现。

（二）实验室检查

由于 GO 患者的病情与甲状腺功能密切相关，通常应检测患者的全套甲状腺功能：血清 TSH 测定；血清 TT_3，TT_4 和 FT_3，FT_4 的测定。除了甲状腺功能的测定外，通常还需进行自身抗体的检查：TRAb 在未治疗的甲亢伴 GO 患者中阳性率为 91%，患者经过治疗症状缓解后，TRAb 明显下降。TRAb 呈阳性，代表甲亢未治愈，仍有复发可能，TRAb 呈阴性预示着患者可能有较长时间的缓解期。大约 50% 甲状腺功能正常的 GO 患者可查出 TSAb。抗 TGAb 滴度在 GO 患者为 25%，正常人为 10%，正常老年女性为 10%~20%。TPO-Ab 可反映甲状腺自身免疫病变的性质与程度，与 TGAb 相比假阳性率更低，桥本甲状腺炎患者和 GD 患者中 TPO-Ab 的阳性率分别为 95%~100% 和 60%~85%。

除此之外，还有眼外肌自身抗体，如线粒体琥珀酸脱氢酶黄素蛋白亚基（抗 Fp 亚基）、G2S 和肌钙蛋白等抗原抗体，后者尚未成为临床诊断依据，但有实验观察 G2S 抗体及抗眼肌抗体在 GO 患者激素治疗无效时水平不降低，在治疗有效者复发时水平再次升高，提示抗眼肌抗体（EMAb）及 G2SAb 可作为激素治疗无效及复发的预测指标。炎性因子的检测：研究显示，氨基葡聚糖在活动性眼病患者血浆和尿液中水平升高，免疫抑制治疗可降低其水平。但是否可用血浆或尿 GAG 水平评价眼病活动度，尚需进一步证实。其次，IL-6 在活动性 GO 患者血液中水平显著升高，经有效治疗，IL-6 可明显下降，有助于对突眼活动度及治疗反应进行判断。

（三）影像学检查

1. 超声检查

（1）A 超：A 超可精确地测量眼肌的厚度，为甲状腺相关性眼病提供定量诊断依据。甲状腺相关性眼病在疾病的活动期各眼外肌肿胀，A 超提示眼肌厚度增加，此时进行药物治疗，可取得较好的疗效。当疾病进入静止期，眼外肌纤维化，A 超提示眼外肌厚度不变或减小，可根据情况选择手术治疗。A 超可反映眼外肌内部反射率，标准的 A 超可定量地测量眼外肌和视神经的宽度。也可表现为眶周及视神经鞘膜的实体性增厚，偶见泪腺水肿。与对照相比，GO 患者的反射率较低，提示水肿。反射率低的患者对免疫抑制治疗的反应更佳，反射率≤40% 者的治疗有效率预测值为 73%。但是 A 超很难直观地分析肌肉间的关系和软组织的情况，故应结合其他手段综合判断。

（2）B 超：B 超可形象和准确地显示病变的位置、形态、边界等。同时，根据回声的特性可以较准确地判断病变的组织结构。对甲状腺相关眼病患者来说，眼外肌增粗临床上只能确诊 12%，但 B 超声波检出率是 95%。B 超检测眼外肌厚度，可重复性好，操作简单，患者容易接受。B 超图像直观，简单易懂，增粗的眼外肌清晰可见。B 超对人体无损害，可反复多次检查，有利于随诊监测疾病进程，指导临床治疗。B 超的缺点是根据图像进行人工定位测量，缺乏客观的检查标准，存在更多的人为因素，因此结果准确性和可重复性稍差。

（3）彩色多普勒成像：该技术可实时观察眼眶的血流情况，通过眼眶动脉和静脉的血流情况评估 GO 的分期。活动期 GO 患者眼动脉血流速度明显高于非活动期患者和健康对照组。活动期 GO 患者眼外肌增粗压迫眼上静脉，眼上静脉回流受阻、血流速度下降，眼上静脉血流速度与 CAS 评分成反比。

2. CT 检查

CT 分辨率较高，能清晰地显示眶内软组织和眼眶骨性结构，是 GO 的一种简单有效的常规检查。常用检查方法有水平扫描、冠状扫描、矢状扫描。GO 最突出的 CT 特点是单眼或双眼、一条或多条眼外肌呈梭形肿胀，下直肌最易受累，其次为内直肌、上直肌、外直肌，其肌腱正常。

CT 根据不同密度的组织对 X 线有不同的吸收特性，利用计算机数字重建技术将原 X 线成像数据转换为不同灰度的二维 CT 图像，反映不同密度组织的解剖结构。眼眶脂肪密度低，CT 图上呈黑色；眼外肌和泪腺密度较高，CT 图上呈灰色。CT 能直观地显示眼外肌、泪腺、眶脂肪组织的形态和密度改变。GO 患者在 CT 图上常表现为眼外肌增粗。Le Moli 等人通过 CT 测量 GO 患者眼外肌和眼眶横截面积，发现眼外肌和眼眶横截面积之比与 CAS 具有相关性。Byun 等人对比活动期 GO 患者与非活动期 GO 患者、健康对照组眼眶 CT 的软组织形态及密度，发现活动期 GO 患者眼外肌及泪腺体积更大、眶脂肪组织的密度更高；进一步将上述差异进行 Logistic 回归分析，显示预测 GO 分期的准确性为 84.5%。此外，增强 CT 还能反映组织的血供情况，GO 活动期眼外肌血流增多 CT 增强扫描呈轻到中度强化；静止期眼外肌无强化。CT 具有辐射性，且对眼眶组织面积和体积的测量需要工序烦琐的测量软件。另外，使用 CT 定量测量眼外肌直径、面积、体积，评估眶尖拥挤程度，可为诊断 CON 提供客观的证据[22-25]。

3. MRI 检查

MRI 具有多种扫描序列和成像技术，不仅可以显示眼眶组织的解剖结构、还能评估组织的功能状态，用以判断 GO 患者的分期，选择合适的治疗方案。T_2WI 图像的信号强度与组织的含水量成正比，T_2WI 信号强度能反映 GO 的分期。

Sillaire 等人的研究表明，活动期 GO 患者在 T_2WI 上眼外肌呈高信号，而非活动期 GO 患者在 T_2WI 上未见高信号；活动期患者在免疫抑制治疗后眼外肌的 T_2WI 信号强度减弱。但眶脂肪组织在 T_2WI 上呈高信号，会对眼外肌病理状态的评估造成干扰。T_2 脂肪抑制序列将 T_2WI 上的脂肪信号转换为低信号，能更好地显示眼外肌的形态及信号改变。将眼外肌与自身组织（如颞肌、脑白质）的 T_2WI 脂肪抑制信号强度比值（signal intensity ratio，SIR）作为活动性分期的评价指标，能减少个体差异对分期的影响。治疗前后 SIR 的改变也是评价抗感染治疗疗效的可行性指标。

MRI 增强扫描分为 MRI 常规增强扫描和 MRI 动态增强扫描。MRI 常规增强扫描，在静脉注入对比剂后再成像，提高病变组织与正常组织的信号对比度。常采用 T_1 增强脂肪抑制序列：活动期 GO 患者眼外肌微循环增多，T_1 增强脂肪抑制序列明显强化；纤维化期眼外肌微循环减少，T_1 增强脂肪抑制序列信号降低。MRI 的多个成像序列参数均显示活动期与非活动期存在差异，但目前尚无统一的评估 GO 分期标准。对比各 MRI 成像序列评估 GO 分期的敏感度和特异度，找出最佳评估 GO 分期的 MRI 指标，可能是之后的研究热点。另外，MRI 可利用视神经信号参数的改变，帮助诊断 CON[26, 27]。

4. 放射性核素显像检查

放射性核素及其标记的化合物，能被正常或病变的组织、器官选择性地吸收。静脉注入放射性药物后，利用核医学显像装置获取放射性物质在体内的分布及量变情况，对疾病进行定性、定位、定量的诊断。核素显像技术对评估 GO 的分期也有较高的应用价值。放射性核素标记的活动期 GO 球后特异性表达的受体结合物或细胞因子抗体，经静脉注入体内后将与球后特异性细胞受体或细胞因子结合，依据球后放射性核素摄取率，在细胞和分子水平评估 GO 的分期。核素显像能在细胞和分子水平分析 GO 眼眶炎症活动情况、评价治疗效果，灵敏度和特异度高；但核素显像检查价格高昂，具有一定的辐射性[28-30]。

（四）诊断思路

GO 在内分泌科及眼科都较常见，90% 以上 GO 患者伴有 GD，根据甲状腺功能亢进病史及眼部的临床表现，一般较易诊断。甲亢的典型症状有怕热、心悸、手颤、情绪激动、体重下降、胫前水肿等。眼部典型特征有上睑退缩、下落迟缓、眼睑肿胀、疼痛、单眼或双眼突出、眼球活动受限及复视等。不典型的病例需通过相应的实验室检查、影像学检查及其他检查进行判断。

参照 Bartley 的 GO 诊断标准，若患者出现眼睑退缩，只要合并以下体征或检查证据之一，即可诊断 GO：① 甲状腺功能异常，患者血清中 TT_3、TT_4、FT_3、FT_4 水平升高，TSH 水平下降；② 眼球突出，眼球突出度 $\geq 20\ mm$，双眼球凸度相差 $>2\ mm$；③ 眼外肌受累，眼球活动受限，CT 发现眼外肌增大；④ 视神经功能障碍，包括视力下降，瞳孔反射，色觉、视野异常，无法用其他病变解释。若缺乏眼睑退缩，要诊断 GO，患者除了需存在甲状腺功能异常，还应有以下体征之一：眼球突出、眼外肌受累或视神经功能障碍，并排除其他眼病引起的类似的体征。

根据 EUGOGO（2021 版）的建议，应对 GO 的临床活动性和严重程度进行评估，分为活动性/非活动性，轻度/中重度/威胁视力，见表 1-5-1、表 1-5-2。

依据 CAS 评分系统对 GO 活动性进行评估，CAS 评分一般包含 7 个项目，每项 1 分，CAS ≥ 3 分为活动性 GO；CAS<3 分为非活动性 GO。10 项 CAS 评分（在 7 项的基础上包括眼球突出增加 $>2\ mm$，眼球运动减少 $>8°$，或过去 $1\sim3$ 个月内出现视力下降）有助于评估首次就诊后 GO 的进展。

关于 GO 眼部严重程度评分，有欧洲最常用的分类法为 EUGOGO 评分；美国和加拿大最常用的分类法即 VISA 评分（vision 视力、inflammation 炎症、strabismus 斜视、appearance 外观）。本章重点介绍 EUGOGO 评分（表 1-5-2）。MRI 和 CT 扫描有助于帮助病情评估和外科手术。

表 1-5-1　眼部病变临床活动性评分表（CAS）

编号	项目
1	自发性球后疼痛
2	眼球尝试性向上或向下运动时疼痛
3	眼睑充血
4	结膜充血
5	泪阜肿胀
6	眼睑水肿
7	结膜水肿（化脓性）

表 1-5-2　GO 严重程度评估

分类	特征
轻度	对日常生活仅有轻微影响，不需要免疫抑制剂或手术治疗。通常具有以下 ≥ 1 项临床表现 1. 眼睑挛缩 < 2 mm 2. 轻度软组织损害 3. 眼球突出度 < 相同种群和性别正常值 3 mm 4. 无复视或间歇性复视 5. 角膜暴露可通过润滑剂改善
中重度	眼部病变对日常生活有影响，但是不会威胁视力。需要免疫抑制剂（活动性）或手术治疗（非活动性）。通常具有以下 ≥ 2 项临床表现 1. 眼睑挛缩 ≥ 2 mm 2. 中度或者重度软组织损害 3. 眼球突出度 ≥ 相同种群和性别正常值 3 mm 4. 持续性或间歇性复视
极重度（威胁视力）	患有甲状腺相关眼病视神经病变 / 角膜损害

（五）鉴别诊断

1. 眼眶炎性假瘤

眼眶炎性假瘤也称为非特异性眼眶炎症综合征，发病原因尚不明，无眼部原因，亦未发现相关全身疾病，可为急性、亚急性、慢性非感染性炎症。非特异性炎症可弥漫浸润眶内组织，或侵犯某些特异组织，如眼外肌，泪腺等。临床上一般起病突然，男女发病率无差异，可表现为眼睑红肿、有时伴疼痛，球结膜充血，眼球突出或运动受限，CT 可见眶内软组织影，可累及眼外肌，肌腹及肌腱不规则扩大，泪腺可受累肿大。病理学改变分为淋巴细胞为主型、混合细胞型、硬化型（大量结缔组织增生，少数炎性细胞浸润）。

2. 眼眶肌炎

眼眶肌炎是眼外肌的特发性炎症，广义上也属于肌炎性假瘤。与甲状腺相关眼病不同的是，眼眶肌炎的疼痛较严重，通常是患者就医的主要原因。其发病见于所有年龄的人群，通常在数天内发病，上睑抬举无力较常见，上睑退缩少见，影像学检查方面，有时可见双眼受累，较少出现多块眼肌受累，但肌腱通常受累。

3. 眶脑膜瘤

眶脑膜瘤常起源于视神经蛛网膜细胞、骨膜的异位脑膜瘤或蝶骨嵴脑膜瘤，常见于中年妇女，临床表现为眼睑肿胀、眼球突出、视力下降，患者常有一定程度的上睑抬举无力，而不是上睑退缩。诊断方面 CT 较 MRI 更具优势。CT 可见视神经肿胀呈弥漫性，或在眶内呈球状肿块，可见钙化影，若视神经周围肿瘤发生钙化，可出现"双轨"征。

4. 颈动脉 - 海绵窦瘘

颈动脉 - 海绵窦瘘多突然起病，且较严重，常因患者有头部外伤史，因颈动脉血高流量及高压力流入海绵窦以致发病。患者常出现严重眼痛及头痛，视力下降，眼睑肿胀、球结膜充血水肿，眼球突出，运动受限。眼眶可扪及搏动，听到杂音。CT 可见多个眼外肌肿大，内直肌多受累，其次为外直肌及上直肌。肿大的眼外肌多呈纺锤形或圆柱形，边界多清晰，肌附着处多不受累。

5. 眼眶转移性肿瘤

眼眶转移性肿瘤指远处恶性肿瘤转移到眼眶，乳腺癌、肺癌、前列腺癌患者较常见。肿瘤转移，眼内转移较眼眶转移多见，比例大致为 1.4 : 1，常见部位依次为眶外侧、上方、内侧、下方。肿瘤转移至眼眶多侵犯骨质。临床特点：病程较短，眼球突出和运动受限最常见，运动受限程度超过眼球突出程度。出现复视或眼部疼痛，最早的症状常为疼痛和麻木。CT 扫描多见单个眼外肌肌腹扩大，纺锤状或结节状，肌腱通常不受累，内直肌或外直肌受累多见，偶有相邻两肌肉或软组织受累，可见骨质破坏。

六、治疗

应根据标准对 GO 的临床活动性和严重程度进行评估，分为活动性 / 非活动性，轻度 / 中重度 / 极重度（威胁视力），并应通过包括 EUGOGO 疾病特异性内容的 GO 生活质量（quality of life，QOL）问卷对患者进行评估。治疗方案应基于 GO 的临床活性、严重程度和持续时间，当疾病持续超过 18 个月，抗炎 / 免疫抑制治疗的效果会大大降低。

（一）基础治疗

1. 戒烟

吸烟是甲状腺相关眼病的重要危险因素之一。香烟提取物可诱导脂肪生成和糖胺聚糖的合成，这一点在体外 GO 模型中证实；然而，还需要进一步的证据在体内试验（动物试验）检验该假设。未治疗的 GO 患者吸烟可能与眼外肌体积增加有关，但与眼眶脂肪体积无关。尼古丁可诱导促炎细胞因子的释放，电子烟是否会对 GO 产生一定程度的负面影响仍有待阐明。此外，吸烟还会削弱激素治疗及放射性治疗的敏感性。因此，应告知每个 GO 患者吸烟的危险性。对于所有的 GO 患者或 GD 患者，都应严禁吸烟（包括二手烟）[1]。

2. 甲状腺疾病的控制

甲亢或甲减都可以促进 GO 的进展，所以对于 GO 患者，甲状腺功能应当维持在正常范围之内，其甲亢应得到良好的控制。甲亢未控制时，一方面会使 TSHR 抗体增加，刺激成纤维细胞增生肥大，导致眶内炎性细胞浸润，组织水肿，眶内容物增加，眼球外突。另一方面会使交感神经过度兴奋，引起眼外肌运动不协调及相应眼征。因此，应逐步控制甲亢。但是，同时要注意的是，甲亢的控制如果过快则会使 TSH 水平迅速增加，不利于眼病症状的改善。

3. 一般支持治疗

一般支持治疗包括注意用眼卫生，避免眼睛疲劳，多休息。推荐使用局部润滑液来保护眼角膜和缓解眼睛干涩，除白天使用人工泪液或凝胶外，夜晚也可使用封带或药膏让眼睑更好地闭合从而防止结膜暴露于空气中，胍乙啶或 β 受体阻滞剂滴眼液可用于治疗眼睑回缩，明显眶周水肿的患者可通过在睡觉时垫高头部来缓解症状。戴墨镜也能起到一定的缓解作用。另外，复视患者可佩戴矫正眼镜。

4. 硒补充剂

硒补充剂属于简单的医疗管理策略，但能有效地限制疾病；补硒（每日 2 次，每次 100 μg）已被证明在治疗期间以及 6 个月的随访期间对稳定轻度 GO 有效；然而，其他关于补硒在预防 GO 方面的数据仍需考证。虽然广泛使用，但缺乏证据表明在中重度 GO 或非活动性疾病患者中使用硒补充剂的益处；由于在此两类 GO 中，硒补充剂可能难以发挥主要治疗作用，因此单独用于治疗的可能性较小，但用于联合辅助治疗可能需要较大的样本[1]。

（二）免疫调节治疗

主要治疗目标是缩短疾病的活动期，改善主观和客观的眼睛表现。治疗的目的是抑制眼眶炎症，减少眼外肌、眼眶脂肪和其他眼周软组织随后的重塑。对于中重度活动性 GO 患者，如果 GO 在发病后 1 年内进行早期治疗，治疗结果通常会更好。根据已发表的试验研究，免疫抑制治疗的疗效在 50%~80%，但很少能得到完全令人满意的结果。残留的非活动性疾病受益于康复手术。对免疫抑制治疗无反应者可能需要二线用药中的免疫抑制治疗，需使用不同的药物单独或联合治疗，若有患者仍然无反应或仅有部分反应（通常占比极低），则需要手术治疗。

1. 全身和局部注射糖皮质激素

糖皮质激素治疗 GO 的机制主要是：①免疫抑制作用。②非特异抗炎作用：干扰 T/B 细胞作用；减少炎症局部中性粒细胞、单核细胞、巨噬细胞的募集；抑制免疫活性细胞、细胞介质释放。③抑制成纤维细胞分泌 GAG，抑制 GAG 合成。如无禁忌证，处于临床活动期的中重度患者及威胁视力 GO 患者均可使用。虽然激素可使患者急性眼部症状及生活质量获得显著改善，但对突眼度的改善作用有限。糖皮质激素可通过口服、静脉注射或局部注射给药，由于存在一定风险且尚未经有效证实，不建议通过结膜下或球后注射使用。与口服给药相比，静脉注射糖皮质激素疗效更好。

中等剂量方案：对于大多数中重度活动性 GO 患者，应使用中等剂量方案；起始剂量为 0.5 g 静脉注射甲泼尼龙，每周 1 次，持续 6 周，随后为 0.25 g，每周 1 次，持续 6 周，累积剂量为 4.5 g。

高剂量方案：对于更严重的中重度活动性 GO 患者（持续/间歇复视、严重突眼、严重软组织受损）起始剂量为 0.75 g 静脉注射甲泼尼龙，每周 1 次，持续 6 周，随后为 0.5 g，每周 1 次，持续 6 周，累积剂量为 7.5 g。此方案应在严格监控下缓慢（1~2 小时）滴注。每个周期静脉注射糖皮质激素的累积剂量不应超过 8.0 g。

高单剂量方案：对于威胁视力的 GO 患者，静脉注射甲泼尼龙（0.5~1 g 甲泼尼龙，每日 1 次，连续 3 天或隔日 1 次）治疗，持续 1~2 周。

在不能静脉注射糖皮质激素的情况下，可给予糖皮质激素口服，开始固定剂量为 100 mg 泼

尼松 / 泼尼松龙，建议根据体重 1 mg/kg，并逐渐减少 5~10 mg/ 周，直到停药（4~6 个月）。与其他治疗方法相结合，包括眼眶放疗或非甾体免疫抑制药物（即霉酚酸盐或环孢素）可作为一种保留类固醇的程序，并提高口服糖皮质激素的有效性。当全身糖皮质激素绝对禁用时，可考虑局部结膜下 / 眼周注射醋酸曲安奈德。

糖皮质激素作为 GO 治疗药物的禁忌证包括：①病毒性肝炎病史；②肝功能异常；③严重的心血管疾病；④未控制的高血压；⑤精神疾病；⑥未控制的糖尿病。质子泵抑制剂可与糖皮质激素同时使用，用来预防消化性溃疡。长期使用皮质类固醇的不良反应可能有：出现库欣面容、糖尿病、抑郁、慢性疾病复发，感染、高血压、低钾血症、骨质疏松、体重增加、胃溃疡、多毛、白内障等。严重者可能发生股骨头坏死、严重肝细胞坏死。因此使用糖皮质激素前应取得患者的知情同意。

治疗有效通常定义为在 12 周内出现下列 3 项或 3 项以上改变：①突眼度下降 >2 mm；②眼睑宽度下降 >2 mm；③眼压下降 >3 mmHg；④眼直肌总宽度下降 >3 mm；⑤凝视初始时无复视或复视等级降低；⑥视力提升。对于部分甲状腺相关眼病患者，疾病有可能复发。不同的治疗方案，患者的复发率也不同。到目前为止，对于激素治疗的停用时机仍无定论。

2. 霉酚酸酯

霉酚酸盐可竞争性和可逆地抑制肌苷单磷酸脱氢酶，导致 B 细胞产生抗体减少，对 T 细胞具有双重抗增殖作用。霉酚酸盐可诱导活化的 T 细胞凋亡，抑制黏附分子的表达和免疫细胞的募集。同时，霉酚酸盐还可抑制成纤维细胞增殖和功能。无论在单中心试验还是在 EUGOGO 开展的 MINGO 试验，无论是作为单药治疗还是与静脉注射糖皮质激素联合使用，霉酚酸酯在中重度和活动性 GO 患者中均具有积极的疗效 / 安全性。因此，2021 年 EUGOGO 将霉酚酸酯纳入中重度活动性 GO 的一线治疗。推荐剂量为 0.72 g/d，治疗 18 周。

3. 其他免疫抑制剂治疗

（1）环孢素（cyclosporine）：环孢素联合口服糖皮质激素是治疗中重度活动性 GO 的有效二线治疗方法。硫唑嘌呤（azathioprine）作为二线和减少糖皮质激素剂量的药物，与口服糖皮质激素联合使用。替妥木单抗（teprotumumab）是使用前景良好的药物，可显著减少眼球突出、复视和改善生活质量。因为长期数据、可用性、可负担性、成本和后续康复手术的需求尚待确定，当前推荐二线选择。如果静脉糖皮质激素难以治疗，在能够排除甲状腺功能障碍性视神经病变（DON）的前提下，利妥昔单抗可被视为近期发病（<12 个月）的中重度伴活动性 GO 患者的二线治疗方案。托珠单抗（tocilizumab）可作为糖皮质激素治疗抵抗的中重度伴活动性 GO 的二线治疗[1]。

（2）静脉注射丙种球蛋白：静脉免疫球蛋白治疗导致特异性自身抗体滴度降低，临床改善自身免疫性疾病。Kahaly 报告[31]，40 例重度活动性 GO 患者被随机分为泼尼松（19 例，100 mg/d）和静脉注射丙种球蛋白（21 例，每 3 周连续 2 天予以 1 g/kg）两组，维持治疗 18 周。结果显示，两组缓解率均为 63%，静脉注射丙种球蛋白组患者的甲状腺相关自身抗体下降水平较显著，但有患者出现发热（1 例）和头痛（1 例）两种不良反应。但该疗法成本高，需要静脉注射，有其传播疾病的潜在风险，因此限制了其常规使用。

（3）其他：生长抑素类似物、甲氨蝶呤、抗 TNF-α 药物、锝（^{99m}Tc）亚甲基二膦酸盐注射液等在小型单中心临床研究中都表现出有效性[1]，需进一步开展高质量的临床研究来提供更多的循证医学依据。

（三）眼眶放射性治疗

放射性同位素治疗因其非特异性的抗炎作用而应用于眼病的治疗，抗炎机制包括减少 GAG 的产生以及其对眶内组织良好的辐射性。回顾性研究中探讨了放疗在中重度活动期 GO 患者治疗中的临床效果，结果显示患者炎症表现明显改善，而且改善时间早；对突眼症状也较为有效，还可以有效改善患者眼肌运动障碍引起的视力受损或复视症状。眶部放射性治疗累计的放射剂量通常为 20Gy，最常使用的方法是分成 10 次剂量在 2 周内完成，也可以每周 1Gy 在 20 周内完成，有效且易于耐受。放疗的效果可能需要几周显现，治疗效果一般在 6 个月左右显现。放疗最主要的不良反应是早发性白内障，也可能会导致放射性视网膜病变和放射性视神经病变。因此，高血压或糖尿病视网膜病变患者，35 岁以下患者是放射性治疗的相对禁忌[1]。总之，眼眶放射性治疗是有效的，特别是对眼部运动有效，而且是安全的，即使在长期随访后也没有重大不良事件。因此，眼眶放射性治疗是中重度活动性 GO 的有效二线疗法，当与糖皮质激素联合使用，尤其是在复视和（或）眼外肌运动受限的情况下。

（四）眼眶外科治疗

尽管药物治疗取得很大的进步，外科手术在治疗 GO 中仍发挥着重要作用。大多数手术都是在非活动期进行的康复性手术，即至少 6 个月症状不活跃的、视觉功能或生活质量明显改变的 GO 患者，建议进行康复手术。外科手术治疗目的通常是改善患者眼部症状、保护视力及改善容貌。常用的治疗手术有眼眶减压术、眼肌手术和眼睑手术。如果需要多个康复手术，则应按该流程的顺序进行，即减压手术，斜视手术，然后按需进行眶周和眼睑手术。而对视力有直接风险（视神经病变）的疾病即使在活动期仍需要手术。

1. 眼眶减压术

眼眶减压术目前是治疗中重度 GO 的有效手段，且随着手术适应证的逐渐拓宽，越来越多合并有眼球突出的轻中度 GO 患者要求手术治疗以改善外观。GO 在病理生理上会出现因眼外肌及眼眶结缔组织的炎症反应及纤维化，导致眶内容物体积增大，这一结构上的改变会引起眼球突出、球结膜水肿、眼睑退缩 / 眼球运动障碍、视神经压迫等症状。眼眶减压术的目的在于降低眼眶内的压力，从而改善突眼的外在表现和视神经受压后的内在症状。眼眶减压术的基本减压原理简单来说有两条：①将具有固定容积和框架的眼眶骨壁打开，扩充眼内部空间，从而达到扩容的效果；②将针对眶内的部分脂肪切除，减少脂肪组织占比，以达到减容的作用，从而为眼内其他重要结构扩充位置，最终使眼球回位，视神经减压。因此，眼眶减压术适用于追求改善外观或出现暴露性角膜炎、视神经受压指征以及因静脉回流受阻而出现的眼内压持续升高的患者。但需注意的是，手术需要在静止期进行。眼睑闭合不全可出现严重的角膜溃疡；视神经受压迫则会引起视力下降，存在以上情况的患者应首选为期 2 周的静脉应用糖皮质激素冲击治疗；若病情仍未缓解，可再进行手术治疗。另外，骨壁破坏越多，风险越大，损伤越大，并发症越多，恢复也越慢，因此在进行手术前应考虑周全。近年来，眼眶减压术已成为新的发展方向，多种术式联合减压术，结合了多种单一术式的优点，在一次手术中同时进行针对骨壁及眶内脂肪的处理，互相补充从而减少单一手术的不足，主要用于内、外、下壁中的任意两壁或三壁同时减压；

在术前结合患者病情的具体情况，考虑各种入路的优势，制订合适的联合减压术，以更小的损伤取出适量及合适部位的眶内脂肪，从而更好地达到减压及美容的目的。但不能忽视的是，联合眼眶减压术仍存在一些术后并发症，如复视、神经（如眶上、眶下、动眼神经等）受损、眶内血肿、眶内感染、病情加重，甚至视力丧失等。最常见的是手术源性的复视，一般能在术后 3 个月内消失，否则需要再次手术矫正。

2. 眼肌手术

在 GO 的患者中，眼肌受累主要见于眼外肌梭形肿大、变性、纤维化，导致眼球运动受限和复视。眼肌手术则主要针对限制性肌肉进行松解后退，采用眼外肌断腱术或加后徙术，根据情况需要可同时行拮抗肌缩短术，往往一条肌肉就能明显改善眼球运动和矫正复视，适用于药物或放疗均无效的眼外肌纤维增殖患者，但不适宜于活动期进行手术。眼肌手术能改善斜视复视患者的生活质量，但同时存在因血 - 房水屏障被破坏，术后存在并发坏死性巩膜炎的风险。

3. 眼睑手术

部分 GO 的患者出现眼睑退缩，主要表现为睑裂增大、闭合不全、倒睫。眼睑退缩对患者造成的最直观的改变是影响容貌，另外患者自身症状还包括异物感、畏光及眼睛干涩等不适，若原发病进展或不注意防治，严重情况下还会发生暴露性角膜炎、眼干燥症甚至角膜溃疡，导致视力受损，使患者生活质量大大降低。因为上睑板肌和上睑提肌的肥大、变性和纤维增生是导致上睑退缩的主要原因，可通过手术切除肥大增生的上睑板肌和部分上睑提肌从而达到治疗目的。下睑退缩明显较上睑退缩少见，多见于中重度突眼患者，可手术将下睑缩肌切断，然后植入填充物以支撑下移的下睑。需要注意的是，可能会出现矫正欠缺、矫正过度或植入物脱出等手术并发症。

七、诊疗流程

根据 2021 年 EUGOGO 指南建议，对 GO 进行分层管理。

（一）轻度 GO 管理路径

大多数轻度 GO 患者的眼部表现会自发缓解，所以轻度 GO 通常只需密切观察随访。轻度 GO 使用糖皮质激素，风险常大于疗效，且轻度 GO 是稳定的，一般不发展为中度和重度 GO。对于轻度 GO 患者，眼部的局部治疗通常有效，甲亢缓解后轻度 GO 也会随之缓解。多数轻度 GO 患者对自己的生活质量尚属满意，若其由于眼睑退缩，组织水肿、突眼等症状对其社会心理功能及生活质量不满，在权衡利弊后，也可进行相关的治疗（图 1-5-3）。

（二）中重度活动性 GO 管理路径

对于中重度甲状腺相关眼病的患者，除了患者无症状或不愿接受治疗的，通常都需要积极治疗。中重度活动性 GO 患者，常采用免疫抑制治疗，也可采用放射性治疗；中重度非活动性 GO 患者可考虑康复手术治疗。

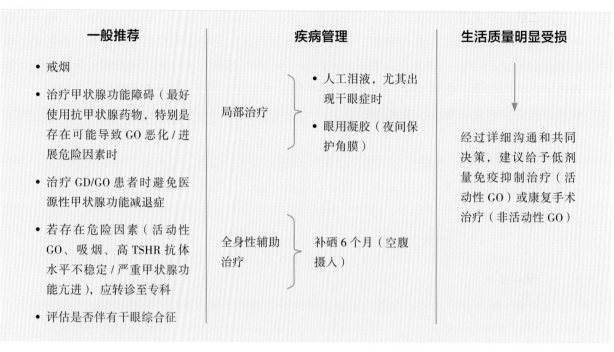

图 1-5-3　轻度 GO 治疗路径

1. 一线治疗（图 1-5-4）

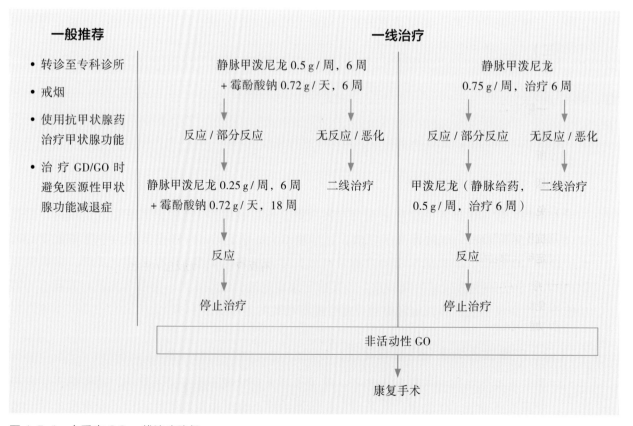

图 1-5-4　中重度 GO 一线治疗路径

2. 二线治疗（图 1-5-5）

二线治疗应用指征：如果对主要治疗的反应较差，GO 仍为中重度且活跃，在仔细评估眼科和生化（转氨酶）后，应考虑二线治疗。即第二个疗程的甲泼尼龙单药治疗，从高单剂量（0.75 g）开始，每个周期最大累积剂量为 8 g；口服泼尼松 / 泼尼松龙联合环孢素或硫唑嘌呤；眼眶放疗联合口服或静脉注射糖皮质激素；其他如替妥木单抗、利妥昔单抗、托珠单抗均可作为二线治疗。

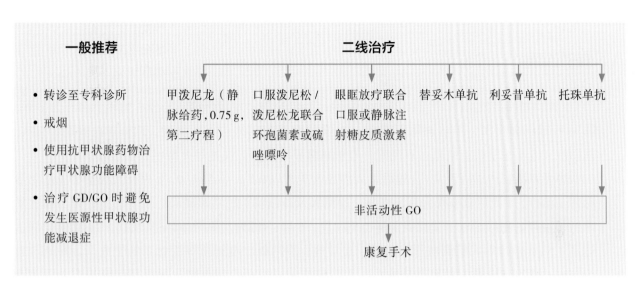

图 1-5-5 中重度 GO 的二线治疗路径

（三）极重度（威胁视力）GO 的治疗路径（图 1-5-6）

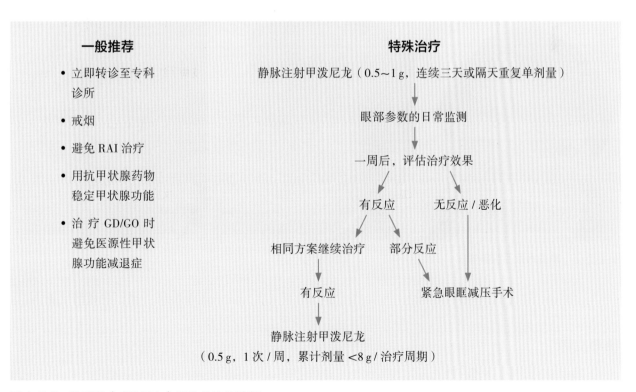

图 1-5-6 极重度（威胁视力）GO 的治疗路径

对于威胁视力的 GO 患者，常用系统性的激素治疗和（或）手术治疗，眼眶减压术可快速缓解威胁视力 GO 患者的症状，挽救患者眼球及视力。一旦出现视神经病变应立即用高单剂量静脉注射甲泼尼龙（0.5~1 g 甲泼尼龙，每日 1 次，连续 3 天或更优选隔日 1 次）治疗，如果 1~2 周内无反应或反应差，应进行紧急眼眶减压。近期眼球半脱位也应尽快行眼眶减压术。严重的角膜暴露应立即进行药物治疗或通过逐渐增加侵入性的手术来治疗，以避免进展为角膜破裂；角膜破裂应立即手术解决。

八、病例回顾

回顾本节病例的临床特点：① 中年男性；② 以突眼、左眼疼痛、心悸、怕热、多汗为主诉；③ 双眼球明显突出，甲状腺体积增大；④ 实验室检查结果：TSH 降低，FT_3、FT_4 升高，TRAb 强阳性；⑤ 影像学检查结果：双侧眼外直肌肌腹显著增粗，视神经无增粗及受压改变。

患者双眼视力下降至 0.1，随后 1 周内连续 3 天以 0.5 g、0.5 g、0.5 g 进行大剂量甲泼尼龙静脉冲击治疗，1 周后复查视力有所恢复，睑结膜及球结膜水肿明显减轻（图 1-5-7），第 2 周重复该剂量治疗。随后予以甲泼尼龙静脉 0.5 g/周，6 周；0.25 g/周，6 周序贯治疗。14 周累积剂量达到 7.5 g。治疗期间检测血压、血糖、血常规、肝功能、电解质等变化。给予戒烟、补硒、奥美拉唑、钙剂、骨化三醇等基础治疗，并酌情应用降糖药控制血糖，保肝药保肝治疗。甲亢治疗方面依据甲状腺功能变化调整甲巯咪唑用量，TRAb 逐渐转阴，甲亢症状控制良好。治疗后眼科相关检查：裸视视力较之前明显提高，右眼 0.8、左眼 0.6，CAS 评分降为 2 分，突眼度为右眼 15 mm、左眼 16 mm，眶距 93 mm，眼压右眼 17 mmHg、左眼 18 mmHg。

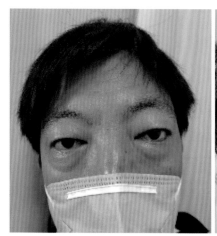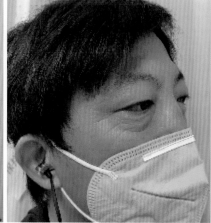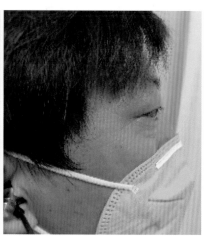

图 1-5-7　患者治疗后眼部情况

（郝慧瑶　编；李晨嫣　审）

参考文献

[1] L BARTALENA, G J KAHALY, L BALDESCHI, et al. The 2021 European Group on Graves' orbitopathy (EUGOGO) clinical practice guidelines for the medical management of Graves' orbitopathy[J]. European Journal of Endocrinology, 2021, 27, 185(4): G43-G67.

[2] WU T, TANG D R, ZHAO L, SUN F Y. Poly (ADP-ribose) polymerase-1 (PARP-1) in Chinese patients with Graves' disease and Graves' ophthalmopathy[J]. Canadian Journal of Physiology and Pharmacology, 2018, 96(6): 556-561.

[3] ZHANG M, LIU S, XU J, et al. TNFSF15 polymorphisms are associated with Graves' disease and Graves' ophthalmopathy in a Han Chinese population[J]. Current Eye Research, 2020, 45(7): 888-895.

[4] GONG J, JIANG S J, WANG D K, et al. Association of polymorphisms of rs179247 and rs12101255 in thyroid stimulating hormone receptor intron 1 with an increased risk of Graves' disease: a meta-analysis[J]. Journal of Huazhong University of Science and Technology-Medical Sciences, 2016, 36(4): 473-479

[5] FERNANDO R, LU Y, ATKINS SJ, et al. Expression of thyrotropin receptor, thyroglobulin, sodium-iodide symporter, and thyroperoxidase by fibrocytes depends on AIRE[J]. Journal of Clinical Endocrinology & Metabolism, 2014, 99(7): E1236-1244.

[6] FERNANDO R, ATKINS S, RAYCHAUDHURI N, et al. Human fibrocytes coexpress thyroglobulin and thyrotropin receptor[J]. Proceedings of the National Academy of Sciences of the United States of America. 2012, 109(19): 7427-7432.

[7] KRIEGER CC, NEUMANN S, PLACE RF, et al. Bidirectional TSH and IGF-1 receptor cross talk mediates stimulation of hyaluronan secretion by Graves' disease immunoglobins[J]. Journal of Clinical Endocrinology & Metabolism, 2015, 100(3): 1071-1077.

[8] SMITH TJ. Editorial: Is IGF-I receptor a target for autoantibody generation in Graves disease?[J]. Journal of Clinical Endocrinology & Metabolism, 2013, 98(2): 515-518.

[9] XIN Z, HUA L, SHI TT, et al. A genome-wide DNA methylation analysis in peripheral blood from patients identifies risk loci associated with Graves' orbitopathy[J]. Endocrinol Investigation, 2018, 41(6): 719-727.

[10] LUO LH, LI DM, WANG YL, et al. Tim3/galectin-9 alleviate the inflammation of GO patients via suppressing Akt/NF-κB signaling pathway[J]. Biochemical and Biophysical Research Communications, 2017, 491(4): 966-972.

[11] ZHAO J, LIN B, DENG H, et al. Decreased expression of TIM-3 on Th17 cells associated with ophthalmopathy in patients with Groves' disease[J]. Current Molecular Medicine, 2018, 18(2): 83-90.

[12] SAVINO G, MANDARA E, GARI M, et al. Intraorbital injection of rituximab versus high dose of systemic glucocorticoids in the treatment of thyroid-associated orbitopathy[J]. Endocrine, 2015, 48(1): 241-247.

[13] TANG F, CHEN X, MAO Y, et al. Orbital fibroblasts of Graves' orbitopathy stimulated with proinflammatory cytokines promote B cell survival by secreting BAFF[J]. Molecular and Cellular Endocrinology, 2017, 44(6): 1-11.

[14] HWANG CJ, AFIFIYAN N, SAND D, et al. Orbital fibroblasts from patients with thyroid-associated ophthalmopathy overexpress CD40: CD154 hyperinduces IL-6, IL-8, and MCP-1. Investigative Ophthalmology & Visual Science[J]. 2009, 50(5): 2262-2268.

[15] ZHAO LQ, WEI RL, CHENG JW, et al. The expression of intercellular adhesion molecule-1 induced by CD40-CD40L ligand signaling in orbital fibroblasts in patients with Graves' ophthalmopathy. Investigative Ophthalmology & Visual Science[J]. 2010, 51(9): 4652-4660.

[16] ANISZEWSKI JP, VALYASEVI RW. Relationship between disease duration and predominant orbital T cell subset in Graves' ophthalmopathy[J]. Journal of Clinical Endocrinology & Metabolism, 2000, 85(2): 776-780.

[17] TAYLOR PN, ZHANG L, LEE R, et al. New insights into the pathogenesis and nonsurgical management of Graves orbitopathy [J]. Nature Reviews Endocrinology, 2020, 16(2): 104-116.

[18] GENERE N, STAN MN. Current and emerging treatment strategies for Graves' orbitopathy [J]. Drugs, 2019, 79(2): 109-124.

[19] WU T, MESTEA T, GUPTA S, et al. Thyrotropin and CD40L Stimulate Interleukin-12 Expression in Fibrocytes: Implications for Pathogenesis of Thyroid-Associated Ophthalmopathy[J]. Thyroid, 2016, 26(12): 1768-1777.

[20] FANG S, HUANG Y, WANG N, et al. Insights into locel orbital immunity: evidence for the involvement of the Th17 cell pathway in thyroid-associated ophthalmopathy[J]. Journal of Clinical Endocrinology & Metabolism, 2019, 104(5) 1697-1711.

[21] ROSS DS, BURCH HB, COOPER DS, et al. 2016 American Thyroid Association Guidelines for Diagnosis and Management of Hyperthyroidism and Other Causes of Thyrotoxicosis[J]. Thyroid, 2016, 26(10): 1343-1421.

[22] 骆永恒, 李亚军. 甲状腺相关眼病活动性的影像评估[J]. 国际医学放射学杂志, 2015, 38(3): 224-227.

[23] LE MOLI R, PLUCHINO A, MUSCIA V, et al. Graves' orbitopathy: extraocular muscle/total orbit area ratio is

positively related to the Clinical Activity Score[J]. European Journal of Ophthalmology, 2012, 22(3): 301-308.

[24] HUNSAKER JN, ANDERSON RE, VAN DYK HJ, et al. A comparison of computed tomographic techniques in the diagnosis of Graves' ophthalmopathy[J]. Ophthalmic Surgery, 1979, 10(11): 34-40.

[25] 蔡秋月, 陈智毅, 李晨钟, 等. 核磁共振眼外肌与同侧脑白质信号强度比值对甲状腺相关性眼病活动性评判价值的研究[J]. 中华内分泌代谢杂志 2018, 34(2): 106-111.

[26] POLITI LS, GODI C, CAMMARATA G, et al. Magnetic resonance imaging with diffusion-weighted imaging in the evaluation of thyroid-associated orbitopathy: getting below the tip of the iceberg[J]. European Radiology, 2014, 24(5): 1118-1126.

[27] CHEN HH, HU H, CHEN W, et al. Thyroid-Associated Orbitopathy: Evaluating Microstructural Changes of Extraocular Muscles and Optic Nerves Using Readout-Segmented Echo-Planar Imaging-Based Diffusion Tensor Imaging[J]. Korean Journal of Radiology, 2020, 21(3): 332-340.

[28] SUN B, ZHANG Z, DONG C, et al. ^{99m}Tc-octreotide scintigraphy and serum eye muscle antibodies in evaluation of active thyroid-associated ophthalmopathy[J]. Eye (London), 2017, 31(5): 668-676.

[29] SHEN J, LI Z, LI W, et al. Th1, Th2, and Th17 cytokine involvement in thyroid associated ophthalmopathy[J]. Disease Markers, 2015(3): 1-6.

[30] 邵毅, 陈偲翊, 廖许琳. 2019甲状腺相关性眼病管理实用指南解读[J]. 国际眼科杂志, 2021, 21(8): 1408-1411.

[31] KAHALY GJ, PETRAK F, HARDT J, et al. Psychosocial morbidity of Graves' orbitopathy[J]. Clinical Endocrinology, 2005, 63: 395-402.

第六节 甲状旁腺功能减退症

一、概述

甲状旁腺（parathyroid gland）分泌的甲状旁腺素（parathyroid hormone，PTH）在钙磷代谢平衡、细胞凋亡、骨骼代谢等方面起重要作用[1-3]。甲状旁腺所分泌的 PTH 在维持人体钙磷代谢平衡中有着非常重要的作用。PTH 与降钙素（calcitonin，CT）和维生素 D 一起构成了对血液中钙离子的调节系统，并借助骨骼、肾脏和肠道实现这种调节，使血中的钙浓度维持在一个非常狭窄的范围内，保证了机体内环境的相对稳定[4]。所以，当甲状旁腺发生疾病时，通常都会有钙磷代谢障碍方面的临床表现。

甲状旁腺功能减退症（简称甲旁减）是低钙血症鉴别诊断的重要组成部分，是 PTH 分泌水平或甲状旁腺素外周作用相对或绝对缺乏的一组异质性疾病[5]。这种疾病可能是由医源性、浸润性、发育性、信号传导、自身免疫或遗传异常引起的，这使得病原学的鉴别诊断变得非常重要，因为这对诊断、治疗、咨询和并发症的预防都很有意义。

本节主要讨论甲状旁腺功能减退症的各种病因的诊断和治疗，以及免疫介导的甲状旁腺功能改变。

二、病例

患者女性，34 岁，主因"反复双手、口周麻木、刺痛 3 月余"入院。3 个月前，患者因腹痛就诊，被诊断为病毒性胃肠炎。出院 8 周后，因双手、口周麻木、刺痛再次就诊。给予静脉注射葡萄糖酸钙和硫酸镁，大剂量碳酸钙（1500 mg，每日 3 次）和氧化镁（每日 400 mg）治疗后出院。出院后第 2 天，症状复发，患者再次就诊，给予静脉注射镁治疗，并在出院后进行了肾脏疾病随访。经过肾病评估后，患者开始服用骨化三醇（0.25 μg，每天 2 次）和钙化醇（每周 1 次），并继续服用碳酸钙和氧化镁。出院 1 周后，患者再次出现上述症状，就诊后安排住院接受静脉注射镁和钙治疗。出院当晚，患者以口周麻木、刺痛症状再次就诊于急诊，接受静脉注射葡萄糖酸钙和硫酸镁后出院。出院后第 2 天，患者因出现口周、双手麻木和刺痛，视力模糊和复视恶化再次就诊。患者继续接受静脉注射钙和镁，口服氨氯地平、骨化三醇、镁和钙补充剂，以及钙化醇治疗，2 周后出院。随后，患者在 2 天内两次因上述症状就诊，静脉补充钙、镁，服用骨化三醇、钙、镁治疗 5 天后出院。第 2 天，患者因症状复发再次前来就诊。

体格检查：面部叩击征（Chvostek 征）阳性。

辅助检查：血清总钙 6.0 mg/dL，镁 1.1 mg/dL，甲状旁腺素 2.4 pg/mL，钙、镁排泄分数分别为 6.45% 和 23%。既往没有钙或镁代谢异常的个人或家族病史。

三、背景

自身免疫是甲状旁腺功能减退症的一个重要发病原因，它可以是一种单独的内分泌疾病，也可以是多内分泌腺自身免疫综合征的一部分。在过去的半个世纪里，关于甲状旁腺自身免疫性疾病的抗体靶点的研究层出不穷。除胞浆抗原外，越来越多的研究证明甲状旁腺自身免疫的靶点是钙敏感受体（calcium-sensing receptor，CaSR），其激活和灭活抗体已被检测出来[5, 7-9]。

四、发病机制

甲状旁腺功能减退症由甲状旁腺素分泌量减少引起，其中免疫因素起了至关重要的作用。

（一）免疫因素

1. 抗体介导

抗体介导的甲状旁腺功能减退症是最早且最广泛的公认机制，该机制涉及以甲状旁腺和其他腺体细胞器为靶点的破坏性抗体。当这些抗体吸附在内皮细胞表面时，它们不仅具有自身抗原的特异性，还具有非特异性的细胞毒性。近年来的重要观察已经确定了对 CaSR 特异的非细胞毒性抗体，并对甲状旁腺发挥功能作用，而不是针对甲状旁腺细胞自身抗原的破坏性细胞毒性抗体[8]。

2. CaSR

CaSR 作为一种自身抗原且对自身免疫性甲状旁腺功能减退症起着至关重要的作用，越来越受到人们的关注。相关研究表明，在自身免疫性垂体炎中出现的抗 CaSR 抗体可以直接作用于 CaSR 抗原，进而作用于甲状旁腺，激活受体的 CaSR 特异性抗体通过激活磷脂酶 C 增加细胞内磷酸肌醇的浓度，从而激活细胞外信号调节激酶，抑制 PTH 的分泌[7]。这一过程与此抗体的能力一致，而与细胞毒抗体相反，起到了改变甲状旁腺细胞功能的作用，同时又允许细胞存活。因此甲状旁腺机能减退可能是由于抗体对甲状旁腺 CaSR 的功能性影响，而不是由于不可逆的甲状旁腺损伤。

3. 抗 CaSR 抗体与人类白细胞抗原

对散发性特发性甲状旁腺机能减退症患者，CaSR 特异性血清阳性与主要组织相容性复合人类白细胞抗原（HLA）Ⅱ类 DR 位点的关系也有相关报道[9, 10]。HLA-DR 位点参与抗原前感觉细胞对抗原的处理，并与系统性红斑狼疮、银屑病等常见的自身免疫性疾病有关。与其他自身免疫性疾病一样，由 CaSR 特异性抗体引起的散发性特发性甲状旁腺机能减退症的遗传基础可能是多基因的，且环境危险因素也发挥着重要作用[11]。

（二）其他因素

1. 甲状旁腺发育异常

甲状旁腺功能减退症可能是甲状旁腺发育不全或发育不全所致。甲状旁腺胚胎发育不全最典型的例子是迪格奥尔格综合征（DiGeorge syndrome）和腭心面综合征（velo-cardiofacial syndrome），其中第三和第四咽囊发育不良常与甲状旁腺和胸腺的生殖缺失有关[11, 12]。

2. *PTH* 基因产物异常

人类 *PTH* 基因包含位于 11 号染色体短臂上的 3 个外显子，涉及 *PTH* 基因突变而出现孤立性甲状旁腺功能减退症的患者常伴有婴儿期癫痫和低钙血症[2, 13]。其中，信号肽的突变干扰共转运，并将支撑分子释放到粗面内质网的内腔，从而干扰成熟、全功能的 PTH 分子形成。

3. 镁稳态障碍

细胞外镁离子是 CaSR 的一种直接激动剂，其效价是钙离子的 2~3 倍，在体外已被证明能抑制甲状旁腺细胞中甲状旁腺素的分泌。血清中镁离子水平的升高刺激甲状腺旁细胞表达 CaSR，从而抑制甲状旁腺素分泌的能力[14]。

4. 医源性和浸润性原因

手术是获得性甲状腺功能减退最常见的原因[14, 15]。在任何涉及深部组织的颈部手术后都有可能发生甲状旁腺机能暂时性或永久性减退，但病情有时可能在许多年内都不会发展。

5. 常染色体显性遗传

在临床上虽然很少见类似于由激活 CaSR 自身抗体引起的自身免疫性甲状旁腺功能减退症，但可能在特发性甲状旁腺功能减退症病例的占比较大[5]。这种遗传性甲状旁腺机能减退症的患者通常无症状，但有些患者，尤其是发热的儿童，会表现出易怒、癫痫发作和基底节钙化。

6. PTH 抵抗综合征

PTH 抵抗综合征是外周靶细胞对 PTH 有抵抗而导致的疾病，具有遗传性。由于受累的靶器官不同，临床表现多样，但共同的特征为：①有甲旁减的生化改变（低血钙、高血磷）；②靶组织对生物活性 PTH 无反应；③血清 PTH 水平升高。多数患者还伴有特殊的躯体畸形。

五、诊断

（一）临床特点

1. 神经系统改变

可有癫痫发作伴肌张力增高，手足颤抖。精神症状主要表现为兴奋、焦虑、烦躁、谵妄等。还可能出现智力减退、颅内高压等症状[3]。

2. 骨骼肌肉改变

初期有麻木、刺痛等症状，较为严重者出现手足搐搦症，甚至全身肌肉收缩或惊厥的发作。随着病情的延长和加重，可出现骨骼疼痛等症状。

3. 消化系统改变

有恶心、呕吐、腹痛和腹泻等症状，但不典型。

4. 心血管系统改变

随着血钙的逐渐降低，患者可出现心动过缓或心律不齐，甚至心肌痉挛导致猝死[16]。

5. 其他

部分患者可出现低血钙性白内障、牙齿脱落、皮肤角化过度等症状。还可出现转移性钙化，如脑实质钙化。

（二）辅助检查

1. 血甲状旁腺素

一般情况下低于正常水平，但有时也可以在正常范围内。

2. 血钙和血磷

血总钙水平≤2.13 mmol/L，出现症状者血总钙值一般≤1.88 mmol/L，血游离钙≤0.95 mmol/L。当患者出现低蛋白血症时，血游离钙的测定更有意义。患者血磷增高或正常。

3. 尿钙和尿磷

一般情况下，随尿液排出的钙、磷都减少。但在 CaSR 激活型突变时，尿钙可能增高。

（三）鉴别诊断

低钙血症鉴别诊断是甲状旁腺功能减退症的重要组成部分。此外，应与维生素 D 缺乏或抵抗、肾功能衰竭、肿瘤溶解综合征、横纹肌溶解综合征、使用双膦酸盐等药物、甲状腺切除术后骨饥饿综合征、急性胰腺炎进行鉴别诊断。使用钙螯合剂（如柠檬酸盐）保存血液也需要与甲状旁腺功能减退症进行鉴别诊断。

常见鉴别诊断标准如表 1-6-1。

表 1-6-1　甲状旁腺功能减退症常见鉴别诊断标准

甲状旁腺功能减退症类型	血清			注射 PTH 反应			靶细胞对激素的反应	先天性畸形骨，其他器官
	钙	磷	PTH	血钙	尿 cAMP	血磷		
正常人	N	N	N	升高	升高	降低	有反应	无
甲旁减	低	高	低或无	升高	升高	降低	有反应	有，多数无
假性特发性	低	高	正常、高、测不出	升高	升高	降低	有反应	无
假性甲旁减								
Ⅰa 型	低	高	高	不变	不变	不变	多种器官	有或无
Ⅰb 型	低	高	高	不变	不变	不变	PTH 靶器官	无
Ⅰc 型	低	高	高	不变	不变	不变	多种器官	有
Ⅱ型	低	高	高	不变	升高	不变	PTH 靶器官	无

六、治疗

对于甲状旁腺功能减退症的早期诊断及治疗不仅可以消除低血钙引起的常见症状，还可以减缓各种疾病的进程。其中纠正低血钙，减轻症状和消除手足搐搦的发作，预防长期低血钙的慢性并发症是治疗的主要目的。

1. 补钙

（1）增加食物中钙的含量。做到每日摄入钙元素 1000~2000 mg[14]，不足数量用药物钙补足，长期坚持。部分患者单纯应用大量钙元素摄入（2000~4000 mg），亦可获得疗效。

（2）含钙制剂的补充碳酸钙、氯化钙、乳酸钙、葡萄糖酸钙中，分别含钙元素 40%、35%、

13%、9.3%，补充 1000 mg 钙元素需分别服用 2.5 g、3.0 g、7.7 g、11 g。

（3）定期监测血、尿钙水平，调整剂量，以保持血清钙 2 mmol/L 左右[3]，不发生抽搐，避免高血钙。保持尿钙浓度 30 mg/d 以下，24 h 低于 400 mg，以免发生肾结石。重症患者如果需要静脉推注或滴注钙，可用葡萄糖酸钙或氯化钙。滴注前用 5% 葡萄糖溶液或生理盐水稀释，滴注钙的速度需根据患者体重调整，每小时应低于 4 mg/kg。

2. 补充维生素 D 及其衍生物

少数患者单纯补钙就可以，但绝大多数患者需要补充维生素 D，才能矫正低血钙。由于缺少 PTH 的作用，摄入的维生素 D_2 或 D_3 不能被活化以促进肠钙的吸收，需每日用药理剂量维生素 D 1 万 ~30 万 U，并且需 7~14 天才能在体内活化，然后才能升高血钙。活性维生素 D 有 1,25-$(OH)_2D_3$ 和 1α-$(OH)D_3$，每日的生理剂量是 0.25 μg，药理剂量 1~3 g，1 天内就能得到促肠吸收钙的疗效。

3. 降血磷

减少肠磷吸收可口服氢氧化铝胶体，但肠钙吸收也因此减少，临床已很少应用。

4. 减少尿钙排出

治疗中，常见尿钙已超过正常范围，但血钙仍很低。甲旁减患者尿钙清除率高出肌酐清除率很多，说明肾回吸钙功能太弱。口服氢氯噻嗪有减少尿钙排出的作用，每日 3 次，每次 25 mg，可以升高血钙，应注意可能引起的低血钾，并及时补服氯化钾。

5. 补镁

当钙和维生素 D 治疗疗效不佳时，应测血清镁，并在需要时补镁。可以口服氯化镁或硫酸镁，每日 3 次，每次 5 g，或采用肌内注射。

6. 甲状旁腺移植

可利用微囊包裹甲状旁腺细胞进行移植，但由于免疫排斥反应，治疗维持时间较短，目前尚未被广泛应用[17]。

7. 抗 CaSR 激活抗体

对抗抗体介导 CaSR 的激活，可刺激 PTH 分泌，使甲状旁腺和肾脏钙排泄减少，从而使血清钙恢复正常。即使某些自身免疫性垂体炎和甲状旁腺功能不可逆丧失的患者中，也有可能发生溶钙现象，通过对抗肾 CaSR，在任何给定的血清钙水平下增加肾小管钙的重吸收，从而在不出现高钙尿的情况下，促进并维持所需的血清钙水平。

七、预后与随访

甲旁减尚无完全治愈的方法，患者通常需要终身进行药物治疗。使用药物将血钙控制在正常或接近正常的水平，可以有效缓解症状，减少低钙血症的临床症状和并发症的发生风险，从而降低致残和死亡风险，改善生存质量，提高预期寿命。

甲旁减患者遇有下列情况，提示病情严重：长期及重度的低血钙、反射消失、反复抽搐、有视盘水肿及颅内压增高、白内障形成及颅内多发性钙化灶、Q-T 间期明显延长。孕妇甲旁减若控制不佳，胎儿可因长期低血钙而导致继发性甲旁亢及新生儿严重脱钙，虽然新生儿继发性甲旁亢是短暂的，但可并发骨折而死亡。

甲旁减用内科保守治疗，预后一般良好。但必须防范治疗造成的高血钙、高尿钙、心律失常及肾结石形成。

八、病例回顾

患者因口周和双手麻木、刺痛和肌肉痉挛就诊。体格检查面部叩击征（Chvostek 征）阳性。血清总钙 6.0 mg/dL，镁 1.1 mg/dL，甲状旁腺素 2.4 pg/mL，钙、镁排泄分数分别为 6.45% 和 23%。患者没有钙或镁代谢异常的个人或家族病史，因此排除了甲状旁腺功能减退症的遗传原因。CaSR 免疫沉淀分析显示抗体指数 18.9（正常指数 2.75），给予患者泼尼松（每天 60 mg）和硫唑嘌呤（每天 150 mg）进行免疫抑制治疗。考虑自身免疫的原因，患者检测甲状旁腺素抗体，结果为阴性。由于患者有严重的低钙和低镁血症，给予静脉注射钙和镁治疗，以维持钙、镁的血清水平在正常范围内。患者同时服用骨化三醇和口服钙、镁补充剂。在开始免疫抑制治疗 48 小时后，停止静脉补钙，4 天内停止静脉补镁。所有口服补充剂均继续服用。甲状旁腺素经免疫抑制剂治疗后升至 7.6 pg/mL。患者在使用泼尼松（每天 60 mg）、硫唑嘌呤（每天 150 mg）、骨化三醇（每天 1.5 μg），以及钙和镁补充剂 36 天后出院。出院后患者泼尼松用量逐渐减少到 20 mg 每天。13 天后，患者因症状性低钙血症再次入院。检查血钙 6.8 mg/dL，镁 1.3 mg/dL，磷酸盐 4.3 mg/dL，甲状旁腺素 2.2 pg/mL。泼尼松剂量增加到 60 mg 每天，CT 剂量增加到 2.0 μg 每天，6 天后血清总钙水平达到 13.5 mg/dL。患者因高钙血症而出现急性肾损伤（acute kidney injury, AKI），给予静脉输液和停用骨化三醇、钙补充剂后病情缓解。随后患者继续使用骨化三醇 0.5 μg 每天并出院。出院后泼尼松减量至 40 mg 每天时，患者再次复发，血清总钙 6.9 mg/mL。当泼尼松增加到 60 mg 每天时，血清总钙水平恢复正常。骨化三醇用量增至 0.5 μg，每天 2 次。同时，由于骨化三醇和钙补充剂用量的增加，患者出现高钙血症并发展成 AKI。短暂停用骨化三醇和钙补充剂后，高钙血症消失。在免疫抑制治疗开始后，维持骨化三醇用量。再次减少泼尼松剂量期间，从首次出院后 4 个月的 60 mg 到首次出院后 7 个月的 0 mg，血清钙浓度保持在 8~9 mg/dL。期间，患者 AKI 复发，因此 CT 调整至 0.25 μg，每天 2 次。首次出院后 15 个月，骨钙素也逐渐减少。患者治疗后的 CaSR 抗体指数为 1.25，表明免疫抑制治疗有效。在患者最近一次随访中，首诊一年半后，患者血钙 8.0 mg/dL，略低于正常水平，甲状旁腺素 16.1 pg/mL，目前患者的用药包括碳酸钙（每天 750 mg），不需要任何免疫抑制剂或降钙素。

（王贺元 编；郝慧瑶 审）

参考文献

[1] CUSANO NE, BILEZIKIAN JP. Update on hypoparathyroidism[J]. Current Opinion in Rheumatology, 2019, 31(4): 381-387.

[2] CHAMBERLIN M, KEMP EH, WEETMAN AP, et al. Immunosuppressive therapy of autoimmune hypoparathyroidism in a patient with activating autoantibodies against the calcium-sensing receptor[J]. Clinical Endocrinology, 2019, 90(1): 214-221.

[3] 中华医学会骨质疏松和骨矿盐疾病分会，中华医学会内分泌分会代谢性骨病学组. 甲状旁腺功能减退症临床诊疗指南[J]. 中华骨质疏松和骨矿盐疾病杂志，2018, 11(04): 323-338.

[4] KIFOR O, MCELDUFF A, LEBOFF MS, et al. Activating antibodies to the calcium sensing receptor in two patients with autoimmune hypoparathyroidism[J]. The Journal of Clinical Endocrinology & Metabolism, 2004, 89(2): 548-556.

[5] GOSWAMI R, BROWN EM, KOCHUPILLAI N, et al. Prevalence of calcium sensing receptor autoantibodies in patients with sporadic idiopathic hypoparathyroidism[J]. European Journal of Endocrinology, 2004, 150(1): 9-18.

[6] KIFOR O, MOORE FD Jr, DELANEY M, et al. A syndrome of hypocalciuric hypercalcemia caused by autoantibodies directed at the calcium-sensing receptor[J]. The Journal of Clinical Endocrinology & Metabolism, 2003, 88(1): 60-72.

[7] BLIZZARD R M, CHEE D, DAVIS W. The incidence of parathyroid and other antibodies in the sera of patients with idiopathic hypoparathyroidism[J]. Clinical and Experimental Immunology, 1966, 1(2): 119-128.

[8] LI Y, SONG Y H, RAIS N, et al. Autoantibodies to the extracellular domain of the calcium sensing receptor in patients with acquired hypoparathyroidism[J] . Journal of Clinical Investigation, 1996, 97(4): 910-914.

[9] CAMPBELL JM, KNUTSEN AP, BECKER BA. A 39-year-old father is diagnosed in adulthood as having partial DiGeorge anomaly with a combined T- and B- cell immunodeficiency after diagnosis of the condition in his daughter[J]. Annals of Allergy, Asthma & Immunology, 2008, 100(6): 620-621.

[10] PARKINSON D B, THAKKER R V. A donor splice site mutation in the parathyroid hormone gene is associated with autosomal recessive hypoparathyroidism[J]. Nature Genetics, 1992, 1(2): 149-152.

[11] CHEN CJ, ANAST CS, POSILLICO JT, et al. Effects of extracellular calcium and magnesium on cytosolic calcium concentration in Fura-2-loaded bovine parathyroid cells[J]. Journal of Bone and Mineral Research, 1987, 2(4): 319-327.

[12] DONOVAN EF, TSANG RC, STEICHEN JJ, et al. Neonatal hypermagnesemia: effect on parathyroid hormone and calcium homeostasis[J]. The Journal of Pediatrics, 1980, 96(2): 305-310.

[13] WADE JS, FOURMAN P, DEANE L. Recovery of parathyroid function in patients with "transient" hypoparathyroidism after thyroidectomy[J]. British Journal of Surgery, 1965, 52: 493-496.

[14] LIENHARDT A, BAI M, LAGARDE JP, et al. Activating mutations of the calcium sensing receptor: management of hypocalcemia[J]. The Journal of Clinical Endocrinology & Metabolism, 2001, 86(11): 5313-5323.

[15] 赵大江, 薛双峰, 段秀庆. 甲状旁腺功能减退症诊断与治疗进展[J]. 中华实用诊断与治疗杂志, 2011, 25(12): 1145-1147.

[16] WINER KK, KO CW, REYNOLDS JC, et al. Long-term treatment of hypoparathyroidism: a randomized controlled study comparing parathyroid hormone- (1-34) versus calcitriol and calcium[J]. The Journal of Clinical Endocrinology & Metabolism, 2003, 88(9): 4214-4220.

[17] 赵越, 罗斌. 甲状旁腺功能减退症的治疗现状[J]. 医学研究报, 2016, (01): 104-108.

第七节 自身免疫早发性卵巢功能不全

一、概述

早发性卵巢功能不全（premature ovarian insufficiency，POI）是一种严重影响女性身心健康的生殖内分泌疾病，临床并不少见，其中5%～30%与自身免疫有关。体液免疫异常和细胞免疫的失衡是导致自身免疫性POI的可能机制。该病是在POI的基础上结合病史、家族史、既往史、染色体及其他相关检查的结果，排除遗传性、医源性等病因，结合自身免疫背景进行诊断。该病的治疗以激素替代治疗（hormone replacement therapy，HRT）为主，但需评估POI患者骨密度、心血管风险及生活质量等，并予以相应治疗及随访监测。

二、病例

患者女性，30岁，因"月经稀发6年，未避孕未孕4年"就诊。平素月经不规律，初潮年龄12岁，3/28～60天，量中，痛经轻。既往：患桥本甲状腺炎5年，甲状腺功能正常。无蒽环类药物服用史。月经婚育史：G0P0，2019年2月生化妊娠1次。家族中无类似病史。

体格检查：一般状况可。血压110/64 mmHg，无特殊体貌。无皮肤色素沉着，甲状腺Ⅱ度肿大，质韧，心肺腹查体未见异常。

化验检查：2019年5月28日查FSH 24.47 IU/L，E_2 37 pg/mL。2020年11月23日月经第4天查性激素FSH 28.42 IU/L（滤泡期3.85～8.78 IU/L），LH 32.09 U/L（滤泡期2.12～10.89 U/L），E_2 14 pg/mL（滤泡期15.16～127.81 pg/mL），P 0.26 pg/mL（滤泡期0.31～1.52 pg/mL），AMH 0.02 ng/mL（0.17～7.37 ng/mL）。TGAb 2342 IU/mL（<115 IU/mL），TPO-Ab 398 IU/mL（<34 IU/mL）。TSH 2.31 mIU/L。早晨8点ACTH 37 pg/mL，皮质醇10.27 μg/dL。染色体核型：46，XX。

因患者拟妊娠，予体外受精治疗后妊娠。

三、背景

按照2017年发表的《早发性卵巢功能不全的临床诊疗中国专家共识》[1]，早发性卵巢功能不全是指女性在40岁以前出现卵巢功能减退，主要表现为月经异常（闭经、月经稀发或频发）、促性腺激素水平升高（FSH>25 U/L）、雌激素水平波动性下降[2]。而卵巢早衰（premature ovarian failure，POF）是指女性40岁以前出现闭经、促性腺激素水平升高（FSH >40 U/L）和雌激素水平降低[3]，并伴有不同程度的围绝经期症状，即POF是POI的终末阶段[4]。POI的常见病因包括遗传因素、医源性因素、免疫因素及环境因素等[5]。有报道称，5%的POI患者有自身免疫性卵

78

巢炎，10%～30% 的 POI 患者伴有其他自身免疫性疾病，如 Addison 病、桥本甲状腺炎、系统性红斑狼疮（systemic lupus erythematosus，SLE）、类风湿性关节炎（rheumatoid arthritis，RA）、特发性血小板减少性紫癜等。其中，自身免疫性甲状腺疾病、Addison 病与 POI 的关系最为密切[3]。

四、发病机制

在自身免疫性 POI 中，自身免疫因素究竟是病因还是结果，目前尚无定论。已报道的与该病相关的自身免疫紊乱包括体液免疫和细胞免疫。临床工作中，可以观察到自发性 POI 患者出现一过性雌激素减少；抗米勒管激素（anti-Müllerian hormone，AMH）和抑制素（常用于评价卵泡储备的卵巢肽）升高；卵巢周期自发性恢复的概率高；在 HRT 或未治疗的情况下自发妊娠，上述现象均提示自身免疫攻击至少部分可逆[3]。

（一）诱发因素

诱发卵巢自身免疫的机制尚不清楚[6]。目前有以下几种推测：① 结构上与某种卵巢组织成分相似的病毒或其他物质，可能通过分子模拟活化淋巴细胞或产生抗体，与卵巢组织相互作用；② 病毒或其他药物可能破坏了卵巢组织，使其产生了抗原性；③ 在免疫调节缺陷的基础上，机体丧失了针对某些卵巢成分的特异性免疫耐受，最终引起卵巢的自身免疫[7]；④ 一些患者可能存在 *AIRE* 突变（详见第三章）。总之，同大多数自身免疫性疾病一样，遗传因素或环境因素最终诱发了卵巢的自身免疫。

（二）体液免疫——自身抗体

POI 患者绝大部分携带一种以上的自身抗体，自身抗体与 POI 的发生、发展密切相关。已报道的与自身免疫性 POI 相关的自身抗体包括：类固醇细胞抗体（steroid cell antibodies，StCA）、肾上腺皮质抗体（adrenal cortex antibody，ACA）、抗卵巢抗体（antiovarian antibody，AOA）、抗颗粒细胞膜抗体、抗卵浆抗体和抗透明带抗体等。其中，StCA 和 ACA 与 POI 的相关性最受关注。

1. StCA 和 ACA

在 1960—1970 年间，由于发现 Addison 病、自身免疫性甲状腺疾病的患者发生性腺功能衰竭的风险增加，研究者开始重视 POI 潜在的自身免疫性病因。在 Addison 病患者的血清中可以检测到两种肾上腺抗体：一种仅与肾上腺皮质的 3 层结构反应，称为 ACA；另一种为 StCA。StCA 是 IgG 型抗体，其靶抗原位于卵巢、睾丸、肾上腺、胎盘等组织中，主要是类固醇生成酶，包括 21β- 羟化酶（21β-OH）、17α- 羟化酶（17α-OH）和细胞色素 P450 侧链裂解酶（P450scc）。其可与卵巢门细胞，发育中的卵泡细胞（如卵泡膜细胞和颗粒细胞）及黄体细胞结合。研究发现，StCA 可能通过补体依赖的细胞毒作用杀伤类固醇细胞从而导致 POF，目前尚无法明确 StCA 究竟是 POI 的病因还是患者体内细胞破坏后的结果。

StCA 抗体阳性的患者多伴有肾上腺自身免疫异常，其卵巢功能衰退的病理生理特征不同于其他病因所致的 POI。StCA-POI 主要表现为卵巢抗体及炎细胞选择性攻击窦前卵泡及窦卵泡周围的卵泡膜细胞，而小卵泡和颗粒细胞不受影响；雌激素因缺少底物而合成减少，继而高水平的 FSH 刺激颗粒细胞产生更多的抑制素，影响卵泡的生长发育。因此，StCA-POI 患者常伴有正常或高水平的抑制素 B。由于 StCA 选择性攻击生长卵泡，有学者认为在 StCA-POI 的卵巢中尚存在一定数量的原始卵泡，存在间歇性排卵和自然妊娠的可能。

在 APS-Ⅰ型患者中，约 60% 患者表现为 StCA 阳性，StCA 预测 POI 的敏感度、特异度、预测价值分别是 100%、56% 和 50%，而 25%~40% 的 APS-Ⅱ型患者也存在 StCA 阳性。在伴发 Addison 病的 POI 患者中，StCA 阳性率可高达 78.5%~100%。StCA 抗体在 Addison 病伴原发性闭经的患者中的阳性率几乎可达 100%，在继发性闭经患者中约占 60%。临床上未出现明显性腺功能衰竭时，已有 15%~20% 的临床或潜在的 Addison 病患者检测到了 StCA[8]。在伴发 POI 的 Addison 病女性中，一般在诊断 POI 后 8~14 年才会出现 Addison 病的相关症状。StCA 阳性的 Addison 病患者，约 40% 的女性在随访 10~15 年内发生了卵巢衰竭。因此，StCA 被认为是筛查自身免疫性 POI 的重要指标。值得注意的是，在特发性 POI 以及与肾上腺免疫无关的自身免疫性 POI 患者中，StCA 的阳性率不足 10%，而此类患者性腺衰竭的发病机制尚不清楚。

此外，ACA 同样被认为是免疫性 POI 的诊断指标之一。文献报道 POI 患者中 ACA 阳性率可达 19.2%，提示 ACA 可作为 POI 的免疫相关标记物。但 ACA 并不是 POI 的特异性标志，该抗体可能是 POI 的结果而非原因。研究发现仅在 ACA 存在时才可以检测到 StCA。

2. AOA

AOA 是以卵巢内卵母细胞、颗粒细胞等的胞浆成分为靶抗原，常被认为是自身免疫性卵巢疾病的独立标志，但是其特异性和致病性均存疑。40%~50% 的 POI 患者及无法解释的不育症患者体内均可检测到 AOA。它常在临床症状出现前出现，可能预测不明原因不育女性卵巢衰竭的可能性，其与低妊娠率密切相关，且 AOA 阳性患者对雌激素反应差，其患 POI 的风险也较高。AOA 引起的 POI 机制可能是免疫细胞的功能紊乱引起卵巢组织损伤，导致某些致病性的 AOA 增多或产生新的异常的 AOA，作用于卵巢抗原的特异性靶细胞，引起过度的抗原抗体反应，导致卵巢细胞的病理性损伤，使卵泡过度闭锁，影响卵巢的内分泌功能，从而发生 POI 及不孕。尽管 AOA 在 POI 中很常见，但它与 POI、不明原因不育的因果关系尚不清楚。因此 AOA 可能同样是疾病导致的结果而不是病因。

3. 抗卵巢透明带抗体

POI 患者体内存在抗卵巢各种组成成分的自身抗体，如卵子、黄体、颗粒细胞及透明带都可成为免疫细胞攻击的抗原。自身免疫性抗体与卵巢相关抗原结合后，在补体的协同作用下，产生细胞毒性作用，加速卵子耗竭，导致卵巢衰竭。卵巢透明带（zona pellucida，ZP）是围绕在卵细胞周围的一圈无结构、嗜酸性胶样物质，由卵细胞及其外围的卵泡细胞在卵的生长发育过程中共同分泌形成，抗 ZP 抗体可能与 ZP 结合影响后者发挥正常功能，导致卵巢功能受损[9]。

4. 促性腺激素受体抗体

是否有血清 LH 和 FSH 的受体抗体导致卵巢衰竭的情况，目前尚无定论。曾有实验在 POI 患者体内检测到促性腺激素受体的自身抗体，并认为这可能是 POI 的病因。FSH 受体和 LH 受体为卵巢特有，其在卵泡发育过程中发挥重要作用，抗促性腺激素受体抗体可以与 FSH 及 LH 受体结合，但又缺乏激活受体的功能，因而与 FSH 及 LH 产生竞争性抑制。卵巢组织由于缺少促性腺激素的作用而出现卵泡闭锁，导致卵巢功能衰竭。文献报道抗受体抗体可能仅见于不到 8% 的 POI 患者，但也有观点认为，这类受体抗体并不是 POI 发生的主要原因，因此促性腺激素受体抗体在 POI 发病机制中的作用还需进一步探讨。

此外，3β-羟类固醇脱氢酶、抗α-烯醇化酶、热休克蛋白90-β等在POI患者中均有报道。上述抗体的敏感度、特异度仍存在争议，其具体的抗原靶点尚不明确，目前临床上难以普及应用。

（三）细胞免疫异常

1. T细胞

自身免疫性POI中可以观察到活化T细胞，尤其是表达MHC-Ⅱ类分子的活化T细胞数量的增加。越来越多的研究发现，POI患者外周血中存在T细胞亚群失衡以及T细胞介导的免疫损伤，表现为CD4+T细胞数量减少，CD8+T细胞数量增加，CD4+/CD8+T细胞比率降低，且CD8+T细胞增多的程度与疾病的严重程度、病情变化、治疗反应及预后密切相关。但亦有报道CD4+及CD8+T淋巴细胞数量均明显增加，CD4+/CD8+T细胞比率升高。研究结果不一致可能与病例的选择标准不同、疾病发展阶段不同及样本数不足有关。雌激素替代治疗可降低POI女性外周血活化T细胞的数量，但不能使异常增多的MHC-Ⅱ类阳性细胞减少。

有研究报道，POI患者外周Treg数量下降，提示其免疫抑制功能受到影响。在动物试验中也发现，免疫性POI小鼠模型组Th17水平比对照组正常小鼠升高，而Treg表达水平降低，Th17/Treg比值升高[10]。

2. B细胞

研究报道自身免疫POI患者外周血B细胞数量增加，且增加的数量与各种自身抗体的存在相关。雌激素替代治疗不能降低外周血B细胞增加的数目。

3. 自然杀伤细胞等

对于NK细胞，研究报道CD56+/CD16+/CD3+的NK细胞数量减少。在30%的POI妇女中，正常数目的外周血NK细胞活性降低，杀伤能力下降。

此外，有研究报道20%~46%的POI患者的单核细胞对趋化因子反应异常，巨噬细胞移动抑制因子减少，白细胞移动抑制因子增加，提示POI患者存在异常的免疫应答。

4. 细胞因子

研究表明，细胞因子影响卵泡的发育和闭锁，如IL-1、IL-6、IL-21、IL-32、转化生长因子α（TGF-α）、TGF-β、IFN-γ、成纤维细胞生长因子（fibroblast growth factor, FGF）、胰岛素样生长因子（IGF）等。POI患者的Th1细胞亚群数量增加，分泌的相关细胞因子IL-2、IFN-γ增加。IFN-γ可以影响TGF-β、肿瘤坏死因子-α（TNF-α）、IL-1β等细胞因子的生成、分泌而引起卵泡闭锁；同时这些因子可促进B细胞增殖、分化和分泌抗体，诱导NK细胞、CD8+T细胞等杀伤细胞的分化和效能，从而诱发自身免疫应答，促进颗粒细胞凋亡，加快卵泡闭锁。也有在POI患者中，观察到中性粒细胞/淋巴细胞比率明显下降。

TGF-β在卵巢功能的调节中起关键作用，TGF-β家族的几个成员在卵泡中由卵母细胞或颗粒细胞表达，TGF-β在卵巢不同发育阶段参与颗粒细胞增殖、卵母细胞成熟和类固醇激素生成。有研究表明POI患者外周血的Treg数量、TGF-β1明显减少。在免疫性因素所致的POI小鼠卵泡中颗粒细胞TGF-β、TGF-β受体2、Smad 2/3蛋白表达比正常空白组小鼠明显降低，苏木精伊红染色发现卵泡闭锁显著增加[11]。

5. POI卵巢组织HLA-DR抗原表达及意义

MHC-Ⅱ类分子参与抗原递呈，因此认为其是自身免疫调节的基石。自身免疫性POI的卵巢炎与 HLA-DR 异常表达有关。研究发现，正常卵巢的颗粒细胞、卵泡膜细胞和卵母细胞通常不表达 HLA-DR 抗原。自身免疫性 POI 患者的卵巢组织中，颗粒细胞灶性表达 HLA-DR 抗原，黄体细胞微弱表达。因此，HLA-DR 抗原的异常表达可能参与了 POI 的致病过程，激活辅助性 T 细胞（Th 细胞）识别自身抗原，导致自身免疫反应。但 POI 患者卵巢组织中特殊的 MCH- II 分子与疾病进展无关。一些研究显示，调节 HLA-DR3 亚类表达的遗传异常与较高的 POI 率相关，如 HLA-DR3 和 HLA-B35，但并非所有研究均提示两者存在相关性。

（四）卵巢组织学研究

据报道，约 5% 的 POI 患者存在自身免疫性卵巢炎表现。典型的自身免疫性卵巢炎多见于合并肾上腺自身免疫异常和 StCA 阳性的 POI 患者（60%~80%）。卵巢肉眼可见表面正常或有大小不等的囊腔样结构。卵巢组织学检查可见特征性表现，包括淋巴细胞选择性浸润生长卵泡及黄体，很少累及小的始基卵泡。随着卵泡成熟，浸润程度明显增加。在卵巢门部的血管和神经周围及卵巢髓质也可见轻度的淋巴细胞浸润。随着生长卵泡的发育，淋巴细胞的密度也增加，并且不断浸润和破坏颗粒细胞，使颗粒细胞层逐渐减少[12]。卵巢不同部位镜下浸润的模式有明显的相似性，提示产生类固醇的细胞可能是自身免疫攻击的主要靶标。

免疫组织化学分析显示，大量炎性细胞攻击卵泡膜细胞，较少累及颗粒细胞。炎性细胞主要由 T 淋巴细胞（CD4+ 和 CD8+），少量 B 细胞以及大量浆细胞组成，以及巨噬细胞和 NK 细胞。浆细胞主要分泌 IgG，但也分泌 IgA 或 IgM，这提示卵巢自身抗体可能由局部产生。

所有 StCA 阳性病例都患有淋巴细胞性卵巢炎，据报道，在所有淋巴细胞性卵巢炎病例中，有 78% 为 StCA 阳性。在无 Addison 病的情况下，POI 患者很少发生自身免疫性卵巢炎。

（五）其他自身免疫性疾病

很多 POI 患者携带至少一种自身抗体。在无肾上腺自身免疫受累的 POI 患者中，甲状腺自身免疫（最高 14%）是最常见的自身免疫内分泌异常，其次是胃壁细胞抗体（最高 2%）、1 型糖尿病（最高 4%）、重症肌无力或乙酰胆碱受体抗体阳性（最高 2%）。但是，甲状腺抗体和胃壁细胞抗体的阳性率仅比正常人群略高。1 型糖尿病、重症肌无力均是少见的自身免疫性疾病（<1%），在 POI 患者中相对常见（2%~4%）。这种高频率是由于发表性偏倚还是由于具有共同潜在的免疫调节异常因子尚不明确。POI 患者的抗核抗体和类风湿因子的发生率也高于正常水平。

10%~30% 的 POI 伴有其他自身免疫性疾病。POI 伴发的自身免疫性疾病可分为两类：一类是内分泌腺相关疾病，包括肾上腺免疫相关疾病，如 APS 和 Addison 病；非肾上腺免疫相关疾病，如甲状腺功能减退 / 亢进、甲状旁腺功能减退、垂体炎、1 型糖尿病等；第二类是非内分泌相关疾病，如特发性血小板减少性紫癜、自身免疫性溶血性贫血、恶性贫血、系统性红斑狼疮、类风湿性关节炎、局限性肠炎、干燥综合征及慢性活动性肝炎等。在伴发疾病中，自身免疫性甲状腺疾病在 POI 中的发生率为 25%~60%，其中，14%~27% 的 POI 患者合并桥本甲状腺炎，这是最常见的与 POI 相关的自身免疫性疾病，其次是 APS。

APS- I 型又称自身免疫性多内分泌腺病 - 念珠菌病 - 外胚层营养障碍病（APECED）。APS- I 型是 21 号染色体 Q22.3 上的自身免疫调节基因（AIRE 基因）发生突变引起的常染色体隐性遗传疾病。AIRE 基因是 T 细胞的转录调节因子。与特异的 HLA 单倍体无关。其主要发生于儿童，该病特征主要与黏膜皮肤念珠菌病、甲状旁腺功能减退和 Addison 病相关。卵巢衰竭通常是综合征的一部分。POI 在 APS-Ⅰ型患者中的发生率为 17%～60%，多发生在 Addison 病之后。早期研究表明，针对 21-羟化酶的抗体破坏了肾上腺皮质，该抗体可能与卵巢发生了交叉反应。APS-Ⅱ型，是一种更常见的自身免疫性疾病，又称施密特综合征（Schmidt syndrome），在 20～40 岁女性中多见。在家系中，几代人都可能受到影响，其与 6 号染色体相关，为常染色体显性遗传伴不完全外显，和 HLA-B8、DR3、DR4 单倍体有关。APS-Ⅱ型的特征主要与肾上腺功能衰竭、甲状腺功能减退、1 型糖尿病有关，但也观察到其他自身免疫性疾病，如重症肌无力和乳糜泻。只有 25% 的女性患有闭经。同样，患有 POI 和 APS-Ⅱ型的女性通常有针对 21-羟化酶的抗体。APS-Ⅱ型中 POI 的发生率为 3.6%～25%，且多在 Addison 病之前发生，但 APS 在我国 POI 女性中并不常见。

POI 可单独合并 Addison 病，或同时合并其他自身免疫性疾病。2%～10% 的 POI 患者可伴发 Addison 病，10%～20% 的 Addison 病患者可同时发生 POI。卵巢和肾上腺存在类固醇生成细胞的共同抗原可能是两种自身免疫性疾病常伴发的原因。

五、诊断

（一）临床特点

与其他原因导致的 POI 相似，自身免疫性 POI 包括月经功能变化［月经稀发和（或）闭经］，以及雌二醇缺乏的症状，如潮热和阴道干涩。但 50%～75% 的自发性 POI 患者会间歇性出现卵巢功能，因此患者月经不规律时，即使无血管舒缩症状及阴道干涩症状也不能排除 POI。临床上，自身免疫性卵巢炎通常无明显症状，妇科检查可触及增大、有痛感的卵巢。

自身免疫性卵巢炎有一些独特的临床特点，包括增大的囊性卵巢[13]，存在 ACA 以及卵泡膜细胞（而非颗粒细胞）遭到破坏的证据。较大的卵巢囊肿可能是自身免疫性 POI 的早期特征。病程较晚时可见卵巢较小、无卵泡，和其他原因导致的 POI 表现相同。约 3% 的自发性 POI 患者会发生肾上腺功能不全，发病率是一般人群的 300 倍。患自身免疫性卵巢炎的女性常在月经不规律多年之后才出现肾上腺皮质功能不全的相关症状，肾上腺皮质功能减退症也可先于 POI 发生。自身免疫性疾病的个人史或家族史可能提示 APS-Ⅰ型或 APS-Ⅱ型。

（二）常规检查

性激素水平检测。血清雌二醇和雄烯二酮浓度极低，LH 浓度处于绝经后范围，而 FSH 浓度处于绝经前女性的正常高限。这不同于正常绝经以及其他原因导致 POI 时的激素特征，后两者的血清 FSH 浓度通常高于 LH 浓度。

（三）免疫学检查

1. StCA 检测

StCA 检测在我国尚不是常规临床检测项目。文献报道间接免疫荧光法检测出的 StCA（使用肾上腺组织底物）与组织学证实的自身免疫性卵巢炎有显著关联。有学者认为检测 21-羟化酶自身抗体基本等同于检测 StCA。

2. AOA 检测

目前有商品化的 AOA 检测试剂盒，可通过间接免疫荧光和酶联免疫吸附测定（ELISA）检测 AOA，但文献报道检测结果的不一致性以及较高的假阳性率[14]使得商品化的 AOA 试剂盒在临床上不适用于评估女性自身免疫性 POI 的患病风险。

（四）其他检查

卵巢活检可发现自身免疫性卵巢炎，其特征是淋巴细胞浸润累及次级卵泡和窦状卵泡，但是原始卵泡并不受累。然而，因为卵巢活检是有创检查，所以免疫性 POI 的组织学诊断难以实现[12]。

（五）自身免疫性 POI 的诊断

POI 的诊断通常有延迟，在评估过程中，有 20% 诊断为 POI 的妇女经历了自发排卵，50%的妇女经历了间歇性卵巢功能。根据《早发性卵巢功能不全的临床诊疗中国专家共识》，POI 的诊断标准为：①年龄 <40 岁；②月经稀发或停经至少 4 个月；③至少 2 次血清基础 FSH>25 U/L（间隔 >4 周）。亚临床期 POI 指：FSH 水平在 15~25 U/L，此类患者为高危人群。在诊断 POI 的基础上需进一步进行病因学诊断：结合病史、家族史、既往史、染色体及其他相关检查的结果进行遗传性、免疫性、医源性、特发性等病因的判断。

诊断自身免疫性 POI 的金标准是卵巢活检，由于风险较大，费用较高，且可以采用自身抗体检测来评估类固醇合成细胞的自身免疫性，因此目前不推荐卵巢活检。现今对自身免疫性 POI 的诊断及治疗尚无标准或共识，可能与 POI 临床表现的高度异质性以及缺乏兼具敏感性和特异性的检测指标有关。有学者建议，自身免疫性卵巢炎的诊断依据如下：① POI 的临床证据，包括月经失调，血清雌二醇低而促性腺激素浓度高；② 存在 StCA；③排除 POI 的其他原因，例如 X 染色体缺陷和 *FMR1* 前突变。

Silva 等人认为，自身免疫性 POI 的诊断标准为 POI 伴有 ACA/StCA/AOA，或伴有 Addsion 病或卵巢活检提示淋巴细胞浸润[15]。对于已证实有自发性 POI 的女性，检测有无 21- 羟化酶自身抗体或肾上腺自身抗体足以诊断自身免疫性卵巢炎。目前唯一得到验证的自身免疫性卵巢炎的标志物只有 StCA，检测方法包括采用免疫沉淀反应法检测抗 21- 羟化酶抗体或使用肾上腺组织作为底物的间接免疫荧光法。其他免疫性抗体也可作为诊断依据，如 AOA、抗核抗体（antinuclear antibody，ANA）、抗双链 DNA（anti-double-strand DNA antibody，ds-DNA）抗体、甲状腺球蛋白抗体（TGAb）、抗透明带抗体（anti-zona pellucida antibody，AzpAb）、抗磷脂抗体等。另外，合并有自身免疫性疾病也是诊断参考之一。但伴随其他自身免疫性疾病（如自身免疫性甲状腺疾病）者，并不一定表明 POI 也是自身免疫性疾病。

（六）鉴别诊断

鉴别诊断包括 POI 的所有非自身免疫性病因，例如染色体异常（性腺发育不全）和 *FMR1* 基因的前突变。约 6% 的 POI 患者与 *FMR1* 基因前突变有关，该基因异常是脆性 X 综合征和脆性 X 相关性震颤 / 共济失调综合征的原因。有 POI 家族史应提示怀疑脆性 X 染色体前突变。

（七）其他自身免疫问题的评估

除了检测 ACA 外，所有染色体核型为 46，XX 自发性 POI 的女性均应测定血清促甲状腺素、抗甲状腺过氧化物酶自身抗体和抗甲状腺球蛋白抗体，以评估有无自身免疫性甲状腺疾病。此外，临床工作中还应关注其他内分泌腺体受累或合并其他自身免疫性疾病的临床表现，以临床指征为依据，进行其他腺体和功能的评价。约 3% 的自发性 POI 女性存在无症状的自身免疫性肾上腺功能不全[6]。所有自发性 POI 的女性都应在诊断时检测血清抗 21- 羟化酶抗体，抗 21- 羟化酶抗体呈阳性时，应仔细评估有无肾上腺功能不全。

六、治疗

（一）治疗原则

自身免疫性 POI 女性的治疗与其他 POI 女性相同。治疗时需要考虑多种重要问题，包括雌激素缺乏症状、心理健康、生育力、性功能、骨骼健康、心血管健康，以及伴发的其他自身免疫性疾病。针对自身免疫性 POI，除了 HRT，应用糖皮质激素、脱氢表雄酮（dehydroepiandrosterone，DHEA）可能会缓解炎症、改善卵巢功能。

（二）治疗措施

1. HRT

HRT 不仅可以缓解低雌激素症状，而且对心血管疾病和骨质疏松起到一级预防作用。在自然绝经前应用 HRT 未发现有增加乳腺癌的风险。因此，若无禁忌证，POI 患者均应给予 HRT，并联合应用雌孕激素以保护子宫内膜。HRT 至少应该维持到自然绝经的平均年龄。由于诊断 POI 后仍有妊娠的机会，对有避孕需求者可以考虑 HRT 辅助其他避孕措施，或应用短效复方口服避孕药（combined oral contraceptives，COC）；有生育要求者则应用天然雌激素和孕激素补充治疗。与 COC 相比，HRT 对骨骼及代谢有利的证据更充分[1]。口服雌激素可以通过激活各种免疫细胞、分子通路和特定的促凝和抗凝因子增强自身免疫和增强凝血，对于系统性红斑狼疮患者，口服雌激素可能会加速疾病进程[16]。因此，在 HRT 治疗前，应结合既往疾病史进行个体化治疗。HRT 透皮剂可能适用于凝血异常和易栓倾向的女性。

2. 免疫治疗（糖皮质激素）

根据自身免疫性 POI 患者的卵巢组织学特征，淋巴细胞多选择性攻击生长卵泡，原始卵泡及始基卵泡较少累及，对于有生育意愿的自身免疫性卵巢炎患者，糖皮质激素免疫抑制治疗或许可以诱导排卵。其机制是糖皮质激素能够减少 T 淋巴细胞的数量，从而抑制免疫反应，改善症状，短期适量应用糖皮质激素可暂时改善免疫环境，部分患者可出现卵巢功能的暂时性恢复，出现 FSH 水平降低，雌二醇水平增加，甚至自发性排卵。有报道称，应用泼尼松治疗使自身免疫性 POI 患者恢复了月经周期，其每日剂量为 20~40 mg，持续治疗 1~6 个月；少数患者成功受孕[17]。然而，糖皮质激素的长期使用也会产生很多不良反应，会抑制免疫细胞及其功能，导致机会性病原体的感染，抑制下丘脑 - 垂体 - 肾上腺轴，导致钾钙失衡，以及高血糖、高血脂的发生，并且增加罹患骨质疏松、医源性库欣综合征的风险。目前没有证明糖皮质激素治疗改善生育力的临床试验。因此长期免疫治疗需谨慎使用，应考虑其医源性不良反应，避免长期大剂量使用及突然停药，并要采取措施预防其不良反应。

3. 其他

（1）一般建议：建议 POI 患者戒烟、定期体育锻炼、维持健康体重以减少心血管风险[18]。

（2）雄激素：绝经前的妇女，每天体内约含有 $300\,\mu g$ 生理性的睾酮，其中 50% 由肾上腺产生，50% 来自卵巢。所以 POF 患者在缺乏雌孕激素同时还会缺乏睾酮[19]。已证实雄激素具有免疫调节功能，其代谢异常与多种免疫性疾病直接相关。雄激素能调节细胞因子和免疫球蛋白的水平及淋巴细胞的功能，并能改变免疫系统的环境，直接影响淋巴细胞和下丘脑 - 垂体轴。雄激素能抑制免疫系统，因此可用于治疗免疫反应过度引起的疾病，如自身免疫性 POI。

雄激素的补充在 POF 患者中的运用近年来一直备受争议，至今仍不能完全确定其有益作用。适当剂量的雄激素与用糖皮质激素治疗效果相同，不良反应小，且患者有较好的依从性。DHEA 是由肾上腺网状带和卵泡膜细胞合成的甾体物质，是类固醇激素合成的最重要的代谢中间产物，DHEA 可以增加卵泡生长发育早期阶段 FSH 受体的表达，协同 FSH 增加颗粒细胞对 FSH 的敏感性。同时，DHEA 可增加窦前卵泡和小窦卵泡的数量，可能促进卵泡的早期生长。有报道应用外源性 DHEA 不仅能提高 POI 女性雄激素及雌激素水平，还能平衡 $CD4^+/CD8^+$ T 细胞以及 Th1/Th2 淋巴细胞群比率和相关细胞因子，改善 POI 患者的免疫微环境，或可改善卵巢功能。但 DHEA 的免疫调节作用仍有待临床大样本观察及临床试验的证实。

（3）干细胞治疗：目前的干细胞大多数来源于骨髓、外周血、脐带血等。动物试验中，体外成功诱导人类多功能干细胞分化成卵巢上皮样细胞，并将其注入环磷酰胺导致的 POF 小鼠卵巢内，发现其可以改善小鼠的卵巢功能[20]。间充质干细胞（mesenchymal stem cell，MSC）疗法被认为是一种修复受损组织、重建正常组织功能的替代治疗手段，MSC 诸多的共同特性，使其可能成为临床治疗 POI 的成熟方法，目前也有相应的研究在动物试验中开展[21, 22]。

（4）生育问题：促排卵成功或大剂量糖皮质激素抑制自身免疫过程，进而恢复或维持生育的病例报道数量有限。目前尚无相应的临床试验。单用雌二醇治疗不能改善月经周期。在 POI 患者中，常通过供体卵母细胞进行体外受精的方法进行生育[23]。利用干细胞进行卵巢再生的方法[24]，目前正在临床探索中。

4. POI 对其他系统的影响

（1）POI 与骨密度：骨密度（bone mineral density，BMD）减少可能引起骨折，因此需要保持健康的生活方式包括负重锻炼、戒烟、维持正常体重；多吃富含钙和维生素 D 的食物；替代性应用雌激素；口服避孕药会对骨质造成不利影响。在年轻女性中是否使用双膦酸盐治疗骨质疏松需权衡利弊，患者有妊娠意愿时尤其要慎重。所有 POI 患者确诊后均应监测 BMD，如果 BMD 下降应及时评估雌激素替代治疗或其他潜在因素。

（2）心血管系统：未治疗的 POI 与预期寿命的减少有关，其很大程度上是心血管疾病导致的。良好的生活行为习惯可降低 POI 患者心血管疾病的风险。尽管缺乏纵向的研究结果，仍强烈建议针对 POI 患者早期开始 HRT 预防心血管疾病。如果有危险因素，需至少每年对血压、体重和吸烟状况进行监测。

（3）生活质量：鉴于 POI 对患者心理健康及生活质量产生明显的负面影响，应对患者予以心理、生活习惯的干预。适量的雌激素替代治疗被认为是性功能正常化的起点。局部应用雌激素对生殖、泌尿、神经系统症状有效。润滑剂对于未使用 HRT 女性的阴道不适、性交痛有效。

七、预后与随访

使用 HRT 的 POI 患者应每年给予评估，尤其要注意患者的依从性。POI 患者应评估心血管风险，至少应每年监测血压、体重、吸烟状况及其他危险因素。如果 BMD 正常，并已经开始全身雌激素替代治疗，则再次进行双能 X 射线吸收法（dual energy X-ray absorptiometry，DXA）的检查意义有限。如果确诊骨质疏松并予以雌激素替代治疗或其他治疗，5 年内应予以监测 BMD，一旦发现 BMD 下降，应立即评估雌激素替代治疗及其他潜在的危险因素。

八、病例回顾

回顾本节病例的临床特点：患者为年轻女性（<40 岁），因月经稀发不孕就诊，查雌激素水平下降，且 FSH（>25 U/L）和 LH 明显升高，考虑 POI 诊断明确。其染色体核型正常、无家族史及特殊药物服用史，临床上无其他导致 POI 的因素（如遗传因素、医源性因素等），结合其有桥本甲状腺炎的病史，且 TGAb 和 TPO-Ab 强阳性，POI 的病因考虑可能为自身免疫因素，因此自身免疫性 POI 可能性大。评估甲状腺激素及肾上腺激素，均未见异常。予以充分告知病情的情况下拟行 HRT。但因患者有生育要求，行体外受精治疗，并成功受孕。

九、进展与展望

自身免疫性 POI 是一种严重影响女性身心健康的生殖内分泌疾病，体液免疫异常和细胞免疫失衡是导致自身免疫性 POI 的可能机制。目前 POI 患者绝大部分都是在出现闭经及围绝经期症状后就诊时才被诊断，此时卵巢功能恢复的机会极小，若能在卵巢功能出现不可逆性衰竭之前，筛查出异常的自身免疫因素并进行干预，或可保护甚至挽救患者生育力。但是，目前免疫攻击是何时、如何发生的，免疫损伤致卵巢衰竭的具体机制，自身抗体的卵巢抗原靶点等关键问题仍不清楚，临床尚缺乏有效的免疫监测或诊断指标。因此，进一步研究 POI 的发病机制，是今后研究的重要方向，而相关免疫干预治疗的效果仍需循证医学以及高质量临床研究的证实。

（高　莹　编；章　燕　审）

参考文献

[1] 陈子江, 田秦杰, 乔杰, 等. 早发性卵巢功能不全的临床诊疗中国专家共识[J]. 中华妇产科杂志, 2017, 52(9): 577-581.

[2] WEBBER L, DAVIES M, ANDERSON R, et al. ESHRE Guideline: management of women with premature ovarian insufficiency[J]. Human reproduction (Oxford, England), 2016, 31(5): 926-937.

[3] DRAGOJEVIĆ-DIKIĆ S, MARISAVLJEVIĆ D, MITROVIĆ A, et al. An immunological insight into premature ovarian failure (POF)[J]. Autoimmunity reviews, 2010, 9(11): 771-774.

[4] WELT C K. Primary ovarian insufficiency: a more accurate term for premature ovarian failure[J]. Clinical endocrinology, 2008, 68(4): 499-509.

[5] DE VOS M, DEVROEY P, FAUSER B C J M. Primary ovarian insufficiency[J]. The Lancet, 2010, 376(9744): 911-921.

[6] NELSON L M. Autoimmune ovarian failure: comparing the mouse model and the human disease[J]. Journal of the Society for Gynecologic Investigation, 2001, 8(1 Suppl Proceedings): S55-S57.

[7] IRVINE W J, CHAN M M, SCARTH L, et al. Immunological aspects of premature ovarian failure associated with idiopathic Addison's disease[J]. Lancet (London, England), 1968, 2(7574): 883-887.

[8] BETTERLE C, ROSSI A, DALLA PRIA S, et al. Premature ovarian failure: autoimmunity and natural history[J]. Clinical endocrinology, 1993, 39(1): 35-43.

[9] 吴结英, 胡卫华. 卵巢早衰的病因学研究进展[J]. 国际生殖健康/计划生育杂志, 2019, 38 (04):332-336+344.

[10] 丁青, 欧阳进, 伍参荣, 等. 右归丸对卵巢早衰模型小鼠Th17/Treg表达的影响[J]. 中华中医药杂志, 2013, 28(4): 1091-1093.

[11] 刘慧萍, 曾柳庭, 胡立娟, 等. 补肾活血方对卵巢早衰小鼠颗粒细胞TGF-β1、TGF-βRⅡ、Smad2/3表达的影响[J]. 中成药, 2017, 39(9): 1782-1788.

[12] 秦莹莹, 张茜蒌. 卵巢早衰的免疫学病因及免疫干预研究进展[J]. 山东大学学报(医学版), 2018, 56(4):33-37.

[13] WELT C K, HALL J E, ADAMS J M, et al. Relationship of estradiol and inhibin to the follicle-stimulating hormone variability in hypergonadotropic hypogonadism or premature ovarian failure[J]. The Journal of clinical endocrinology and metabolism, 2005, 90(2): 826-830.

[14] WELT C K, FALORNI A, TAYLOR A E, et al. Selective theca cell dysfunction in autoimmune oophoritis results in multifollicular development, decreased estradiol, and elevated inhibin B levels[J]. The Journal of clinical endocrinology and metabolism, 2005, 90 (5): 3069-3076.

[15] NOVOSAD J A, KALANTARIDOU S N, TONG Z B, et al. Ovarian antibodies as detected by indirect immunofluorescence are unreliable in the diagnosis of autoimmune premature ovarian failure: a controlled evaluation [J]. BMC women's health, 2003, 3(1): 2.

[16] LAVEN J S E. Primary ovarian insufficiency[C]. Seminars in reproductive medicine. Thieme Medical Publishers, 2016, 34(04): 230-234.

[17] HOLROYD C R, EDWARDS C J. The effects of hormone replacement therapy on autoimmune disease: rheumatoid arthritis and systemic lupus erythematosus [J]. Climacteric: the journal of the International Menopause Society, 2009, 12(5): 378-386.

[18] KALANTARIDOU S N, BRADDOCK D T, PATRONAS N J, et al. Treatment of autoimmune premature ovarian failure [J]. Human reproduction (Oxford, England), 1999, 14(7): 1777-1782.

[19] WEBBER L, DAVIES M, ANDERSON R, et al. ESHRE Guideline: management of women with premature ovarian insufficiency [J]. Human reproduction (Oxford, England), 2016, 31(5): 926-937.

[20] 唐华均. 卵巢早衰的病因及治疗进展[J]. 重庆医学, 2018, 47(13): 1777-1780.

[21] LIU T, QIN W, HUANG Y, et al. Induction of estrogen-sensitive epithelial cells derived from human-induced pluripotent stem cells to repair ovarian function in a chemotherapy-induced mouse model of premature ovarian failure [J]. DNA and cell biology, 2013, 32(12): 685-698.

[22] 刘荣霞, 杨炳, 余丽梅, 等. 不同来源间充质干细胞治疗卵巢早衰的作用及机制研究进展[J]. 山东医药, 2018, 58(40): 106-110.

[23] LIU T, HUANG Y, ZHANG J, et al. Transplantation of human menstrual blood stem cells to treat premature ovarian failure in mouse model [J]. Stem cells and development, 2014, 23(13): 1548-1557.

[24] BOLDT J, TIDSWELL N, SAYERS A, et al. Human oocyte cryopreservation: 5-year experience with a sodium-depleted slow freezing method [J]. Reproductive biomedicine online, 2006, 13(1): 96-100.

第二章

自身免疫性胰岛功能障碍

第一节　1型糖尿病

一、概述

1型糖尿病（type 1 diabetes mellitus，T1DM）显著的特征是胰岛 β 细胞数量显著减少乃至消失所导致的胰岛素分泌显著下降或绝对缺乏。根据美国糖尿病协会（American Diabetes Association，ADA）和中华医学会糖尿病学分会（Chinese Diabetes Society，CDS）糖尿病指南，以其是否存在自身免疫证据，又可进一步分为1A和1B两个亚型。其中1A型即自身免疫糖尿病，是一种进行性的自身免疫过程伴胰岛功能的持续下降，主要发生在遗传易感人群。在环境因素的触发下，启动针对胰岛的特异性自身免疫过程，胰岛特异性自身反应 T 细胞是导致胰岛功能损伤的直接原因，多种自身抗体的产生是胰岛损伤导致胰岛细胞内抗原暴露的结果，随着病程进展最终胰岛功能完全丧失。该病具有发病年龄轻、胰岛功能衰竭的趋势不可逆转等特点，相当一部分 T1DM 初诊时仅残存 10%~20% 的胰岛功能，需要终身依赖胰岛素治疗。

二、病例

患者女性，26 岁，因腹痛伴呕吐就诊，随机末梢血糖 22.3 mmol/L，尿常规示尿糖 3+，尿酮体 1+，血气分析示 pH 7.42。否认既往病史和糖尿病家族史，不服用任何药物，BMI 21.4 kg/m^2。这是患者第一次发现血糖升高，最近一次体检为就诊的 8 个月前，当时空腹血糖 5.1 mmol/L。经过积极的对症支持治疗后，患者尿酮体转阴，血糖下降至 10 mmol/L 以下，由急诊转至普通病房。

住院后完善以下辅助检查：糖化血红蛋白 A$_{1c}$（glycated hemoglobin，HbA$_{1c}$）9.2%，胰岛自身抗体（insulin autoantibody，IAA）阳性、谷氨酸脱羧酶抗体（glutamic acid decarboxylase antibody，GADA）阳性、人胰岛细胞抗原 2 抗体 / 蛋白酪氨酸磷酸酶抗体（insulinoma-associated-2 autoantibodies，IA-2A）阳性，空腹血糖 10.08 mmol/L，同步胰岛素 18.5 pmol/L、C 肽 0.266 nmol/L。

三、背景

起初，人们观察到不同糖尿病患者之间的临床特征存在着显著差别，有的患者表现为胰岛素依赖性，即需要外源性胰岛素治疗维持生命。1974 年，胰岛细胞抗体（islet cell autoantibody, ICA）首次在 5 名胰岛素依赖型患者中检出，揭示了胰岛素依赖型糖尿病的自身免疫性特点 [1]。1997 年，糖尿病诊断和分型专家委员会提出了 T1DM 和 2 型糖尿病（type 2 diabetes mellitus, T2DM）的命名方式，并将 T1DM 定义为因胰岛 β 细胞破坏而导致胰岛素绝对缺乏，具有酮症倾向的糖尿病，患者需要终身依赖胰岛素维持生命。90% 以上的 T1DM 患者存在胰岛自身抗体阳性的自身免疫学证据，被称为 1A 型；少部分临床特征表现为胰岛素依赖而胰岛自身抗体阴性的人群被称为特发性或 1B 型糖尿病 [2]。自此，T1DM 和 T2DM 被各大指南广泛引用并沿用至今。本节主要探讨自身免疫型糖尿病即 1A 型 T1DM，以下简称为 T1DM。

四、发病机制

1. 遗传因素

T1DM 存在家族聚集性的特点。T1DM 的总体人群发病率小于 1%，而 T1DM 患者一级亲属的发病风险较普通人群显著升高。同卵双胞胎 T1DM 一致性为 30%~70%，兄弟姐妹患病风险为 6%~7%，父母一方患 T1DM 的儿童患病风险为 1%~9% [3, 4]。

T1DM 是一种复杂的多基因遗传病，受多个基因相互叠加的影响。人类白细胞抗原（HLA）是 T1DM 最重要的遗传易感基因，它包含众多的基因且具有极其丰富的多态性。HLA 基因编码 6 个经典的 HLA 抗原，包括 HLA-Ⅰ类分子和 HLA-Ⅱ类分子，其多态性主要存在于编码形成抗原结合沟槽的区域。这些抗原均为细胞表面蛋白，能够与抗原肽结合，加工处理后递呈给 T 淋巴细胞识别。因此，HLA 在机体针对外源性病原体及内源性自身抗原诱发的免疫反应中扮演着重要角色。由 HLA- 抗原肽 -TCR 形成的"三元复合物"决定了免疫反应的特异性，最终影响 T1DM 自身免疫反应的进程。儿童起病 T1DM 患者 90% 携带 HLA 易感基因，儿童青少年自身免疫糖尿病研究（diabetes autoimmunity study in the young，DAISY）中携带 HLA 易感基因的 T1DM 一级亲属 T1DM 发病率高于非 HLA 易感基因携带者 [5]。由于 HLA 丰富的基因多态性，不同 HLA 基因型与 T1DM 的发病关联存在地理和种族的差异 [6]。在高加索人群中，HLA-DR3-DQ2（DR3）和 HLA-DR4-DQ8（DR4）单倍型是已明确的 T1DM 高危基因 [7]。而 DR3/DR3、DR3/DR9 和 DR9/DR9 在我国和日韩地区 T1DM 患者中频率增高 [8, 9]。目前利用全基因组关联分析方法进行的相关研究已发现超过 50 个 T1DM 相关性非 HLA 基因多态性位点。人胰岛素原基因（Insulin，INS）、蛋白酪氨酸磷酸酶非受体型 22（PTPN22）、细胞毒 T 淋巴细胞相关抗原 4（CTLA-4）、干扰素诱导解旋酶 C 域 1（IFIH1）等基因均是除 HLA 以外危险因素较高的 T1DM 易感基因 [10]。

2. 环境因素

T1DM 的发生是遗传易感个体在某些环境因素的触发下启动自身免疫进程。有研究报道，高龄孕产妇、孕前和早孕肥胖、剖宫产与儿童 T1DM 发病风险增高相关。儿童肥胖和其他生长指标被认为是影响 β 细胞应激的危险因素，体重、出生后第一年体重的增加、早期 BMI 都和 T1DM

风险增加相关。母乳喂养、牛奶添加及其他营养物质的添加与 T1DM 发病风险的关系亦广受关注。大型队列研究未发现母乳喂养时间、婴儿饮食中添加牛奶的年龄与胰岛自身免疫或 T1DM 发生风险相关。DAISY 研究未发现儿童时期谷类摄入与胰岛自身免疫或进展为 T1DM 的关联，但糖尿病预测与预防（diabetes prediction and prevention，DIPP）研究发现较高的谷类和膳食纤维摄入量与胰岛自身免疫和 T1DM 相关。青年糖尿病的环境决定因素（environmental determinants and diabetes in the young，TEDDY）研究发现儿童血浆 25 羟维生素 D 浓度升高和胰岛自身免疫风险降低相关，但 DAISY 和 DIPP 研究未发现相关性。DIPP 研究发现婴儿 3 个月时更高的血清 DHA 水平和胰岛自身免疫风险降低有关；DAISY 研究发现儿童时期 ω-3 脂肪酸摄入量和红细胞膜上 ω-3 脂肪酸浓度越高，胰岛自身免疫风险越低，但与 T1DM 发病无关。此外，DAISY 研究证实高糖饮食可能与 T1DM 相关。感染（特别是病毒感染）和 T1DM 的关系也受到较多关注。T1DM 与病毒的联系中最密切的是肠道病毒，早期有报道称肠道病毒属中柯萨奇病毒与 T1DM 相关。TEDDY 研究报道肠道病毒 B 的长时间随粪便排出使胰岛自身免疫风险增加 3~4 倍，但是和 T1DM 没有关联；DAISY 研究表明血清中肠道病毒存在预示从胰岛自身免疫进展为 T1DM 的速度加快。虽然未发现对甲型流感的血清学反应与胰岛自身免疫风险的关联，但挪威的一项大型注册研究表明，2009 年 H1N1 甲型流感大流行期间，严重流感和 T1DM 风险增加相关。儿童早期症状性呼吸道感染的频率增加可能与胰岛自身免疫和 T1DM 的风险增加相关。孕期母体感染被认为可能是儿童期发生 T1DM 的危险因素，但由于研究设计的不同，各研究之间的一致性很难解释，目前两者关系仍不明确。肠道菌群与 T1DM 的关系目前也是研究热点。其他环境因素，如抗生素的使用、疫苗、环境化学物质等，与胰岛自身免疫、T1DM 风险的关系尚不明确。

3. 细胞免疫

目前认为 CD4$^+$ 及 CD8$^+$ T 淋巴细胞对胰岛 β 细胞的浸润及其分泌的细胞因子在 T1DM 的发病过程中发挥着重要作用。另外，其他免疫细胞（如调节性 T 细胞、B 淋巴细胞、NK 细胞）也参与胰岛 β 细胞的损伤。

CD8$^+$ T 淋巴细胞为直接破坏胰岛 β 细胞的主要细胞，以主要组织相容性复合体（MHC）Ⅰ类限制性的方式识别靶细胞表面的多肽抗原后活化为抗原特异性细胞毒性 T 淋巴细胞（cytototoxic T lymphocyte，CTL）杀伤细胞内寄生病原体的宿主细胞、抗肿瘤及参与移植排斥反应。由于胰岛 β 细胞表面主要表达 MHC-Ⅰ类分子而缺乏 MHC-Ⅱ类分子，因此，它们可能主要是被 CD8$^+$ T CTLs 破坏的。研究也证实，在 T1DM 患者捐献的胰腺中 CD8$^+$ T 淋巴细胞是占比最多的淋巴细胞，利用 HLA 多聚体也发现了自身反应性的抗原特异性 CD8$^+$ T 细胞。CD8$^+$ T 淋巴细胞识别胰岛细胞表面上的 MHC-Ⅰ类蛋白后，可以通过分泌穿孔素，合成一氧化氮（NO）、干扰素（IFN）-γ、肿瘤坏死因子（TNF）-α 和 IL-1β 等细胞因子，并通过 -FasL 的相互作用等途径促进胰岛 β 细胞的死亡。其中，分泌穿孔素是其发挥作用的主要途径。

自身反应性 CD4$^+$ T 淋巴细胞是 T1DM 发病的关键，充当着细胞免疫攻击的组织者。CD4$^+$ T 淋巴细胞主要参与细胞免疫应答，并对 CD8$^+$ T 淋巴细胞和 B 细胞的活化、增殖起重要辅助作用。CD4$^+$ T 淋巴细胞可以识别胰岛素 A 链的 N 末端位点，在 T1DM 患者中可以检测到胰岛素抗原反应性 CD4$^+$ T 淋巴细胞，并且这些患者体内高亲和力的胰岛素抗原反应性胸腺细胞可以逃避中枢耐受。CD4$^+$ T 细胞根据其所分泌的细胞因子可分为辅助性 T 淋巴细胞 Th1、Th2、Th17 和调节性 T 淋巴细胞（Treg）等。

Th1 细胞主要分泌 IL-1、IL-2、IFN-γ 和 TNF-α 等，主要介导与细胞免疫及局部炎症有关的免疫应答，通过产生细胞因子破坏胰岛 β 细胞，促进 T1DM 发病。IL-1 可以同时参与固有免疫和适应性免疫，导致内质网及线粒体应激，最终激活凋亡机制，损伤胰岛 β 细胞。Th2 细胞主要分泌 IL-4 和 IL-10，能辅助 B 细胞增殖并产生抗体参与体液免疫，同时抑制 Th1 细胞的功能。实验表明，通过活化 CD28 等途径增强浸润胰岛的 Th2 细胞的功能可以促进 Th2 细胞分泌 IL-4，有效预防 T1DM 的进展。

正常生理情况下，Th1 与 Th2 细胞互为调节细胞，通过其所分泌的细胞因子相互制约，处于动态平衡状态，在维持免疫应答平衡中起重要作用，然而在 T1DM 的发病过程中，由于体内免疫调节机制失衡，内源性的 Th1 型细胞因子占主导地位，大量自身反应性的 T 淋巴细胞浸润胰岛，直接促进胰岛 β 细胞凋亡或通过上调黏附分子的表达使其进一步破坏。

Th17 细胞因其可表达促炎性因子 IL-17 而得名，不同于 Th1、Th2 细胞亚群，Th17 在机体的炎症反应、各种感染性疾病、自身免疫性疾病和肿瘤等的发生发展中有重要意义。Th17 细胞可通过转化为 Th1 表型、促进细胞毒性 T 细胞反应，破坏效应 T 细胞和 Treg 平衡发挥致糖尿病作用。T1DM 患者的外周血中 IL-17 水平升高，动物实验中也发现 T1DM 模型非肥胖糖尿病（non-obese diabetes，NOD）鼠胰腺上 IL-17 的表达水平明显增加。IL-17 促进 NOD 鼠 T1DM 的进展。当使用 IL-17 阻断剂后，可以明显缓解 T1DM。

Treg 是一种可以抑制自身及外来抗原导致的免疫激活的淋巴细胞。正常免疫情况下，Treg 可以抑制自身免疫、自体肿瘤细胞及非自身抗原，在维持外周耐受的过程中发挥着重要的作用，但是在 T1DM 等自身免疫性疾病中其功能存在紊乱，Treg 可能参与了 T1DM 的发病。Treg 作为 T1DM 的治疗靶点得到越来越多的关注。有研究发现 T1DM 患者外周血淋巴细胞（peripheral blood lymphocyte，PBL）中 CD4+ Treg 及其亚群未发现频率的显著变化，但 sTreg 及 nTreg 细胞亚群抑制性表型 CTLA-4 表达下调，这可能是导致 T1DM 患者 Treg 抑制功能下降的原因之一。

4. 体液免疫

虽然胰岛自身抗体并非 T1DM 的直接致病因素，但却是胰岛 β 细胞遭受免疫破坏最可靠的生物学标志。IAA、GADA、IA-2A、锌转运体 8 抗体（zinc 8 transporter autoantibodies，ZnT8A）是目前 T1DM 最有效的预测和诊断抗体。

最早确认的胰岛细胞抗体 ICA 是一种针对数种胰岛细胞分子的异质抗体系列，早年针对 ICA 的研究发现，发病的 T1DM 一级亲属中，ICA 敏感性最强，但如果受试者仅存在 ICA 阳性，则患病风险极低。ICA512 又称 IA-2A，其阳性说明对抗原表位的免疫应答已经成熟，病情进展加快。IAA 对预测儿童 T1DM 发病至关重要，是筛选高危儿童接受免疫治疗的重要标准，且 IAA 水平是预测 T1DM 发病时间的主要决定因素之一，IAA 水平越高、出现时间越早则预测价值越大。发病年龄 5 岁以下的儿童在发病前几乎都能检测到 IAA，若能进一步提高 IAA 的检出率，则可在更早期准确地预测 T1DM 的发生。GADA 可在 80% 的新发 T1DM 及其前期人群中检出，GADA 检测敏感性、特异性是四个抗体中最高的，且阳性持续时间长于其余抗体，因此被认为是最稳定的预测指标。ZnT8A 是 2007 年新发现的 T1DM 胰岛自身抗体。在新发 T1DM 患者中，ZnT8A 阳性率为 60%~80%，健康人中阳性率不足 2%。单个抗体阳性的一级亲属中，ZnT8A 阳性者 4 年内患病率高于 ZnT8 阴性者，分别为 31% 和 7%。ZnT8A 可覆盖 26% 的其他抗体阴性 T1DM 患者，增加抗体的检出率。新近 anti-tetraspanin-7[11]、oxPTM-INS[12]、ZnT8ec-Ab[13] 等新型胰岛自身抗体相继被发现，为 T1DM 的体液免疫学标志物再添新的证据。

患者体内检测出阳性抗体后进展为 T1DM 的速度与阳性抗体的种类、阳性抗体出现时的年龄、性别和 *HLA* 基因型有关。DAISY 研究中持续 IAA 阳性的儿童 5 年内 T1DM 发病率 100%，而 IAA 波动阳性者随访 10 年仅 63% 发生 T1DM，且 IAA 滴度越高者，疾病进展越快。5 岁以下儿童起病者几乎都以 IAA 最先出现，继而出现 GADA 抗体，成人起病者多以 GADA 为首个阳性抗体。携带 *HLA-DR4-DQ8* 单倍型的儿童多以 IAA 为首个阳性抗体，而携带 *HLA-DR3-DQ2* 纯合子的儿童最先出现 GADA 阳性。此外，幼龄、女性、携带 *HLA-DR3/DR4-DQ8* 基因型者发病速度较快。

五、诊断

（一）临床特点

1. 自然病程和临床分期

T1DM 的自然病程可分为 5 个阶段（图 2-1-1）：① 遗传易感期：具有 T1DM 遗传易感性的高危人群尚未出现胰岛自身免疫反应，但在病毒感染等环境因素的触发下，较普通人群更易罹患 T1DM；② 免疫异常期：胰岛 β 细胞遭受自身免疫攻击，机体产生免疫应答，体内出现相应的免疫学标志物，但胰岛 β 细胞尚能分泌足够量的胰岛素维持血糖正常；③ 胰岛损伤期：胰岛 β 细胞受免疫破坏加重，逐步丧失胰岛素分泌能力，出现空腹血糖调节受损和糖耐量异常；④ 糖尿病期：胰岛功能进一步下降，机体最终发生胰岛素依赖性糖代谢紊乱；⑤ 胰岛衰竭期：胰岛功能进行性下降，最终发生胰岛功能衰竭。

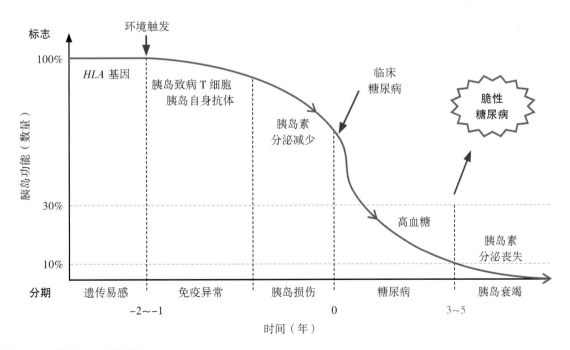

图 2-1-1 T1DM 自然病程

2015 年，由青少年糖尿病基金会（Juvenile Diabetes Research Foundation，JDRF）、美国内分泌学会（American College of Endocrinology，ACE）和 ADA 共同制订的一项科学声明中将 T1DM 分为 3 期[14]。1 期：胰岛自身免疫期，该期患者存在至少 2 个胰岛自身抗体阳性，而无糖尿病症状，且血糖正常。2 期：患者存在 2 个及以上抗体阳性，血糖出现异常而无症状。3 期：具有典型的糖尿病症状，包括多饮、多尿、体重减轻，甚至酮症酸中毒等。T1DM 是连续的自然病程，其临床分期有助于筛查 T1DM 高危人群、早期预测疾病发生、减少急慢性并发症、改善疾病预后。

2. 发病年龄

T1DM 可见于各个年龄段，以往认为 T1DM 以青少年、儿童多见，成人相对少见。中国 2010—2013 年的一项流行病学调查研究显示，T1DM 总体发病率为 1.01/10 万人年，仍然多见于青少年、儿童，成人相对少见。0～14 岁为 1.93/10 万人年，15～29 岁为 1.28/10 万人年，≥30 岁为 0.69/10 万人年。即使都是青少年儿童（0～14 岁）群体中，0～4 岁、5～9 岁、10～14 岁三个年龄段之间 T1DM 的发病率也存在差异。中国 2010—2013 年的一项流行病学调查研究显示，发病率峰值在 10～14 岁这个年龄段。14 岁以后 T1DM 的发病率随着年龄的增长逐渐降低，日本的调查数据亦显示 10～14 岁是 T1DM 的发病高峰。尽管成年 T1DM 的发病率低，但由于人群基数大，总体新发的患病人数更多，最新的全球流调数据显示，50% 以上的 T1DM 新发病例出现在成年人中，而在中国，所有临床诊断的新发 T1DM 中，成人占比 65.3%[15]。

3. 临床表现

经典 T1DM 起病急骤，有"多饮、多食、多尿、体重下降"症状，酮症倾向明显，常以酮症起病且复发率高。Usher-Smith 等一项 Meta 分析显示 T1DM 患者起病时，酮症 / 酮症酸中毒的发病率为 12.8%～80.0%，并存在显著的地区差异，主要与该地经济、医疗水平及 T1DM 的发病率、知晓率有关。目前国内关于 T1DM 患者酮症 / 酮症酸中毒的大规模流行病学资料尚不足，相关文献调研结果提示我国 T1DM 患者酮症的发病率高于美国等国家。有研究显示，30 岁及以上起病的患者中酮症发生率显著高于儿童、青少年起病的患者，胰岛素分泌峰值较青少年起病者低。

4. 合并其他自身免疫性疾病

经典 T1DM 患者常合并其他自身免疫性疾病。约 1/3 患者可发展为 APS。APS 分为 APS-Ⅰ 型、APS-Ⅱ 型和 X 连锁多内分泌腺病肠病伴免疫失调综合征（immune dysregulation，polyendocrinopathy，enteropathy，X-Linked syndrome，IPEX），并且以 T1DM 发生风险显著增加为特征（IPEX＞APS-Ⅱ＞APS-Ⅰ）。15%～30% 患者合并自身免疫性甲状腺疾病（autoimmune thyroid disease，AITD），包括慢性淋巴细胞性甲状腺炎、弥漫性毒性甲状腺肿（Graves 病），在血液中分别可检测出甲状腺抗球蛋白抗体、抗微粒体抗体、抗过氧化物酶抗体以及促甲状腺素受体抗体。甲状腺功能低下在 T1DM 年轻人中的发生率为 1%～5%，而亚临床型甲状腺功能减退的发生率为 1%～10%。另有 5%～10% 患者合并自身免疫性胃炎 / 恶性贫血（autoimmune gastritis/pernicious anaemia，AIG/PA），4%～9% 伴有乳糜泻，0.5% 并发肾上腺皮质功能减退（Addison 病），此外 2%～10% 有白癜风。

（二）胰岛自身抗体检测

阳性抗体的个数对疾病有不同的预测价值。早期出现的阳性抗体数越多，个体快速进展为临床糖尿病的危险性越高。3 个及以上抗体阳性者 5 年内 50% 以上发展为 T1DM；2 个抗体阳性者 10 年内 70% 发展为 T1DM，15 年内 84% 发展为 T1DM，随访至 20 年几乎 100% 的个体发展为 T1DM；单个抗体阳性者 10 年内仅 14.5% 发展为 T1DM，部分单个抗体阳性者在之后的随访过程中出现阳性抗体转阴的现象，这可能与低亲和力抗体的非特异性结合有关，这些低亲和力的抗体对 T1DM 没有预测和诊断价值。由于"多胰岛自身抗体阳性"是疾病进展的重要环节，故联合检测多种抗体可显著提高对 T1DM 的诊断效力和预测价值。因此，为提高抗体检测的敏感性和特异性，推荐使用国际标准化检测法进行胰岛自身抗体检测，并关注阳性抗体的种类、数目、亲和力和滴度。为提高国际多中心抗体检测结果的可比性，近年来胰岛自身抗体标准化项目（islet autoantibody standardization program，IASP）将抗体检测步骤标准化，并采用国际单位（NIDDK/DK Units）表示抗体滴度。

（三）胰岛功能

1967 年，C 肽首次被发现，随后其作为反映内源性胰岛素分泌的标志物在临床研究中被广泛应用。T1DM 一直被认为是胰岛素绝对缺乏，然而，关于如何采用 C 肽评价胰岛素缺乏没有明确的定论。经典 T1DM 起病时仍有残存胰岛功能。ADA 研究表明，33% 未成年起病的 T1DM 患者在诊断 1~5 年后峰值 C 肽仍 ≥0.2 nmol/L。Joslin 等人研究发现，即使在 50 年病程的 T1DM 患者中仍能检测出 C 肽[16]。一项美国大型横断面研究纳入近千名病程 3~81 年的 T1DM 患者，发现大约 40% 患者仍有残余胰岛功能。DCCT 研究发现混合餐试验（mix meal tolerance test，MMTT）后的 C 肽 >0.2 nmol/L 的 T1DM 患者其发生糖尿病微血管和大血管并发症及低血糖风险明显低于 C 肽 <0.2 nmol/L 的人群[17]，此后大多数的临床研究将 MMTT 刺激后 C 肽 >0.2 nmol/L 作为 T1DM 患者纳入标准之一。瑞典的一项研究认为，随机 C 肽 <0.2 nmol/L 其诊断 T1DM 的预测价值大于 >99.8%，而随机 C 肽 >1.0 nmol/l 时，其预测 T2DM 或 MODY 的可能性为 46%[18]。此外，Jones 等人[19]认为刺激后或餐后 C 肽 <0.2 nmol/L 或者空腹 C 肽 <0.08 nmol/L 或餐后尿 C 肽 / 尿肌酐 <0.2 nmol/mmol 可以作为胰岛素绝对缺乏的切点，C 肽低于以上水平的患者需依赖胰岛素治疗。

（四）鉴别诊断

1. 暴发性 1 型糖尿病

暴发性 1 型糖尿病（fulminant type 1 diabetes mellitus，FT1DM）起病急骤、进展迅速，从出现多饮、多尿、多食、体重下降等高血糖症状到发生糖尿病酮症酸中毒（diabetic ketoac-idosis，DKA）的时间很短，通常一周以内。日本 FT1DM 平均起病时间为 4.4 ± 1.1 天，我国为 3.2 ± 2.3 天，明显短于经典 T1DM 患者的 36.4 ± 25.1 天。有些患者甚至不出现高血糖症状，直接以酮症酸中毒就诊。由于病程较短，患者起病时的 HbA_{1c} 水平往往接近正常（6.8 ± 1.1%）或者轻度升高（<8.5%）。FT1DM 起病时临床情况危重，90% 以上患者以酮症酸中毒起病，约半数起病时伴有意识障碍，存在更为严重的酸中毒，常伴有明显的电解质紊乱，表现为高钾、低钠、低氯血症，其紊乱程度比经典和特发性 T1DM 更为严重。新发 FT1DM 患者在起病时不仅存在胰岛 β 细胞功能完全衰竭，还伴随胰岛 α 细胞功能障碍，主要表现为餐后高胰高糖素血症。

2. 成人隐匿性自身免疫糖尿病

成人隐匿性自身免疫糖尿病又称成人迟发性自身免疫糖尿病（latent autoimmune diabetes in adults，LADA），临床表型与T1DM及T2DM重叠。与T2DM相比，LADA患者体型较瘦，β细胞功能下降速度较快且代谢综合征的表现较少。在调整BMI后，与T2DM相比，患者负荷后胰岛素分泌缺陷更为严重，而空腹C肽的水平比T2DM更低或相当。队列研究表明，LADA患者的β细胞功能丧失比T2DM严重，这与LADA患者胰岛素需求出现较早相一致。LADA代谢特征介于T1DM和T2DM之间，37.3%~74.1% LADA患者可出现代谢综合征。基于人群的研究表明，超重/肥胖是LADA的重要危险因素之一。一些研究甚至观察到，通过体内稳态模型评估，BMI和年龄均匹配的LADA患者显示出与T2DM患者相似的胰岛素抵抗，表明胰岛素抵抗可能对LADA和T2DM具有同等的作用。然而，在Action LADA 3中，LADA患者除高血糖以外的代谢综合征（高腰围、高血压、高甘油三酸酯、低高密度脂蛋白胆固醇）患病率低于T2DM，与非糖尿病患者相似，表明除高血糖外的其他代谢综合征不是LADA特定的临床特征。

LADA临床表型以GADA滴度依赖性方式变化，GADA滴度呈双峰分布已有报道。GADA滴度高的LADA患者与T1DM相似，多重自身抗体阳性的比例更高，胰岛素缺乏程度更严重。而GADA滴度低的LADA患者与T2DM相似，但不完全相同，与T2DM相比，LADA患者空腹C肽水平较低，自身免疫性疾病患病率更高，代谢紊乱较轻，遗传特征也不同。LADA胰岛功能介于T1DM与T2DM之间，LADA患者起病时尚保存一定的胰岛β细胞功能，不依赖胰岛素治疗。LADA患者从发病至出现胰岛素依赖的时间长短不一，一般需要3~5年，其胰岛β细胞功能减退快于T2DM，但比经典T1DM缓慢。意大利的一项研究通过对LADA患者进行长期随访研究发现，胰岛自身抗体滴度高者胰岛功能衰减速度更快。LADA China 3年随访研究进一步显示，高滴度LADA患者的胰岛功能衰减速度明显快于低滴度LADA和T2DM，而低滴度LADA患者的胰岛功能衰减速度近似于T2DM。

3. 特发性1型糖尿病

特发性1型糖尿病（idiopahic type 1 diabetes mellitus，IDM）临床特征与经典T1DM类似，但缺乏胰岛β细胞自身免疫学证据。患者容易出现酮症或酮症酸中毒，但在酮症酸中毒发作期间表现出不同程度的胰岛素敏感性。有学者将IDM根据临床特点进行如下分型：①第一种类型称为非典型糖尿病，该亚型是Winter等描述的最常见的表现形式，患者体型肥胖，急性起病，发病时呈经典T1DM特征。发病初期血与尿C肽明显降低，早期需要进行胰岛素替代治疗。但患者胰岛功能往往在一定时间内有所恢复，并维持较好的水平，此时胰岛素可减量或停用，仅靠饮食和运动即可控制血糖，必要时口服降糖药物治疗，此阶段临床表现为T2DM特点。多数患者出现酮症或酮症酸中毒时没有诱因，但Aizawa等人发现，部分日本患者在起病前常有过量饮用"苏打饮料"历史，故又将其称为"软饮料综合征"。此类型患者大多肥胖，但在不同人群中肥胖的程度和比例不同。Winter等人报道在美国黑人IDM中，46%患者肥胖，但中国人和日本人IDM中肥胖者约80%，而中国人（香港特别行政区）与日本人相比，其肥胖程度相对较轻。在WHO 2019糖尿病分型中将该类型定义为"酮症倾向的2型糖尿病"。②第二种类型称为经典特发性1型糖尿病，是最像特发性1型糖尿病的一个亚型。其发病年龄、性别、BMI、HbA$_{1c}$、C肽水平与经典T1DM相比无显著差异，但缺乏自身免疫学证据。它的致病因素是病毒或其他一些环境因素等，目前尚不完全清楚。此类型与第一种类型不同的是，患者通常无肥胖，尽管所需胰岛素用量较经典 T1DM 少，血糖可能更容易控制，但仍需胰岛素治疗。③第三种类型称为暴发起病的 IDM，由 Imagawa 等人报道，多见于成人，发病时无感染诱因，起病急骤，高血糖症状出现数天即发生 DKA，HbA$_{1c}$ 水平与高血糖常不成比例，治疗所需胰岛素用量较大。检查提示血与尿 C 肽水平极低，胰岛自身抗体均为阴性，血清淀粉酶、弹性蛋白酶 I 水平升高，胰腺 B 超通常正常，详见本节"暴发性 1 型糖尿病"。

4. 免疫检查点抑制剂诱导的糖尿病

近年来，程序性死亡受体 -1（PD-1）、细胞毒性 T 淋巴细胞抗原 4（CTLA-4）等免疫检查点抑制剂在肿瘤免疫治疗中的广泛应用发挥抗肿瘤效果的同时，其对免疫系统的活化也引起免疫相关不良反应（irAE）。其中，累及胰腺可引起不可逆的胰岛 β 细胞功能受损，导致血糖升高。免疫检查点抑制剂诱导的糖尿病分型尚不明确，但相当一部分患者携带 *HLA* 易感基因，且其临床表现类似于 T1DM，约一半患者可存在胰岛自身抗体，且 GADA 抗体可持续阳性。

5. 新生儿糖尿病

新生儿糖尿病（neonatal diabetes，ND）是发生在出生 6 个月内的新生儿中的一种单基因糖尿病。由于缺乏相关专业意识（尽管发生率较低）或缺乏筛查，ND 可能被误认为 T1DM，而 T1DM 通常发生在出生 6 个月后。ND 的症状类似于 T1DM 的症状，即口渴、多饮、多尿。严重时，胰岛素缺乏可导致 DKA。基因检测可以诊断大多数的新生儿糖尿病。

六、治疗

（一）胰岛素替代治疗

T1DM 患者因自身胰岛素分泌绝对缺乏，需要通过外源性胰岛素以模拟生理性胰岛素分泌方式进行胰岛素替代以维持体内糖代谢平衡和生存。自 1921 年 Banting 发现胰岛素以来，每日多次皮下注射胰岛素一直是治疗 T1DM 的最主要手段。基础加餐时胰岛素治疗是 T1DM 首选胰岛素治疗方案，包括每日多次胰岛素注射（multiple daily injection，MDI）和持续皮下胰岛素输注（continuous subcutaneous insulin infusion，CSII）。胰岛素治疗方案应遵循个体化原则，需根据其胰岛功能的衰竭程度和对胰岛素的敏感性差异，并兼顾血糖控制目标、血糖波动幅度与低血糖发生风险，尽可能避免低血糖的前提下使血糖达标，能够降低 T1DM 远期并发症发生率。

（二）免疫治疗

作为自身免疫性疾病，T1DM 尚无确切的根治手段。胰岛素注射无法阻挡进行性胰岛自身免疫损伤。因此，针对机体错乱的自我免疫攻击进行相应的免疫干预治疗，是保护和拯救 T1DM 胰岛 β 细胞的有效手段。T1DM 前期是免疫治疗的"黄金窗口期"。根据自然病程 T1DM 免疫治疗可分为一级预防、二级预防和三级干预。一级预防指在遗传易感期对具有 T1DM 遗传易感基因的对象采取诱导特异性免疫耐受的方法，阻止胰岛特异性自身免疫的发生；二级预防指在自身免疫攻击期对已经启动自身免疫进程的对象采取免疫干预的方式，阻止自身免疫破坏进展而导致临床糖尿病；三级干预指对于已经发生临床糖尿病的对象采取免疫干预的方式阻止或延缓自身免疫对胰岛的进一步损伤，保护残存胰岛功能。一级预防和二级预防统称为初级预防，三级干预主要针对胰岛功能的保护，也称为次级干预。各阶段免疫干预治疗都会给 T1DM 患者带来临床获益，尤其在疾病早期进行干预，即使无法阻止疾病的发生，也能够延缓免疫进程并保护胰岛 β 细胞，从而减少微血管及大血管并发症，使患者长期获益。T1D Trialnet 对 T1DM 免疫治疗的研究统计显示，在疾病第 1 阶段进行免疫干预治疗能将 T1DM 发病风险减少 40%；治疗完全成功率达 14%（即 100 例患者中将有 14 例能避免进入临床糖尿病期）。而治疗成功的关键在于受试者的胰岛功能和年龄，具有较好的胰岛功能和较小年龄的患者能取得更好的治疗效果。

迄今为止 T1D Trialnet 概述了对 T1DM 免疫治疗的结果观察、经验总结，以及对未来免疫治疗方法和目标的展望（表 2-1-1）。可以看到，在疾病早期进行免疫预防可以延缓 T1DM 的免疫进程，而后期进行的免疫干预则可以改善胰岛 β 细胞功能。选择合适的人群，在恰当的时机进行免疫治疗，并联合多疗程、多方案等干预手段，是今后 T1DM 免疫治疗的主要方向。

表 2-1-1　T1D Trailnet 对 T1DM 免疫治疗的结果观察、经验总结，以及未来的展望

T1DM 自然病程	主要的研究结果和经验总结	Trialnet 未来的治疗方法展望
T1DM 不同疾病阶段	• 2 个或 2 个以上胰岛自身抗体阳性者的胰岛免疫保护治疗 • 疾病不同阶段的切点（血糖的异常情况）可作为治疗效果的观察指标，即临床研究的终点事件	• 治疗目的应是阻止疾病由 1 阶段向 2 阶段进展 • 对发病机制的研究应着重于病程 1、2 阶段向 3 阶段的过渡，以及单个胰岛自身抗体阳性向多个胰岛自身抗体阳性的转变
临床糖尿病诊断前 6~12 个月胰岛 β 细胞功能急剧下降	• 免疫干预的最佳时机应在胰岛功能发生"断崖式下降"之前 • 需尽可能明确导致胰岛功能急剧下降的原因	• 未来的研究将以胰岛 β 细胞功能作为 1 阶段和 2 阶段免疫治疗的筛选条件或疗效观察终点 • 对免疫机制的研究应涉及导致胰岛功能急剧下降的因素和关键时机
在 T1DM 各疾病阶段，年龄均是影响免疫治疗效果的关键因素	• 年龄影响免疫治疗效果的机制仍未完全明确 • 受试者年龄是免疫治疗入选条件必须考虑的因素	• 对免疫和遗传机制的研究应考虑年龄因素 • 免疫干预预防研究的入选条件和结果分析应当进行年龄分层
T1DM 免疫治疗	• 尽管随病程进展疗效逐渐削弱，但免疫治疗对 T1DM 仍有积极作用 • 临床诊断后 C 肽的变化是可预测的 • 通常 C 肽会在 T1DM 初诊后 6 个月内下降迅速 • 不同个体在不同病程阶段间或同一病程阶段内的异质性，要求对不同患者做出免疫治疗的个体化修订	• 未来可开展序贯治疗或重复治疗 • 根据疗效可将患者分为免疫治疗应答良好与应答不良两类 • 观察描述 T1DM 初诊后的 0~6 个月的免疫特征变化 • 观察低龄患儿与高龄患者之间的异同，包括对药物的疗效反应和 C 肽的变化趋势

注：修改自 BINGLEY P J, WHERRETT D K, SHULIZ A, et al. Type 1 diabetes trialnet: a multifaceted approach to bringing disease-modifying therapy to clinical use in type 1 diabetes[J]. Diabetes Care, 2018, 41(4): 653-661.

（三）胰岛移植

自 1980 年首次报道了同种异体胰岛移植成功治疗第一例 T1DM 患者后，全世界每年进行胰岛移植的例数逐年增加。尽管胰岛移植在糖尿病治疗中已显示出重要的治疗及临床应用价值，但仍面临着众多亟待解决的问题。虽然免疫抑制剂的使用及胰岛移植物保护措施日益完善，且

目前世界上多个移植中心报道移植后大多数 T1DM 患者可脱离外源性胰岛素使用达 5 年以上，甚至有部分患者超过 10 年，但由于胰岛移植与其他器官移植一样，患者在移植术后需要长期服用价格昂贵的免疫抑制剂，且部分患者由于体内免疫因素、氧化应激及炎症因子等影响，导致胰岛移植物短期内发生功能衰竭，需要再次恢复外源性胰岛素使用或进行二次胰岛移植，这些均在一定程度上给国家、社会及患者家庭带来了沉重的经济负担。虽然目前胰岛移植的基础研究和临床应用取得了极大的发展，全世界接受胰岛移植的糖尿病患者数也逐年递增，但远期疗效差及器官短缺等问题依然严重限制着胰岛移植的发展。我国人口基数大，糖尿病患者数量多，且现有器官捐献制度尚不完善，供体器官短缺问题尤为突出。

（四）其他辅助药物的使用

目前已对几种 T2DM 药物进行研究，以评估其在 T1DM 辅助治疗中对改善血糖控制、减少低血糖、降低血糖变异性和减少体重增加有关的潜在益处。迄今为止，普兰林肽是唯一被 FDA 批准用于成人 T1DM 治疗的辅助用药；尚无任何辅助治疗被 FDA 批准可用于 T1DM 儿童。一些临床试验已经研究了添加二甲双胍对胰岛素抵抗的作用，特别是在肥胖和青春期的患者中。临床试验未能证明辅助使用二甲双胍可改善 HbA_{1c}，尽管一些针对青少年的研究表明可减少体重和胰岛素用量[20, 21]。二肽基肽酶（dipeptidyl peptidase，DPP）-4 抑制剂可抑制免疫细胞 CD26 分子 DPP-4 酶活性，具有免疫调节作用，与胰岛素联用可改善患者血糖波动。然而迄今为止，DPP-4 抑制剂的试验在 T1DM 中尚未显示出显著的临床益处[22]。T1DM 患者似乎有正常的胰高血糖素样肽 -1（glucagon-like peptide-1，GLP-1）产生，但胰腺和肠道之间的调节失衡，导致无法有效抑制胰高血糖素[23]。2016 年，对 HbA_{1c} 大于 8% 的超重 T1DM 成年患者进行的一项为期 24 周的随机、双盲、安慰剂对照试验显示，增加每日一次的 GLP-1 受体激动剂利拉鲁肽注射与患者体重减轻和胰岛素剂量减少有关，但自基线的 HbA_{1c} 差值不具有组间差异[24]。钠 - 葡萄糖转运体（sodium-dependent glucose cotransporter，SGLT）抑制剂在欧洲批准用于部分超重 T1DM 患者，但 SGLT1 和 SGLT2 抑制剂用于 T1DM 治疗时，有可能增加 DKA 的风险。在有 DKA 病史、低碳水化合物饮食，以及潜在症状出现时不检测酮体的患者中使用 SGLT2 抑制剂，发生 DKA 的风险可能更高。因此考虑给 T1DM 患者添加辅助用药时，必须仔细权衡任何潜在的益处与药物的风险和成本。

七、病例回顾

回顾本节病例的临床特点：①患者为青年女性，DKA 起病，血糖明显升高，说明为急性血糖升高；②否认既往病史和糖尿病家族史，体型偏瘦（BMI 21.4 kg/m²）；③多个胰岛自身抗体阳性，胰岛自身免疫学证据充分；④胰岛功能低下，依赖外源性胰岛素治疗。这例患者的临床表现符合 T1DM 的诊断标准。

八、进展与展望

T1DM 是 T 细胞介导的以胰岛 β 细胞损害为主要特征的器官特异性自身免疫性疾病，遗传因素、环境因素均在其中发挥重要作用。尽管目前尚无确切的根治手段，深入探索 T1DM 发病机制、早期精准预测高危人群 T1DM 发生、寻求更为有效地阻止 / 延缓自身免疫损伤的免疫干预治疗是未来的研究方向。2022 年 11 月 17 日，美国食品和药物管理局批准了世界首款延缓 T1DM 发病的药物——Teplizumab-mzwv 注射剂（Tzield），可用于 8 岁以上 2 期 T1DM 患者的治疗，以延缓 3 期 T1DM 的发病。此外，医学科技的发展使得"生物人工胰岛移植"等技术正在积极开发试验中。尽管免疫干预治疗预防和治愈 T1DM 的道路上尚有许多艰涩的问题亟待解决，但科研工作者和临床医务工作者仍孜孜不倦地在这条光明而曲折的道路上不断前行，而不断进取的目的则是能让广大的 T1DM 患者摆脱胰岛素注射和糖尿病并发症带来的困扰。

（顾 愘 编；高 莹 审）

参考文献

[1] MACCUISH A C, IRVINE W J, BARNES E W, et al. Antibodies to pancreatic islet cells in insulin-dependent diabetics with coexistent autoimmune disease[J]. Lancet, 1974, 2(7896): 1529-1531.

[2] MELMED S, WILLIAMS R H. Williams Textbook of Endocrinology[M]. Philadelphia: Elsevier, 2011.

[3] REDONDO M J, JEFFREY J, FAIN P R, et al. Concordance for islet autoimmunity among monozygotic twins[J]. The New England Journal of Medicine, 2008, 359(26): 2849-2850.

[4] POCIOT F, LERNMARK A. Genetic risk factors for type 1 diabetes[J]. Lancet, 2016, 387(10035): 2331-2339.

[5] ALY TA, IDE A, JAHROMI MM, et al. Extreme genetic risk for type 1A diabetes[J]. Proceedings of the National Academy of Sciences of the United States of America, 2006, 103(38): 14074-14079.

[6] TOKUNAGA K, OHASHI J, BANNAI M, et al. Genetic link between Asians and native Americans: evidence from HLA genes and haplotypes[J]. Human Immunology, 2001, 62(9): 1001-1008.

[7] NOBLE JA, VALDES AM. Genetics of the HLA region in the prediction of type 1 diabetes[J]. Current Diabetes Reports, 2011, 11(6): 533-542.

[8] LUO S, LIN J, XIE Z, et al. HLA genetic discrepancy between latent autoimmune diabetes in adults and type 1 diabetes: LADA China Study No.6[J]. Journal of Clinical Endocrinology & Metabolism, 2016, 101(4): 1693-1700.

[9] KAWABATA Y, IKEGAMI H, KAWAGUCHI Y, et al. Asian-Specific HLA haplotypes reveal heterogeneity of the contribution of HLA-DR and -DQ haplotypes to susceptibility to type 1 diabetes[J]. Diabetes, 2002, 51(2): 545-551.

[10] MICHELS A, ZHANG L, KHADRA A, et al. Prediction and prevention of type 1 diabetes: update on success of prediction and struggles at prevention[J]. Pediatric Diabetes, 2015, 16(7): 465-484.

[11] WALTHER D, EUGSTER A, JERGENS S, et al. Tetraspanin 7 autoantibodies in type 1 diabetes[J]. Diabetologia, 2016, 59(9): 1973-1976.

[12] STROLLO R, VINCI C, ARSHAD MH, et al. Antibodies to post-translationally modified insulin in type 1 diabetes[J]. Diabetologia, 2015, 58(12): 2851-2860.

[13] GU Y, MERRIMAN C, GUO Z, et al. Novel autoantibodies to the β-cell surface epitopes of ZnT8 in patients progressing to type-1 diabetes[J]. Journal of Autoimmunity, 2021, 122: 102677.

[14] INSEL R A, DUNNE J L, ATKINSON M A, et al. Staging presymptomatic type 1 diabetes: a scientific statement of JDRF, the Endocrine Society, and the American Diabetes Association[J]. Diabetes Care, 2015, 38(10): 1964-1974.

[15] LESLIE RD, EVANS-MOLINA C, FREUND-BROWN J, et al. Adult-Onset Type 1 Diabetes: Current Understanding and Challenges[J]. Diabetes Care, 2021, 44: 2449-2456.

[16] KEENAN H A, SUN J K, LEVINE J, et al. Residual insulin production and pancreatic ss-cell turnover after 50 years of diabetes: Joslin Medalist Study[J]. Diabetes, 2010, 59(11): 2846-2853.

[17] STEFFES M W, SIBLEY S, JACKSON M, et al. Beta-cell function and the development of diabetes-related complications in the diabetes control and complications trial[J]. Diabetes Care, 2003, 26(3): 832-836.

[18] LUDVIGSSON J, CARLSSON A, FORSANDER G, et al. C-peptide in the classification of diabetes in children and adolescents[J]. Pediatric Diabetes, 2012, 13(1): 45-50.

[19] JONES A G, HATTERSLEY A T. The clinical utility of C-peptide measurement in the care of patients with diabetes[J]. Diabete Medicine, 2013, 30(7): 803-817.

[20] LIBMAN IM, MILLER KM, DIMEGLIO LA, et al. Effect of metformin added to insulin on glycemic control among overweight/obese adolescents with type 1 diabetes: a randomized clinical trial[J]. Journal of the American Medicine Association, 2015, 314(21): 2241-2250.

[21] NADEAU KJ, CHOW K, ALAM S, et al. Effects of low dose metformin in adolescents with type 1 diabetes mellitus: a randomized, double-blinded placebo-controlled study[J]. Pediatric Diabetes, 2015, 16(3): 196-203.

[22] GUO H, FANG C, HUANG Y, et al. The efficacy and safety of DPP4 inhibitors in patients with type 1 diabetes: a systematic review and meta-analysis[J]. Diabetes Research Clincal Practice. 2016, 121: 184-191.

[23] PETERS AL, LAFFEL L. American Diabetes Association/JDRF Type 1 Diabetes sourcebook[M]. Alexandria: American Diabetes Association, 2013.

[24] DEJGAARD TF, FRANDSEN CS, HANSEN TS, et al. Efficacy and safety of liraglutide for overweight adult patients with type 1 diabetes and insufficient glycaemic control (Lira-1): a randomised, double-blind, placebo-controlled trial[J]. Lancet Diabetes Endocrinology, 2016, 4(3): 221-232.

第二节　成人隐匿性自身免疫糖尿病

一、概述

成人隐匿性自身免疫糖尿病（LADA）是由于胰岛 β 细胞遭受缓慢自身免疫损害引起的 1 型糖尿病（T1DM）的自身免疫亚型。LADA 早期不依赖胰岛素治疗，临床表现貌似 2 型糖尿病（T2DM），极易误诊为 T2DM 从而导致错误治疗。本节从一例临床误诊误治病例入手，结合新版诊疗中国专家共识，介绍 LADA 的临床诊断、发病机制与治疗方法。

二、病例

患者男性，50 岁，因"发现血糖升高 3 年，血糖控制欠佳半年"入院。3 年前患者行胆囊手术，术前检查时发现血糖升高，空腹血糖 9.0 mmol/L，餐后 2 小时血糖 19.2 mmol/L，糖化血红蛋白 8.5%，空腹 C 肽 1.13 ng/mL，2 小时 C 肽 2.85 ng/mL。当时无明显口干、多饮、多尿及体重下降症状。当地医院诊断"2 型糖尿病"，出院后一直予以格列齐特缓释片 60 mg 每日 1 次及二甲双胍片 0.5 g 每日 3 次控制血糖，平素血糖控制尚可，自测空腹血糖 6.5~7.0 mmol/L，餐后 2 小时血糖 8.0~10.5 mmol/L。此次入院半年前患者发现血糖控制欠佳，测空腹血糖 9.0~10.0 mmol/L，餐后 2 小时血糖 11.0~15.0 mmol/L。为求进一步调整血糖，遂至门诊就诊。无糖尿病家族病史。

体格检查：身高 172 cm，体重 85 kg，BMI 28.7 kg/m^2，血压 132/84 mmHg，脉搏 82 次 / 分。

化验检查：尿常规：尿糖 2+，余阴性。肝肾功能正常；甘油三酯 5.14 mmol/L，总胆固醇 6.37 mmol/L，高密度脂蛋白胆固醇 1.02 mmol/L，低密度脂蛋白胆固醇 4.00 mmol/L；空腹血糖 10.0 mmol/L，餐后 2 小时血糖 16.6 mmol/L，糖化血红蛋白 10.8%，空腹 C 肽 0.47 ng/mL，2 小时 C 肽 0.91 ng/mL。GADA 抗体阳性（index 0.6887）、IA-2A 阴性，ZnT8A 阴性，25- 羟基维生素 D 25 nmol/L。

三、背景

成人隐匿性自身免疫糖尿病是一种初诊临床表现貌似 2 型糖尿病（T2DM），临床早期不依赖胰岛素治疗，以胰岛 β 细胞遭受缓慢的自身免疫损害为特征的糖尿病类型。在遗传背景、自身免疫反应、胰岛功能衰退速度、临床代谢特征等方面，LADA 与经典的 T1DM 和 T2DM 均存在差异。LADA 发病机制和临床表现具有高度异质性，其疾病分类、诊断标准及治疗一直存在争议，备受专家学者与临床医师的关注。2019 年，世界卫生组织将 LADA 归为混合型糖尿病，认为 LADA 是一种独立的糖尿病类型[1]；而美国糖尿病协会（ADA）将其归为 T1DM 亚型[2]。LADA China 研究显示，18 岁以上我国初诊 T2DM 患者中 LADA 患病率为 6.1%；若以 30 岁为截点，则 LADA 患病率为 5.9%。2016 年，国家代谢性疾病临床医学研究中心多中心流调数据显示，LADA 患者占我国新发 T1DM 患者的 65%[3]。参照 2018 年我国糖尿病流调数据，推测我国现有 LADA 患者逾 1000 万[3, 4]。由此可见，LADA 是我国成年人中最常见的自身免疫糖尿病类型。与全球比较，我国 LADA 的患病率较高，患病人数居世界首位。本节结合《成人隐匿性自身免疫糖尿病诊疗中国专家共识（2021 版）》来主要介绍 LADA 的临床诊断与治疗[5]。

四、发病机制

（一）遗传因素

LADA 的发病具有显著的遗传性特征。T1DM 和 T2DM 的易感基因均参与 LADA 的发病[6]。国外报道 40%～66% 的 LADA 患者有糖尿病家族史[7]，国内研究报道 25% 的 LADA 患者有糖尿病家族史[3]。LADA 遗传易感性关联最强的位点为 *HLA* 基因，尤其是 *HLA-Ⅱ* 类基因[8]。LADA 的 *HLA-Ⅱ* 类易感基因型存在种族差异，高加索人群 LADA 易感基因型是 *DR3/DR4*，而中国 LADA 患者最常见的 *HLA-Ⅱ* 类易感基因型是 *DR9/DR9*[9]。调整 *HLA-Ⅱ* 类关联效应后，未发现 *HLA-Ⅰ* 类基因对 LADA 有独立遗传效应[8]。非 *HLA* 基因如转录因子 7 类似物 2（TCF7L2）等也影响 LADA 的遗传易感性，但尚需进行更多的研究来验证。

（二）免疫因素

LADA 是一种 T 细胞介导的慢性自身免疫性疾病。LADA 的免疫学特征包括胰岛组织病理—胰岛炎及血液循环免疫异常—体液免疫和细胞免疫改变。LADA 患者胰岛组织存在多种免疫细胞浸润，包括 $CD4^+$ T 细胞、$CD8^+$ T 细胞、$CD20^+$ B 细胞、$CD68^+$ 巨噬细胞等。LADA 的体液免疫异常主要表现为患者血清中存在胰岛自身抗体，包括 GADA、IA-2A、ZnT8A 与 IAA。GADA 是 LADA 患者中最常见的胰岛自身抗体。LADA 中 GADA 阳性率显著高于 IA-2A、ZnT8A 与 IAA 等其他抗体。LADA China 系列研究发现，GADA、IA-2A 及 ZnT8A 的阳性率依次为 6.43%、1.96%、1.99%。若以 GADA、IA-2A 或 ZnT8A 任一抗体阳性诊断 LADA，其诊断阳性率为 8.62%[10]。在 264 例 LADA 患者中，GADA 阳性比例为 74.6%，IA-2A 为 22.7%，ZnT8A 为 23.1%。因此，多抗体联合筛查能提高 LADA 诊断率，并能帮助预测 LADA 的胰岛功能衰竭[11]。周智广教授团队发现新型抗体四跨膜蛋白 7 自身抗体（Tspan7A）是诊断亚洲 LADA 患者的有效胰岛自身抗体，并且可以预测 β 细胞功能衰竭[12]。

LADA 的细胞免疫异常主要表现为血循环中多种免疫细胞及其亚群数目比例和功能改变。LADA 患者外周血 T 细胞亚群的分布与 LADA 患者的 C 肽水平相关，提示其可能用来预测 LADA 胰岛功能的变化[13]。除 T 细胞外，LADA 患者外周调节性 B 细胞、边缘区 B 细胞、滤泡状 B 细胞频率较健康人群有显著改变，提示 B 细胞可能参与 LADA 的病理机制[14]。NK 细胞和中性粒细胞在固有免疫介导的局部免疫应答和联系适应性免疫应答中发挥重要作用。LADA 患者外周 NK 细胞数量减少，NK 细胞亚群频谱改变，中性粒细胞的 RNA 表达谱与健康对照存在差异，提示固有免疫也参与 LADA 的发病[15, 16]。

（三）其他因素

流行病学研究表明饮用咖啡可能会增加 LADA 的发病风险，大量吸烟也可能会增加 LADA 发病风险。低出生体重可能也与 LADA 的发病有关。而生活中的重大变故（如亲人去世、离婚、经济问题）并不增加 LADA 的发病风险。可见，不同的环境因素对 LADA 发病有不同的影响，尚需更多的调查来评估异常的环境因素致病可能性。新近研究发现 LADA 患者的肠道微生物群及其代谢物的结构和组成显著不同于其他类型的糖尿病，且产短链脂肪酸的细菌严重缺乏。LADA 患者的肠道菌群结构与 GADA 抗体阳性的 T1DM 患者的肠道菌群结构更相似，其特征性肠道菌群及相关代谢物与自身抗体、糖代谢、胰岛功能、炎症因子有关，提示肠道菌群可能与 LADA 的发病有关[17]。

五、诊断

（一）自然病程

LADA 的自然病程可概括为四个阶段：遗传易感期、免疫反应期、临床非胰岛素依赖期、临床胰岛素依赖期。在遗传易感性、环境和表观遗传因素的作用下，LADA 早期表现为自身免疫性胰岛炎，存在针对 β 细胞抗原的自身抗体。胰岛自身抗体是自身免疫进程的标志物，也是预测发病风险的免疫指标。具有遗传易感基因且胰岛自身抗体阳性的 LADA 患者一级亲属为罹患 LADA 的高危人群。值得注意的是，这种 LADA 早期无症状阶段可以先于糖尿病诊断数年，并且自身抗体的数量与疾病发病风险密切相关[18]。

LADA 的临床过程可分为非胰岛素依赖阶段和胰岛素依赖阶段。在非胰岛素依赖阶段，LADA 处于临床早期，患者表现与 T2DM 相似，无典型的"三多一少"高血糖症状，无自发酮症倾向，口服降糖药物治疗基本可控制血糖。该阶段胰岛 β 细胞不仅数量下降，也存在功能异常，这是疾病进展的关键因素。LADA 的胰岛 β 细胞功能衰退速度较 T2DM 快，但较经典 T1DM 缓慢。其中低滴度 GADA 是 LADA 患者 β 细胞功能保留的预测因子[19]。部分低滴度 GADA 的 LADA 可伴胰岛素抵抗，而高滴度 GADA 或多个胰岛抗体阳性 LADA 的胰岛 β 细胞功能衰退较快，非胰岛素依赖阶段较短。

LADA 的胰岛 β 细胞功能减退呈现先快后慢的双相模式[19]。当患者胰岛 β 细胞功能显著不足，导致糖尿病酮症或酸中毒时，必需胰岛素治疗而进入胰岛素依赖阶段。我国 LADA 患者 C 肽减低速度是 T2DM 的 3 倍[20]。LADA 进展为胰岛素依赖的时间异质性大，与发病年龄、抗体滴度和多个胰岛抗体阳性有关。研究显示低 C 肽和高 GADA 水平可预测 LADA 患者进展为胰岛素依赖[21]。

（二）临床特点

了解 LADA 的胰岛功能、胰岛素敏感性变化及代谢特征对于 LADA 治疗有指导意义。LADA 患者的血糖及 HbA_{1c} 水平介于 T1DM 与 T2DM 之间，其血糖波动大于 T2DM。LADA 的 BMI、腰围、腰臀比、血压、甘油三酯均较 T2DM 低，而血压、低密度脂蛋白胆固醇较 T1DM 高。与 T2DM 相比，LADA 患者体型偏瘦。但超重或肥胖也是加速 LADA 发生的危险因素，尤其有糖尿病家族史者更明显[22]。LADA 的代谢特征可因发病年龄不同而异，与起病较年轻者比，老年 LADA（发病年龄

≥60 岁）胰岛 β 细胞功能较好，胰岛素抵抗更重，伴代谢综合征比例更高，其代谢特征与老年T2DM 相似[23]。

LADA 的微血管并发症与血糖控制密切相关，与 T2DM 患者相比，在初诊时 LADA 患者发生微血管并发症的风险较低，但随后由于血糖控制恶化，发生并发症的风险较高，从诊断时起实施严格的血糖控制可以降低 LADA 患者发生微血管并发症的风险[24]。在糖尿病早期（病程<5 年），LADA 视网膜及肾脏病变患病率与经典 T1DM 相似，低于 T2DM。随着病程延长（病程 >5 年），LADA 血糖控制更差，其患病率接近甚至高于 T2DM[24, 25]。与肾病及视网膜病变不同的是，LADA 的神经病变患病率普遍高于 T2DM[26]。冠状动脉粥样硬化性心脏病（arteriosclerotic cardiovascular disease，ASCVD）在 LADA 中普遍存在。多数研究发现 LADA 的 ASCVD 患病率及死亡率与 T2DM 相似，这可能与 LADA、T2DM 发病机制或治疗不同有关。

LADA 易伴发其他自身免疫病或自身免疫相关抗体。较常见的自身免疫病包括自身免疫性甲状腺病、乳糜泻、Addison 病和自身免疫性胃炎等[27]。我国多中心研究发现，LADA 患者 TPO-Ab、乳糜泻相关的转谷氨酰胺酶抗体（tTG-Ab）及 Addison 病相关的 21- 羟化酶抗体（21OH-Ab）阳性率分别为 16.3%、2.1%、1.8%。LADA 最常伴发甲状腺抗体 TPO-Ab 及自身免疫性甲状腺病[27]，高滴度 GADA 的 LADA 患者近 20% 伴发自身免疫性甲状腺病，并以亚临床甲状腺功能异常最常见。

（三）实验室检查

1. 常规检测与功能检测

LADA 作为 T1DM 的一种亚型，有助于其病情诊断与评估的常规检查如尿糖、尿酮体测定，血糖、HbA$_{1c}$ 和糖化血浆白蛋白测定，胰岛素释放试验，C 肽释放试验见本书相关章节，此处不再赘述。其他急性严重代谢紊乱与慢性并发症各项辅助检查可参考相关教材。

2. 免疫学检测

LADA 患者血清中存在多种胰岛自身抗体，包括 GADA、IA-2A、ZnT8A、IAA 以及新近发现的 Tspan7A。胰岛自身抗体是诊断 LADA 的重要免疫学指标，作为胰岛自身免疫标志物，可与 T2DM 区别。GADA 是公认的诊断 LADA 最敏感的免疫指标[28, 29]。GADA 出现早且持续时间长，对胰岛功能预测价值明确[19, 30]。LADA 筛查的二线抗体是 IA-2A、ZnT8 和 IAA。由于 GADA 筛查存在种族差异，高加索人群 LADA 患者 GADA 阳性率超过 90%，而中国人群 LADA 患者 GADA 阳性率仅为 67%[28]，故中国人 LADA 筛查常在 GADA 基础上，联合 IA-2A、ZnT8A 和 IAA 检测以提高诊断敏感性。目前已发展了多种胰岛自身抗体的检测方法，放射配体检测法是目前最有效的方法。

T 细胞免疫失调介导 LADA 胰岛 β 细胞的破坏，且其在胰岛自身免疫启动、进展及胰岛 β 细胞完全破坏中发挥决定性作用。因此，T 淋巴细胞的检测对于 LADA 风险预测、发病机理研究、诊断、分型及干预治疗的效果监测有实际意义。采用细胞免疫印迹技术研究发现，部分抗体阴性的临床诊断为 T2DM 的患者存在对胰岛抗原的细胞免疫反应。这类 LADA 患者，因胰岛抗体阴性，而外周血 T 细胞对胰岛抗原呈增殖反应，被称为 T-LADA[31]，其胰岛功能衰竭快于 T2DM。我国研究也证实 T-LADA 的存在[32]。由于 T 细胞检测要求较高，建议有条件的单位开展 LADA T 细胞检测，为抗体阴性的 LADA 提供细胞免疫诊断手段。

（四）诊断标准

LADA 的诊断标准：① 发病年龄 ≥18 岁；② 胰岛自身抗体阳性，或胰岛自身免疫 T 细胞阳性；③ 诊断糖尿病后至少半年不依赖胰岛素治疗。具备上述 3 项，可以诊断 LADA。

诊断需要注意的是：2005 年，国际糖尿病免疫学会（IDS）的标准将发病年龄定为大于 30 岁。鉴于中国成人的定义为 18 岁以上，而且我们已有相应年龄的患病数据，即 18 岁以上初诊表型 T2DM 中 GADA 阳性率为 6.1%[33]，因此将 LADA 诊断年龄切点定为 18 岁。18 岁以下青少年亦存在缓慢进展的自身免疫糖尿病，被称为青少年隐匿性自身免疫糖尿病（latent autoimmune diabetes in the young，LADY）。依赖胰岛素治疗的模式是区分酮症起病的经典 T1DM 与 LADA 的有效临床指标。诊断后 6 个月以上不依赖胰岛素治疗可与经典 T1DM 区别，同时亦可与酮症倾向 T2DM 鉴别。

（五）诊断路径

鉴于早期精准分型对于治疗具有重要的指导作用，而早期 LADA 的临床表现无特异性，因此建议对所有新诊断的表型为 T2DM 的患者进行 GADA 筛查，旨在尽早、避免遗漏诊断 LADA。GADA 为首选筛查抗体，而其联合 IA-2A、ZnT8A、IAA 与 Tspan7A 检测可提高 LADA 检出率。如果考虑成本，建议选择具有 LADA 高危因素的糖尿病患者进行抗体筛查。LADA 高危者可伴有以下临床特征：有 T1DM 或自身免疫病家族史、非肥胖体型（BMI<25 kg/m²）、发病年龄 <60 岁。如果患者 GADA 阳性，可诊断为 LADA；如果 GADA 阴性，但临床高度疑似 LADA，应进一步检测 IA-2A、ZnT8A、IAA 等胰岛自身抗体；有条件尚可进行胰岛抗原特异性 T 细胞检测。LADA 的诊断路径见图 2-2-1[5]。

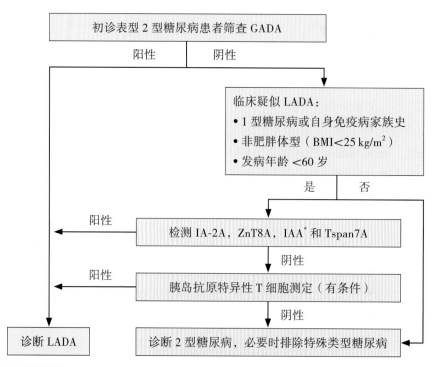

图 2-2-1　LADA 诊断路径

注：IAA 检测适用于使用胰岛素未超过 1 周的新发糖尿病患者。

（六）鉴别诊断

LADA 的临床早期通常口服降糖药治疗有效，存在的非胰岛素依赖阶段超过半年。临床工作中需要与成年起病的经典 T1DM，胰岛功能差的 T2DM 及青年人中的成年发病型糖尿病，线粒体性糖尿病鉴别。前两者根据是否依赖胰岛素治疗及病程发展变化相鉴别。依赖胰岛素治疗的模式是区分酮症起病的经典 T1DM 与 LADA 的有效临床指标。胰岛功能差的 T2DM 见于病程长导致胰岛功能受损的患者，尽管需要胰岛素治疗，但病程和血清中的胰岛自身抗体阴性可与 LADA 鉴别。后两者属于单基因突变糖尿病，结合家族史、基因检测可资鉴别。

六、治疗

（一）治疗原则与目标

治疗原则：达到理想的糖代谢控制水平；调控胰岛自身免疫反应，保护胰岛 β 细胞功能；预防糖尿病并发症及伴发症。

血糖控制目标：LADA 患者的 HbA_{1c} 水平建议通常控制在 7% 以下。对于大多数 LADA 患者，建议将空腹血糖控制在 4.4～7.0 mmol/L，餐后血糖 <10.0 mmol/L，葡萄糖目标范围内时间（time in range，TIR）（3.9～10.0 mmol/L）>70%。根据年龄、病程、预期寿命、并发症或合并症的严重程度等可以制订个体化的控制目标。

（二）治疗药物选择

1. 降糖药物

（1）胰岛素：胰岛素治疗可以通过促进胰岛休息和诱导免疫耐受，从而保护 LADA 患者胰岛 β 细胞功能。建议对于伴有 GADA 高滴度、多个胰岛自身抗体、低 C 肽水平或血糖控制不佳的 LADA 患者，尽早启用胰岛素治疗；而对于 GADA 低滴度、C 肽水平或血糖控制较好者，可以选择适宜的口服降糖药物治疗。

（2）二肽基肽酶 -4 抑制剂（DPP-4i）：可使 DPP-4 酶失活，提高 GLP-1 水平，促进胰岛 β 细胞分泌胰岛素而降低血糖。LADA 患者单用或合用西格列汀、沙格列汀治疗，可以保护胰岛 β 细胞功能。在无禁忌证的情况下，LADA 患者可选择 DPP-4i 治疗。

（3）噻唑烷二酮类（thiazolidinedione，TZD）药物：增强胰岛素敏感性，具有抗炎及免疫调节作用。在无用药禁忌的情况下，可使用 TZD 治疗 LADA。但需密切关注水肿、心功能、贫血、骨折等副作用。

（4）胰高糖素样肽 -1 受体激动剂（GLP-1RA）：作用于胰岛 β 细胞，促进胰岛素的合成和分泌；作用于胰岛 α 细胞，抑制胰高血糖素释放；并可抑制食欲、减缓胃排空而降低血糖。尽管 GLP-1RA 对 T2DM 患者减重、降血糖、心肾保护等方面有明确获益，但治疗 LADA 研究有限。有研究显示对初诊 T2DM 中 GADA 或 IA-2A 阳性者使用艾塞那肽、利拉鲁肽分析显示低 C 肽水平（空腹 C 肽 ≤0.25 nmol/L）患者的降糖效果差[34]。建议 GLP-1RA 可应用于尚有一定胰岛功能的 LADA 患者。

（5）钠 - 葡萄糖共转运体 2 抑制剂（SGLT2i）：通过抑制肾小管近端钠 - 糖共转运体，促进尿糖排泄而降低血糖。该类药物是糖尿病合并 ASCVD 及 ASCVD 高危因素者、合并慢性肾脏病或心力衰竭的推荐用药[35, 36]。虽然目前尚无该类药物治疗 LADA 的研究报道，但是欧盟已批准达格列净和索格列净用于接受胰岛素治疗但血糖控制不佳，且 BMI ≥ 27 kg/m² 的成人 T1DM 患者[37, 38]。建议对于 C 肽水平较高且合并心肾并发症或超重的 LADA 患者可以考虑使用 SGLT2i。需注意 SGLT2i 可能增加 DKA 风险，应监测血酮水平。

（6）双胍类药物：二甲双胍既是 T2DM 的一线用药，也具有与胰岛素合用治疗 T1DM 的适应证[39]。它可以改善 T1DM 患者胰岛素敏感性，不造成体重增加，降低低密度脂蛋白胆固醇水平及动脉粥样硬化风险。目前虽无二甲双胍单药治疗 LADA 的研究报道，但有合用其他药物的治疗试验。在无双胍用药禁忌的情况下，可采用二甲双胍联合其他适宜药物治疗 LADA。

（7）α- 糖苷酶抑制剂：目前尚无糖苷酶抑制剂治疗 LADA 的研究资料。对于胰岛功能较好的 LADA 患者，可考虑根据并发症和血糖控制水平，选择糖苷酶抑制剂作为三联药使用。

（8）磺脲类药物：磺脲类药物是 T2DM 的常用治疗药物。多项研究显示，LADA 患者采用磺脲类药物治疗，多较其他药物更快进展至胰岛素依赖[40]。磺脲类药物使 LADA 胰岛功能减退更快，这可能与其直接作用于胰岛 β 细胞，促进胰岛素释放和加速 β 细胞凋亡有关。因此，LADA 患者避免使用磺脲类药物。

2. 免疫调节剂

（1）维生素 D：可通过维生素 D 受体发挥抗炎及免疫调节作用。有研究显示维生素 D₃ 联合胰岛素或西格列汀、沙格列汀对 LADA 患者胰岛 β 细胞功能有保护作用[41]。鉴于我国维生素 D 缺乏者众多，且维生素 D 保护胰岛功能效果好，建议优先考虑给予 LADA 患者合用维生素 D 治疗。

（2）雷公藤多苷：雷公藤多苷是具有抗炎免疫调节作用的中药。小剂量雷公藤多苷治疗 LADA 患者，可调节 T 细胞亚群，保护其残存胰岛 β 细胞功能[42]。建议可以试用小剂量雷公藤多苷联合治疗 LADA。

（3）谷氨酸脱羧酶疫苗：初步研究显示，胰岛特异性抗原谷氨酸脱羧酶 65（glutamic acid decarboxylase 65，GAD65）疫苗有助于保护 LADA 患者胰岛 β 细胞功能[43]，尤其是 GADA 低滴度者，但尚待扩大研究验证。

（4）单克隆抗体及细胞治疗：抗 CD3 单克隆抗体、抗 CD20 单克隆抗体、干细胞或调节性 T 细胞等治疗新发 T1DM，已见其安全性及对胰岛功能的部分保护作用。LADA 作为 T1DM 的缓慢进展亚型，有可能通过其免疫调节获益，但尚需临床研究证实。

（三）治疗策略

（1）应避免使用磺脲类药物。

（2）对于胰岛功能较好，且 GADA 低滴度或血糖控制良好者，可选择具有潜在胰岛功能保护的降糖药物，如 TZD、DPP-4i、GLP-1RA 或 SGLT2i。

（3）若联合应用上述降糖药，血糖控制仍不佳者，须尽早启用胰岛素治疗。

（4）对于胰岛功能差、GADA 高滴度者，应早期使用胰岛素治疗。

（5）合并 ASCVD、心衰或慢性肾病，推荐首选 SGLT2i 或 GLP-1RA。

（6）可早期联合使用维生素 D，发挥其免疫调节作用。

七、预后与随访

LADA 如同 T1DM 无法治愈，病程中后期需要长期依赖胰岛素治疗。但只要规律治疗，定期随访，病情控制良好，寿命可以不受影响。若控制不佳，随着时间推移会发生系列慢性并发症，严重影响生活质量。若停止治疗，可因发生如糖尿病酮症酸中毒（DKA）等急性并发症危及生命。

建议根据 HbA_{1c}、胰岛功能及并发症情况综合制订随访方案。对于血糖控制达标的患者，至少每 6 月检测 1 次 HbA_{1c}；对更改治疗方案或血糖控制未达标的患者，每 3 个月检测 1 次 HbA_{1c}。由于 LADA 患者的 β 细胞功能减退呈现先快后慢的双相模式，对仍有一定胰岛功能的患者，建议每 6~12 个月复查胰岛功能。对于病程在 5 年以上的患者，至少每年进行 1 次全面的并发症筛查。

八、诊疗流程

根据《成人隐匿性自身免疫糖尿病诊疗（2021 版）》，LADA 诊疗流程（图 2-2-2）[5] 如下。

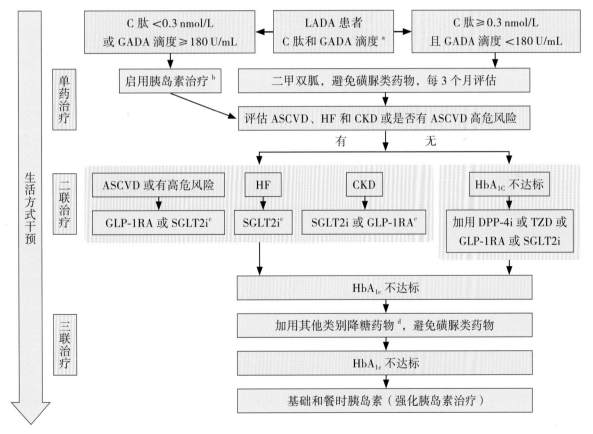

图 2-2-2　LADA 诊疗流程

注：ASCVD 为动脉粥样硬化性心血管病；CKD 为慢性肾脏病；eGFR 为估算肾小球滤过率；HF 为心力衰竭。

[a] GADA 检测采用放射配体法，C 肽单位 1 nmol/L = 0.333 ng/mL。

[b] 新确诊患者 HbA_{1c} ≥9% 可短期强化胰岛素治疗。

[c] 加用有明确 ASCVD、HF 和 CKD 获益证据的 GLP-1RA 或 SGLT2i；SGLT2i 使用应注意潜在胰岛素需求和 DKA 风险。

[d] HF 患者不加用 TZD，其他类别药物包括糖苷酶抑制剂。

九、病例回顾

回顾本节病例的临床特点：① 患者为中年男性，发现血糖升高 3 年，无明显"三多一少"症状，血糖控制欠佳半年，起病时无酮症倾向，一直服用口服降糖药，诊断糖尿病后不依赖胰岛素治疗；② 体型肥胖，BMI 28.7 kg/m^2，未见其他阳性体征；③ 辅助检查：甘油三酯升高，维生素 D 缺乏，胰岛自身抗体 GADA 阳性。

患者糖尿病分型诊断满足 LADA 诊断三个标准，诊断"LADA"明确。最终诊断：① 代谢综合征，成人隐匿性自身免疫糖尿病，血脂异常，肥胖症；② 维生素 D 缺乏。

在治疗策略上，开具医嘱：

（1）糖尿病饮食教育、开具运动处方。

（2）停用磺脲类药物格列齐特缓释片，二甲双胍片调整为 1.0 g，每日 2 次，加用可减重作用的 GLP-1RA 或 SGLT2i 治疗。

（3）加用降低甘油三酯的药物非诺贝特片，每日 1 次，每次 250 mg。

（4）补充维生素 D，每日 1 次，每次 2000 IU。

（5）定期监测空腹血糖与餐后 2 小时血糖，3 个月后内分泌科门诊复诊。

十、展望

中国 LADA 患病人数居世界之首，有效管理 LADA 患者对助力实施健康中国战略有重要意义。早期筛查与准确诊断 LADA 是防治的关键，个体化治疗是其防治的重点。尽管目前对 LADA 的认识与研究已有较大进展，但是学术界对这种类型糖尿病的异质性仍存有争议。针对 LADA 的病因与管理，未来还需开展大规模、多中心临床研究，为诊疗提供更高级别的循证医学证据，为 LADA 的治疗管理策略制订提供重要的依据。

（罗说明　编；顾　愹　审）

参考文献

[1] World Health Organization. Classification of diabetes mellitus 2019[R]. Geneva: WHO, 2019.

[2] AMERICAN DIABETES ASSOCIATION. Classification and Diagnosis of Diabetes: Standards of Medical Care in Diabetes-2020[J]. Diabetes Care, 2020, 43: S14-S31.

[3] TANG X, YAN X, ZHOU H, et al. Prevalence and identification of type 1 diabetes in Chinese adults with newly diagnosed diabetes[J]. Diabetes, Metabolic Syndrome and Obesity, 2019, 12: 1527-1541.

[4] LI Y, TENG D, SHI X, et al. Prevalence of diabetes recorded in mainland China using 2018 diagnostic criteria from the American Diabetes Association: national cross sectional study[J]. British Medical Journal, 2020, 369: m997.

[5] 中国医师协会内分泌代谢科医师分会, 国家代谢性疾病临床医学研究中心（长沙）. 成人隐匿性自身免疫糖尿病诊疗中国专家共识（2021版）[J]. 中华医学杂志, 2021, 101: 3077-3091.

[6] COUSMINER DL, AHLQVIST E, MISHRA R, et al. First Genome-Wide Association Study of Latent Autoimmune Diabetes in Adults Reveals Novel Insights Linking Immune and Metabolic Diabetes[J]. Diabetes Care, 2018, 41: 2396-2403.

[7] SCHLOOT NC, PHAM MN, HAWA MI, et al. Inverse Relationship Between Organ-Specific Autoantibodies and Systemic Immune Mediators in Type 1 Diabetes and Type 2 Diabetes: Action LADA 11[J]. Diabetes Care, 2016, 39: 1932-1939.

[8] MISHRA R, AKERLUND M, COUSMINER DL, et al. Genetic Discrimination Between LADA and Childhood-Onset Type 1 Diabetes Within the MHC[J]. Diabetes Care, 2020, 43: 418-425.

[9] LUO S, LIN J, XIE Z, et al. HLA Genetic Discrepancy Between Latent Autoimmune Diabetes in Adults and Type 1 Diabetes: LADA China Study No. 6[J]. Journal of Clinical Endocrinology & Metabolism, 2016, 101: 1693-1700.

[10] HUANG G, XIANG Y, PAN L, et al. Zinc transporter 8 autoantibody (ZnT8A) could help differentiate latent autoimmune diabetes in adults (LADA) from phenotypic type 2 diabetes mellitus[J]. Diabetes/Metabolism Research and Reviews, 2013, 29: 363-368.

[11] LAMPASONA V, PETRONE A, TIBERTI C, et al. Zinc transporter 8 antibodies complement GAD and IA-2 antibodies in the identification and characterization of adult-onset autoimmune diabetes: Non Insulin Requiring Autoimmune Diabetes (NIRAD) 4[J]. Diabetes Care, 2010, 33: 104-108.

[12] SHI X, HUANG G, WANG Y, et al. Tetraspanin 7 autoantibodies predict progressive decline of beta cell function in individuals with LADA[J]. Diabetologia, 2019, 62: 399-407.

[13] RADENKOVIC M, SILVER C, ARVASTSSON J, et al. Altered regulatory T cell phenotype in latent autoimmune diabetes of the adults (LADA)[J].Clinical & Experimental Immunology, 2016, 186: 46-56.

[14] DENG C, XIANG Y, TAN T, et al. Altered Peripheral B-Lymphocyte Subsets in Type 1 Diabetes and Latent Autoimmune Diabetes in Adults[J]. Diabetes Care, 2016, 39: 434-440.

[15] SINGH K, MARTINELL M, LUO Z, et al. Cellular immunological changes in patients with LADA are a mixture of those seen in patients with type 1 and type 2 diabetes[J].Clinical & Experimental Immunology, 2019, 197: 64-73.

[16] XING Y, LIN Q, TONG Y, et al. Abnormal Neutrophil Transcriptional Signature May Predict Newly Diagnosed Latent Autoimmune Diabetes in Adults of South China[J]. Frontiers in Endocrinology (Lausanne), 2020, 11: 581902.

[17] FANG Y, ZHANG C, SHI H, et al. Characteristics of the Gut Microbiota and Metabolism in Patients With Latent Autoimmune Diabetes in Adults: A Case-Control Study[J]. Diabetes Care, 2021, 44: 2738-2746

[18] Regnell SE, Lernmark Å. Early prediction of autoimmune (type 1) diabetes[J]. Diabetologia, 2017, 60: 1370-1381.

[19] LI X, CHEN Y, XIE Y, et al. Decline Pattern of Beta-cell Function in Adult-onset Latent Autoimmune Diabetes: an 8-year Prospective Study[J]. Journal of Clinical Endocrinology & Metabolism, 2020, 105(7):205.

[20] YANG L, ZHOU ZG, HUANG G, et al. Six-year follow-up of pancreatic beta cell function in adults with latent autoimmune diabetes[J]. World Journal of Gastroenterology, 2005, 11: 2900-2905.

[21] SORGJERD EP, ASVOLD BO, GRILL V. Low C-peptide together with a high glutamic acid decarboxylase autoantibody level predicts progression to insulin dependence in latent autoimmune diabetes in adults: The HUNT study[J]. Diabetes, Obesity and Metabolism, 2021, 23: 2539-2550.

[22] HJORT R, AHLQVIST E, CARLSSON P-O, et al. Overweight, obesity and the risk of LADA: results from a Swedish case-control study and the Norwegian HUNT Study[J]. Diabetologia, 2018, 61: 1333-1343.

[23] NIU X, LUO S, LI X, et al. Identification of a distinct phenotype of elderly latent autoimmune diabetes in adults: LADA China Study 8[J]. Diabetes/Metabolism Research and Reviews, 2019, 35: e3068.

[24] MADDALONI E, COLEMAN RL, AGBAJE O, et al. Time-varying risk of microvascular complications in latent autoimmune diabetes of adulthood compared with type 2 diabetes in adults: a post-hoc analysis of the UK Prospective Diabetes Study 30-year follow-up data (UKPDS 86)[J]. The Lancet Diabetes & Endocrinology, 2020, 8: 206-215.

[25] LUK AOY, LAU ESH, LIM C, et al. Diabetes-Related Complications and Mortality in Patients With Young-Onset Latent Autoimmune Diabetes: A 14-Year Analysis of the Prospective Hong Kong Diabetes Register[J]. Diabetes Care, 2019, 42: 1042-1050.

[26] ALAM U, JEZIORSKA M, PETROPOULOS IN, et al. Latent autoimmune diabetes of adulthood (LADA) is associated with small fibre neuropathy[J]. Diabetic Medicine, 2019, 36: 1118-1124.

[27] XIANG Y, HUANG G, ZHU Y, et al. Identification of autoimmune type 1 diabetes and multiple organ-specific autoantibodies in adult-onset non-insulin requiring diabetes in China: a population based multicenter national wide survey[J]. Diabetes, Obesity and Metabolism, 2019;21(4):893-902.

[28] XIANG Y, HUANG G, SHAN Z, et al. Glutamic acid decarboxylase autoantibodies are dominant but insufficient to identify most Chinese with adult-onset non-insulin requiring autoimmune diabetes: LADA China study 5[J]. Acta Diabetologica, 2015, 52: 1121-1127.

[29] HAWA MI, KOLB H, SCHLOOT N, et al. Adult-onset autoimmune diabetes in Europe is prevalent with a broad clinical phenotype: Action LADA 7[J]. Diabetes Care, 2013, 36: 908-913.

[30] WENTWORTH JM, BEDIAGA NG, GILES LC, et al. Beta cell function in type 1 diabetes determined from clinical and fasting biochemical variables[J]. Diabetologia, 2019, 62: 33-40.

[31] ROLANDSSON O, PALMER JP. Latent autoimmune diabetes in adults (LADA) is dead: long live autoimmune diabetes![J]. Diabetologia, 2010, 53: 1250-1253.

[32] LIANG H, CHENG Y, TANG W, et al. Clinical manifestation and islet beta-cell function of a subtype of latent autoimmune diabetes in adults (LADA): positive for T cell responses in phenotypic type 2 diabetes[J]. Acta Diabetologica, 2019, 56: 1225-1230.

[33] 中华医学会糖尿病学分会. 中华医学会糖尿病学分会关于成人隐匿性自身免疫糖尿病 (LADA) 诊疗的共识[J]. 中华糖尿病杂志, 2012, 4: 641-647.

[34] JONES AG, MCDONALD TJ, SHIELDS BM, et al. Markers of beta-Cell Failure Predict Poor Glycemic Response to GLP-1 Receptor Agonist Therapy in Type 2 Diabetes[J]. Diabetes Care, 2016, 39: 250-257.

[35] BHATT DL, SZAREK M, PITT B, et al. Sotagliflozin in Patients with Diabetes and Chronic Kidney Disease[J]. The New England Journal of Medicine, 2021, 384: 129-139.

[36] BHATT DL, SZAREK M, STEG PG, et al. Sotagliflozin in Patients with Diabetes and Recent Worsening Heart Failure[J]. The New England Journal of Medicine, 2021, 384: 117-128.

[37] MATHIEU C, DANDONA P, BIRKENFELD AL, et al. Benefit/risk profile of dapagliflozin 5 mg in the DEPICT-1 and -2 trials in individuals with type 1 diabetes and body mass index $\geqslant 27$ kg/m^2[J]. Diabetes, Obesity and Metabolism, 2020, 22: 2151-2160.

[38] CHEN MB, XU RJ, ZHENG QH, et al. Efficacy and safety of sotagliflozin adjuvant therapy for type 1 diabetes mellitus: A systematic review and meta-analysis[J]. Medicine, 2020, 99: e20875.

[39] PETRIE JR, CHATURVEDI N, FORD I, et al. Cardiovascular and metabolic effects of metformin in patients with type 1 diabetes (REMOVAL): a double-blind, randomised, placebo-controlled trial[J]. Lancet Diabetes Endocrinology, 2017, 5: 597-609.

[40] ZAMPETTI S, CAMPAGNA G, TIBERTI C, et al. High GADA titer increases the risk of insulin requirement in LADA patients: a 7-year follow-up (NIRAD study 7)[J]. European Journal of Endocrinology, 2014, 171: 697-704.

[41] YAN X, LI X, LIU B, et al. Combination therapy with saxagliptin and vitamin D for the preservation of beta-cell function in adult-onset type 1 diabetes: a multi-center, randomized, controlled trial[J]. Signal Transduction and Targeted Therapy, 2023, 8: 158.

[42] 欧阳玲莉, 周智广, 彭健, 等. 雷公藤多苷治疗LADA的初步临床观察[J]. 中国糖尿病杂志, 2000, 8: 7-9.

[43] KRAUSE S, LANDHERR U, AGARDH CD, et al. GAD autoantibody affinity in adult patients with latent autoimmune diabetes, the study participants of a GAD65 vaccination trial[J]. Diabetes Care, 2014, 37: 1675-1680.

第三节　暴发性 1 型糖尿病

一、概述

暴发性 1 型糖尿病（fulminant type 1 diabetes mellitus，FT1DM）以胰岛 β 细胞呈超急性破坏、血糖急骤升高但胰岛自身抗体阴性为特征。2000 年由日本学者 Imagawa 等人[1]首次报道后，引起国内外学者的广泛关注及研究。本节将对暴发性 1 型糖尿病的发病机制、临床特征、诊断与鉴别诊断、治疗预后等内容进行系统介绍。

二、病例

患者女性，36 岁，因"突发恶心、呕吐、乏力 3 天"于 2015 年 10 月 5 日入院。患者 3 天无明显诱因出现恶心、间断呕吐胃内容物共 10 余次，无咖啡渣样物，伴口干、明显乏力，无腹痛、腹泻，无发热、头痛。既往身体健康，无糖尿病家族史。

体格检查：神志清晰，精神差，卧床，体温 36.6℃，心率 116 次 / 分，呼吸 24 次 / 分，血压 95/55 mmHg，BMI 18.0 kg/m²。心肺查体无异常体征，腹软，无压痛反跳痛，双下肢无水肿。

化验检查：入院时随机静脉血血糖 38 mmol/L，尿常规：尿糖 4+，尿酮体 2+；动脉血气分析：酸碱度 7.277，动脉血二氧化碳分压（$PaCO_2$）25.10 mmHg，动脉血氧分压（PaO_2）103 mmHg，碱剩余 –15.1 mmol/L。诊断为"糖尿病酮症酸中毒"。入院后给予补液、静脉胰岛素泵入降糖等治疗。

辅助检查：血常规：白细胞 17.6×10^9/L，中性粒细胞百分比 88.9%，血常规其余项目正常。血生化：尿素氮 12.2 mmol/L，血清肌酐 200 μmol/L，血清钾 5.8 mmol/L，血清钠 150 mmol/L，血清氯 110 mmol/L，血清淀粉酶 293 U/L，血脂肪酶 298 U/L，肝功能胆红素、血清肌酸激酶正常；心肌酶、脑钠肽正常。心电图：窦性心动过速，波形正常。腹部 B 超：未见异常。HbA_{1c} 5.6%；空腹胰岛素 10.08 pmol/L，C 肽 <0.01 ng/mL，餐后 2 小时胰岛素 20.09 pmol/L，C 肽 <0.08 ng/mL，胰岛自身抗体 GADA、IAA、ICA 均为阴性，柯萨奇病毒、埃可病毒、疱疹病毒 IgM 免疫血清学标志均阴性，甲状腺功能及甲状腺相关抗体均正常。

三、背景

暴发性 1 型糖尿病以起病急骤、重度代谢紊乱、血糖显著升高而 HbA_{1c} 正常或轻度升高、胰岛功能几乎完全、不可逆的丧失为特征，可伴横纹肌溶解等严重并发症。由于 Imagawa 最初关于 FT1DM 的报道中，11 例患者胰岛自身抗体均为阴性[1]，故认为该病与自身免疫无关，故将其暂归类为特发性 1 型糖尿病（1999 年 WHO 糖尿病分型，1B 型）。

FT1DM 已在世界各种族人群中被报道，包括高加索人、西班牙裔和东亚人[1]，其中东亚人群的发病率最高。日本全国性调查显示，FT1DM 占以糖尿病酮症或酮症酸中毒起病的 1 型糖尿病（type 1 diabetes，T1D）的 19.4%（43/222），并且多于成年后发病，其发病无性别差异[2, 3]。韩国的相关报道中 FT1DM 占 7.1%（7/99）[4]。郑超等人对湖南汉族人群的研究显示 FT1DM 占 T1D 的 9.1%[5]。儿童及青少年虽然是 1A 型 T1D 的高发人群，但不是暴发性糖尿病的高发人群。中国 18 岁以下 T1D 患者的研究[6]显示，FT1DM 仅占 1.29%；韩国的研究显示，FT1DM 仅占儿童及青少年 T1D 的 1.33%[4]。

四、发病机制

FT1DM 的发病机制尚未明确，目前的研究认为主要与遗传、环境（病毒感染）和自身免疫等因素有关。

（一）遗传易感性

人类白细胞抗原（HLA）与自身免疫性疾病包括 1A 型 T1D 密切相关。在 FT1DM 的相关研究中，日本报道[7]*HLA DR4-DQ4* 基因频率在 FT1DM 患者中为 41.8%，明显高于经典 T1DM 患者（22.8%）和正常对照人群（12.1%），携带 DR4-DQ4（*DRB1*0405-DQB1*0401*）单体型的患者对 FT1DM 易感，而在日本自身免疫性 T1D 中最常见的 *DR9-DR3*（*DRB1*0901-DQB1*0303*）单体型在 FT1DM 人群中并未显示出易感性。进一步的研究对日本 207 例 FT1DM 患者进行分析，32.6% 的 FT1DM 患者携带 *DRB1*0405-DQB1*0401* 单体型，明显高于正常对照组的 14.2%[8]。为此，2012 年日本糖尿病学会（Japan Diabetes Society，JDS）关于 FT1DM 的诊断标准[2]增加了 "FT1DM 与 *HLA DRB1*0405-DQB1*0401* 相关" 这一临床特点。近期 Yumiko 等人对 216 名 FT1D 患者进行全基因组关联研究，进一步证实了 *DR4-DQ4* 与 FT1DM 风险之间的相关性，并发现 HLA-DR 区单核苷酸多态性 *rs9268853* 与 FT1DM 患病风险高度关联[9]。韩国的研究亦显示，*HLA-DRB1*0405-DQBI*0401* 与 FT1DM 显著相关[10]。中国人群 FT1DM 的易感基因可能有所不同，郑超等人的研究结果显示，*DQA1*0102-DQB1*0601* 和 *DQA1*03-DQB1*0401* 单体型与中国 FT1DM 患者的发病风险增加相关[11]，15.8% 的 FT1DM 患者携带有 *DQA1*0102-DQB1*0601*，明显高于 T1DM 组的 1.3% 及正常对照组的 3.9%。此外，在日本的 FT1DM 患者中，谷氨酸脱羧酶抗体（GADA）阴性者的易感基因为 *HLA DRB1*0405-DQB1*0401*，而 *HLA DRB1*0901-DQB1*0303* 单体型在 GADA 阳性和妊娠相关性暴发性 1 型糖尿病患者中更常见[8, 12]。

（二）病毒感染

病毒可能感染胰岛 β 细胞引发一系列免疫反应从而导致 FT1DM 患者的 β 细胞功能损伤。日本的 FT1DM 全国调查中 71.7% 的患者有流感样症状[3]，在中国一项近期的 FT1DM 研究中，46.7% 的患者出现流感样症状[13]，提示病毒感染可能与 FT1DM 发病有关。目前认为已报道的有关病毒有肠病毒、单纯疱疹病毒、人类疱疹病毒 6、巨细胞病毒、柯萨奇病毒、流感病毒及腮腺炎病毒等[14, 15]。部分患者在病毒感染后多种抗体升高，推测可能为病毒感染后的继发反应引发

FT1DM。Tanaka 等人发现患者胰岛细胞和外分泌组织中有肠病毒[16]，FT1DM 的胰岛 β 细胞破坏的机制可能因为肠病毒感染 β 细胞，后者共表达干扰素 γ 和炎症因子干扰素 γ 诱导蛋白 10（CXCL10），CXCL10 通过炎症因子受体（CXCR3）激活自身免疫 T 细胞和巨噬细胞，产生炎症因子，从而破坏 β 细胞并使上述反应进一步增强并最终使 β 细胞超急性破坏，导致 FT1DM 的发生。尽管 FT1DM 患者疑似感染病毒的病例比例较高，但从未发生过 FT1DM 的流行，因此宿主因素而非病毒是 FT1DM 的主要因素。然而 FT1DM 患者针对某种病毒特定免疫缺陷的机制并不清楚，推测可能存在以下几种机制：①直接感染个体的 β 细胞，导致细胞破坏；②病毒感染激活固有免疫应答，通过巨噬细胞及细胞因子清除病毒和受感染 β 细胞；③适应性免疫应答被激活，通过 T 淋巴细胞清除病毒和受感染 β 细胞。

（三）药物因素

药物参与 FT1DM 的发病机制较为复杂，涉及遗传易感性、免疫机制及激活病毒等因素。部分药物（卡马西平、布洛芬等）引起的药物过敏综合征（drug-induced hypersensitivity syndrome, DIHS）可能参与 FT1DM 的发生，DIHS 后发生 FT1DM 平均间隔时间为 39.9 天[17]。Onuma 等人报道显示 DIHS 患者发生 FT1DM 的概率高于普通人群[17]，*HLA-B62* 为其易感基因，提示在遗传易感的基础上，药物的使用与 FT1DM 的发生有关。研究表明，在 DIHS 急性期，Treg 大量扩增，但在缓解期 Treg 却出现功能缺陷，导致自身免疫病发生的风险增加，也使潜伏在人体的病毒得以再激活。有个案报道患者服用美西律后相继出现 FT1DM 和桥本甲状腺炎，伴巨细胞病毒和人类疱疹病毒 6 滴度升高[18]，提示 DIHS 可能通过影响自身免疫引起 FT1DM。

免疫检查点抑制剂相关：随着 PD-1、细胞毒性 T 淋巴细胞抗原 -4（CTLA-4）等检查点抑制剂在肿瘤免疫治疗中的广泛应用，不断有免疫治疗致内分泌腺体功能异常的报道，例如抗 PD-1 药物纳武单抗（nivolumab）[19]，帕博利珠单抗（pembrolizuma）[20] 以及抗 CTLA-4 药物伊匹木单抗（ipilimumab）[21]。由于 PD-1 和 CTLA-4 都是活化 T 细胞中的抑制性共刺激分子，在免疫反应中起着负调节作用，在免疫治疗的干预下，针对胰岛相关自身抗原的细胞免疫可能被激活并参与了 T1D 及 FT1DM 的发展。FT1DM 患者在发病时都发现 PD-1 在外周 CD4$^+$ T 细胞中的表达受到调节，PD-1 的缺乏可能导致针对胰岛细胞的 CD4$^+$ T 细胞活化不当。与其他类型的糖尿病和正常对照组相比，FT1D 患者的 CD4$^+$ 辅助 T 细胞中 CTLA-4 表达水平较低，说明 CTLA-4 的减少可能与辅助 T 细胞功能障碍有关。此外，免疫检查点抑制剂诱导的 T1D 或 FT1DM 患者大部分携带了易感性 *HLA* 基因型，因此其发生机制可能与高风险 *HLA* 基因型及自身免疫反应相关。

（四）自身免疫

虽然与自身免疫性 T1D（1A 型 T1D）相比，FT1DM 患者的较少出现胰岛自身抗体阳性，但日本的全国性调查显示，约 5% 的 FT1DM 患者 GADA 阳性[3]。我国的调查研究显示，20 例初诊 FT1DM 患者中，GADA、IA-2A、ZnT8A 任一项阳性率达 40%（8/20），3 例检测到 GAD 反应性 T 细胞，证实部分 FT1DM 患者存在细胞免疫或体液免疫异常。近期我国一项 24 家医院 53 例 FT1DM 患者的调查显示，34.0%（18/53）患者存在一种或多种自身抗原的低滴度自身抗体[22]。

Aida 等人研究发现 3 例 FT1DM 患者胰岛 β 细胞中，视黄酸诱导基因 1、黑素瘤分化相关基因 5 和 Fas 高表达，伴胰岛周围及胰岛内 T 细胞及巨噬细胞浸润，且浸润细胞表面 Fas 配体增加而无调节性 T 细胞浸润，提示固有免疫与获得性免疫均参与了本病的发生[23]。Zheng 等人研究发现，与 T1DM、T2DM 和正常人群相比，FT1DM 患者 CTLA-4 表达显著减少，提示 CTLA-4 表达的减少可能促进效应 T 细胞扩增并加速自身免疫反应，从而造成 β 细胞损伤[11]。Haseda 等人研究发现 FT1DM 患者中表型为 CD45RA-FOXP3high 的活化 Treg 较对照组少，且其抑制效应细胞的能力下降，推测 β 细胞大量破坏使目标抗原缺失，引起 CD45RA+FoxP3low 表型的静息 Treg 向活化 Treg 的转化减少，伴 CTLA-4 水平的降低[24]。Iijima 等人研究发现，循环 CD4+PD-1+ 和 CD8+PD-1+ T 细胞在 FT1DM 发作时显著迅速地降低[25]，而 Treg 逐渐减少，PD-1 在 CD4+ 和 CD8+ T 细胞上的低表达，以及 Treg 表达水平下降和功能失调均与 FT1DM 有关。

研究发现 FT1DM 的发生与 TLR9/IRF7 通路下 FOXP3 表达减少和 Treg 表达水平下降及功能失调有关，TLR9/IRF7 通路通过 CTLA-4 和 FOXP3 引起 FT1DM。TLR9 作为固有免疫中的一员，主要参与并激活由病原体非甲基化 DNA 刺激后的细胞信号通路，诱导机体产生以 Th1 型占优势的免疫应答。巨噬细胞介导的胰岛炎亦可能是造成 FT1DM β 细胞损伤的重要原因。研究发现，原先认为主要引起 FT1DM 的 CD8+ T 细胞浸润较少，而 CD68+ 巨噬细胞占主导地位；通过蛋白质组学分析发现有 38 种蛋白质仅表达于 FT1DM，其中大部分蛋白质表达于 CD8+ T 细胞和 CD68+ 巨噬细胞[26]；巨噬细胞通过分泌 TNF-α、IL-1β 等因子抑制胰高血糖素样肽 1 受体，促进 β 细胞的破坏。

（五）妊娠

FT1DM 根据其发生与妊娠的关系可分为妊娠相关性暴发性 1 型糖尿病（pregnancy associated fulminant type 1 diabetes，PF）和非妊娠相关性暴发性 1 型糖尿病（non-pregnancy associated fulminant type 1 diabetes，NPF）。研究表明，FT1DM 多数与妊娠相关，且多发于妊娠中晚期及分娩后 2 周内，亦有人工流产 10 天后出现 FT1DM 的文献报道。由于妊娠期间患者 T 细胞出现免疫耐受，而孕期出现 T1DM 的可能较低，提示 PF 更多是由非免疫机制引起的。Shimizu 等人在对比 PF 和 NPF 患者的临床特点后发现，PF 的发生可能与孕妇激素水平及代谢紊乱有关，性激素在孕期可促进 Th2 型免疫反应，并拮抗 Th1 型免疫反应[12]。

五、诊断

（一）临床特点

FT1DM 的主要临床表现包括：

（1）前驱症状：70% 患者发病前常有流感样症状或胃肠道症状，多在发病前 2 周内出现。流感样症状如发热、头痛、咳嗽、咽痛等；胃肠道症状最常见的为腹痛、腹泻、恶心、呕吐等。此外，FT1DM 发病之前可出现低血糖症状，可能是 β 细胞迅速破坏，β 细胞内合成的胰岛素在短期内释放入血所致。

（2）高血糖及代谢紊乱表现：表现为严重的烦渴、多饮、多尿等高血糖症状。几乎所有患者在高血糖症状出现 1 周内即发生糖尿病酮症，其中约 90% 为糖尿病酮症酸中毒（DKA），且程度较重。发病时血糖很高而 HbA_{1c} 多接近正常，胰岛素、C 肽水平显著降低。

（3）其他系统表现：① 98% 的患者血清胰酶水平升高，但胰腺 CT 及超声检查多无明显异常，极少数患者可有胰腺水肿，但与急性胰腺炎不同。患者血清谷丙转氨酶和谷草转氨酶可轻度升高。② 部分患者可出现血清心肌酶、脑钠肽升高，甚至心力衰竭，老年患者更多见。心电图可出现一过性改变，如心肌梗死、心房颤动、心室颤动、束支传导阻滞或其他非特异性改变等。患者可发生一过性冠脉痉挛，心电图出现一过性 ST 段抬高，易误诊为急性心肌梗死。DKA 时的炎性反应、酸中毒、电解质紊乱尤其是高脂肪酸等内环境紊乱可影响心肌细胞传导及细胞膜去极化，从而出现心脏功能紊乱及指标异常。③ FT1DM 合并急性肺水肿、脑水肿、横纹肌溶解导致急性肾衰竭等也有报道。一般认为，上述表现与 DKA 时的内环境紊乱、微循环障碍、缺血缺氧有关，往往提示病情严重。

PF 通常在妊娠晚期或分娩 2 周内起病，在日本的全国性研究中，14 例妊娠期或分娩后 2 周出现的 T1D 患者中 13 例为 FT1DM，仅 1 例为 1A 型 T1D，13~49 岁女性 FT1DM 患者中 21.0% 与妊娠相关[3]，比 T1D 高 14 倍。我国多中心调查显示，PF 占女性 FT1DM 患者的 34.6%[22]，早期、多次妊娠可能是 FT1DM 的危险因素。PF 起病急骤，进展迅速，相比 NPF，PF 患者酸中毒更为严重，考虑为妊娠期或产褥期患者激素及代谢改变，呕吐及感染概率增加所致，母体持续高血糖和严重的 DKA 致母体血容量不足、脱水，导致胎盘血流不足、胎儿酸中毒，存在致畸、影响生长发育，甚至胎死宫内等风险。据报道，PF 的婴儿死亡率可高达 67%。

（二）诊断标准

FT1DM 尚无国际通用的诊断标准，根据 2012 年日本糖尿病学会（Japan Diabetes Society，JDS）提出的诊断标准[2]：① 出现高血糖症状后迅速（大约 1 周内）发生糖尿病酮症或者酮症酸中毒（初诊时评估尿或血浆酮体）；② 初诊时血糖 ≥ 16.0 mmol/L 且 HbA_{1c} < 8.7%［美国国家糖化血红蛋白标准化计划（National Glycohemoglobin Standardization Program，NGSP）标准］；③ 空腹血清 C 肽 < 0.10 nmol/L，胰高血糖素兴奋后或进食后血清 C 肽峰值 < 0.17 nmol/L。具备以上 3 点可诊断 FT1DM。

此外，FT1DM 还常伴随其他特征：① 胰岛自身抗体多为阴性；② 98% 的患者血清胰酶水平升高；③ 70% 的患者起病前有流感样症状或胃肠道症状；④ FT1DM 可发生于妊娠期或产后；⑤ 可与 *HLA DRB1*0405-DQB1*0401* 单体型相关。

（三）鉴别诊断

1999 年 WHO 糖尿病分类中，根据病因不同，1 型糖尿病被分为 1A 型糖尿病（自身免疫性）和 1B 型糖尿病（非免疫性），但这一分类对临床帮助不大，因此在 2019 年 WHO 提出的糖尿病分类[27]中，不再使用 1A 和 1B 的 1 型糖尿病亚型定义。典型 1 型糖尿病的临床特征是因体内严重胰岛素缺乏或缺如产生的急性高血糖症状、DKA 等严重急性并发症。

FT1DM 主要与自身免疫性 1 型糖尿病（1A 型 T1D）相鉴别，从临床特征看，FT1DM 与 1A 型 T1D 在体质量指数、性别比例、甘油三酯及总胆固醇水平、收缩压及舒张压等指标上并无显著差异[28]，其主要区别在于：① 发病年龄：1A 型 T1D 多起病于儿童及青少年时期，而 FT1DM 多于成年起病。② 与妊娠高度相关：虽然 FT1DM 的患病人群无性别差异，但妊娠女性是本病的高危人群，约占妊娠伴 T1D 患者的 1/5。③ 起病时的临床特征：FT1DM 起病前通常有流感样症状，急骤起病，从出现"三多一少"等高血糖症状到发生酮症酸中毒时间很短，一般在 1 周以内。④实验室检查特征：血糖水平明显升高而 HbA_{1c} 水平相对较低。由于病程非常短，患者起病时的 HbA_{1c} 接近正常或仅轻度升高。日本及韩国的研究中 HbA_{1c} 的水平分别为 $6.2\% \pm 0.9\%$（$4.7\% \sim 8.4\%$）和 $6.9\% \pm 1.1\%$（$4.8\% \sim 8.0\%$）[3, 4]。中国报道的 FT1DM 病例中鲜有 HbA_{1c} 超过 8.0% 者，大约一半患者 $HbA_{1c} < 6.2\%$[29]。由于血糖和 HbA_{1c} 的不匹配，有学者将血浆葡萄糖（plasma glucose，PG）/$HbA_{1c} \geqslant 3.3$ 作为预测孕产期 DKA 患者 PF 的临界值[30]。⑤胰岛自身免疫：1A 型 T1D 以胰岛自身抗体阳性作为诊断的必要条件，而大部分 FT1DM 患者的胰岛自身抗体为阴性，但胰岛自身抗体阳性并不能排除 FT1DM 的诊断。⑥胰岛功能：FT1DM 起病时胰岛功能几乎完全、不可逆地丧失，并且在后续随访中未出现"蜜月期"。1A 型 T1D 起病时通常残存部分胰岛功能，"蜜月期"现象十分常见。⑦严重代谢紊乱及多器官功能损害：FT1DM 起病时 DKA 等代谢紊乱的程度比 1A 型 T1D 更为严重，部分患者起病时可合并心脏、肝、肾、横纹肌等多器官功能损害，表现为伴有肝酶、胰酶和肌酶等升高，严重时可发生横纹肌溶解、急性肾功能衰竭甚至心搏骤停。⑧遗传背景：FT1DM 与 *HLA DRB1*0405-DQB1*0401* 单体型相关，而 1A 型 T1D 则与 *DRB1*0901-DQB1*0303* 单体型关系更为密切。

由于涉及多系统临床表现，FT1D 还需注意与其他系统疾病相鉴别。FT1DM 易出现胃肠道症状及血尿淀粉酶升高，特别是合并胆石症者，应与重症胰腺炎所致的继发性糖尿病、DKA 鉴别，后者腹部症状、体征更明显，血淀粉酶升高大于正常上限 3 倍以上，胰腺 CT 或超声等一般有急性胰腺炎的相应改变。当 FT1DM 合并心肌酶学异常、心电图改变时，要与急性心肌梗死鉴别，后者常有冠心病的危险因素，压榨性胸前区疼痛，心肌酶学及心电图可出现一系列特征性动态改变。有些患者心电图改变还需与束支传导阻滞、心房颤动等相鉴别，一般来说，FT1DM 心电图改变多为一过性，随着代谢紊乱的纠正而消失。

六、治疗

FT1DM 患者胰岛 β 细胞短期内几乎完全被破坏，一旦疑诊为 FT1DM 应按酮症酸中毒的治疗原则给予积极补液、小剂量胰岛素静脉滴注、纠正电解质及酸碱失衡、对症及支持治疗等，同时要严密监测血糖、酮体、肝肾功能、胰酶、肌酶、心电图等。同时需注意以下几个方面：

（1）早期、积极、充分的补液及胰岛素治疗：FT1DM 起病急骤，酮症酸中毒及其他代谢紊乱严重，患者的一般情况差，可合并心、肝、肾、横纹肌等多脏器功能损害。因此，一旦疑诊应迅速建立两条静脉通道：一条通路用于胰岛素持续静脉滴注；另一条通路用于补液扩容及抗感染等对症支持治疗。患者通常存在严重的循环障碍，胰岛素皮下注射吸收差，故不推荐使用持续胰岛素泵治疗，而应以静脉输注胰岛素为主。

（2）合并症的治疗：当出现血清胰酶升高、肝肾功能异常、心电图改变时，需仔细鉴别、密切监测、尽早预防，当合并心衰、横纹肌溶解及急性肾衰竭等严重并发症时，在纠正代谢紊乱同时，需采取综合治疗措施。

（3）妊娠相关 FT1DM 的治疗：PF 不但对患者自身危害大，且胎儿病死率高，因此在疾病早期识别并积极治疗对改善孕产妇和胎儿的预后非常重要。对于妊娠晚期患者，应及时行剖宫产术，这是挽救胎儿生命的关键，若已胎死宫内，需及早行引产术。

（4）稳定期的血糖控制：FT1DM 患者的胰岛 β 细胞及 α 细胞功能严重受损，在酮症酸中毒纠正后往往血糖波动大，易发生低血糖，故需要长期使用每日多次胰岛素注射或持续胰岛素皮下输注的治疗方案以控制血糖，结合使用持续动态血糖监测将有助于精确调整胰岛素剂量。近年来面世的人工胰腺闭环系统在经典T1D患者中应用已证实可降低低血糖风险、减少血糖波动，改善葡萄糖目标范围内时间（TIR），FT1DM患者亦可获益。

七、预后与随访

FT1DM患者的胰岛 β 细胞及 α 细胞功能的严重受损，胰岛功能比 1A 型 T1D 更差，严重低血糖的发生率也更高[31]。患者应定期复诊随访调整胰岛素治疗方案，可辅助使用阿卡波糖等口服降糖药以减少血糖波动。患者应定期接受糖尿病教育，特别是针对 T1D 的健康教育，以建立疾病的自我管理能力。

不同的研究对于 FT1DM 的慢性并发症发生率与 1A 型 T1D 是否存在差异尚无定论。日本对全国 41 例 FTIDM 和 76 例性别年龄匹配的 1A 型 T1D 患者进行自发病开始为期 5 年的随访研究，两组患者的 HbA_{1c} 水平相当，但 FT1DM 的微血管病变 5 年累积发病率明显高于 1A 型，其中糖尿病视网膜病变、周围神经病变和糖尿病肾病的发生率分别为 9.8%、12.2% 和 12.2%，而 1A 型则分别为 0%、1.3% 和 2.6%[31]。但另一项对 16 例 FT1DM 和 60 例 1A 型 T1D 患者进行为期 10 年的随访研究中并未发现两组患者微血管病变的发病率差异[32]。

八、病例回顾

回顾本节病例的临床特点：① 患者中青年女性，以胃肠道症状急性起病；② 血糖明显升高，糖尿病酮症酸中毒，而 HbA_{1c} 正常，说明为超急性血糖升高；③ 胰岛自身抗体阴性；④ 胰岛功能极度低下，血糖波动大，频繁发生低血糖，复查胰岛功能无恢复；⑤ 血清胰酶（淀粉酶、脂肪酶）水平轻度升高。这例患者的临床表现符合 FT1DM 的诊断标准，患者 DKA 纠正后改为每日 4 次胰岛素强化降糖，血糖仍然波动较大，易出现低血糖，呈脆性糖尿病特点，这与患者的胰岛 β 细胞功能极度低下相符。后调整为持续胰岛素皮下输注，并在住院期间使用动态血糖监测以调整胰岛素剂量，同时加用 α 糖苷酶抑制剂以减少血糖波动。患者出院后定期门诊复诊，HbA_{1c} 逐步上升至 8%，出院半年复查胰岛功能，与发病时无明显差异，胰岛自身抗体仍为阴性。患者出院后因依从性下降，血糖波动较大，时有低血糖发生，后因经济原因改为每日 4 次"三短一长"的胰岛素治疗方案，血糖仍难以控制稳定。

九、进展与展望

FT1DM 作为近年来提出的 T1DM 的新亚型，传统 FTIDM 报道多来自亚洲地区，而免疫检查点抑制剂导致的 F1DM 在高加索人群中相对常见[33]。FT1DM 的发病机制尚未完全明了，需要从多方面分析其基因特征、临床特点、组织学表现及细胞生物学特点来完善对其发病机制的理解。近年来，陆续有关于 FT1DM 在接受抗 PD-1 药物治疗的患者中发生的临床报道，这可能有助于揭开 FT1DM 的病因及发病机制研究的新篇章。FT1DM 其临床表现起病急骤，代谢紊乱严重，危害较大，需要临床医生早期识别，及时积极治疗以改善患者预后。FT1DM 患者胰岛功能极度低下，长期反复发生低血糖，是临床治疗的难点，一些研究尝试使用诱导多能干细胞促进 FT1DM 的胰岛细胞再生[34]，相信未来随着医疗技术的进步及基础研究的进展，可极大改善 FT1DM 患者的预后。

（潘 琦 编；罗说明 审）

参考文献

[1] IMAGAWA A, HANAFUSA T, MIYAGAWA J, et al. A novel subtype of type 1 diabetes mellitus characterized by a rapid onset and an absence of diabetes-related antibodies. Osaka IDDM Study Group[J]. The New England Journal of Medicine, 2000, 342(5): 301-307.

[2] IMAGAWA A, HANAFUSA T, AWATA T, et al. Report of the Committee of the Japan Diabetes Society on the Research of Fulminant and Acute-onset Type 1 Diabetes Mellitus: New diagnostic criteria of fulminant type 1 diabetes mellitus(2012)[J]. Journal of diabetes investigation, 2012, 3(6): 536-539.

[3] IMAGAWA A, HANAFUSA T, UCHIGATA Y, et al. Fulminant type 1 diabetes: a nationwide survey in Japan[J]. Diabetes care, 2003, 26(8): 2345-2352.

[4] CHO Y M, KIM J T, KO K S, et al. Fulminant type 1 diabetes in Korea: high prevalence among patients with adult-onset type 1 diabetes[J]. Diabetologia, 2007, 50(11): 2276-2279.

[5] 郑超, 林健, 杨琳, 等. 暴发性1型糖尿病的患病状况及其特征[J]. 中华内分泌代谢杂志, 2010(3): 188-191.

[6] 王毅, 巩纯秀, 曹冰燕, 等. 探讨儿童及青少年暴发性1型糖尿病分型的临床意义[J]. 中华糖尿病杂志, 2014(10): 721-724.

[7] IMAGAWA A, HANAFUSA T, UCHIGATA Y, et al. Different contribution of class II HLA in fulminant and typical autoimmune type 1 diabetes mellitus[J]. Diabetologia, 2005, 48(2): 294-300.

[8] TSUTSUMI C, IMAGAWA A, IKEGAMI H, et al. Class II HLA genotype in fulminant type 1 diabetes: A nationwide survey with reference to glutamic acid decarboxylase antibodies[J]. Journal of diabetes investigation, 2012, 3(1): 62-69.

[9] KAWABATA Y, NISHIDA N, AWATA T, et al. Genome-Wide Association Study Confirming a Strong Effect of HLA and Identifying Variants in CSAD/lnc-ITGB7-1 on Chromosome 12q13.13 Associated With Susceptibility to Fulminant Type 1 Diabetes[J]. Diabetes, 2019, 68(3): 665-675.

[10] KWAK S H, KIM Y J, CHAE J, et al. Association of HLA Genotype and Fulminant Type 1 Diabetes in Koreans[J]. Genomics & informatics, 2015, 13(4): 126-131.

[11] ZHENG C, ZHOU Z, YANG L, et al. Fulminant type 1 diabetes mellitus exhibits distinct clinical and autoimmunity features from classical type 1 diabetes mellitus in Chinese[J]. Diabetes/metabolism research and reviews, 2011, 27(1): 70-78.

[12] SHIMIZU I, MAKINO H, IMAGAWA A, et al. Clinical and immunogenetic characteristics of fulminant type 1 diabetes associated with pregnancy[J]. The Journal of clinical endocrinology and metabolism, 2006, 91(2): 471-476.

[13] YING L, MA X, LU J, et al. Fulminant type 1 diabetes: The clinical and continuous glucose monitoring characteristics in Chinese patients[J]. Clinical and experimental pharmacology & physiology, 2019, 46(9): 806-812.

[14] OHARA N, KANEKO M, NISHIBORI T, et al. Fulminant Type 1 Diabetes Mellitus Associated with Coxsackie Virus Type A2 Infection: A Case Report and Literature Review[J]. Internal medicine(Tokyo, Japan), 2016, 55(6): 643-646.

[15] YONEDA S, IMAGAWA A, FUKUI K, et al. A Histological Study of Fulminant Type 1 Diabetes Mellitus Related to Human Cytomegalovirus Reactivation[J]. The journal of clinical endocrinology and metabolism, 2017, 102(7): 2394-2400.

[16] TANAKA S, AIDA K, NISHIDA Y, et al. Pathophysiological mechanisms involving aggressive islet cell destruction in fulminant type 1 diabetes[J]. Endocrine journal, 2013, 60(7): 837-845.

[17] ONUMA H, TOHYAMA M, IMAGAWA A, et al. High frequency of HLA B62 in fulminant type 1 diabetes with the drug-induced hypersensitivity syndrome[J]. The journal of clinical endocrinology and metabolism, 2012, 97(12): E2277-E2281.

[18] MINEGAKI Y, HIGASHIDA Y, OGAWA M, et al. Drug-induced hypersensitivity syndrome complicated with concurrent fulminant type 1 diabetes mellitus and Hashimoto's thyroiditis[J]. International journal of dermatology, 2013, 52(3): 355-357.

[19] MIYOSHI Y, OGAWA O, OYAMA Y. Nivolumab, an Anti-Programmed Cell Death-1 Antibody, Induces Fulminant Type 1 Diabetes[J]. Tohoku J Exp Med, 2016, 239(2): 155-158.

[20] GAUDY C, CLÉVY C, MONESTIER S, et al. Anti-PD1Pembrolizumab Can Induce Exceptional Fulminant Type 1 Diabetes[J]. Diabetes care, 2015, 38(11): e182-e183.

[21] TSIOGKA A, JANSKY G L, BAUER J W, et al. Fulminant type 1 diabetes after adjuvant ipilimumab therapy in cutaneous melanoma[J]. Melanoma research, 2017, 27(5): 524-525.

[22] LUO S, ZHANG Z, LI X, et al. Fulminant type 1 diabetes: a collaborative clinical cases investigation in China[J]. Acta diabetologica, 2013, 50(1): 53-59.

[23] AIDA K, NISHIDA Y, TANAKA S, et al. RIG-I- and MDA5-initiated innate immunity linked with adaptive immunity accelerates beta-cell death in fulminant type 1 diabetes[J]. Diabetes, 2011, 60(3): 884-889.

[24] HASEDA F, IMAGAWA A, MURASE-MISHIBA Y, et al. CD4$^+$ CD45RA$^-$ FoxP3high activated regulatory T cells are functionally impaired and related to residual insulin-secreting capacity in patients with type 1 diabetes[J]. Clinical and experimental immunology, 2013, 173(2): 207-216.

[25] IIJIMA T, KATO K, JOJIMA T, et al. Circulating CD4$^+$ PD-1$^+$ and CD8$^+$ PD-1$^+$ T cells are profoundly decreased at the onset of fulminant type 1 diabetes and are restored by treatment, contrasting with CD4$^+$CD25$^+$FoxP3$^+$ regulatory T cells[J]. Diabetes research and clinical practice, 2017, 133: 10-12.

[26] NISHIDA Y, AIDA K, KIHARA M, et al. Antibody-validated proteins in inflamed islets of fulminant type 1 diabetes profiled by laser-capture microdissection followed by mass spectrometry[J]. PLoS One, 2014, 9(10): e107664.

[27] World Health Organization. Classification of diabetes mellitus[R]. Geneva: WHO, 2019.

[28] LUO S, MA X, LI X, et al. Fulminant type 1 diabetes: A comprehensive review of an autoimmune condition[J]. Diabetes/metabolism research and reviews, 2020, 36(6): e3317.

[29] 邱俊霖, 钟宇华, 梁华晟, 等. 暴发性 1 型糖尿病 5 例临床资料分析与讨论[J]. 中国糖尿病杂志, 2014, 22(06): 545-547.

[30] LIU L, JIA W, LIU R, et al. Clinical study of pregnancy-associated fulminant type 1 diabetes[J]. Endocrine, 2018, 60(2): 301-307.

[31] MURASE Y, IMAGAWA A, HANAFUSA T, et al. Fulminant type 1 diabetes as a high risk group for diabetic microangiopathy — a nationwide 5-year-study in Japan[J]. Diabetologia, 2007, 50(3): 531-537.

[32] TAKAIKE H, UCHIGATA Y, NAKAGAMI T, et al. Incidence and development of diabetic microangiopathy of fulminant type 1 diabetes — comparison with non-fulminant type 1 diabetes[J]. Internal medicine(Tokyo, Japan), 2010, 49(12): 1079-1083.

[33] QIU J, LUO S, YIN W, et al. Characterization of immune checkpoint inhibitor-associated fulminant type 1 diabetes associated with autoantibody status and ethnic origin[J]. Frontiers in immunology, 2022, 13:968798.

[34] HOSOKAWA Y, TOYODA T, FUKUI K, et al. Insulin-producing cells derived from "induced pluripotent stem cells" of patients with fulminant type 1 diabetes: Vulnerability to cytokine insults and increased expression of apoptosis-related genes[J]. Journal of diabetes investigation, 2017, 9(3): 481-493.

第四节 胰岛素自身免疫综合征

一、概述

胰岛素自身免疫综合征（insulin autoimmune syndrome，IAS）是一种罕见类型的低血糖症。临床以反复发作的低血糖、高胰岛素血症及胰岛自身抗体（IAA）阳性为表现。本节通过介绍一例甲巯咪唑导致的 IAS，对 IAS 的病因、发病机制、诊治及预后进行总结。

二、病例

患者男性，36 岁，因"消瘦 11 年余，反复意识障碍 5 月余"于 2015 年 9 月 21 日入院。11 年前，患者无明显诱因出现消瘦、食量增加、多汗等表现，不伴明显心悸、手抖、怕热、大便次数增多表现，无口干、多饮、多尿，无咳嗽、咳痰、潮热、盗汗表现，曾于民营医院查甲状腺功能提示"甲亢"（具体不详），未予以治疗。6 个月前，患者在家人建议下开始自行服用"甲巯咪唑 5 mg/ 次，每日 3 次、普萘洛尔 10 mg/ 次，每日 3 次、惠血生片 4 片 / 次，每日 3 次"；5 个月前，患者突发意识障碍，呼之不应，全身大汗，急送当地医院测血糖 1.1 mmol/L，予静脉推注高糖后患者意识恢复，不伴口吐白沫、抽搐、大小便失禁等，未查明低血糖原因，出院后停用"甲巯咪唑、普萘洛尔、惠血生"；1 个月前，患者在当地医院查甲状腺功能示 TSH 0.002 mIU/mL（0.55~4.7 mIU/mL）、FT_3 16.1 pmol/L（3.5~6.5 pmol/L）、FT_4 76.0 pmol/L（11.5~22.7 pmol/L）；诊断"甲亢"，给予"甲巯咪唑 5 mg/ 次，每日 3 次、普萘洛尔 10 mg/ 次，每日 3 次、惠血生片 4 片 / 次，每日 3 次"治疗（9 月 5 日停用）。16 天前（9 月 5 日）患者再次反复出现意识障碍，多于凌晨出现，发作症状同前类似，当地医院测血糖 2.25 mmol/L，给予静脉输注葡萄糖患者意识基本清醒后出院。出院后，患者每日早上频繁出现短暂胡言乱语、出汗，口服糖水后意识恢复，但仍伴记忆力下降、反应迟钝、计算能力下降等表现；5 天前（9 月 16 日）患者再次出现意识障碍，呼之不应，当地医院测血糖 2.61 mmol/L，给予静脉输注葡萄糖后意识逐步恢复，但仍反应迟钝，记忆力及计算能力明显减退，测体温达 39℃。当地医院化验检查：血常规：白细胞 0.77×10^9/L、中性粒细胞 0.11×10^9/L，血清钾 3.42 mmol/L，头颅 CT 未见异常，为进一步诊治转我院。患病以来精神、睡眠可，每餐进食米饭约 500 g，二便无异常，体重下降约 14 kg。

14 年前，患者某一日熬夜后清晨突发四肢无力，当地诊所诊断为"低钾血症"，未检测血钾水平，给予静脉及口服补充氯化钾后症状立即缓解，后长期睡前口服"氯化钾"（1~4 g）至 1 个月前，其间未再发生四肢无力。否认其他特殊病史及其他药物服用史。

体格检查：体温 37.1℃，心率 83 次 / 分，呼吸频次 20 次 / 分，血压 132/70 mmHg；BMI 18.7 kg/ ㎡，神志清楚，精神稍差，反应迟钝，语速减缓，记忆力及计算能力明显下降；皮肤未见色素沉着及皮疹，全身未扪及淋巴结肿大及包块，眼球无突出，无甲亢眼征，甲状腺Ⅱ度肿大，质软，未触及包块，未闻及血管杂音，鼻、耳、口腔、咽喉、心肺腹查体未见异常，双下肢无水肿。

住院后完善以下检查：血常规：血小板 74×10^9/L，白细胞 1.03×10^9/L，中性分叶核粒细胞百分率20%；血生化：血糖3.01 mmol/L，血清钾3.36 mmol/L、血清β-羟基丁酸0.57 mmol/L、糖化血红蛋白5.8%。肝功能、肾功能未见异常。甲状腺功能：TSH<0.005 mIU/L、FT_4 54.45 pmol/L、FT_3 5.47 pmol/L、TGAb 61.52 IU/mL、TPO-Ab 381.20 IU/mL、TRAb 38.42 IU/L；降钙素原1.02 ng/mL、C反应蛋白79.70 mg/L；免疫全套检查基本正常。甲状腺彩超：甲状腺不均匀长大，血供丰富，符合甲亢声像图；甲状腺左叶结节：结节性甲状腺肿。甲状腺摄碘率：2小时29.5%、24小时24.9%。SPECT甲状腺显像：甲状腺肿大，甲状腺左叶下份可疑凉结节。胸部CT：双肺散在少许斑片影及条索影，以左肺下叶为著，多系炎性病变。头部CT未见明显异常。夜间心慌时测血糖2.79 mmol/L，同步胰岛素 >6000 pmol/L（1000 μU/mL），C肽2.16 nmol/L。OGTT-胰岛素-C肽释放试验：空腹血糖3.82 mmol/L，餐后半小时血糖8.77 mmol/L，餐后1小时血糖11.68 mmol/L，餐后2小时血糖16.16 mmol/L，餐后3小时血糖11.63 mmol/L；空腹、餐后半小时、1小时、2小时、3小时胰岛素均 >6000 pmol/L（1000 μU/mL）；空腹C肽2.130 nmol/L，餐后半小时C肽3.950 nmol/L，餐后1小时C肽4.330 nmol/L，餐后2小时C肽5.550 nmol/L，餐后3小时C肽4.810 nmol/L。IAA阳性。

入院后考虑诊断"Graves病、胰岛素自身免疫综合征、粒细胞缺乏、肺部感染"。给予调整饮食，注射用帕尼培南倍他米隆、糖皮质激素、丙硫氧嘧啶、利可君片、地榆升白片等药物治疗后，患者未再出现意识障碍及低血糖反应，监测血糖低的频次逐渐减少，10月9日后未再出现低血糖，至10月15日出院时患者空腹血糖波动于4~4.5 mmol/L、餐后血糖波动于7~12 mmol/L；记忆力、反应力及计算能力正常。复查血常规：白细胞计数 11.42×10^9/L、中性分叶核粒细胞绝对值 7.82×10^9/L。院外患者长期口服丙硫氧嘧啶治疗，口服醋酸泼尼松片10 mg/天并逐渐减量，约2个月后停药，外院复查IAA阴性，空腹胰岛素369.6 pmol/L（61.6 μU/mL），随访6个月患者自行监测空腹及三餐后血糖，未再发生低血糖，餐后2小时血糖恢复至正常水平。

三、背景

IAS是以高浓度血IAA和自发性高胰岛素血症性低血糖为特征的罕见病，1970年被日本学者Hirata首次报道，故也称Hirata病。IAS是两种自身免疫性低血糖的其中一种，另一种是胰岛素受体抗体所致的B型胰岛素抵抗[1]。IAS最初定义为发生在未使用过外源性胰岛素及未发现胰岛病理异常的个体，但2018年报道有胰岛素治疗的患者因胰岛素抗体产生致血糖不稳定的病例，其生化和临床特征与IAS相似[2]。IAS容易被漏诊及误诊，其确切发病率存在争议，在亚洲人群中比在西方国家人群中更为常见。在日本，IAS被认为是低血糖的第三大常见原因，仅次于胰岛素瘤和胰腺外肿瘤，但在亚洲以外地区却少见，在过去几十年，高加索人种的病例报道逐渐增加。IAS没有性别差异，好发于40岁以上成人，儿童少见[1, 3]。

四、发病机制

IAS 的发病机制尚不清楚。目前最能够被广泛接受的理论是，IAS 是遗传易感性与环境诱因相互作用的结果，从而导致产生具有致病作用的 IAA。

（一）遗传因素

大量研究提示 Ⅱ 类人类白细胞抗原（*HLA*）系统是 IAS 的免疫遗传决定因素，该疾病与 *HLA-DR4* 密切相关，尤其与 *DRB1*0406* 关系密切，与 *DRB1*0403* 和 *DRB1*0407* 相关不显著。*HLA DRB1*0406* 在亚洲人群中发生率较高，是日本 IAS 发病率高于西方国家的决定因素。此外，遗传易感性与药物诱导的 IAS 有关。甲巯咪唑诱导的 IAS 在日本发病率高于其他国家，且甲巯咪唑暴露后出现 IAS 的患者均携带 *DRB1*0406* 等位基因，因此，在日本以外地区，甲巯咪唑诱导的 IAS 发病率较低可能与 *HLA DRB1*0406* 在人群中的发生率低有关。最初认为 *HLA DRB1*0406* 也与日本患者中硫辛酸诱导的 IAS 有关，然而近期报道并没有一致提示 IAS 与上述免疫决定因素之间的联系，这表明 IAS 涉及遗传因素众多[3]。

（二）环境因素

IAA 可能由药物接触或病毒感染引发，或者无特殊原因自发出现。与 IAS 相关的药物（表 2-4-1），主要是含巯基和还原性化合物的药物。甲巯咪唑和 α - 硫辛酸是引发 IAS 最常见的药物。近十年来，α - 硫辛酸诱导的 IAS 的报道不断增加，现在可能比甲巯咪唑诱导的 IAS 病例更多。初次用药后至发病的间隔时间长短不等，平均时间为初次用药后 4~6 周。

表 2-4-1　诱发 IAS 药物

药物	类别
甲巯咪唑、丙硫氧嘧啶、卡比马唑	抗甲状腺药
硫辛酸、谷胱甘肽、蛋氨酸、吡硫醇	营养补充剂
卡托普利、肼屈嗪、托拉塞米、地尔硫䓬、普鲁卡因胺	降压药
氯吡格雷	抗血小板药
格列齐特、甲苯磺丁脲	口服降糖药
洛索洛芬钠、类固醇、双氯芬酸钠	抗炎药
盐酸托哌酮	肌肉松弛药
青霉胺、青霉素 G、亚胺培南、异烟肼	抗生素
泮托拉唑、奥美拉唑	质子泵抑制剂
白蛋白	血浆蛋白
α - 干扰素	生物反应调节剂
大蒜	食物
硫普罗宁	罕用药

许多病毒感染也可能是 IAS 的诱因，如麻疹病毒、腮腺炎病毒、风疹病毒、水痘带状疱疹病毒、柯萨奇 B 病毒和丙型肝炎病毒等。推测可能的机制是病毒感染作为一种超级抗原，触发 IAA 的产生、导致 IAS。此外，IAS 与血液病如多发性骨髓瘤或意义未明单克隆丙种球蛋白血症（monoclonal gammopathy of undetermined significance，MGUS）有关，可能是 B 淋巴细胞克隆产生的单克隆抗体与自身抗原相互作用导致的。除了上述诱因以外，也有许多报告的 IAS 病例并没有发现确切的触发因素。这种自发性的 IAS 在日本被报道得最多，而在西方国家相对罕见 [1, 3]。

（三）细胞分子机制

IAS 被认为是Ⅶ型超敏反应，其特征是存在针对循环抗原的自身抗体。诱发药物可结合和裂解胰岛素链 A 和 B 之间的二硫键，从而导致其分子结构的构象改变，使内源性胰岛素更具免疫原性。IAA 是针对自身内源性胰岛素分子产生的免疫球蛋白，包括三种形式，其中 IgG 最常见，IgA 和 IgM 相对少见。IAA 结合力强，可与多个胰岛素分子结合，形成较大的抗原 - 抗体复合物。另一方面，它的低亲和力导致了显著的自发性解离率，在某些特定条件下，胰岛素大量解离导致低血糖发作。高结合力和低亲和力是 IAA 能够诱导 IAS 的特有特点。胰岛素类似物免疫原性较低，但在使用胰岛素类似物治疗的患者中有时也可检测到 IAA，这些 IAA 大多导致更小的抗原抗体复合物，具有更低的自发解离率，即更高的亲和力和更低的胰岛素结合力，很少能引起高血糖或低血糖。低滴度的 IAA 没有致病作用。IAA 的致病过程分为两个阶段：第一个阶段是正常情况下升高的血糖刺激胰岛细胞分泌的胰岛素与 IAA 结合，形成胰岛素 -IAA 复合物阻碍了胰岛素的生理作用，导致非结合胰岛素浓度降低和随后短暂的血糖升高；第二个阶段是早期餐后高血糖进一步刺激胰岛素分子的分泌，这些胰岛素分子部分与循环中的胰岛素 -IAA 复合物结合，部分未结合自由发挥其生理功能，当血糖降低时，复合物中的胰岛素自发解离不会停止，从而导致未结合胰岛素的相对过剩引起低血糖发作 [3]。

五、诊断

（一）临床特点

IAS 的临床表现在严重程度、持续时间和缓解率等方面差异很大。IAS 的主要临床特征是低血糖，表现为自主神经兴奋（如心慌、冷汗、饥饿、震颤、焦虑）和脑功能障碍（如易怒、行为改变、意识混乱、失忆、癫痫、意识丧失）症状。IAS 患者出现低血糖症状的血糖临界值比健康人低，症状通常较轻微，但也有严重的表现（包括癫痫和昏迷）。IAS 患者大多出现餐后低血糖，也有患者出现空腹低血糖，甚至有不可预测的低血糖发作。典型的表现是餐后高血糖和随后的反应性低血糖。糖化血红蛋白浓度可能会随着低血糖发作的频率及严重程度、葡萄糖浓度的波动而变化，可以为正常或升高的糖化血红蛋白浓度。对于合并系统性自身免疫性疾病的 IAS 患者，低血糖可以发生在其他自身免疫症状之前、伴随或之后，可以伴随其他内分泌腺体或其他器官和系统受损的临床表现。

（二）常规检查

低血糖时测定血清胰岛素、C 肽或胰岛素原浓度。IAS 患者胰岛素浓度通常极高，在

1000 pmol/L 以上，其他形式的高胰岛素低血糖症很少升高到这种浓度。免疫放射测定法（immunoradiometric assay，IRMA）测定未结合胰岛素浓度比，化学发光免疫测定法要准确得多。外源性胰岛素引起的低血糖症也是高胰岛素血症性低血糖症而 C 肽和胰岛素原可用于区分内源性和外源性高胰岛素血症。C 肽和胰岛素原浓度低时考虑外源性胰岛素引起。相反，C 肽和胰岛素原浓度过高则考虑内源性高胰岛素血症（如胰岛素瘤或 IAS）。胰岛素与 C 肽比值被提出作为 IAS 的诊断指标，胰岛素和 C 肽在生理条件下由胰腺 B 细胞同时分泌，前者的半衰期为 5~10 min，后者的半衰期为 30~35 min，因此正常的胰岛素与 C 肽的比率 <1。而在 IAS 中，由于与 IAA 结合，胰岛素的半衰期延长，但 C 肽代谢时间通常保持不变，因此该比率反转至 >1。然而，IAA 具有很大的异质性，并且有时也可以结合 C 肽，在临床解读时应该引起注意[4]。

（三）功能检查

如果患者没有自发性低血糖发作，可进行 72 小时饥饿试验评估。不建议常规进行葡萄糖耐量试验。

（四）影像学检查

影像学检查对 IAS 诊断帮助不大。因 IAS 与其他形式的内源性高胰岛素血症性低血糖如胰岛素瘤的鉴别诊断困难，诊疗中经常进行腹部 CT、MRI 或超声检查，可偶然发现无功能性病变，可能导致进一步检查甚至侵入性检查。既往有不少 IAS 误诊为胰岛素瘤进行手术的报告。

（五）免疫学检查

聚乙二醇沉淀法检测 IAA 可作为初筛试验，为诊断 IAS 提供证据。聚乙二醇可与血清 IAA-胰岛素复合物结合并沉淀，但对小分子质量蛋白（分子量小于 40 kDa）胰岛素基本无影响。存在胰岛自身抗体时，聚乙二醇沉淀后上清中胰岛素会明显低于沉淀前，从而证实胰岛自身抗体的存在。添加外源性胰岛素的凝胶过滤层析可以提高胰岛素免疫复合物的识别灵敏度，在寻找胰岛素 -IAA 复合物时，应谨慎使用聚乙二醇。诊断 IAS 需行 IAA 滴度测定，主要有放射结合检测法和 ELISA 法。放射结合检测法较 ELISA 法灵敏度高，但放射结合检测法无法区分 IAS 相关胰岛自身抗体、糖尿病相关胰岛自身抗体还是应用外源性胰岛素产生的胰岛素抗体。近年来胰岛自身抗体的噬菌体展示技术、抗原表位分析法为精确区分胰岛自身抗体或胰岛素抗体提供了可能，但以上方法目前尚局限于国外少数实验室，还有待进一步完善和推广。大多数商业化检测只能识别 IgG 类的 IAA，在其他罕见类型的 IAA 患者中产生假阴性结果，而聚乙二醇沉淀法作为初筛试验，可沉淀出任何类别的 IAA。IAA 也可能在胰岛素治疗的患者甚至健康人中检测到，在这种情况下，可以用斯卡查德分析来分析抗体对抗原的亲和力和结合力，在 IAS 中检测到的典型抗体对内源性胰岛素具有高结合力和低亲和力[5, 6]。

（六）诊断思路

患者有典型的自发性低血糖症状，发作时血糖低于 2.8 mmol/L，胰岛素显著升高可达 1000 pmol/L 以上，C 肽或胰岛素原升高，无胰岛素及胰岛素促泌剂使用史，血中 IAA 阳性，排除胰岛素瘤及其他原因所致低血糖可诊断 IAS[7, 8]。

（七）鉴别诊断

1. 胰岛素瘤

胰岛素瘤发病率较高，与 IAS 都可致内源性高胰岛素性低血糖，最常与 IAS 鉴别。与胰岛素瘤相比，IAS 诱发的低血糖通常较轻，诱发高胰岛素血症却更多。鉴别诊断的唯一可靠工具是 IAA 测定法，胰岛素瘤患者通常不存在 IAA。

2. 胰岛细胞增生症

胰岛细胞增生症可能导致非胰岛素瘤胰源性低血糖综合征（noninsulinoma pancreatogenous hypoglycemia syndrome，NIPHS），NIPHS 发病率比胰岛素瘤低，患者常有胃手术和倾倒综合征的病史，但鉴别诊断的标准仍是 IAA 测定。

3. 外源性胰岛素使用

使用外源性胰岛素导致的低血糖症通常伴有低浓度的 C 肽和胰岛素原，且与 IAA 无关。

4. 其他药物引起的低血糖

应与其他药物引起的低血糖症的鉴别诊断，如口服磺酰脲类降糖药物引起的低血糖症可通过检测血液样本中血药浓度鉴别。

5. 自身免疫性低血糖

B 型胰岛素抵抗是自身免疫性低血糖的另一种形式，胰岛素受体抗体滴度高时，主要通过竞争性抑制胰岛素与受体结合并加速受体降解的机制导致胰岛素抵抗，滴度低时则激活受体酪氨酸磷酸化导致低血糖症。B 型胰岛素抵抗患者往往表现为严重的糖尿病对胰岛素治疗反应较差和黑棘皮病，IAS 患者没有这些临床特征，且前者血中 IAA 阴性，后者 IAA 阳性。

六、治疗

（一）治疗原则

鉴于 IAS 有自发缓解倾向，治疗原则为改善糖代谢异常及解除自身免疫反应以减少低血糖事件的发生。

（二）治疗措施

1. 消除诱因

停用诱发药物，积极治疗原发疾病。

2. 控制餐后高血糖

可通过调节饮食减少低血糖事件，少食多餐，食用碳水化合物含量低的食物，目的是减少餐后早期高血糖刺激的胰岛素分泌，防止低血糖发作。生玉米淀粉最初用于糖原贮存疾病患者，现已成功应用于 IAS 患者，玉米淀粉是一种葡萄糖聚合物，肠道吸收缓慢，能够避免餐后血糖峰值。α - 葡糖苷酶抑制剂（阿卡波糖）治疗同样可以防止餐后高血糖。

3. 免疫调节治疗

由于 IAS 是自身免疫性疾病，大剂量的糖皮质激素治疗总体效果良好，多选用泼尼松，从 10~30 mg / 天起始，根据病情逐渐减量，总疗程 2~12 周[9, 10]。其他免疫抑制剂如硫唑嘌呤，在使用糖皮质激素时疾病仍不能缓解的情况下使用。利妥昔单抗是一种抗 CD20 单克隆抗体，已用于治疗严重的难治性 IAS，基本原理是发现这种抗 CD20 单克隆抗体能够抑制 40% 的 1 型糖尿病患者的 IAA，其效果可持续 3 年。血浆置换用于更严重的病例，目的是迅速降低 IAA 滴度预防低血糖。

4. 减少胰岛素释放

为减少胰岛素的释放，已有的治疗方案包括使用生长抑素、二氮嗪，甚至胰腺切除术，临床效果不一致。个别病例使用二甲双胍联合治疗 IAS，目的是降低胰岛素抵抗（尤其是代谢综合征患者），从而减少胰岛素分泌，但无系统评价此治疗的研究结果。

七、预后与随访

IAS 为自限性疾病，多数在消除诱因 2~12 周后低血糖症状消失，3~6 个月后自身抗体逐渐消失，胰岛素逐渐恢复正常，预后良好，少数未及时诊治者可因低血糖昏迷、脑部并发症而死亡。在骨髓瘤和 MGUS 的背景下治疗 IAS 非常具有挑战性。如果骨髓瘤 /MGUS 仍然活跃，IAS 症状不会自发缓解。IAA 的水平和低血糖症状的严重程度有时与骨髓瘤的缓解至复发阶段平行，因此对原发疾病的控制情况有所提示。

八、诊疗流程

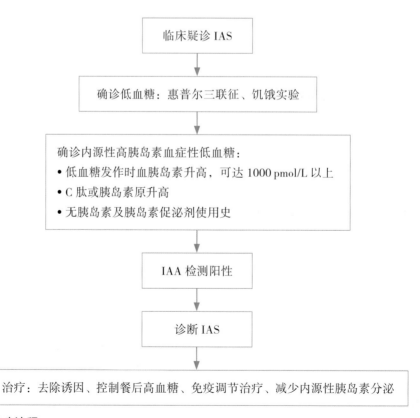

图 2-4-1　IAS 诊疗流程

九、病例回顾

回顾本节病例的临床特点，该患者服用甲巯咪唑 1 个月后反复出现意识障碍，多于夜间及晨起时发作，发作时血糖均小于 2.8 mmol/L，补充葡萄糖后症状缓解，为典型的惠普尔三联征，低血糖症诊断明确。

患者既往疑有一过性低钾血症史，否认其他特殊病史及药物使用史，初步排除了常见降糖药物、严重疾病、糖皮质激素缺乏、非胰岛细胞性肿瘤引起的低血糖症；入院血浆葡萄糖小于 2.8 mmol/L 时，查血清胰岛素及 C 肽明显升高，故内源性高胰岛素血症性低血糖症诊断明确，需考虑胰岛素瘤、胰岛细胞增生症、IAS、B 型胰岛素抵抗、胰岛素促泌剂使用。该患者有餐后反应性高血糖，IAA 阳性，且血清胰岛素大于 1000 pmol/L，可诊断 IAS。患者无胰岛素促泌剂使用史，不考虑此类药物所致；血清胰岛素大于 1000 pmol/L，无胃肠手术史，腹部超声未见胰腺异常，不考虑胰岛素瘤及非胰岛素瘤胰源性低血糖综合征；无严重高血糖表现及黑棘皮症，糖化血红蛋白不高，不考虑 B 型胰岛素抵抗。据此考虑 IAS 诊断明确。

患者停用甲巯咪唑，加糖皮质激素及混合餐治疗后未再出现低血糖，约 3 个月后复查 IAA 转阴，空腹胰岛素水平明显降低。

十、进展与展望

虽然 IAS 相关研究已取得了一定的成果，但仍有一些不足之处，特别是疾病的发病机制和治疗方面。IAS 的基因易感性在不同人种中存在差异，随着基因技术的发展，可能会有更多的基因型被发现，不同的基因型是否会有着不同的作用机制甚至不同的病例特点有待未来深入研究。IAS 的诊断主要依靠循环 IAA 的发现，但目前 IAA 检验的敏感度仍有待提高，需进一步寻找区分胰岛素抗体种类的简易方法。尽管 IAS 有自发缓解倾向，但没有明确的特异性治疗方案，也缺乏各个方案之间的比较；现已发现部分难治性患者，不同个体对不同治疗方式疗效反应差异较大[11]，其机制有待进一步探讨，IAS 的管理仍然具有挑战性。由于病情罕见、诊断检查困难、疾病的自限性等因素，IAS 报道率很可能远低于实际发病率，临床研究开展困难，需要提高对 IAS 的认识，更加积极的探索，寻找循证医学证据，以指导进一步诊治。

（陈　涛　编；贾晓风　审）

参考文献

[1] CAPPELLANI D, MACCHIA E, FALORNI A, et al. Insulin Autoimmune Syndrome (Hirata Disease): A Comprehensive Review Fifty Years After Its First Description[J]. Diabetes, metabolic syndrome and obesity : targets and therapy, 2020, 13: 963-978.

[2] CENSI S, MIAN C, BETTERLE C. Insulin autoimmune syndrome: from diagnosis to clinical management[J]. Annals of translational medicine, 2018, 6(17): 335.

[3] 金丽霞, 肖建中. 胰岛素自身免疫综合征研究进展[J]. 中华实用诊断与治疗杂志, 2018, 32(4): 399-403.

[4] 徐太军. 近15年文献报告的胰岛素自身免疫综合征 71 例荟萃分析[J]. 中国免疫学杂志, 2016, 32(7): 1053-1055.

[5] YUAN T, LI J, LI M, et al. Insulin Autoimmune Syndrome Diagnosis and Therapy in a Single Chinese Center[J]. Clinical therapeutics, 2019, 41(5): 920-928.

[6] ISMAIL A A. The insulin autoimmune syndrome(IAS)as a cause of hypoglycaemia: an update on the pathophysiology, biochemical investigations and diagnosis[J]. Clinical chemistry and laboratory medicine, 2016, 54(11): 1715-1724.

[7] DOUILLARD C, JANNIN A, VANTYGHEM M C. Rare causes of hypoglycemia in adults[J]. Annales d'endocrinologie, 2020, 81(2-3): 110-117.

[8] CHURCH D, CARDOSO L, KAY R G, et al. Assessment and Management of Anti-Insulin Autoantibodies in Varying Presentations of Insulin Autoimmune Syndrome[J]. The Journal of clinical endocrinology and metabolism, 2018, 103(10): 3845-3855.

[9] GALATI S J, RAYFIELD E J. Approach to the patient with postprandial hypoglycemia[J]. Endocrine practice: official journal of the American College of Endocrinology and the American Association of Clinical Endocrinologists, 2014, 20(4): 331-340.

[10] CRYER P E, AXELROD L, GROSSMAN A B, et al. Evaluation and management of adult hypoglycemic disorders: an Endocrine Society Clinical Practice Guideline[J]. The Journal of clinical endocrinology and metabolism, 2009, 94(3): 709-728.

[11] 曾晋阳, 严芳芳, 于岁, 等. 胰岛素自身免疫综合征和外源性胰岛素抗体综合征临床特征比较[J]. 中华糖尿病杂志, 2020, 12(10): 830-834.

第三章

自身免疫性多内分泌腺体疾病

第一节　多内分泌腺自身免疫综合征 I 型

一、概述

多内分泌腺自身免疫综合征 I 型（autoimmune polyglandular syndrome type I，APS-I）是一种罕见的综合征，是由自身免疫调节因子（autoimmune regulator，AIRE）单基因突变所致的常染色体隐性遗传疾病，通常发病于儿童或青少年时期。APS-I 的临床表现可分为经典型和非经典型。经典型 APS-I 的临床表现包括慢性黏膜皮肤念珠菌病、甲状旁腺功能减退症、肾上腺皮质功能减退这三种疾病主要表现中的至少两种。非经典型 APS-I 的临床表现复杂多变，个体差异大，包括晚期出现的 APS-I 和几种联合自身免疫表现，如 APS-I 联合干燥综合征。

由于 APS-I 患者受累器官不同，治疗上提倡个体化，通常包括激素替代治疗、抗真菌治疗和免疫抑制剂治疗几个主要部分。此外，由于 APS-I 是单基因遗传病，故 APS-I 患者的直系亲属均应接受致病基因检测同时进行遗传咨询。

二、病例

患者女性，31 岁。患者 10 岁时开始出现手指和脚趾甲念珠菌病样改变。18 岁因手足抽搐就诊，查血清钙 1.65 mmol/L（2.2~2.7 mmol/L）、血清磷 2.25 mmol/L（0.85~1.51 mmol/L）、甲状旁腺素（PTH）6.66 pg/mL（16~65 pg/mL），诊断为原发性甲状旁腺功能减退症，予以补钙及骨化三醇治疗，抽搐症状好转。患者 20 岁因皮肤色素沉着、恶心呕吐，到当地医院查血清钠 122 mmol/L（135~145 mmol/L）、皮质醇 60 nmol/L（140~630 nmol/L）、促肾上腺皮质激素（ACTH）>800 pg/mL（0~46 pg/mL），肾上腺 CT 未见异常，诊断为 Addison 病，使用氢化可的松治疗。患者 22 岁时因畏冷、便秘查甲状腺功能，发现 FT_3、FT_4 下降，TSH 升高，TGAb 及 TPO-Ab 均阳性，诊断为桥本甲状腺炎，予以左甲状腺素钠片治疗。患者 31 岁时，因闭经到当地医院查性激素全套：卵泡刺激素 67.62 mU/mL（3.5~12.5 mU/mL）、黄体生成素 47.87 mU/mL（2.4~12.6 mU/mL）、雌二醇 55 pmmol/L（45.5~854 pmmol/L），诊断为卵巢功能早衰，给予雌孕激素替代治疗。其父母非近亲结婚，家族中无类似疾病。

三、背景

APS 是一种以多个内分泌腺或非内分泌腺同时或顺序功能障碍为特征的自身免疫性疾病[1]。APS-Ⅰ是 APS 的一个亚型，是由 *AIRE* 单基因突变所致的常染色体隐性遗传疾病。经典临床表现包含肾上腺功能不全、甲状旁腺功能减退和慢性黏膜皮肤念珠菌病三者中至少存在两个，因此又称自身免疫性多内分泌腺病 - 念珠菌病 - 外胚层营养障碍病（APECED）[2]。

APS-Ⅰ是一种罕见的综合征，通常发病于儿童或青少年时期，总发病率小于 1/10 万人年，在伊朗犹太人中发病率最高（1∶9000），芬兰人发病率也较高（1∶25 000）[3]。

四、发病机制

AIRE 定位于 chr21q22，含 14 个外显子，编码一个分子量为 58 kDa，含 545 个氨基酸的蛋白质。*AIRE* 蛋白结构中独特的亚结构域与其功能密切相关（见图 3-1-1），包括：① Caspase 招募域 / 同源染色（CARD/HSR）区域：与 AIRE 蛋白二聚体形成相关；②植物同源结构域（PHD1 和 PHD2），与 *AIRE* 转录活性及亚细胞定位相关；③ DNA 结合域（SAND）：促进与转录抑制复合物之间的蛋白 - 蛋白相互作用；④ 四个核受体结合 LXXLL 模块：与转录调节相关；⑤ 反向 LXXLL 结构域，作为转录共激活因子；⑥ 脯氨酸富区（PRR）：参与促进基因转录[4]。

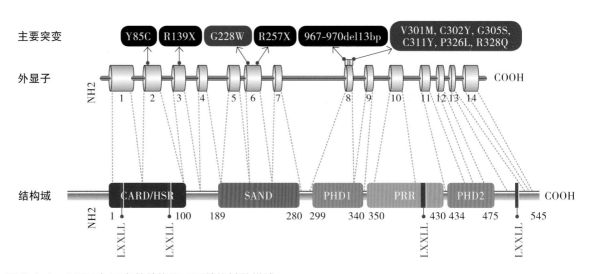

图 3-1-1　AIRE 与蛋白的结构和不同结构域的描述

注：CARD/HSR：caspase 招募域 / 同源染色区域；SAND：DNA 结合域；PHD：植物同源结构域；PRR：脯氨酸富区；LXXLL：富含亮氨酸的螺旋序列，L 指亮氨酸，X 指任意氨基酸。

作为一种独特的转录调控因子，*AIRE* 主要表达于髓质胸腺上皮细胞（medullary thymic epithelial cell，mTEC）中，它通过释放一种特殊的 RNA 聚合酶来拉长 RNA 转录本，促进组织特异性抗原（tissue specific antigen，TSA）的表达。AIRE 促使 TSA 提呈于 T 淋巴细胞，促进识别 TSA 的自身反应性 T 细胞凋亡[5]。同时，AIRE 还可诱导 Tregs 的分化，进行阴性选择，从而保持自身免疫耐受[6]。若对 TSA 有特异性结合的 T 淋巴细胞进入外周循环，同时 Tregs 细胞抑制免疫细胞的功能发生障碍，最终将导致自身免疫性疾病的发生。此外，有研究证明 AIRE 还表达于外周淋巴器官和组织[7]。外周脾脏、淋巴组织、胚胎肝脏、睾丸、卵巢、骨髓来源树突状细胞（bone marrow-derived dendritic cells，BMDCs）及脾脏树突细胞均表达 *AIRE*。在外周组织 *AIRE* 除可促进 TSA 表达外，还可调节抗原提呈细胞中 Toll 样受体（TLR）和 MHC-Ⅱ的表达，从而影响抗原提呈细胞的抗原呈递能力，使其在外周免疫耐受中发挥重要作用[8]。

AIRE 突变导致转录调控异常，从而触发的自身免疫耐受性缺陷是导致 APS-Ⅰ的关键原因。迄今为止，已报告了超过 126 个致病性突变和 114 个意义不确定的突变，分散在整个编码序列中，从点突变到大片段缺损均可见。突变热点区域为外显子 2，4，8，10，其中最多见的是芬兰突变（p.R257X），常见于芬兰、东欧和俄罗斯人群，13 碱基对缺失（p.C322dell13）亦是常见的 *AIRE* 突变，在挪威、不列颠群岛、法国和北美地区相对多见[9]。经典的 APS-Ⅰ为常染色体隐性遗传，但 AIRE 基因 SAND 和 PHD1 结构域突变并不遵循传统的常染色体隐性遗传机制，反之以常染色体显性方式遗传，发病较晚、症状相对较轻，易与 APS-Ⅱ相混淆[10]。

然而，由于缺乏基因型和表型之间的关联性，即使是携带相同突变的兄弟姐妹也可能有很大的临床变异性，提示遗传、表观遗传和（或）环境因素可能导致表型变异。

五、诊断

（一）临床特点

根据与 AIRE 突变相关的表型谱，APS-Ⅰ患者临床表现可分为经典型和非经典型。经典型包括慢性黏膜皮肤念珠菌病、甲状旁腺功能减退症、肾上腺皮质功能衰减退三种主要表现中至少两种[11, 12]。非经典型临床表现复杂多变，个体差异大，表现包括晚期出现的 APS-Ⅰ和几种联合自身免疫表现[13]。

1. 慢性黏膜皮肤念珠菌病

通常是首发表现，可累及 17%~100% 的患者。一般在 5 岁之前发生，主要局限于口腔黏膜和食道、指甲，较少见于生殖器和胃肠道。慢性黏膜感染使患者易于发生鳞状细胞癌，尤其是口腔和食道。

2. 内分泌器官功能异常

（1）甲状旁腺功能减退症：可累及 80%~90% 的患者，通常在 10 岁之前出现，高峰年龄为 4~5 岁。早期表现为感觉异常，严重时，低血清钙时可导致手足抽搐，癫痫样发作。典型的生化表现为低血清钙、高血磷伴甲状旁腺素降低。11%~38% 的患者可检测到针对甲状旁腺富亮氨酸重复蛋白 5（NALP5）的自身抗体。

（2）Addison 病：肾上腺受累相对较晚，但多发生在 15 岁之前。主要表现为虚弱、乏力、低血压、体重减轻、皮肤黏膜色素沉着，严重者可出现肾上腺危象。

（3）其他内分泌腺功能紊乱：包括高促性腺激素性性腺功能减退、自身免疫性甲状腺疾病、1 型糖尿病，甚至垂体功能低下。

3. 外胚层营养不良

表现为指甲萎缩、牙釉质发育不全、脱发、白癜风、角膜病等。

4. 非内分泌腺组织异常

APS-Ⅰ还可累及非内分泌腺组织，包括肝脏（自身免疫性肝炎）、胃（慢性萎缩性胃炎伴或不伴恶性贫血）、肠道（吸收不良）、肺、肾脏（间质性肾小管肾炎和肾结石）、脾（无脾）、唾液腺和泪腺（干燥综合征）。

（二）辅助检查

1. 内分泌腺功能检查

包括血清钙、甲状旁腺素、皮质醇、ACTH、甲状腺功能、性激素等。对基础功能检查不能确诊的患者可进行激发试验以评估内分泌腺功能。

2. 影像学检查

对各内分泌腺的影像学检查有助于排除其他原因导致的内分泌腺功能紊乱。一般根据受累的内分泌腺选择影像学检查方式，如甲状腺超声、甲状旁腺超声或核素显像、肾上腺增强 CT、垂体增强 MRI。

3. 免疫学检查

高滴度自身抗体是 APS-Ⅰ的标志之一，可作为诊断和治疗干预的生物标志物和预测因子，但没有检测到这些自身抗体也不能排除 APS-Ⅰ。常见自身抗体见表 3-1-1，包括下列几种：

（1）抗 IFN-1 抗体[14]：IFN-α 和 IFN-ω 自身抗体是 APS-Ⅰ最常见、最有诊断价值的自身抗体。典型 APS-Ⅰ患者在临床表现出现之前即可发现 IFN 的自身抗体，但在非典型 APS-Ⅰ中不那么普遍[17]。因此，抗 IFN 抗体是 APS-Ⅰ的早期诊断标记，有助于区分 APS 的类型。

（2）针对各种器官和组织的自身抗体[15]：以谷氨酸脱羧酶（GAD）、21- 羟化酶、17- 羟化酶、甲状腺过氧化物酶和甲状腺球蛋白、NALP5、性腺等靶抗原的自身抗体。这些自身抗体与自身免疫及组织器官功能减退密切相关，定期筛查可提早发现。

（3）中和抗体[16]：APS-Ⅰ患者机体存在多种中和抗体，如抗 IL-17A、IL-17F 和 IL-22 的中和抗体，这些抗体被认为是易感染念珠菌的原因[18]。

4. 基因检测

基因诊断是 APS 确诊的关键，即使缺乏基因型和表型之间的关联性。

表 3-1-1　APS-Ⅰ临床表现与相关自身抗体

临床表现	相关自身抗体
黏膜念珠菌病	IL-22、IL-17F、Myosin-9
甲状旁腺功能减退症	NACHT、NALP5、CaSR
自身免疫性肝炎	CYP-1A2、TPH、CYP-2A6、AADC
糖尿病	IA-2、GAD65、Insulin、ICA512、ZNT8
甲状腺功能减退症	TPO-Ab、TGAb、TRAb
高促性腺激素性性腺功能减退症	CYPC17、CYPSCC

（三）诊断

Husebye 等人于 2009 年提出了 APS-Ⅰ诊断标准，即符合下列一项标准可确诊 APS-Ⅰ：① 至少出现皮肤黏膜慢性念珠菌感染、甲状旁腺功能减退症及肾上腺皮质功能不全中的两种典型症状；② 出现一种典型症状并且兄弟姐妹确诊了 APS-Ⅰ；③ 基因测序检测到 AIRE 两个等位基因的致病性突变[17]。

由于每位患者与 APS-Ⅰ有关的临床表现及出现顺序存在显著变异性，APS-Ⅰ的早期诊断变得困难，但当出现以下情况时应考虑 APS-Ⅰ的诊断：① 30 岁之前出现皮肤黏膜慢性念珠菌病、原发性甲状旁腺功能减退症及原发性肾上腺功能减退中的一种，并且合并以下次要表现中的一种，如慢性腹泻、角膜炎、伴皮疹的周期性发热、严重便秘、自身免疫性肝炎、白癜风、牙釉质发育不全；② 出现任何主要表现或次要表现并且 IFN-α 和 IFN-ω 自身抗体阳性；③ 出现任何主要表现或次要表现并且抗 NALP5、AADC、TPH、TH 抗体阳性。

（四）鉴别诊断

APS-Ⅰ在早期仅出现一个内分泌腺功能减退时需要和单独的内分泌腺功能减退鉴别，注意患者有无 APS 家族史，定期随访其他内分泌腺功能是关键。

六、治疗

由于 APS-Ⅰ患者受累器官不同，目前提倡个性化的治疗策略。通常包括激素替代治疗、抗真菌治疗和免疫抑制剂治疗[18]。

（一）激素替代治疗

由于不同的个体在不同的时期累及的内分泌腺种类和程度各不相同，且在疾病发展过程中病情程度也会发生变化，因此需个体化激素替代，同时根据监测的临床和实验室参数调整激素的剂量。肾上腺功能不全维持性糖皮质激素替代疗法通常指给予每日两次或三次氢化可的松，出现肾上腺危象时静脉使用氢化可的松紧急处理。对于甲状旁腺功能减退症，建议口服钙和维生素 D，并监测血清和尿液中的钙。甲状腺功能减退症需补充足量甲状腺激素以维持 T_3、T_4 及 TSH 在参考范围内。具体激素替代治疗详见各内分泌腺功能减退章节。

（二）抗真菌治疗

慢性黏膜皮肤念珠菌病是 APS 的首发表现，建议应严格控制感染，以防止恶性肿瘤。针对口腔感染，建议保持良好的口腔卫生、戒烟、避免过度饮酒及食用酸性或辛辣食物，局部使用抗真菌药物 4~6 周或症状缓解后至少 1 周。口含 1~2 mL 的制霉菌素混悬液几分钟，随后口含两性霉素 B 至溶解，并用舌头搅拌使之扩散到口腔的各个部位，最后吞下。针对复发性慢性黏膜皮肤念珠菌病，治疗结束后可进行预防性治疗，包括每隔 3 周进行 1 周的局部抗真菌治疗及使用复方氯己定漱口液。念珠菌性食管炎也可采用相同的药物方案治疗 1~2 周。外阴阴道假丝酵母菌病应采用短期阴道氟康唑治疗，而指甲念珠菌病很难治愈，通常需要进行 6 周的全身药物治疗。使用大剂量氟康唑（200~300 mg，每天 1 次，连续 1 周）仅限于严重病例和局部治疗失败的病例。如果黏膜炎合并溃疡治疗 2 周仍无效，应考虑对病变部位进行活检[18]。

（三）免疫抑制剂治疗

免疫抑制剂已成功应用于 APS-Ⅰ自身免疫性疾病的治疗，如自身免疫性肝炎、间质性肺病、肾小管间质性肾炎和自身免疫性肠病。在 APS-Ⅰ合并自身免疫性肝炎和（或）自身免疫性肠病中，皮质类固醇单独或与硫唑嘌呤联合应用已成为药物治疗的主要手段，可使 80% 以上患者症状缓解。其他免疫抑制剂，如环孢素、他克莫司、甲氨蝶呤、雷帕霉素或霉酚酸酯等在治疗效果不佳或存在使用禁忌证时可作为备选药物[19]。生物治疗是目前二线疗法，需要对风险和益处进行全面评估和讨论，检测潜在的感染风险，特别是机会性致病菌，避免免疫抑制剂治疗引发严重感染[20]。

七、预后与随访

APS-Ⅰ患者发生肾上腺危象、肾或肝功能衰竭、危及生命的低钙血症或卵巢功能早衰的风险会增高。同时，与普通人群相比，APS-Ⅰ患者发生胃腺癌、口腔鳞状细胞癌和食管鳞状细胞癌的风险增高，因此定期随访十分重要。建议 APS-Ⅰ患者的直系亲属均接受致病基因检测以明确是否携带致病基因，同时应推荐 APS-Ⅰ患者的直系亲属进行遗传咨询，强调定期随访所有亲属，特别是内分泌和非内分泌抗体阳性的一级亲属。

八、病例回顾

回顾本节病例的临床特点：① 患者为年轻女性；② 10 岁起病，病程长，起病缓慢；③ 以手指甲和脚趾甲念珠菌病起病，随后逐步出现各内分泌腺功能减退，先后累及甲状旁腺、肾上腺、甲状腺、性腺。该患者的临床表现符合 APS-Ⅰ的诊断标准。

九、进展与展望

APS-Ⅰ是单基因遗传性疾病，未来利用基因工程技术，使健康的基因替代突变的 *AIRE* 基因或敲除 *AIRE* 突变基因可治疗 APS-Ⅰ。已有学者发现 IFN-1 抗体存在于绝大部分 APS-Ⅰ患者中，推测改善 APS-Ⅰ患者的 IFN 自身抗体可能存在潜在的治疗效果。

（龙　健　编；陈　涛　审）

参考文献

[1] 李杨, 黄朱亮, 万菁菁, 等. 自身免疫性多发内分泌腺病综合征Ⅰ型 1 例报道[J]. 国际内分泌代谢杂志, 2018, 38(01): 63-65.

[2] 廖益, 刘晓英, 詹飞霞, 等. 自身免疫性多内分泌腺病综合征 I 型 1 例报道[J]. 中华内分泌代谢杂志, 2019(05): 428-430.

[3] GARELLI S, DALLA COSTA M, SABBADIN C, et al. Autoimmune polyendocrine syndrome type I: an Italian survey on 158 patients[J]. Journal of Endocrinological Investigation, 2021, 44(11): 2493-2510.

[4] PERNIOLA R. Twenty years of AIRE[J]. Frontiers in Immunology, 2018, 9: 98.

[5] FIERABRACCI A, ARENA A, TOTO F, et al. Autoimmune polyendocrine syndrome type I (APECED) in the Indian population: case report and review of a series of 45 patients[J]. Journal of Endocrinological Investigation, 2021, 44(4): 661-677.

[6] PASSOS G A, SPECK-HERNANDEZ C A, ASSIS A F, et al. Update on Aire and thymic negative selection[J]. Immunology, 2018, 153(1): 10-20.

[7] SHEVYREV D, TERESHCHENKO V, KOZLOV V, et al. Phylogeny, Structure, Functions, and Role of AIRE in the Formation of T-Cell Subsets[J]. Cells, 2022, 11(2): 194.

[8] ZHAO B, CHANG L, FU H, et al. The Role of Autoimmune Regulator (AIRE) in Peripheral Tolerance[J]. Journal of Immunology Research, 2018, 4; 2018:e3930750.

[9] ORLOVA E M, SOZAEVA L S, KAREVA M A, et al. Expanding the phenotypic and genotypic landscape of autoimmune polyendocrine syndrome type I [J]. The Journal of Clinical Endocrinology and Metabolism, 2017, 102(9): 3546-3556.

[10] WANG Y B, WANG O, NIE M, et al. Characterization of the clinical and genetic spectrum of autoimmune polyendocrine syndrome type I in Chinese case series[J]. Orphanet Journal of Rare Diseases, 2021, 16(1): 1-8.

[11] SUH J, CHOI H S, KWON A, et al. A novel compound heterozygous mutation of the AIRE gene in a patient with autoimmune polyendocrine syndrome type I [J]. Annals of Pediatric Endocrinology and Metabolism, 2019, 24(4): 248.

[12] YAN Z, GANG X, XIE X, et al. A case report and literature review: identification of a novel AIRE gene mutation associated with Autoimmune Polyendocrine Syndrome type I in East Asians[J]. Medicine, 2020, 99(18).

[13] CONSTANTINE GM, LIONAKIS MS. Lessons from primary immunodeficiencies: Autoimmune regulator and autoimmune polyendocrinopathy-candidiasis-ectodermal dystrophy[J]. Immunological Reviews. 2019, 287(1): 103-120.

[14] SAVVATEEVA E N, YUKINA M Y, NURALIEVA N F, et al. Multiplex autoantibody detection in patients with autoimmune polyglandular syndromes[J]. International Journal of Molecular Sciences, 2021, 22(11): 5502.

[15] BJØRKLUND G, PIVIN M, HANGAN T, et al.(2022)Autoimmune polyendocrine syndrome type I: clinical manifestations, pathogenetic features, and management approach. Autoimmunity Reviews, 21(8): 103-135.

[16] HUSEBYE E S, ANDERSON M S, KÄMPE O. Autoimmune polyendocrine syndromes[J]. New England Journal of Medicine, 2018, 378(12): 1132-1141.

[17] BRUSERUD Ø, OFTEDAL B E, LANDEGREN N, et al. A Longitudinal Follow-up of Autoimmune Polyendocrine Syndrome Type I [J]. The Journal of clinical endocrinology and metabolism, 2016, 101(8): 2975-2983.

[18] HUMBERT L, CORNU M, PROUST-LEMOINE E, et al. Chronic mucocutaneous candidiasis in autoimmune polyendocrine syndrome type I [J]. Frontiers in Immunology, 2018, 9: 2570.

[19] JACOBSON J D, BROUSSARD J R, MARSH C, et al. Attenuation of Autoimmune Phenomena in a Patient with Autoimmune Polyglandular Syndrome Type I [J]. Case Reports in Endocrinology, 2021, (13): 6009141.

[20] GUO C J, LEUNG P S C, ZHANG W, et al. The immunobiology and clinical features of type I autoimmune polyglandular syndrome (APS- I)[J]. Autoimmunity reviews, 2018, 17(1): 78-85.

第二节 多内分泌腺自身免疫综合征Ⅱ型

一、概述

多内分泌腺自身免疫综合征Ⅱ型（autoimmune polyglandular syndrome type Ⅱ，APS-Ⅱ）是指在一位患者身上涉及多种器官特异性自身免疫性疾病。APS-Ⅱ患者的疾病特征在于以下3种内分泌疾病至少发生2种：T1DM，自身免疫性甲状腺病和原发性肾上腺皮质功能减退症。许多APS-Ⅱ患者会合并其他自身免疫性疾病，包括乳糜泻、脱发、白癜风、卵巢早衰和恶性贫血[1]。

APS-Ⅱ比APS-Ⅰ更为常见，在一般人群中患病率估计为1.4~2.0/10万，在女性中的发病率更高一些，男性与女性比例为1∶3。可于任何年龄发病，但总体来说儿童期发病少见，在20~60岁人群中发病率较高，又以30~40岁为高峰阶段。APS-Ⅱ不同的疾病组分发生间隔时间可能较长，且呈现家族聚集性的特点，因此提倡对可疑患者通过长期随访来确诊，对于已确诊为APS-Ⅱ的患者亲属进行相关筛查[1-6]。近年来由于免疫检查点抑制剂广泛应用于临床，陆续报道了一些免疫检查点抑制剂诱发的APS-Ⅱ的病例，对于这些患者的诊治需要内分泌科、肿瘤科等多个相关学科共同决策。

二、病例

患者女性，22岁，因"心悸、多汗5年余，眼突1年，血糖升高1个月"入院。

患者于17岁时无明显诱因出现心悸、多汗，体重1个月内下降5kg，在外院诊断为甲亢，予甲巯咪唑治疗，患者服药不规律，多次复查甲状腺功能FT₃、FT₄均高于正常，TSH明显降低。1年前由他人发现眼球突出，不易流泪，无复视。1个月前因甲亢在外院就诊时查空腹血糖11.7 mmol/L，餐后2小时血糖23.1 mmol/L。既往体健。15岁初潮，月经基本规律，近2个月月经量少。未婚未育。

目前用药：甲巯咪唑10 mg，每日1次；二甲双胍0.5 g，每日3次。近期仍怕热，出汗较多，活动后心悸，体重近1个月下降2kg，大便每日1~2次。

家族史：爷爷患甲亢，外院同位素治疗。父亲近期体检发现血糖高，具体不详。

体格检查：身高160 cm，体重51 kg，血压120/70 mmHg，心率90次/分，双眼略突，无眼征，甲状腺Ⅱ度肿大，无压痛，手抖，无双下肢水肿。

住院后完善以下辅助检查：血常规正常；尿酮体7.8 mmol/L，尿糖>55 mmol/L，尿蛋白阴性；肝肾功能、性激素六项、促肾上腺皮质激素、血尿皮质醇均在正常范围内。甲状腺功能：FT₃ 5.13 pg/mL（1.80~4.10 pg/mL），FT₄ 1.77 ng/dL（0.81~1.89 ng/dL），TSH 0.046 μIU/mL（0.380~4.340 μIU/mL）；TGAb、TPO-Ab均在正常范围内；TRAb 9.78 IU/L。甲状腺彩超提示甲状腺腺体内血流信号增多，左叶下极实性结节，良性倾向。血糖及同步胰岛素、C 肽水平见表 3-2-1。血胰岛细胞抗体（ICA）81.86 RU/mL（<20 RU/mL），谷氨酸脱羧酶抗体（GAD）阴性，胰岛素自身抗体（IAA）6.06 RU/mL（<20 RU/mL），胰岛抗原抗体（抗 IA2）55.64 IU/mL（<10 IU/mL）。

表 3-2-1　血糖及同步胰岛素、C 肽水平

项目	空腹	餐后 2 小时
血糖（mmol/L）	14.4	26.4
胰岛素（μIU/mL）	2.6	2.5
C 肽（ng/mL）	0.46	0.56

三、背景

1926 年，Schmidt 首次认识到自身免疫性原发性肾上腺皮质功能减退症与慢性淋巴细胞性甲状腺炎存在关联，并将这两种疾病组合命名为施密特综合征（Schmidt syndrome）。施密特综合征相关联的疾病，除了上述两种外，还包括 T1DM 和 Graves 病等。施密特综合征累及的多个腺体可先后发病，间隔时间较长，且常伴发其他非内分泌系统的自身免疫性疾病，例如乳糜泻，慢性萎缩性胃炎、恶性贫血，慢性肝炎，促性腺激素性性腺功能减退症和白癜风等，因此需要严密随访以提高诊断率[1]。

相比 APS-Ⅰ而言，APS-Ⅱ更为常见。APS-Ⅱ患者的疾病特征在于以下三种内分泌疾病至少发生两种：T1DM、自身免疫性甲状腺病和原发性肾上腺皮质功能减退症。有些学者建议将这种综合征分为更多的亚型，如将 APS-Ⅲ定义为自身免疫性甲状腺疾病伴有一个或多个自身免疫性疾病，但不伴有原发性肾上腺皮质功能减退症和（或）甲状旁腺功能减退症。APS-Ⅳ指两种或两种以上内分泌腺发生自身免疫性疾病，但不属于上述三型。近年来有学者认为 APS-Ⅲ及 APS-Ⅳ部分疾病与 APS-Ⅱ重叠，从发病机制上均属于自身免疫性疾病，若再细化分型却没有明确病因学方面的证据，因此对这些患者使用更广泛的术语 APS-Ⅱ似乎更为恰当。女性在 APS-Ⅱ患者中占主导地位[1-6]。

许多 APS-Ⅱ患者会合并其他自身免疫性疾病，包括乳糜泻、脱发、白癜风、卵巢早衰和恶性贫血。尤其在原发性肾上腺皮质功能减退症的 APS-Ⅱ患者中，其他自身免疫性疾病更为常见。

四、发病机制

自身免疫性疾病的发生在于免疫耐受性机制遭到破坏。免疫耐受是指免疫系统识别针对自身的免疫反应并删除或修饰该反应的过程。免疫耐受发生在中枢免疫器官（胸腺内）。T 淋巴细胞识别外周抗原呈递细胞所呈递的自身抗原的作用被删除，而一旦自反应性 T 淋巴细胞在胸腺中逃脱缺失，它们会以无反应的形式受到调节，或者在诸如脾脏和淋巴结等外周免疫组织中形成调节性 T 细胞。免疫耐受是一个复杂而持续的过程，容易在几个不同的时间点出现错误[5]。

APS-Ⅱ是一种多基因疾病，具有常染色体显性遗传和不完全外显的特点。所涉及的基因通常会增加自身免疫性疾病的风险或者增加特定自身免疫性疾病的风险。而基于遗传易感性，表

观遗传的环境因素，例如病毒感染或细菌感染，以及社会心理因素等均可能诱发自身免疫级联反应[7-15]。

（一）遗传因素

对 APS-Ⅱ 进行遗传研究的结果显示，相同的基因和单核苷酸多态性与几种器官特异性自身免疫性疾病有关。因此，在遗传关联方面，相似性多于特定差异性。一般来说，这种关联主要与适应性和先天性免疫系统（尤其是主要组织相容性复合物）中关键调节蛋白的编码基因相关。多基因病的病因复杂，无论哪种基因均仅决定 APS-Ⅱ 的易患性，而非直接病因[13]。

1. 人白细胞抗原（HLA）

HLA 基因位于第 6 号染色体短臂，此区域内大约含有 128 个表达基因，其中 40% 具有免疫功能。*HLA* 基因组编码的蛋白质在获得性免疫系统中起着至关重要的作用。它们在细胞表面与多肽相结合，以通过 T 细胞受体（T-cell receptor，TCR）与 T 淋巴细胞相互作用。HLA-Ⅰ类分子与 CD8 T 细胞的 TCR 相互作用，而 HLA-Ⅱ类分子与 CD4 T 细胞的 TCR 相互作用。不同的 HLA 分子可以通过结合不同分子的能力而赋予个体不同的自身免疫性疾病风险。因此，对一种自身免疫性疾病具有高风险的 HLA 分子对另一种自身免疫性疾病可能具有低风险（例如 *DQB1*0602*，其对 T1DM 的风险较低，但对多发性硬化症的风险较高）[8]。

APS-Ⅱ 与 HLA DR3 和 DR4 抗原相关，与对照组和单腺体自身免疫性疾病相比，APS-Ⅱ 患者的 *DQA1*0301* 和 **0501* 频率增加。*HLA-DQA1*0501* 可能是一种 APS-Ⅱ 共同的易感基因，其在 T1DM 中占 60%，在 Graves 病中占 65%，而在原发性肾上腺皮质功能减退症中占 70%。另有研究发现，在 T1DM 患者中，带有等位基因 *DQB1*0201* 纯合子者更易发生慢性淋巴细胞性甲状腺炎，而携带有 *DQB1*0302/DQB1*0201* 杂合子者更易患 Graves 病。T1DM 的最高风险基因型是 *DR3-DQA 0501 DQB 0201/DR4-DQA 0301 DQB 0302*（DR3-DQ2/DR4-DQ8）。乳糜泻和自身免疫性甲状腺疾病与 T1DM 一样拥有 HLA 风险。98% 乳糜泻患者至少具有一种高危 *HLA DR* 单倍型。在 *DR3-DQ2* 纯合的 T1DM 儿童中，与乳糜泻相关的自身抗体的风险为 1/3。自身免疫性甲状腺疾病也与 *DR3* 单倍型相关。

近期的一项研究发现，与单独发生的 T1DM 和 Addison 病相比，纯合子 HLA-DQB1 Ala57 在 APS-Ⅱ 更为常见。杂合子 HLA-DQB1 Ala57/non-Ala 在单独患原发性肾上腺皮质功能减退症的妇女和 APS-Ⅱ（组分为原发性肾上腺皮质功能减退症和自身免疫性甲状腺疾病）者中频率增加。APS-Ⅱ（组分为 T1DM 和自身免疫性甲状腺疾病）较 APS-Ⅱ（组分为原发性肾上腺皮质功能减退症和自身免疫性甲状腺疾病）相比，Ala57 更常见，而 Asp57 更罕见[9]。

2. 主要组织相容复合体（MHC）

T1DM 基因组 1 包含 MHC 区域（6p21），与 *HLA DRB1*04-DQA1*0301-DQB1*0302*（DR4-DQ8）或 *DRB1*03-DQA1*0501-DQB1*0201*（DR3-DQ2）正相关，与 *DRB1*15-DQA1*0102-DQB1*0602* 负相关。此外，*MHC*-Ⅲ类基因与 APS-Ⅱ 相关是由于其编码 TNF-α 的基因，后者是一种多功能的促炎细胞因子，可介导炎症和免疫功能。而 *MHC*-Ⅰ类基因相关基因 A（MHC Class I chain-related A，*MICA*）是另一个与 APS 相关的基因，*MICA.1* 和 *A5.1/5.1* 也成为 APS 的易感单体型[7]。

3. 蛋白酪氨酸磷酸酶非受体型 22（PTPN22）

PTPN22 基因的单核苷酸多态性与多种自身免疫性疾病相关，如 T1DM、自身免疫性甲状腺疾病、原发性肾上腺皮质功能减退症和乳糜泻等。*PTPN22* 编码一种称为淋巴酪氨酸磷酸酶（lymphoid tyrosine phosphatase，LYP）的蛋白质，存在第 620 位精氨酸转变为色氨酸的单核苷酸多态性（SNP）特异性突变。LYP 是 T 细胞受体信号级联中的重要分子，自身免疫相关的多态性与 T 细胞受体信号级联的改变有关[14]。

4. 细胞毒性 T 淋巴细胞相关抗原 4（CTLA-4）

CTLA-4 基因也与多种自身免疫性疾病的遗传易感性有关，包括 APS-Ⅱ的组分疾病，即自身免疫性甲状腺疾病、自身免疫性原发性肾上腺皮质功能减退症、乳糜泻和 T1DM。*CTLA-4* 基因是由活化 T 细胞表达的共刺激分子，是 T 细胞活性和增殖的负调节剂。*CTLA-4* 在人 $CD4^+$ $CD25^+$ 调节性 T 细胞中也高度表达，提示其在抑制 T 细胞功能和维持自我耐受性方面的作用[14]。

（二）环境因素

尽管遗传因素决定了疾病的易感性，但对于每种 APS-Ⅱ组分疾病而言，单卵双生子的一致性低于 100%，这表明其他因素可能与疾病发病有关。环境因素包括病毒或细菌感染，以及社会心理因素等。可以引发 DR3 相关自身免疫的环境因素，包括碘和导致乳糜泻的小麦蛋白麦醇溶蛋白。维生素 D 缺乏以及 ω-3 脂肪酸不足可能与 T1DM 的发病有关。虽然目前还没有明确是哪种病毒，但现有的证据表明，病毒感染可能在诱发糖尿病相关自身免疫反应方面起重要作用。环境因素对自身免疫性疾病的发展具有重要影响，但是暴露于环境的病原体并不总是导致疾病，提示遗传因素和环境因素在特定情况下的相互作用才能导致疾病[1-6]。

五、诊断

（一）诊断标准

APS-Ⅱ的病理表现为受累器官内有大量淋巴细胞的浸润，因此临床上以器官功能不全（衰竭）为主，仅少数出现功能亢进的表现（如 Graves 病表现为甲状腺功能亢进）。诊断 APS-Ⅱ的依据如下：

（1）临床上有自身免疫性甲状腺疾病、特发性肾上腺皮质功能减退症和低促性腺激素性性腺功能减退症而又能排除腺垂体功能减退的其他原因，临床上可初步诊断，进一步做相关的抗体检查以确诊。

（2）有一种内分泌腺疾病或两种以上非内分泌腺疾病，相应的抗体为阳性者。

（3）对可疑患者要通过长期随访来确诊。可以检测 *HLA* 基因作为辅助诊断，但不能作为诊断 APS-Ⅱ的实验室依据，只对筛查患者家族中有发病风险的成员有用[1]。

（二）临床特点

1. 1 型糖尿病

T1DM 常呈现高血糖相关的"三多一少"症状，如不能及时识别，将很快发展至糖尿病酮症酸中毒。患者体内常常可以检测到一种至多种糖尿病自身抗体，包括胰岛素自身抗体（IAA）、胰岛细胞抗体（ICA）、谷氨酸脱羧酶抗体（GADA）、胰岛抗原抗体（IA-2）、锌转运子 8 抗体（ZnT8A）等，其中 GADA 的敏感性最高。胰岛 β 细胞功能衰竭，空腹 C 肽水平低，胰岛素释放曲线低平，且静脉葡萄糖耐量试验提示第一时相消失。患者一旦确诊，需终身依赖胰岛素治疗。

T1DM 患者如果合并自身免疫性甲状腺功能减退症或者肾上腺皮质功能减退症，通常低血糖出现的频率增加，是由于个体糖异生减少、对胰岛素需求减少，以及胰岛素敏感性增加。而随着甲状腺激素和（或）肾上腺皮质激素的替代治疗至足量，胰岛素的剂量又通常需要增加至之前的剂量[15]。

2. 自身免疫性甲状腺疾病

包括两种常见的疾病，即慢性淋巴细胞性甲状腺炎和 Graves 病。临床表现为甲状腺肿大、甲状腺结节、甲状腺功能正常、甲状腺功能减退或亢进。

甲状腺过氧化物酶抗体和（或）甲状腺球蛋白抗体升高提示慢性淋巴细胞性甲状腺炎。通常在甲状腺功能减退之前的很长时期患者体内就可以检测到这两种抗体。

而 Graves 病相对来说比较独特，因为其临床表现为甲状腺功能亢进而非减退，Graves 病患者体内产生的针对甲状腺激素受体的刺激甲状腺免疫球蛋白（thyroid stimulating immunoglobulin，TSI）是甲状腺功能亢进的致病机制。正是存在高滴度的 TSI，使得 Graves 病患者的临床表现与慢性淋巴细胞性甲状腺炎有明显的不同。此外，Graves 病患者还可能出现突眼和胫前黏液性水肿等表现[15]。

3. 自身免疫性原发性肾上腺皮质功能减退症

慢性肾上腺皮质功能减退症的患者主要表现为疲劳、肌肉无力、体重减轻、抵抗力差、呕吐、腹痛和色素沉着的皮肤，皮肤上的色素沉着主要在阳光照射的区域、腋窝、掌纹和黏膜部位。在特殊情况下可出现急性肾上腺皮质功能减退，表现为低血压、低钠血症和低钾血症，如果不及时予以诊断和治疗，则会进展为休克、昏迷，乃至死亡。急性肾上腺皮质功能不全可能由严重的感染、急性应激，双侧肾梗死或出血引起。

与 T1DM 类似，自身免疫性原发性肾上腺皮质功能减退症患者在起病前一段时间内体内即可以检测到 21- 羟化酶抗体（21-OH Ab）和抗肾上腺皮质抗体（ACA）。其中，21-OH Ab 是自身免疫性原发性肾上腺皮质功能减退症较为特异的抗体，有较高的预测价值，有助于早期识别罹患肾上腺皮质功能减退症的患者。而一旦在患有原发性肾上腺皮质功能减退症的女性中检测出 21-OH Ab 和 P450 侧链裂解酶（P450 side-chain cleavage enzyme，P450scc）自身抗体，常提示其患卵巢早衰的风险增加。ACA 可在早期检测到，随着病程的延长，滴度可能会下降。

导致原发性肾上腺皮质功能减退症患者出现代谢异常，也是一个长期的过程，常见的情况为醛固酮合成异常首先发生，并且首先可检测到的代谢异常通常是血浆肾素活性（plasma rennin activity，PRA）的增加。糖皮质激素功能的异常首先通过 ACTH 的增加而表现出来。随着肾上腺功能逐渐下降，低钠血症、高钾血症和低血糖症等电解质出现异常，导致患者时刻处于肾上腺危象的风险中。对于临床上无明显肾上腺皮质功能减退临床表现的患者，如果体内检测到 21-OH Ab，推荐进行 ACTH 兴奋试验，有助于及早识别亚临床肾上腺皮质功能减退。若给予 250 mg ACTH 静脉注射后 30~60 min 血清皮质醇不能上升至 18~20 μg/dL，则提示存在肾上腺皮质功能减退。

如果患者体内检测出 21-OH Ab 和（或）ACA，进行 ACTH 兴奋试验结果正常，则建议长期随访，文献报道曾有病例在随访 19 年后，出现肾上腺皮质功能减退症临床表现[16-20]。

4. 低促性腺激素性性腺功能减退症和自身免疫性垂体炎

临床上出现相应的激素缺乏的表现，如单纯低促性腺激素性性腺功能减退症患者女性出现闭经、男性出现勃起和生精功能障碍等，检查结果提示睾酮、雌激素、促卵泡素和促黄体生成素均低。自身免疫性垂体炎还可以出现生长激素、甲状腺激素和肾上腺皮质激素缺乏的临床表现，胰岛素低血糖兴奋试验提示生长激素、皮质醇等不被兴奋，胰岛素样生长因子 -1、甲状腺激素、促甲状腺激素和促肾上腺皮质激素均低，血清中抗腺垂体细胞抗体阳性[1, 21, 22]。

5. 卵巢功能早衰

卵巢功能早衰（POI）被定义为 40 岁之前丧失卵巢功能。基于欧洲人类生殖与胚胎学学会（European Society of Human Reproduction and Embryology，ESHRE）的标准，POI 的诊断包括：至少停经 4 个月或月经过少，以及每年至少间隔 4 周两次 FSH>25 IU/L。引起 POI 的原因中 4%~30% 与免疫因素相关，文献报道中与 POI 关系最为密切的内分泌疾病为甲状腺疾病，如甲减、慢性淋巴细胞性甲状腺炎和 Graves 病；其次为原发性肾上腺皮质功能减退症。根据报道，10%~20% 的原发性肾上腺皮质功能减退症患者将发展为 POI，这些患者部分体内可检测到 21-羟化酶 / 肾上腺皮质抗体。女性糖尿病患者中大约有 2.5% 会发展为 POI。通常，在这些患者血清中存在抗卵巢抗体（antiovarian antibody，AOAb），活检时可发现淋巴细胞性卵巢炎，但目前仍缺少可靠的诊断方法[10, 11]。

6. 非内分泌腺体的自身免疫性疾病

常见的有乳糜泻、萎缩性胃炎、恶性贫血、重症肌无力、僵人综合征、疱疹性皮炎、浆膜炎、肺出血 - 肾炎综合征等。

（1）乳糜泻：特征性表现为幼年起病，进食含麸质的食物后出现腹泻，大便为乳糜状，体重减轻，生长发育延迟、水电解质紊乱。体内可检测出组织转谷氨酰胺酶（tissue transglutaminase，tTG）抗体。诊断乳糜泻需要根据小肠活检取得的病理结果来判断。特征性的病理变化包括肠绒毛被上皮内淋巴细胞所钝化。Marsh 评分标准从 0（正常）到 5。Marsh 评分大于 2 且 tTG 抗体为阳性，可以证实乳糜泻的诊断，采用无麸质饮食后可以通过观察腹泻情况来判断，如果腹泻自行缓解则更加支持诊断[12]。

（2）重症肌无力：常与 Graves 病共存，大多数情况下只累及眼睑肌肉。

（3）僵人综合征（stiff-person syndrome）：一种中枢神经系统的自身免疫性疾病，其特征是进行性肌强直、僵直和痉挛，累及中轴肌，并伴有严重离床活动障碍。患者通常具有较高的抗 GAD 抗体滴度，大约 1/3 的患者发生糖尿病。

（4）疱疹性皮炎：好发于肘、膝、臀部和腿部皮肤，与乳糜泻和食用含麸质的食物有关。

（5）浆膜炎：表现为反复发作的胸膜、腹膜和心包膜的无菌性炎症，有时表现为漏出液[1, 23, 24]。

7. 免疫检查点抑制剂（ICPis）诱发的 APS-Ⅱ

ICPis 通过阻断免疫抑制分子，重新激活效应 T 细胞特异性杀伤肿瘤细胞的功能，发挥抗肿瘤作用。ICPis 通过调控免疫应答杀伤肿瘤的同时，过度活化的免疫细胞也可能导致机体产生自身免疫损伤，即免疫相关不良反应（irAE）。内分泌不良反应是最为常见的不良反应之一，主要涉及垂体、甲状腺、胰腺、肾上腺等内分泌腺体，引起相应的内分泌功能紊乱。

杨涛等人综述了 26 例文献报道的 ICPis 诱发 APS-Ⅱ，其中男性 16 例，女性 10 例，中位数确诊年龄 62 岁，既往有自身免疫性甲状腺疾病史者 4 例（15.4%）。其中，接受 PD-1 抑制剂单药治疗者 20 例（76.9%），PD-L1 抑制剂单药治疗者 2 例（7.7%），以及 CTL-4 抑制剂与 PD-1 抑制剂联用者 4 例（15.4%），接受 ICPis 治疗的中位疗程为 4 个疗程（1~17 个疗程）。ICPis 诱发 APS-Ⅱ的组分中占绝大多数的是原发性甲状腺疾病（24 例）和 T1DM（24 例），原发性肾上腺皮质功能减退症仅 6 例（23.1%）。24 例发生 T1DM 的患者中，22 例在确诊时或者随访过程中发生 DKA，血清 C 肽水平低（<100 pmol/L），10 例患者体内检测出至少一种糖尿病自身抗体。14 例患者接受了 *HLA* 基因型检测，其中 10 例（71.4%）为 *HLA-DR4*。接受 ICPis 治疗的患者原发病主要为转移性肺癌或黑色素瘤，在 APS-Ⅱ诊断后，61.5%（16/26）的患者继续接受 ICPis 治疗。总的来说，76.2%（16/21）的 ICPis 诱发的 APS-Ⅱ患者达到部分或完全缓解[25, 26]。

六、治疗

治疗包括激素替代治疗、干预治疗和对症治疗三个方面[1, 27-32]。

（一）激素替代治疗

1. 肾上腺皮质功能减退症的替代治疗

一经确诊，多数患者需要终身替代治疗，每天服用 2~3 次氢化可的松（15~25 mg/d）或每天 1 次双释放氢化可的松和氟可的松（0.5~2.0 mg/d）。定期检测电解质、ACTH 等指标，必须根据临床和生化参数确定可能的最低氢化可的松剂量，以最大程度减少包括骨质疏松症、心血管和代谢改变在内的长期并发症。需要注意的是，临床上不能根据血清皮质醇和尿游离皮质醇的水平来调整氢化可的松的剂量。与年龄相仿的健康对照组相比，患有肾上腺皮质功能减退症的女性的生育力和生产次数均较低。如果出现发热或感染等应激情况，需要告知患者提高氢化可的松的剂量（2~3 倍）；如果发生呕吐、腹泻或急性低血压，则必须改用静脉输注氢化可的松。需要注意的是，如果患者同时合并甲状腺功能减退，应先补充肾上腺皮质激素，然后再补充甲状腺激素。因为对于未经治疗的肾上腺功能减退的患者，积极的甲状腺激素替代治疗可刺激肝脏中糖皮质激素的代谢增加，所以如果首先开始甲状腺激素替代治疗，可能会引发危及生命的肾上腺危象。对于 21- 羟化酶抗体阳性、目前正处于亚临床肾上腺皮质功能减退的患者，可以在平时暂不使用糖皮质激素替代治疗，但在应激情况下需要予以氢化可的松或醋酸可的松治疗。

2. 甲状腺激素替代治疗

首选左甲状腺素钠片，从小剂量开始，逐渐加量，并根据甲状腺功能的检测结果调整剂量。

3. 降糖治疗

针对 T1DM 患者，一旦确诊，应当立即开始胰岛素治疗，首选胰岛素强化治疗方案（"三短一长"或持续胰岛素皮下注射）。在胰岛素规范治疗的基础上，必要时可联用二甲双胍、葡萄糖苷酶抑制剂以及 DPP-4i 等。同时需要予以医学营养治疗，并嘱患者适当运动，监测血糖，尽量避免低血糖反应和血糖波动。定期筛查糖尿病慢性并发症。

4. 其他激素的替代治疗

根据其他内分泌腺体减退的情况以及患者个体情况，给予相应激素的替代治疗，如人工月经周期、雄激素替代治疗，以及生长激素治疗等。

（二）干预治疗

对于 Graves 甲状腺功能亢进症患者，应根据患者具体情况分别选择口服抗甲状腺药物、同位素治疗以及手术治疗。

对于其他非内分泌腺体的自身免疫性疾病，例如角膜炎、肺炎、肝炎或肠炎，可能需要进行免疫抑制治疗。局部使用类固醇和环孢素 A 可能有助于治疗角膜炎，但许多接受这种治疗的患者会出现不可逆的角膜瘢痕形成。可以局部使用的新型环孢素 A 前体提高生物利用度。据报道，利妥昔单抗对肺炎和吸收不良有益，而环孢霉素 A 改善了自身免疫性胰腺炎。生物治疗是目前 APS-Ⅱ 的二线疗法，需要在免疫抑制治疗之前对其风险及收益进行评估，检测潜在的感染风险，特别是机会性致病菌，避免免疫抑制治疗引发严重感染。对于乳糜泻，采用无麸质饮食通常可以缓解腹泻症状。

（三）对症治疗

对于慢性病引起的焦虑、抑郁等情绪，可予以心理评估和干预。对于腹泻症状，可予以肠蠕动抑制剂等。对于肝功能异常者，可予以相应的保肝药物治疗等。

七、随访与预后

一项针对 471 例 T1DM 患者进行的临床研究中，患者年龄 39 ± 16 岁，病程 15 ± 10 年，发现 127 例（85 名女性）即 27% 的患者合并其他内分泌腺体受累；且另外分别有 19 例（4%）和 8 例（2%）患有白癜风和自身免疫性胃炎。随后一项更大型的临床研究，对连续 15 000 名患内分泌疾病的受试者进行筛查，发现 APS-Ⅱ 的患病率很高（1%）（$n = 151$，其中女性占 75%）。此后该研究对这 151 名患有 APS-Ⅱ 的受试者进行随访。APS-Ⅱ 第一和第二组分疾病的发生之间通常存在很长的时间间隔，需要数年至数十年。最常见的疾病组合是 T1DM/ 自身免疫性甲状腺病（41%），其次是自身免疫性甲状腺病 / 原发性肾上腺皮质功能减退症（14.6%），T1DM/ 自身免疫性甲状腺病 / 恶性贫血（5.3%）和 1 型糖尿病 / 原发性肾上腺皮质功能减退症（3.3%）。因此，应每 2~3 年对单腺体自身免疫病患者进行 APS-Ⅱ 血清学筛查，如果出现阳性结果，则进行后续功能筛查[27, 33, 34]。

也有学者认为，由于高达 50% 的自身免疫性肾上腺功能减退症患者可能会发展为 APS-Ⅱ，因此推荐每隔 5 年对患有这种疾病的成年人进行甲状腺疾病和糖尿病筛查。但另一方面，只有 1% 的自身免疫性甲状腺疾病患者会发展为肾上腺功能不全，因此，常规筛查其他自身免疫性疾病在甲状腺疾病患者中并非具有成本效益，临床医生可能更需要依据详细询问病史和体格检查来判断是否需要筛查其他自身免疫性疾病。对于 T1DM，有学者发现成年 APS-Ⅱ 患者与 T1DM 儿童患者体内的胰岛素自身抗体氨基酸序列存在差异，故建议有条件的情况下采用抗亚同位素试剂（anti-idiotope reagent）检测胰岛素自身抗体来预测未来发展为 APS-Ⅱ 的可能性[35-37]。

此外，由于 APS-Ⅱ 呈现家族聚集性的特点，一旦确诊 1 例 APS-Ⅱ 的患者，对其亲属进行相关抗体的筛查、相应病史的询问以及体格检查十分必要。如果出现抗体阳性结果，则进行后续功能筛查；如果抗体检测结果为阴性，也需要定期随访[27]。

八、诊疗流程

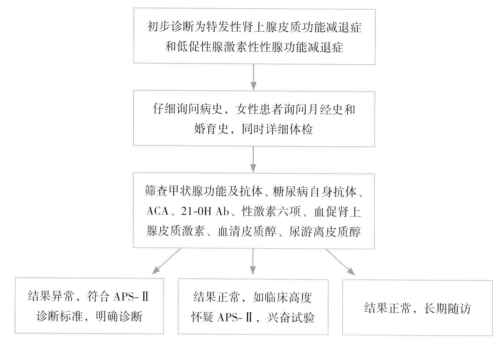

图 3-2-1　APS-Ⅱ诊疗流程

九、病例回顾

回顾本节病例的临床特点：该患者经过初步筛查，诊断为 T1DM、甲状腺功能亢进、Graves 病，符合 APS-Ⅱ的诊断依据，因此 APS-Ⅱ诊断成立。

治疗：①甲亢方面：建议患者进行同位素治疗根治甲亢，但患者一直存在顾虑，故将甲巯咪唑加量至 15 mg 每日 1 次，嘱 1 个月后复查甲状腺功能、血常规及肝功能；②T1DM 方面：停用二甲双胍，改为胰岛素强化治疗，三餐前门冬胰岛素，睡前甘精胰岛素，请营养科会诊予以指导饮食，进行糖尿病宣教，嘱患者做好血糖监测及记录，定期内分泌门诊随诊。

十、进展与展望

在过去十几年中，我们已经开发了更好的诊断工具，包括基因检测和敏感性特异性均较高的自身抗体检测方法，用于检测、诊断和管理 APS 相关疾病。个体化基因组学相关的早期诊断使临床医生能够在不可逆器官损伤发生之前应用早期免疫调节治疗来改善自身免疫过程。科学家们正在不断努力，希望通过干细胞工程修复胸腺中的 T 淋巴细胞，使其具有完整的免疫调节功能，以逆转有缺陷的免疫系统，当然这很可能需要一个漫长的过程，但结局非常值得期待[35-37]。

（许岭翎　编；龙健　审）

参考文献

[1] EISENBARTH GS. Immunoendocrinology: Scientific and clinical aspects[M]. New York: Humana Press. 2011.

[2] MAJERONI BA, PATEL P. Autoimmune polyglandular syndrome[J]. American Family Physician, 2007, 75(5):667-670.

[3] KAHALY GJ, FROMMER L. Autoimmune polyglandular disease[J]. Best Practice & Research Clinical Endocrinology & Metabolism, 2019, 33: 101344.

[4] KAHALY GJ, FROMMER L.Polyglandular autoimmune syndromes[J]. Journal of Endocrinological Investigation, 2018, 41(1): 91-98.

[5] HUSEBYE ES, ANDERSON MS, KAMPE O. Autoimmune polyendocrine syndrome[J]. The New England Journal of Medicine, 2018, 378(6): 2543-2544.

[6] DEVENDRA D, EISENBARTH GS. 17 Immunologic endocrine disorders[J]. Journal of Allergy and Clinical Immunology, 2003, 111(2 Suppl): S624-636.

[7] KRAUS AU, PENNA-MARTINEZ M, SHOGHI F, et al. HLA-DQB1 position 57 defines susceptibility to isolated and polyglandular autoimmunity in adults: interaction with gender[J]. The Journal of Clinical Endocrinology & Metabolism, 2019, 104(6): 1907-1916.

[8] SAKAGUCHI S. Naturally arising CD4$^+$ regulatory T cell for immunologic self-tolerance and negative control of immune response[J]. Annual Review of Immunology, 2004, 22: 531-562.

[9] FLESCH BK, MATHEIS N, ALT T, et al. HLA class II haplotypes differentiate between the adult autoimmune polyglandular syndrome types II and III [J]. The Journal of Clinical Endocrinology & Metabolism, 2014, 99(1): E177-182.

[10] SZELIGA A, CALIK-KSEPKA A, MACIEJEWSKA-JESKE M, et al. Autoimmune disease in patients with premature ovarian insufficiency – our current state of knowledge[J]. International Journal of Molecular Science, 2021, 22(5): 2594.

[11] KIRSHENBAUM, M, ORVIETO, R. Premature ovarian insufficiency (POI) and autoimmunity-an update appraisal[J]. Journal of Assisted Reporduction and Genetics, 2019, 36(11): 2207–2215.

[12] KAHALY GJ, SCHUPPAN D. Celiac disease and endocrine autoimmunity[J]. Dig Dis, 2015, 33(2): 155-161.

[13] ROBLES DT, FAIN PR, GOTTLIEB PA, et al. The genetics of autoimmune polyendocrine syndrome type II [J]. Endocrinology and Metabolism Clinics of North America, 2002, 31(2):353-368.

[14] HOUCKEN J, DEGENHART C, BENDER K, et al. PTPN22 and CTLA-4 polymorphisms are associated with polyglandular autoimmunity[J]. The Journal of Clinical Endocrinology & Metabolism, 2018, 103(5): 1977-1984.

[15] DULTZ G, MATHEIS N, DITTMAR M, et al. The protein tyrosine phosphatase non-receptor type 22 C1858T polymorphism is a joint susceptibility locus for immunthyroiditis and autoimmune diabetes[J]. Thyroid, 2009, 19(2): 143-148.

[16] DALIN F, NORDLING ERIKSSON G, DAHLQVIST P, et al. Clinical and immunological characteristics of Autoimmune Addison's disease: a nationwide Swedish multicenter study[J]. The Journal of Clinical Endocrinology & Metabolism, 2016, 102(2): 379–389.

[17] BETTERLE C, DAL PRA C, MANTERO F, et al. Autoimmune adrenal insufficiency and autoimmune polyendocrine syndromes: autoantibodies, autoantigens, and their applicability in diagnosis and disease prediction[J]. Endocrine Reviews, 2002, 23: 327-364.

[18] SONG YH, CONNOR EL, MUIR A, et al. Autoantibody epitope mapping of the 21-hydroxylase antigen in autoimmune Addison's disease[J]. The Journal of Clinical Endocrinology & Metabolism, 1994, 78(5): 1108-1112.

[19] FALORNI A, LAURENTI S, SANTEUSANIO F. Autoantibodies in autoimmune polyendocrine syndrome type II [J]. Endocrinology and Metabolism Clinics of North America, 2002, 31(2):369-389.

[20] GRAVES L III, KLEIN RM, WALLING AD. Addisonian crisis precipitated by thyroxine therapy: a complication of type 2 autoimmune polyglandular syndrome[J]. Southern Medical Journal, 2003, 96(8): 824-827.

[21] HOUCKEN J, DEGENHART C, BENDER K, et al. PTPN22 and CTLA-4 Polymorphisms Are Associated With Polyglandular Autoimmunity[J]. The Journal of Clinical Endocrinology & Metabolism, 2018, 103(5): 1977-1984.

[22] NALETTO L, FRIGO AC, CECCATO F, et al. The natural history of autoimmune Addison's disease from the detection of autoantibodies to development of the disease: a long-term follow-up study on 143 patients[J]. European Journal of Endocrinology, 2019, 180(3): 223-234.

[23] 张志华, 母义明, 汪寅章, 等. 自身免疫性多内分泌腺病综合征二例并文献复习[J]. 临床误诊误治, 2012, 25(6): 23-25.

[24] 邵琦, 任颖. 自身免疫多内分泌腺病综合征与成人隐匿性自身免疫性糖尿病[J]. 上海交通大学学报: 医学版, 2007, 27(7): 891-893.

[25] 中华医学会内分泌学分会免疫内分泌学组. 免疫检查点抑制剂引起的内分泌系统免疫相关不良反应专家共识 (2020)[J]. 中华内分泌代谢杂志, 2021, 37(1):1-16.

[26] SHI Y, SHEN M, ZHENG X, et al. ICPis-Induced Autoimmune Polyendocrine Syndrome Type 2: A Review of the Literature and a Protocol for Optimal Management[J]. The Journal of Clinical Endocrinology & Metabolism, 2020, 105(12): dgaa553.

[27] DITTMAR M.KAHALY G J. Polyglandular autoimmune syndromes: immunogenetics and long-term follow-up[J]. The Journal of Clinical Endocrinology & Metabolism, 2003, 88(7): 2983-2992.

[28] NOBLE JA, VALDES AM, COOK M, et al. The role of HLA class II genes in insulin-dependent diabetes mellitus: Molecular analysis of 180 Caucasian, multiplex families[J]. American Journal of Human Genetics, 1996, 59(5):1134-1148.

[29] SKORKA A, BEDNARCZUK T, BAR-ANDZIAK E, et al. Lymphoid tyrosine phosphatase (PTPN22/LYP) variant and Graves' disease in a Polish population: association and gene dose-dependent correlation with age of onset[J]. Clinical Endocrinology, 2005, 62(6): 679–682.

[30] BETTERLE C, SCALICI C, PRESOTTO F, et al. The natural history of adrenal function in autoimmune patients with adrenal autoantibodies[J]. Journal of Endocrinology, 1988, 117(3):467–475.

[31] 管玥琰, 李阳阳, 刘煜. 自身免疫性多内分泌腺病综合征的临床进展[J]. 国际内分泌代谢杂志, 2011, 31(1): 62-65.

[32] SCHATZ DA, WINTER WE.Autoimmune polydandular syndrome II: Clinical syndrome and treatment[J]. Endocrinology and Metabolism Clinics of North America, 2002, 3l(2): 339-352.

[33] VILLANO MJ, HUBER AK.Greenberg DA, et al. Autoimmune thyroiditis and diabetes:Dissecting the joint genetic susceptibility in a large cohort of multiplex families[J].The Journal of Clinical Endocrinology & Metabolism, 2009, 94(4): 1458-1466.

[34] CHENG M, ANDERSON MS. Insights into type 1 diabetes from the autoimmune polyendocrine syndromes[J]. Current Opinion in Endocrinology, Diabetes and Obesity, 2013, 20(4): 271-278.

[35] CUTOLO M. Autoimmune polyendocrine syndromes[J]. Autoimmunity Reviews, 2014, 13(2): 85–89.

[36] KIRMIZIBEKMEZ H, MUTLU GY R, URGANCI DN. Autoimmune polyglandular syndrome type 2: A rare condition in childhood[J]. Journal of Clinical Research in Pediatric Endocrinology, 2015, 7(1): 80-82.

[37] HUSEBYE ES, ANDERSON MS, KÄMPE O. Autoimmune Polyendocrine Syndromes[J]. The New England Journal of Medicine, 2018, 378(12): 1132-1141.

第三节　肿瘤免疫检查点抑制剂诱发 内分泌腺自身免疫病

一、概述

肿瘤免疫治疗是近年肿瘤治疗领域的热点，免疫检查点抑制剂（ICPis）的出现深刻变革了肿瘤治疗理念，将治疗靶点由肿瘤转向自身免疫系统，通过抑制免疫检查点（immune checkpoint），阻断肿瘤免疫逃逸，促进机体对肿瘤的免疫应答，改善患者生存率，但伴随而来的是对其他脏器产生的免疫相关不良反应（irAE），内分泌不良反应是其中常见的一个。随着 ICPis 临床应用的逐步开展，相关病例逐渐增多，因此，提高对 ICPis 相关内分泌不良反应的认识十分重要。

二、病例

患者男性，54 岁，2017 年 6 月确诊"右侧结肠癌"，行"右半结肠癌根治术"，术中探查见：盆腔无腹水，肝脏表面可见 3 处转移灶，类圆形，直径约 2 cm。病理诊断：右半结肠切除标本（结肠）黏液腺癌，溃疡型，肿块大小 3.8 cm × 3 cm × 1 cm，癌组织浸润肠壁肌层外脂肪纤维结缔组织，可见脉管癌栓。上、下切缘未见癌残留。（肠周）淋巴结见癌转移（8/20）。

患者 2019 年 10 月前多次查空腹血糖、电解质正常，2019 年 10~12 月多次查甲状腺功能正常。2020 年 1 月 16 日无明显诱因下出现视物模糊、伴双下肢乏力，无恶心呕吐，未予以重视。2020 年 1 月 20 日晚，患者出现极度口干、多饮，但饮水后反酸明显，伴恶心、呕吐，稍感胸闷，伴心慌，至当地医院就诊。测随机血糖 27.08 mmol/L，电解质：血清钾 4.72 mmol/L，血清钠 128 mmol/L，血清淀粉酶正常。血气分析：pH 7.124，碳酸氢根 5.9 mmol/L，剩余碱 –20.94 mmol/L。血常规：白细胞 11.96×10^9/L，中性粒细胞百分比 85.4%。尿常规：尿糖 4+，尿酮体 2+。入院后予以监测生命体征、大量补液、胰岛素降糖、维持水电解质平衡等治疗。复查电解质正常。空腹胰岛素 19.15 pmol/L（20.9~174.2 pmol/L），空腹 C 肽 19.57 pmol/L（270~1280 pmol/L），HbA_{1c} 8%，肝肾功能正常。甲状腺功能：FT_4 8.64 pmol/L（11.50~22.70 pmol/L）、FT_3 2.39 pmol/L（3.50~6.50 pmol/L）、TSH 6.35 μIU/mL（0.55~4.78 μIU/mL），甲状腺过氧化物酶抗体和甲状腺球蛋白抗体阴性。甲状腺 B 超：未见明显异常。予以"左甲状腺素钠片 25 μg，每日 1 次"治疗。患者自觉视物模糊好转、乏力减轻。2020 年 1 月 27 日，患者再次出现视物模糊，全身乏力加重，仍有口干、多饮、多尿，伴头晕、腹胀、恶心、反酸，未再呕吐，食欲缺乏。2020 年 2 月 2 日于当地医院出院，改为"门冬胰岛素注射液 10 U-6 U-6 U，地特胰岛素注射液 12 U 每日 1 次"，血糖波动于 13.4~18.5 mmol/L。2020 年 2 月 3 日，为进一步诊疗来我院门诊并收入病房。自发病以来，患者精神尚可，食欲一般，小便正常，近期大便不规律，有里急后重感，近期体重无明显下降。既往史、个人史、家族史无特殊。

体格检查：体温 36.6℃，心率 83 次 / 分，呼吸频次 20 次 / 分，血压 102/65 mmHg，体重 56 kg，身高 161 cm，BMI 21.6 kg/m²。右侧颈部可触及一枚直径约 1 cm 的淋巴结，伴触痛，活动度可，余浅表淋巴结未触及肿大。双侧甲状腺不肿大。心肺腹查体未见异常，双下肢无水肿。

入院后实验室检查：胰岛自身抗体：胰岛素自身抗体（IAA）、谷氨酸脱羧酶抗体（GADA）、蛋白酪氨酸磷酸酶抗体（IA-2A）、胰岛细胞抗体（ICA）均阴性。空腹胰岛素 <1.390 pmol/L（17.8~173.0 pmol/L），空腹 C 肽 <3.330 pmol/L（370.0~1470.0 pmol/L），HbA1c 8.5%。甲状腺功能：FT4 11.62 pmol/L（12.00~22.00 pmol/L），FT3 3.61 pmol/L（3.10~6.80 pmol/L），TSH 15.190 mIU/L（0.270~4.20 mIU/L），降钙素正常。血、尿皮质醇水平均低下（表 3-3-1）。

表 3-3-1 促肾上腺皮质激素 - 皮质醇水平

检查项目	8 时	16 时	24 时	参考值范围
促肾上腺皮质激素（pg/mL）	9.0	7.9	3.5	7.2~63.3
皮质醇（nmol/L）	22.0	21.0	6.0	170.0~440.0
24 小时尿游离皮质醇（nmol/24h）		27		108~961

催乳素 315.96 mIU/L（55.9~278.4 mIU/L），雌二醇 206.0 pmol/L（73.4~172.4 pmol/L），促卵泡生成素 5.67 IU/L（1.27~19.26 IU/L），促黄体激素 9.72 IU/L（1.24~8.62 IU/L），孕酮 0.12 nmol/L（1.27~3.5 nmol/L），睾酮 13.72 nmol/L（6.07~27.10 nmol/L），生长激素 0.578 ng/mL（0.003~0.971 ng/mL），甲状旁腺素 70.5 pg/mL（12.0~88.0 pg/mL），肾素四项（立位）示醛固酮 60.82 ng/L（65~300 ng/L），肾素活性 2.20 μg/L/h（0.93~6.56 μg/L/h），血管紧张素 I 0.07 μg/L，血管紧张素 II 53.83 pg/mL（55.3~115.3 pg/mL）。电解质：钠 123.2 mmol/L，钾 3.31 mmol/L，钙 2.10 mmol/L，磷 0.60 mmol/L。血浆渗透压：263 mOsmol/kg，尿渗透压：397 mOsmol/kg。尿钠：52.2 mmol/L，203.6 mmol/24 h；尿钾：11.2 mmol/L，43.7 mmol/24 h。

入院后影像学检查：胸部 + 全腹 CT：结肠癌术后改变。两肺多发结节，部分较 2019 年 11 月 29 日增大，考虑转移。双肾上腺大小、形态正常。垂体 MRI：垂体窝未见明显增大，垂体形态未见增大，垂体左侧见一小圆形 T1WI、T2WI 稍低信号影，直径约 4 mm，增强后早期强化程度较周围组织稍低，晚期呈等密度，考虑垂体微腺瘤可能。垂体柄居中，视交叉未见异常。

三、背景

ICPis 是一种新型抗肿瘤药物，通过靶向细胞毒性 T 淋巴细胞相关抗原（CTLA-4）、程序性死亡受体 -1（PD-1）和程序性死亡配体 -1（PD-L1）发挥抗肿瘤的作用[1]。ICPis 已被批准用于多种肿瘤，主要分为三类，CTLA-4 抑制剂、PD-1 抑制剂、PD-L1 抑制剂。

ICPis 的出现深刻变革了肿瘤治疗理念，但伴随而来的是对其他脏器产生的免疫相关不良反应。按照美国国家癌症研究所（National Cancer Institute，NCI）颁布的《不良反应通用术语标准》（Common Terminology Criteria for Adverse Events，CTCAE）分级，ICPis 相关不良事件的严重程度可定义为 1 级（轻度）、2 级（中度）、3 级（重度）、4 级（危及生命）和 5 级（死亡）。

内分泌腺体是 irAE 的常见受累靶点，ICPis 可引起其免疫损伤致内分泌功能紊乱[2-4]。内分泌不良反应是 ICPis 最常见的不良反应之一，可影响 40% 接受 ICPis 治疗的患者[5]，具体取决于使用的药物。内分泌不良反应可涉及垂体、甲状腺、胰腺、肾上腺等多个内分泌腺体。其中，甲状腺、垂体是主要受累腺体，胰腺和肾上腺累及相对较少[3]。以往报道的内分泌不良反应多为单个腺体受累为主，但随着临床的应用逐渐增加，2 个及 2 个以上腺体受累的病例亦有陆续报道[6]。

四、发病机制

免疫检查点是免疫系统中的保护分子，起类似刹车的作用，以防止 T 淋巴细胞过度激活导致正常组织损伤和破坏。常见的免疫检查点包括 CTLA-4 和 PD-1。CTLA-4 和 PD-1 通路通过抑制自我激活的 T 淋巴细胞对自身组织的免疫攻击，在维持人体自身耐受中起重要作用。ICPis 通过阻断免疫抑制分子，重新激活效应 T 细胞特异性杀伤肿瘤细胞，发挥抗肿瘤作用[4]。

ICPis 通过调控免疫应答杀伤肿瘤细胞的同时，过度活化的免疫细胞也可能导致机体产生自身免疫相关不良反应，即 irAE。ICPis 引起的 irAE 可能涉及全身多个系统，其确切的发病机制尚未完全清楚。多数认为与免疫检查点在维持机体免疫系统稳态中作用的失衡相关。研究表明 irAE 可能由自身反应性 T 细胞、自身抗体和细胞因子等多种途径共同导致[1]。内分泌腺体血供丰富的特点可能增加了其对上述机制的敏感性，从而成为较常受累的靶点之一。

五、诊断

（一）甲状腺

甲状腺损伤是 ICPis 最常见的内分泌不良反应之一，多见于 PD-1 抑制剂治疗[7-9]。有报道 ICPis 相关甲状腺损伤的发生率为 6%~20%，其中 PD-1 抑制剂相关甲状腺损伤发病率为 5%~10%。ICPis 联合应用时发生率较单药治疗更高，文献中报道风险可达 3 倍。

ICPis 相关甲状腺损伤包括甲状腺毒症和甲状腺功能减退。总体来说，甲状腺功能减退多于甲状腺毒症。甲状腺毒症多因破坏性甲状腺炎造成激素释放增加所致，少数情况源自甲状腺本身功能亢进导致激素合成增多。

1. 临床特点

通常发生在用药后的几周至几个月内，多数无症状或症状较轻，症状和体征多为非特异性的，最常见的表现为乏力、疲劳等[10]。部分患者表现为甲状腺功能减退的表现，如疲劳、厌食、便秘、心动过缓或体重增加等；部分患者以甲状腺毒症为首发症状，表现为心悸、出汗、怕热、腹泻、震颤、消瘦等；部分患者表现为一过性甲状腺毒症，通常是破坏性甲状腺炎所致，多数于数周或数月内恢复正常或转变为甲状腺功能减退，与甲状腺炎的自然病程相似[3]。部分存在基础甲状腺疾病的患者，可出现不同程度的病情加重。

除非接受 ICPis 治疗所致甲状腺损伤非常严重、临床医生长期忽略对药物不良反应的关注，症状严重的甲状腺功能异常、甲亢危象和甲减黏液水肿性昏迷罕见。

2. 常规检查 / 功能检查

ICPis 相关甲状腺损伤是最常见的内分泌不良反应之一[10-12]，因此定期检测甲状腺相关指标十分有必要。对于曾患其他自身免疫性疾病、既往有基础甲状腺疾病的患者，应加强甲状腺功能检测。多数患者在接受 ICPis 治疗后的 8~12 周内出现甲状腺功能异常，建议每个治疗周期开始前监测甲状腺功能变化，且至少持续 5~6 个周期，并根据检查结果综合判断甲状腺损伤程度、制订治疗方案。如患者出现甲状腺相关的异常症状应立即进行甲状腺功能检查以明确诊断。ICPis 引起原发性甲状腺功能减退时，血清 TSH 水平升高，血清 FT_4 和（或）FT_3 水平降低。ICPis 引起甲状腺毒症时，其血清 TSH 水平降低，血清 FT_4 和（或）FT_3 水平升高。ICPis 引起甲状腺炎时，患者可出现高或低甲状腺素血症，或甲状腺激素水平在正常范围，仅表现为甲状腺自身抗体阳性，如甲状腺抗过氧化物酶抗体（TPO-Ab）滴度不同程度升高。

3. 免疫学检查

发生甲状腺功能异常时，及时完善甲状腺自身抗体的检测。甲状腺自身抗体如 TPO-Ab、TGAb 和 TRAb 检查有助于病因鉴别。

4. 影像学检查

甲状腺核素显像、甲状腺超声等检查有助于病因鉴别。

5. 其他检查

甲状腺摄碘率等检查有助于鉴别 Graves 病所致的甲状腺功能亢进症和破坏性甲状腺炎所致的甲状腺毒症。

6. 诊断思路

目前暂无确切的 ICPis 相关甲状腺损伤的诊断标准。接受 ICPis 的患者，出现无法解释的乏力、体重增加等症状，考虑 ICPis 相关甲状腺功能减退可能，如甲状腺功能检查出现血清 TSH 升高，FT_4 降低则确诊原发性甲状腺功能减退；如甲状腺功能检查出现血清 TSH 正常或降低，FT_4 降低则考虑中枢性甲状腺功能减退，应进一步评估明确是否存在 ICPis 相关垂体损伤；当患者出现无法解释的心悸、出汗、体重减轻、大便次数增加等症状，需考虑 ICPis 相关甲状腺毒症的可能，如血清 TSH 降低，FT_4/FT_3 升高则确诊甲状腺毒症。当甲状腺功能异常后，需考虑甲状腺自身抗体 TPO-Ab、TGAb 和 TRAb 检查以协助病因鉴别，必要时完善甲状腺超声、甲状腺核素扫描、甲状腺摄碘率等检查。

7. 鉴别诊断

（1）Graves 病：可表现为心悸、乏力、怕热、多汗等高代谢症状，甲状腺弥漫性肿大，少数病例可以无甲状腺肿大，血清甲状腺激素水平增高、TSH 降低，TRAb 阳性。少数 ICPis 相关甲状腺损伤患者临床表现类似于 Graves 病，ICPis 的用药史、TRAb 等的检测有助于鉴别诊断；但也有 ICPis 引起 Graves 病的病例报道，尽管罕见，但应提高警惕。

（2）桥本甲状腺炎：是最常见的自身免疫性甲状腺病，高发年龄在 30~50 岁，女性多见。早期可仅表现为 TPO-Ab 阳性，病程晚期出现甲状腺功能减退。多数病例以甲状腺肿或甲减症状首次就诊，甲状腺中度肿大，质地坚硬。凡是弥漫性甲状腺肿大，特别是伴峡部锥体叶肿大，不论甲状腺功能是否改变，都应怀疑桥本甲状腺炎，如血清 TPO-Ab 和 TGAb 显著增高，则诊断成立。值得注意的是，ICPis 相关甲状腺损伤部分患者也可以检测到 TPO-Ab 和 TGAb 阳性。

（3）无痛性甲状腺炎：任何年龄都可以发病，女性高于男性，半数患者存在甲状腺自身抗体。

半数患者甲状腺轻度肿大，弥漫性病变、质地较硬，无局部触痛。甲状腺功能变化类似亚急性甲状腺炎，表现为甲状腺毒症期、甲减期和恢复期。本病的甲状腺毒症是由于甲状腺滤泡被炎症破坏，甲减的严重程度与 TPO-Ab 的滴度相关。ICPis 相关甲状腺损伤也可表现为一过性甲状腺炎，ICPis 用药史有助于鉴别诊断。

（二）垂体

ICPis 相关垂体炎是仅次于甲状腺损伤的第二常见的内分泌 irAE[10-12]，多见于接受 CTLA-4 抑制剂及联合治疗的患者，通常发生在接受 ICPis 治疗后的几周至几个月内，也有 ICPis 停药数月后出现迟发性垂体炎的病例报告。一项 Meta 分析显示[13]，单药治疗中，CTLA-4 抑制剂伊匹木单抗相关垂体炎的发生率较高，约 3.2%；PD-1 抑制剂相关垂体炎发生率仅 0.4%，PD-L1 抑制剂的发病率 <0.1%。ICPis 联合应用明显增加垂体炎的发生，伊匹木单抗和纳武利尤单抗联合治疗垂体炎的风险高达 6.4%。因激素检测率的差异，真实世界中垂体炎的实际发生率可能更高。

发病机制：CTLA-4 抑制剂和 PD-1 抑制剂相关的垂体炎发病机制有所不同。有研究认为，CTLA-4 抑制剂相关的垂体炎与Ⅱ型（IgG 依赖性）和Ⅳ型（T 细胞依赖性）免疫反应相关，而 PD-1 抑制剂相关垂体炎可能与 IgG4 相关垂体炎的发病机制相似[14]。

意大利学者 Caturegli 等人[14]发现垂体腺瘤及正常垂体细胞均有 CTLA-4 表达，但表达量具有个体差异。对 6 例曾接受 CTLA-4 抑制剂治疗的患者尸检结果发现，垂体炎患者的垂体组织中 CTLA-4 表达量最高，且可见 T 淋巴细胞浸润和 IgG 依赖的补体结合与吞噬作用。同时，接受 CTLA-4 抑制剂治疗的患者垂体组织中 CTLA-4 表达水平与 ICPis 相关垂体炎临床症状呈正相关。提示垂体细胞高表达 CTLA-4 抗原可通过Ⅳ型和Ⅱ型超敏反应导致 CTLA-4 抑制剂相关垂体炎发生。

有学者[15]提出伊匹木单抗诱发产生的垂体自身抗体可能在其所致的垂体炎中发挥作用。同时，不同 ICPis 药物结构上所分属的 IgG 亚型可能是造成垂体损伤风险有别的原因之一。IgG1 亚型的伊匹木单抗，其触发抗体依赖性细胞介导的细胞毒性作用（antibody-dependent cell-mediated cytotoxicity，ADCC）和激活经典补体通路的效应较强，小鼠模型研究和体外实验也表明其与垂体炎发生相关。

1. 临床特点

临床症状多不典型且轻微，最常见的症状是头痛和疲乏[13, 16]。其他症状包括神经精神症状（如幻觉、记忆力减退、情绪波动、失眠、头晕等）、视觉障碍、胃肠道症状、性欲减退、体重减轻等；占位效应引起的视力障碍或尿崩症罕见。有些患者可表现为肾上腺危象，严重者危及生命。可存在一种或多种垂体激素缺乏，最常见的是 TSH、ACTH、FSH、LH 缺乏，GH 缺乏和催乳素异常相对少见。垂体后叶很少被累及，因此中枢性尿崩症极为罕见。其中，ICPis 引起的继发性肾上腺皮质功能不全多为永久性，ICPis 相关中枢性甲状腺功能减退和低促性腺激素性性腺功能减退可能为一过性的。

2. 常规检查 / 功能检查

ICPis 相关垂体炎在诊断时常有多种激素缺乏[2]，怀疑 ICPis 相关垂体炎时应完善垂体及靶腺激素的测定[10]。包括下丘脑 - 垂体 - 甲状腺轴（TSH、FT_3、FT_4），下丘脑 - 垂体 - 肾上腺轴（ACTH- 皮质醇），下丘脑 - 垂体 - 性腺轴（FSH、LH、睾酮 / 雌二醇），催乳素，GH，IGF-1。

垂体后叶激素缺乏极为罕见，如患者出现口渴、多饮、多尿等症状时，需同步完善电解质、血浆渗透压、尿渗透压、尿常规等检查。

3. 影像学检查

垂体 MRI 是较为敏感的影像学评估方法，影像学改变可以发生在垂体炎出现临床表现和生化证据之前[7]，亦有助于鉴别肿瘤转移、垂体腺瘤等，因此建议尽早进行垂体 MRI 检查以帮助诊断。垂体 MRI 上可见轻至中度弥漫性垂体增大，漏斗部增粗及均匀强化，多在几周内消失，占位效应少见。但需要注意的是，垂体 MRI 正常不能完全排除垂体炎的诊断。在接受或既往接受过 ICPis 的患者中，脑部 MRI 偶然发现垂体增大，提示活动性或即将发生的垂体炎，应进行临床和实验室评估。

4. 免疫学检查

有学者[15]评估了 20 例晚期黑色素瘤或前列腺癌患者在伊匹木单抗治疗前后循环中垂体抗体水平。研究发现，所有患者在用药前垂体抗体均为阴性，而在用药后，7 例临床诊断垂体炎的患者均出现垂体抗体阳性，其余 13 例无垂体炎患者垂体抗体仍阴性。

5. 其他检查

有研究显示氟 18 标记的氟代脱氧葡萄糖正电子发射断层扫描（^{18}F-FDG PET），在部分 ICPis 相关垂体炎患者中可显示标准摄取值（standard uptake value，SUV）高摄取，并且这表现可能先于临床症状和激素检查异常，但 PET-CT 并不是常规的检查手段。

6. 诊断思路

对于接受 ICPis 治疗的患者，尤其是接受 CTLA-4 抑制剂及联合免疫治疗时，怀疑 ICPis 相关垂体炎的患者，应全面评估垂体功能、动态监测垂体激素及垂体 MRI 检查。

目前尚无明确的 ICPis 相关垂体炎的诊断标准，诊断可结合临床表现，垂体靶腺激素测定及垂体 MRI 的评估。可以参考如下标准：① 明确的 ICPis 用药史，垂体炎发生在 ICPis 使用之后。② 若用药前垂体功能正常，用药后垂体激素缺乏 ≥ 1 种（必须有 TSH 或 ACTH 缺乏）且存在 MRI 异常；或用药后垂体激素缺乏 ≥ 2 种（必须有 TSH 或 ACTH 缺乏），以及有头痛和其他症状。需要注意的是，如垂体 MRI 存在垂体炎的表现，但无垂体功能减退，仍需密切监测垂体激素的水平。

7. 鉴别诊断

（1）鞍区转移癌：鞍区转移癌是鞍区占位的少见病因，约占所有鞍区肿瘤的 1%。有研究总结了以往病理证实的 129 例鞍区转移癌，其中乳腺癌、肺癌转移最为常见，其他也可由神经内分泌肿瘤、肾细胞癌、甲状腺、肝细胞癌等其他类型肿瘤转移而来。其他部位肿瘤通过血行转移至鞍区时往往最容易出现后叶受累，而单独垂体前叶受累者少见。与垂体大腺瘤患者相比，转移癌患者更易出现头痛、视野缺损、眼球运动异常及中枢性尿崩症。单次垂体 MRI 难以区分转移癌与其他性质鞍区占位，但随诊观察可见转移癌表现迅速增大。因此，在怀疑 ICPis 相关垂体炎时，需要监测其鞍区 MRI 动态变化，必要时可进行垂体穿刺活检，进一步排除转移癌可能。

（2）淋巴细胞垂体炎：是垂体的自身免疫性炎症性疾病，部分病例与其他自身免疫性疾病并存。可见于任何年龄，以围产期女性多见，非妊娠妇女和男性很少发病。典型者的表现为头痛、突眼（海绵窦炎）、尿崩症、视野缺损和垂体功能减退（ACTH 和 TSH 缺乏，LH、FSH 和 GH 多正常），有时可伴有淋巴细胞性甲状腺炎、Addison 病或恶性贫血。MRI 有较特异表现，部分患者糖皮质激素治疗无效；MRI 显示垂体均匀性增大而无肿瘤典型影像或伴有自身免疫性疾病时，应注意排除淋巴细胞性垂体炎可能。ICPis 相关垂体炎患者发病年龄相对晚，常见于 60 岁以上男性，存在 ICPis 用药史，垂体后叶激素缺乏极为罕见；此外，视觉障碍不常见，可能是由轻微的垂体增大引起，这些特点有助于鉴别。

（3）免疫球蛋白 G4 相关性系统性疾病（IgG4 RSD）：多见于中老年男性，IgG4 RSD 主要表现为自身免疫性胰腺炎，常合并漏斗 - 垂体炎和尿崩症。垂体肥大伴有垂体柄增厚，部分患者合并有肥厚性硬脑膜炎和鼻窦炎。患者对糖皮质激素的反应良好。血清免疫球蛋白 IgG4 明显升高，受累组织有明显 IgG4 阳性浆细胞浸润。PD-1 抑制剂如纳武单抗、帕博利珠单抗是基于 IgG4 的单克隆抗体，因此有学者推测 PD-1 抑制剂相关垂体炎的发病机制与 IgG4 相关的垂体炎相似，但具体机制仍需进一步探究。

（三）胰腺

ICPis 相关糖尿病是较为少见的不良反应[10-12]。目前缺乏大规模的 ICPis 相关糖尿病的队列报道，尚无明确的发病率或患病率报道。Stamatouli 等人报道 2960 例受试者中 27 例发生 ICPis 相关糖尿病（0.9%）[17]。Tsang 等人报道 538 例接受 ICPis 治疗的黑色素瘤患者中 10 例发生 ICPis 相关糖尿病（1.9%）[18]。ICPis 相关糖尿病虽较少见，但易发生危及生命的糖尿病酮症酸中毒（DKA），其进展迅速、病情凶险，若就医不及时或延误诊治，可能危及患者生命，多数患者需要终身胰岛素治疗。ICPis 相关糖尿病多数见于接受 PD-1/PD-L1 抑制剂治疗的患者，其中 PD-1 抑制剂更为多见，CTLA-4 抑制剂相关 T1DM 偶有报道。

其中的机制尚未完全明确。PD-1 是表达于活化 T 细胞表面的一类免疫检查点蛋白。PD-L1 可在 T 细胞、B 细胞、树突状细胞、巨噬细胞以及血管内皮细胞等表达，某些肿瘤也表达 PD-L1。PD-1 和 PD-L1 结合可抑制 T 细胞的活化和增殖，使肿瘤细胞逃避免疫杀伤，而阻断这一通路可以重新激活 T 细胞，并产生抗肿瘤效应。PD-1 和 PD-L1 抑制剂则能阻断这一通路，使得靶向肿瘤的 T 细胞存活，而靶向胰岛细胞等的自身反应性 T 细胞也得以存活，发生自身免疫性糖尿病[19]。

1. 临床特点

ICPis 相关糖尿病中位时间和中位用药周期时间不尽相同，但多见于用药半年内。Stamatouli 等人[17]报道的 27 例 ICPis 相关糖尿病患者中位发病时间为 20 周（1~228 周），中位用药周期为 6 个周期（1~78 个周期）。Mayo 中心 21 例病例中位发病时间为 21 周（3~103 周），中位用药周期为 4 个周期（1~17 个周期）[20]。研究发现，出现 DKA、胰岛自身抗体阳性、PD-1 和 CTLA-4 抑制剂联合治疗的患者发病时间更短[21]。

和经典 T1DM 相比，ICPis 相关糖尿病发病年龄较晚，考虑可能与肿瘤患者起始 ICPis 的年龄和时间有关。ICPis 相关糖尿病临床表现多样，可为无症状或多饮、烦渴、多尿、体重减轻等高血糖症状，甚至严重的恶心、呕吐、昏迷等 DKA 症状。ICPis 相关糖尿病起病前流感样症状不常见，多数患者急性起病，可在短时间内出现高血糖或 DKA。HbA$_{1c}$ 可正常、轻度或明显升高，可协助诊治，但并非确诊的主要依据。绝大多数患者发病时几乎无残存的胰岛功能。85%~93% 的患者起病时 C 肽水平低或检测不出[17, 19]。和经典 T1DM 相比，ICPis 相关糖尿病患者胰岛功能衰竭似乎更快，ICPis 致胰腺自身免疫损伤一旦启动，胰岛功能极速衰竭，类似暴发性 T1DM。

ICPis 相关糖尿病患者中约 43% 可被诊断为暴发性 T1DM。但与暴发性 T1DM 的胰岛自身抗体多为阴性不同的是，ICPis 相关糖尿病患者中半数胰岛自身抗体可为阳性[31]。

研究发现 ICPis 相关糖尿病患者易合并其他内分泌腺体损伤，如甲状腺、垂体、肾上腺等，其中甲状腺腺体损伤发生率较高。

2. 常规检查

应用 PD-1/PD-L1 抑制剂后，应常规监测静脉血糖、HbA_{1c}、空腹胰岛素、C 肽，必要时可检测糖化白蛋白。由于患者血糖异常的发生发展较快，患者 HbA_{1c} 的升高程度可能与高血糖不相匹配，甚至无明显升高，因此 HbA_{1c} 不是确诊和评估发病时长的主要依据。如出现酮症倾向，完善血气分析、尿或血浆酮体等检查。

3. 功能检查

患者起病后胰岛素和 C 肽水平常迅速下降至正常值的 1/3 以下。部分患者胰岛功能极速衰竭，类似暴发性 1 型糖尿病，发病时几乎无残存的胰岛功能。偶有病例报道由于糖毒性的解除或蜜月期的出现，胰岛功能可部分恢复。因此，定期评估胰岛功能对于患者治疗方案的制订、疾病预后的评估十分必要。

4. 影像学检查

ICPis 相关糖尿病的患者胰腺影像通常无特异性改变，发病者的胰腺影像可表现为弥漫性胰腺炎症，也可完全正常或仅有某些非特异性改变。也有研究分析了 ICPis 相关糖尿病患者的胰腺影像，发现明显的胰腺萎缩[22]。ICPis 相关糖尿病及胰腺外分泌损伤的诊断无须影像学检查。

5. 免疫学检查

Clotman 等人发现 56%（22/39）ICPis 相关糖尿病患者胰岛自身抗体阳性，其中 GADA 均为阳性，其余依次为 IA-2A（4 例）、ICA（2 例）、IAA（1 例）、ZnT8A（1 例）[19]。De Filette 汇总的 91 例病例中，至少一个抗体阳性为 53%（47/84），阳性率最高为 GADA（51%，43/85），其余依次为 IAA（26%，9/35）、IA-2A（18%，10/55）、ICA（13%，3/23）、ZnT8A（4%，1/24）[23]。约半数 ICPis 相关糖尿病患者可检测到胰岛自身抗体，且多为 GADA 阳性。因此，GADA 可作为一线筛查指标，如 GADA 阴性，可再筛查其他胰岛自身抗体。

目前胰岛自身抗体检测对治疗和预测疾病转归的应用价值尚不明确，抗体阳性和阴性可能代表不同的病理生理过程，与 GADA 阴性的患者相比，GADA 阳性的患者发病时间似乎更短。Clotman 等人发现从 ICPis 治疗开始到诊断 T1DM，GADA 阳性的病例中位时间为 5 周，GADA 阴性病例为 9 周[19]。de Filette 等发现 GADA 阳性的病例应用 ICPis 中位用药时间为 3.1 个周期，GADA 阴性病例为 5.9 个周期[23]。

除体液免疫外，研究发现胰腺中 $CD8^+$ T 细胞浸润明显。Hughes 等人[24] 检测了 4 例 *HLA-A*0201* 使用 PD-1 抑制剂治疗后新发糖尿病患者外周血中抗原特异性 $CD8^+$ T 细胞，发现其中 2 例患者的胰岛抗原特异性 $CD8^+$ T 细胞增加。Yoneda 等人[25] 观察发现 1 例 ICPis 相关糖尿病患者的胰腺中胰岛 β 细胞残存量非常少，T 淋巴细胞浸润明显，且多为 $CD8^+$ T 细胞。该发现是自身免疫机制参与 ICPis 相关糖尿病的有力证据。

6. 其他检查

在 ICPis 相关糖尿病患者中最多见的 *HLA* 基因型是 *HLA-DR4*（76%）[17]，提示 ICPis 相关糖尿病可能也存在遗传易感性。患者如有条件，可进行 *HLA* 基因分型。但评估 ICPis 相关糖尿

病患者包含多个 *HLA* 和非 *HLA* 1 型糖尿病风险基因作为遗传风险评分（GRS），ICPis 相关糖尿病患者的 GRS 评分低于 1 型糖尿病患者的第 5 百分位 [26]。这一发现表明，ICPis 相关糖尿病的遗传风险因素可能与经典 1 型糖尿病不同。未来仍需要大规模的研究进一步评估 *HLA* 基因以及其他的遗传风险因素与 ICPis 相关糖尿病的关联性。

胰腺外分泌炎症可能也参与 ICPis 相关糖尿病的发生，大约 1/3 的 ICPis 相关糖尿病患者淀粉酶和脂肪酶升高 [22]。

7. 诊断思路

糖尿病是 ICPis 较少见的内分泌不良反应之一，主要见于 PD-1 抑制剂治疗，通常发生于药物使用后几周至 1 年内，平均 20 周左右发病。因此，应用 PD-1/PD-L1 抑制剂时，应定期监测血糖。患者出现烦渴、多饮、多尿、体重减轻等症状，需考虑 ICPis 相关糖尿病可能。监测血糖，完善 HbA$_{1c}$ 和空腹胰岛素 -C 肽水平、胰岛自身抗体检测，有条件者进行 *HLA* 基因分型。如有酮症倾向，完善血气分析、尿或血浆酮体等检查。

目前 ICPis 相关糖尿病分型尚不明确，其与暴发性或经典 1 型糖尿病之间存在许多临床特征的异同点，因此应结合患者的临床资料综合判断，而对既往已存在糖尿病的患者应考虑重新分型。

8. 鉴别诊断

（1）2 型糖尿病：ICPis 相关糖尿病患者的发病年龄较晚（考虑与肿瘤患病年龄相关），需与 2 型糖尿病鉴别。ICPis 相关糖尿病存在 ICPis 的用药史，有助于鉴别诊断。但需警惕，部分肿瘤患者在接受 ICPis 治疗前已存在 2 型糖尿病，但未能及时确诊；部分存在 2 型糖尿病的肿瘤患者接受 ICPis 治疗后也可能出现胰岛功能的迅速下降。因此，接受 ICPis 治疗前后的定期血糖监测、必要时评估胰岛功能和检测胰岛自身抗体都有助于鉴别诊断。

（2）1 型糖尿病：诊断时临床表现变化很大，可以是轻度非特异性症状、典型"三多一少"症状或昏迷。经典 1 型糖尿病在青少年和儿童中多见，多数青少年患者起病较急，症状较明显，如未及时诊断治疗，当胰岛素严重缺乏时，可出现糖尿病酮症酸中毒。多数患者起病初期都需要胰岛素治疗，其血浆基础胰岛素水平低于正常，葡萄糖刺激后胰岛素分泌曲线低平，胰岛自身抗体检查可阳性。ICPis 相关糖尿病发病年龄较晚，临床表现也多样，但胰岛功能衰竭似乎更快，ICPis 致胰腺自身免疫损伤一旦启动，胰岛功能急速衰竭，类似暴发性 1 型糖尿病，绝大多数患者发病时几乎无残存的胰岛功能。与暴发性 1 型糖尿病胰岛自身抗体多为阴性不同的是，ICPis 相关糖尿病患者半数胰岛自身抗体阳性。此外，暴发性 1 型糖尿病常出现血清胰酶水平明显升高。

（3）类固醇糖尿病：是指体内糖皮质激素过多（内源性或外源性糖皮质激素）所导致的一种糖代谢障碍。大剂量的糖皮质激素可以拮抗胰岛素的降糖作用，减少细胞对葡萄糖的摄取和利用，并协同胰高血糖素等其他内源性激素的升糖作用。糖皮质激素所致的高血糖，常以午餐后至睡前血糖升高为主，空腹血糖通常轻度升高或正常。因此，详细地询问病史，特别是用药史，结合胰岛功能评估、胰岛自身抗体等有助于两者鉴别。

（4）应激性高血糖：急性感染、创伤或其他应激情况下可出现暂时性血糖升高，急性应激时的血糖升高常见病因有：①原有 2 型糖尿病，急性应激作为糖尿病发病的一种诱因，使原有的轻度糖代谢异常明显化；②患者以往没有 2 型糖尿病，血糖升高只是作为急性应激反应的一种表现，随着急性应激解除，糖代谢完全恢复正常；③患者以往存在轻度的糖代谢异常，但没有临床表现，经过急性应激后，遗留糖尿病或程度不等的糖代谢异常。在急性应激期，几种情况的鉴别较困难。一般在急性应激过后重新评估，再确定糖代谢状态，并根据糖化血红蛋白、胰岛功能、胰岛自身抗体等综合判断、明确诊断。

（四）肾上腺

ICPis 相关肾上腺损伤是较罕见的内分泌不良反应[10-12]，文献报道的发生率为 0.8%~2.0%，但由于肿瘤治疗中糖皮质激素的使用或合并垂体损伤，多数临床试验未能进行原发性和继发性肾上腺皮质功能不全的鉴别，其实际发生率可能被低估。

1. 临床特点

临床表现常缺乏特异性，可与 ICPis 相关垂体炎所致的中枢性肾上腺皮质功能减退类似[27]。但不同之处在于其更常与低血压/肾上腺危象相关，原因是盐皮质激素缺乏伴严重糖皮质激素缺乏。患者出现以下症状或体征时需警惕肾上腺皮质功能减退，如乏力、疲劳、脱水、发热、低血压、恶心、呕吐、腹痛、腹泻、厌食、精神症状、皮肤色素沉着、体重下降、低钠血症、高钾血症、低血糖等。严重者可发生肾上腺危象，表现为低血压休克、脱水、意识障碍、呕吐、发热等。

2. 常规检查/功能检查

疑诊肾上腺皮质功能减退时，应评估早晨 8 点血 ACTH 皮质醇水平[10]。如早晨 8 点血皮质醇 >500 nmol/L（18 μg/dL）可排除肾上腺皮质功能减退（不同试剂盒有不同阈值）；非紧急情况下，早晨 8 点皮质醇 <138 nmol/L（5 μg/dL）和血 ACTH 升高，考虑肾上腺皮质功能减退；若血皮质醇 138~500 nmol/L（5~18 μg/dL），则应进行 ACTH 兴奋试验筛查潜在的肾上腺皮质功能减退；若血 ACTH 和血皮质醇均降低，需与继发性肾上腺皮质功能减退鉴别。

此外，由于 ICPis 对肾上腺的损伤可累及束状带和网状带，因此糖皮质激素和盐皮质激素均可分泌不足，最常见的实验室检查结果为低钠血症和高钾血症，应注意完善肾素-醛固酮水平、电解质等检测，排查盐皮质激素缺乏情况。

3. 影像学检查

如 3 个月内无肾上腺影像学检查的患者，需完善肾上腺 CT，以排除其他病因如肿瘤肾上腺转移、出血、感染等[10]。肾上腺 CT 可表现为肾上腺双侧增大而边界清晰，而其他病因可出现单侧或双侧肾上腺增大结节状、钙化、正常结构破坏等改变。

4. 免疫学检查

有研究证实在帕博利珠单抗治疗后发生 ICPis 相关肾上腺损伤的患者体内，新检测出抗 21-羟化酶抗体和抗肾上腺皮质抗体。如有条件，可行抗 21-羟化酶抗体和抗肾上腺皮质抗体检测以辅助诊断。

5. 其他检查

可完善血糖、电解质等项目的检查。

6. 诊断思路

对于接受 ICPis 治疗的患者，怀疑 ICPis 相关肾上腺损伤的患者，应评估血 ACTH-皮质醇水平，根据血清皮质醇水平降低和 ACTH 升高，ACTH 兴奋试验中皮质醇反应降低，而 ACTH 仍保留对促肾上腺皮质激素释放激素刺激的反应加以诊断。完善肾素-醛固酮、电解质检测，排查盐皮质激素缺乏情况。同时，完善肾上腺 CT 检查排除其他病因导致的肾上腺皮质功能减退，有条件可行抗 21-羟化酶抗体检测。

7. 鉴别诊断

（1）肾上腺转移癌：肾上腺是人体肿瘤转移的好发部位之一，仅次于肺、肝、骨，居第4位。肺癌、胃肠道癌、乳腺癌、甲状腺癌、恶性黑色素瘤、淋巴瘤、肝癌、鼻咽癌均可发生肾上腺转移。肾上腺超声与CT可发现肾上腺肿大，中心常有低回声或低密度的出血或坏死区。CT增强扫描可见环形外围增强，中心低密度不增强区。上述改变可发生在一侧肾上腺，也可是双侧转移。结合ICPis用药史，动态随访肾上腺影像学，有助于ICPis相关肾上腺损伤和肾上腺转移癌的鉴别。

（2）肾上腺结核：肾上腺结核多累及双侧肾上腺，而且多数的肾上腺结核患者合并其他部位的结核，当肾上腺组织的90%以上被破坏时，可导致Addison病，出现一系列临床症状，例如皮肤色素沉着、低血压、乏力、食欲缺乏，消瘦等。影像学上，肾上腺结核早期可见肾上腺增大，形态不规则的块状低回声区，边界不清晰，常伴少量点状钙化，多为双侧，也可单侧，抗结核治疗后复查可见低回声区明显缩小，结核慢性迁延病变，病史较长者可见肾上腺萎缩，肾上腺部位钙化，光斑伴有后方声影或囊性变。ICPis相关肾上腺损伤有ICPis用药史，肾上腺影像学的改变等有助于鉴别。

六、治疗

（一）治疗原则

与ICPis致其他组织器官损伤处理不同的是，内分泌不良反应通常不需要大剂量糖皮质激素或免疫抑制剂治疗[2,3]。目前尚无数据表明使用大剂量糖皮质激素治疗可改变ICPis相关内分泌不良反应的自然病程。

甲状腺和垂体是最常受累的内分泌腺体，多数情况下ICPis致内分泌腺体损伤主要表现为相应腺体功能减退，仅在甲状腺中因破坏性炎症或诱发Graves病而引起甲状腺毒症。和自身免疫性内分泌疾病基本一致的是，ICPis致内分泌不良反应治疗以对症或替代治疗为主[2,3]。在功能减退时激素替代治疗，应用糖皮质激素也主要为生理替代量，功能亢进时对症治疗，常容易恢复平衡。虽然内分泌腺体是常见受累靶点，但ICPis致内分泌不良反应比较特殊，严重程度按照《不良事件通用术语标准》分级，内分泌不良反应很少为3级或4级，通常不需要停用ICPis。但在并发症严重的情况下，ICPis需暂停。

（二）治疗措施

1. 免疫检查点抑制剂相关甲状腺损伤

临床管理应结合是否存在临床症状、症状的程度以及甲状腺功能异常的类型决定，并根据irAE的等级，评估是否给予干预药物、是否需要暂停或终止ICPis治疗；治疗方案以及方案变更由内分泌专家及肿瘤专家共同制订。

（1）甲状腺毒症的对症治疗主要是β受体阻滞剂；如确诊Graves病，根据指南进行抗甲状腺药物治疗。

（2）发现甲状腺功能减退时，有临床症状或TSH >10 mIU/L应接受治疗，TSH 5~10 mIU/L结合临床症状和TPO-Ab情况决定是否治疗。左甲状腺素的剂量需要根据年龄、并发症和患者的生存预后进行调整，调整剂量的方式与其他甲状腺功能减退患者相同。

（3）甲状腺炎所致的甲状腺毒症有自限性，缓解后可继而出现甲状腺功能减退，部分患者甲状腺功能可能恢复正常。在此期间，监测甲状腺功能、适时对症治疗。

（4）ICPis 相关甲状腺损伤通常无须使用糖皮质激素治疗，除非出现伴有疼痛的甲状腺炎，可口服泼尼松 0.5 mg/kg，并根据临床症状的恢复情况逐渐减量。大剂量糖皮质激素并非常规需要，仅用于严重病例，疗效不确切，目前建议仅当患者出现甲亢危象，黏液性水肿昏迷等急症时，应用糖皮质激素治疗。

既往有基础甲状腺疾病的患者接受 ICPis 治疗后可能出现不同程度的加重，应加强监测、及时调整药物剂量。

2. 免疫检查点抑制剂相关垂体损伤

研究表明与替代剂量相比，超生理剂量的糖皮质激素治疗并不能更好地改善临床症状及缩短垂体功能恢复的时间，且有增加感染、高血糖等的发生风险。一般在出现常规镇痛药无效的头痛和（或）视觉障碍的情况下建议使用[28]。对于不良反应 1 级或 2 级的垂体损伤，可继续使用 ICPis，并密切监测。如发生严重的 ICPis 相关垂体炎（不良反应 3 级或 4 级），急性期应暂停 ICPis 治疗。激素替代治疗改善患者症状后，肿瘤科医生、内分泌科医生、患者共同讨论 ICPis 治疗的风险与获益，决定是否继续使用 ICPis。

（1）当疑诊垂体功能减退时，如出现恶心、呕吐、乏力、低血压、低钠血症等，条件允许的情况下应立即检测血 ACTH 和皮质醇水平，但无须等待检测结果，即可以开始口服或静脉应用糖皮质激素治疗。

（2）ICPis 引起中枢性甲减的发生率较高，部分患者甲状腺功能可恢复正常。因此，可密切随访、监测甲状腺功能，以决定是否启用甲状腺激素的替代治疗。如需补充甲状腺激素，可使用左甲状腺素。需注意的是，对于中枢性甲减患者，启用左甲状腺素治疗前，应进行肾上腺皮质激素的评估，以免发生肾上腺危象。

（3）ICPis 引起促性腺激素缺乏常数月内恢复，多不需要常规补充，可定期随访，视具体情况决定是否需要替代治疗[27]。

（4）患者的基础疾病是肿瘤，因此不建议患者进行生长激素的替代治疗。

（5）垂体后叶损伤极为罕见，但如出现中枢性尿崩症，建议个体化治疗，根据临床症状调整药物剂量。

通常肾上腺皮质功能减退难以恢复，患者多需要长期糖皮质激素替代治疗，患者应接受垂体功能减退的相关知识教育，学会在应激等紧急情况下的初步处理措施，定期随访、监测内分泌激素水平。

3. 免疫检查点抑制剂相关糖尿病

ICPis 相关糖尿病的处理需结合患者是否存在糖尿病史、是否合并 DKA 等情况综合判断，由多学科合作共同管理。最初考虑 ICPis 相关糖尿病为自身免疫所介导，有研究尝试使用糖皮质激素治疗，但均未获得成功，目前多数指南不推荐使用糖皮质激素。ICPis 相关糖尿病的发生并不是继续 ICPis 治疗的禁忌证，患者可在起始胰岛素治疗的同时继续 ICPis 治疗[27]。在病情较重（2级及 2 级以上）的患者中，可待血糖得以控制后继续 ICPis 治疗。

尽早诊断并起始胰岛素治疗有利于 ICPis 相关糖尿病患者的预后。除部分 1~2 级患者外均建议采用每日多次胰岛素注射方案[10]。ICPis 相关糖尿病治疗以胰岛素注射为主，在糖尿病难以分型时也建议胰岛素治疗。

4. 免疫检查点抑制剂相关肾上腺损伤

接受 ICPis 的患者应定期随访监测，包括早晨 8 点 ACTH 和皮质醇水平，生化指标、肾素-醛固酮水平等，并根据复查的异常结果给予相应处理。ICPis 相关肾上腺损伤治疗上以补充生理剂量的激素为主，一般不需要给予糖皮质激素冲击治疗[27]。

如发生肾上腺危象，应立即停止 ICPis 治疗，进行 ACTH 和皮质醇检测，无须等待结果，静脉给予氢化可的松 100 mg，每 8 小时 1 次，同时大量补液（至少 2000 mL 生理盐水），注意控制感染等诱因，后根据情况从应激剂量减少到维持剂量，泼尼松每天口服 5~10 mg，或氢化可的松每天早晨口服 10~20 mg，下午口服 5~10 mg；部分患者可能需要盐皮质激素替代治疗：氟氢可的松每天口服 0.05~0.2 mg，可根据血压、血清钾和血浆肾素水平进行调整。每 2~3 周复查早晨 8 点 ACTH、皮质醇以及电解质等，每 6~12 周进行随访，并根据复查的异常结果，给予相应处理。

七、预后与随访

内分泌不良反应的一个特点是相对难以恢复[5]，尤其是中枢性肾上腺皮质功能不全。其次，内分泌不良反应可在接受 ICPis 治疗数周或数月内发生，也可在停止免疫治疗后数月延迟发生。因此在接受 ICPis 治疗期间定期随访、动态监测，在结束 ICPis 治疗后仍应随访相关症状和相关辅助检查的变化。

1. 免疫检查点抑制剂相关甲状腺损伤

ICPis 相关甲状腺损伤可以是一过性或永久性的，因此需定期随访，加强患者管理，督促患者关注自身症状，定期复诊、了解疾病知识。ICPis 相关甲状腺毒症通常是破坏性甲状腺炎导致的，为轻度、自限性，多数于数周或数月内恢复正常或转变为甲减。建议 2~3 周随访 1 次甲状腺功能，后期根据甲状腺功能调整随访时间。ICPis 相关 Graves 病很少见，随访按照 Graves 病处理。ICPis 相关甲减半数损伤不可逆，需要终身治疗及随访。建议在针对甲状腺损伤的干预治疗后 4~6 周监测甲状腺功能，后根据甲状腺功能调整随访时间。

2. 免疫检查点抑制剂相关垂体损伤

下丘脑-垂体各轴的恢复情况和预后存在差异，下丘脑-垂体-肾上腺轴多为永久性损伤，需要长期糖皮质激素替代，而下丘脑-垂体-甲状腺轴、下丘脑-垂体-性腺轴较易恢复。需要注意的是，各轴系激素缺乏出现时间可能不同步，激素轴功能的恢复也存在差异，因此应定期监测。接受 ICPis 治疗后前半年可每月复查 1 次，后半年每 3 个月复查 1 次，此后至少每 2 年随访 1 次。垂体靶腺轴激素测定包括：下丘脑-垂体-肾上腺轴、下丘脑-垂体-甲状腺轴、下丘脑-垂体-性腺轴，以及 GH、IGF-1、催乳素，其他如电解质、血浆渗透压、尿渗透压、尿常规。

除垂体激素外，建议每 3 个月复查垂体 MRI，评估垂体炎进展情况，排除肿瘤垂体转移的情况。

3. 免疫检查点抑制剂相关糖尿病

ICPis 相关糖尿病通常是永久性的，因此 ICPis 治疗停止后也应继续糖尿病的治疗和随访。

每次就诊时应询问症状性和无症状性低血糖，如出现无症状低血糖或出现 1 次或多次严重低血糖，应重新评估治疗方案。定期监测 HbA$_{1c}$，每年评估胰岛功能（直到连续两次空腹 C 肽小于 3.3 pmol/L）。定期对患者及其家属进行糖尿病健康教育，定期评估糖尿病微血管及大血管并发症。

如出现血糖控制不佳，应激状态（如感染等），出现严重并发症或正在接受可能导致血糖波动的治疗时均需再次至内分泌科就诊。

4. 免疫检查点抑制剂相关肾上腺损伤

ICPis 相关肾上腺损伤较为罕见，及时诊治预后较好。ICPis 相关肾上腺损伤常很难恢复，可能是永久性的，患者通常需要长期激素替代治疗，定期监测电解质、体重变化等，确定激素剂量和方式。同时应对患者和家属进行相关教育，告知在应激状态时需及时增加糖皮质激素剂量，并应咨询内分泌科医生。

需要注意的是，部分患者发生 ICPis 相关肾上腺损伤较晚，甚至有些病例在结束 ICPis 治疗后才出现，因此在接受 ICPis 治疗期间应定期随访、动态监测，在结束 ICPis 治疗后仍应随访相关症状和辅助检查的变化。

八、诊疗流程

内分泌腺体是 irAE 的常见受累靶点，ICPis 可引起免疫损伤致内分泌功能紊乱。内分泌不良反应可涉及垂体、甲状腺、胰腺、肾上腺等多个内分泌腺体。对于 ICPis 治疗的患者，详细的病史采集、必要的基线筛查、定期的随访观察都极为重要。

（1）应详细采集病史，ICPis 治疗前应详细询问自身免疫性疾病和内分泌疾病史等。强调健康教育的重要性，提高对疾病的认识，定期监测内分泌疾病的症状和体征。当患者自上次就诊后出现任何变化，特别是出现下列情况时：持续存在的头痛或异常的头痛、视野变化、心率加快、出汗增多、极度疲倦或虚弱、肌肉疼痛、体重增加或减轻、头晕或晕厥、易饥、口渴、脱发、情绪或行为上的变化（如性欲减退、易怒、记忆力减退）、怕冷、便秘、声音变粗、多尿、恶心、呕吐、腹痛等情况时，需及时告知医生。

（2）合理开展基线筛查，多数指南 / 共识建议在 ICPis 治疗前开展下列检查：甲状腺功能（TSH、FT$_4$）、肾上腺功能（早晨 8 点 ACTH、皮质醇）和血糖情况（空腹血糖、HbA$_{1c}$）。也有建议在此基础上完善电解质、性激素、血浆渗透压和尿渗透压等检查。

（3）重视随访观察，目前已有的临床数据提示用药前 6 个月发生不良反应的概率更大，因此总体来说，使用 ICPis 的前 6 个月监测频率相对频繁，6 个月之后可适当放宽。

随着 ICPis 临床应用的增加，其他罕见的免疫内分泌损伤，如原发性甲状旁腺功能减退、尿崩症、功能亢进，如库欣综合征等也偶有病例报道，这些疾病极为罕见。此外，累及多腺体的病例也有陆续报道，但由于其发病率较低，尚无确切的流行病学数据。因此，接受 ICPis 治疗的患者如发生单个内分泌腺体损伤，应注意筛查其他内分泌腺体有无累及。需要注意的是，由于内分泌腺体损伤并非同时出现，定期全面评估内分泌激素仍十分必要。如累及多个内分泌腺体，需考虑为 ICPis 相关多内分泌腺自身免疫综合征（APS）[6, 29]。

ICPis 相关内分泌系统免疫相关不良反应的诊疗流程可参考《免疫检查点抑制剂引起的内分泌系统免疫相关不良反应专家共识（2020）》[30]。

九、病例回顾

回顾本节病例的临床特点：患者为中年男性，起病较急，口干、多饮、多尿等症状典型，数天内进展为糖尿病酮症酸中毒，HbA$_{1c}$ 8.0%，血清空腹胰岛素和C肽均低于参考值，胰岛β细胞功能低下，考虑为糖尿病，予胰岛素治疗。甲状腺功能检查提示甲减，给予左甲状腺素钠片治疗。治疗过程中，患者症状改善后数天出现乏力加重，伴恶心、腹胀等不适，来我院就诊。入院后给予胰岛素泵治疗（13 U/ 天），血糖波动于4.9~11.4 mmol/L。患者胰岛素需要量较前明显下降，胰岛自身抗体阴性，血清空腹胰岛素和C肽较前进一步下降（均低于检测下限）。电解质检测显示中度低钠，完善检查显示肾上腺皮质功能不全。

患者2017年6月确诊为"右侧结肠癌"，此后多次复查空腹血糖正常、电解质正常，2019年10月至12月多次查甲状腺功能正常，患者于2019年10月起开始使用PD-1抑制剂，既往使用靶向药瑞戈非尼（Regorafenib），约第13周出现糖尿病、甲状腺功能减退、肾上腺皮质功能不全，结合以上事实，根据目前文献资料，首先考虑为PD-1抑制剂相关APS。

给予患者氢化可的松静脉滴注治疗，后调整为泼尼松5 mg，每日2次，患者血清钠逐渐上升，出院时复查电解质正常，予以调整为泼尼松早上5 mg，下午2.5 mg；继续左甲状腺素钠片25 μg，每日1次；地特胰岛素注射液16 U，每日1次，门冬胰岛素注射液9 U-7 U-7 U。

十、进展与展望

ICPis相关内分泌疾病是临床实践带来的新问题，在过去几年里，人们对irAE潜在发病机制的了解逐渐深入，这就使更有效地管理ICPis相关内分泌不良反应成为可能。但是，明确内分泌不良反应发生的预测因子和风险因素仍然是一个关键挑战。此外，内分泌不良反应和肿瘤预后生存之间的关联仍有待进一步探索。

因此，随着ICPis临床广泛应用，ICPis相关内分泌疾病势必越来越多，临床医生应当提高对该类问题的认识，总结ICPis相关内分泌疾病病例管理经验，追踪该领域新进展，以期早期识别、更好做出临床决策。同时加强与肿瘤科沟通联系，促进多学科合作，使患者最大程度获益。通过加强监测可以及时识别和治疗ICPis相关内分泌不良反应，但内分泌疾病本身特点、非特异性的临床表现以及不可预测性，均增加了内分泌不良反应早期识别的难度。因此需要肿瘤科医生高度警惕，重视对症状和激素水平进行预防性监测，并将患者及时转诊给有经验的内分泌科医生。另外，目前ICPis相关内分泌腺体损伤的确切发病机制仍未明确，与基础研究专家等深入探讨、加强合作十分有必要。

未来应开展前瞻性临床研究评估ICPis相关内分泌疾病发生的相关风险因素，明确内分泌不良反应发生的预测因子，探索内分泌不良反应与肿瘤预后生存之间的联系，这可能有助于深入了解免疫系统、肿瘤和内分泌系统之间的相互作用，更好地指导临床实践。

（施 云 徐浣白 编；许岭翎 审）

参考文献

[1] KENNEDY L B, SALAMA A K S. A review of cancer immunotherapy toxicity[J]. CA: A Cancer Journal for Clinicians, 2020, 70(2): 86-104.

[2] WRIGHT J J, POWERS A C, JOHNSON D B. Endocrine toxicities of immune checkpoint inhibitors[J]. Nature Reviews Endocrinology, 2021, 17(7): 389-399.

[3] QUANDT Z, YOUNG A, PERDIGOTO A L, et al. Autoimmune Endocrinopathies: An Emerging Complication of Immune Checkpoint Inhibitors[J]. Annual review of medicine, 2021, 72: 313-330.

[4] CHAN K K, BASS A R. Autoimmune complications of immunotherapy: pathophysiology and management[J]. BMJ(Clinical research eds.), 2020, 369: m736.

[5] MARTINS F, SOFIYA L, SYKIOTIS G P, et al. Adverse effects of immune-checkpoint inhibitors: epidemiology, management and surveillance[J]. Nature reviews Clinical oncology, 2019, 16(9): 563-580.

[6] SHI Y, SHEN M, ZHENG X, et al. ICPis-Induced Autoimmune Polyendocrine Syndrome Type 2: A Review of the Literature and a Protocol for Optimal Management[J]. The Journal of clinical endocrinology and metabolism, 2020, 105(12): 553.

[7] MUIR C A, CLIFTON-BLIGH R J, LONG G V, et al. Thyroid Immune-related Adverse Events Following Immune Checkpoint Inhibitor Treatment[J]. The Journal of clinical endocrinology and metabolism, 2021, 106(9): e3704-e3713.

[8] BARROSO-SOUSA R, BARRY W T, GARRIDO-CASTRO A C, et al. Incidence of Endocrine Dysfunction Following the Use of Different Immune Checkpoint Inhibitor Regimens: A Systematic Review and Meta-analysis[J]. JAMA oncology, 2018, 4(2): 173-182.

[9] LU D, YAO J, YUAN G, et al. Immune Checkpoint Inhibitor-related New-onset Thyroid Dysfunction: A Retrospective Analysis Using the US FDA Adverse Event Reporting System[J]. The oncologist, 2022, 27(2): e126-e132.

[10] CASTINETTI F, ALBAREL F, ARCHAMBEAUD F, et al. French Endocrine Society Guidance on endocrine side effects of immunotherapy[J]. Endocrine-related cancer, 2019, 26(2): G1-G18.

[11] BRAHMER J R, ABU-SBEIH H, ASCIERTO P A, et al. Society for Immunotherapy of Cancer(SITC)clinical practice guideline on immune checkpoint inhibitor-related adverse events[J]. Journal for immunotherapy of cancer, 2021, 9(6): e002435.

[12] HAANEN J, CARBONNEL F, ROBERT C, et al. Management of toxicities from immunotherapy: ESMO Clinical Practice Guidelines for diagnosis, treatment and follow-up[J]. Annals of oncology : official journal of the European Society for Medical Oncology, 2017, 28(suppl_4): iv119-iv42.

[13] FAJE A T, SULLIVAN R, LAWRENCE D, et al. Ipilimumab-induced hypophysitis: a detailed longitudinal analysis in a large cohort of patients with metastatic melanoma[J]. The Journal of clinical endocrinology and metabolism, 2014, 99(11): 4078-4085.

[14] CATUREGLI P, DI DALMAZI G, LOMBARDI M, et al. Hypophysitis Secondary to Cytotoxic T-Lymphocyte-Associated Protein 4 Blockade: Insights into Pathogenesis from an Autopsy Series[J]. The American journal of pathology, 2016, 186(12): 3225-3235.

[15] IWAMA S, DE REMIGIS A, CALLAHAN M K, et al. Pituitary expression of CTLA-4 mediates hypophysitis secondary to administration of CTLA-4 blocking antibody[J]. Science translational medicine, 2014, 6(230): 230ra45.

[16] ALBAREL F, GAUDY C, CASTINETTI F, et al. Long-term follow-up of ipilimumab-induced hypophysitis, a common adverse event of the anti-CTLA-4 antibody in melanoma[J]. European journal of endocrinology, 2015, 172(2): 195-204.

[17] STAMATOULI A M, QUANDT Z, PERDIGOTO A L, et al. Collateral Damage: Insulin-Dependent Diabetes Induced With Checkpoint Inhibitors[J]. Diabetes, 2018, 67(8): 1471-1480.

[18] TSANG V H M, MCGRATH R T, CLIFTON-BLIGH R J, et al. Checkpoint Inhibitor-Associated Autoimmune Diabetes Is Distinct From Type 1 Diabetes[J]. The Journal of clinical endocrinology and metabolism, 2019, 104(11): 5499-5506.

[19] CLOTMAN K, JANSSENS K, SPECENIER P, et al. Programmed Cell Death-1 Inhibitor-Induced Type 1 Diabetes Mellitus[J]. The Journal of clinical endocrinology and metabolism, 2018, 103(9): 3144-3154.

[20] KOTWAL A, HADDOX C, BLOCK M, et al. Immune checkpoint inhibitors: an emerging cause of insulin-dependent diabetes[J]. BMJ open diabetes research & care, 2019, 7(1): e000591.

[21] QUANDT Z, YOUNG A, ANDERSON M. Immune checkpoint inhibitor diabetes mellitus: a novel form of autoimmune diabetes[J]. Clinical and experimental immunology, 2020, 200(2): 131-140.

[22] BYUN D J, BRAUNSTEIN R, FLYNN J, et al. Immune Checkpoint Inhibitor-Associated Diabetes: A Single-Institution Experience[J]. Diabetes care, 2020, 43(12): 3106-3109.

[23] DE FILETTE J M K, PEN J J, DECOSTER L, et al. Immune checkpoint inhibitors and type 1 diabetes mellitus: a case report and systematic review[J]. European journal of endocrinology, 2019, 181(3): 363-374.

[24] HUGHES J, VUDATTU N, SZNOL M, et al. Precipitation of autoimmune diabetes with anti-PD-1 immunotherapy[J]. Diabetes care, 2015, 38(4): e55-e57.

[25] YONEDA S, IMAGAWA A, HOSOKAWA Y, et al. T-Lymphocyte Infiltration to Islets in the Pancreas of a Patient Who Developed Type 1 Diabetes After Administration of Immune Checkpoint Inhibitors[J]. Diabetes care, 2019, 42(7): e116-e118.

[26] LOWE J R, PERRY D J, SALAMA A K, et al. Genetic risk analysis of a patient with fulminant autoimmune type 1 diabetes mellitus secondary to combination ipilimumab and nivolumab immunotherapy[J]. Journal for immunotherapy of cancer, 2016, 4: 89.

[27] BRAHMER J R, LACCHETTI C, SCHNEIDER B J, et al. Management of Immune-Related Adverse Events in Patients Treated With Immune Checkpoint Inhibitor Therapy: American Society of Clinical Oncology Clinical Practice Guideline[J]. Journal of clinical oncology: official journal of the American Society of Clinical Oncology, 2018, 36(17): 1714-1768.

[28] CORSELLO S M, SALVATORI R, BARNABEI A, et al. Ipilimumab-induced endocrinopathies: when to start corticosteroids(or not)[J]. Cancer chemotherapy and pharmacology, 2013, 72(2): 489-490.

[29] GUNJUR A, KLEIN O, KEE D, et al. Anti-programmed cell death protein 1(anti-PD1)immunotherapy induced autoimmune polyendocrine syndrome type II(APS-2): a case report and review of the literature[J]. Journal for immunotherapy of cancer, 2019, 7(1): 241.

[30] 中华医学会内分泌学分会免疫内分泌学组. 免疫检查点抑制剂引起的内分泌系统免疫相关不良反应专家共识（2020）[J]. 中华内分泌代谢杂志, 2021, 37(1): 1-16.

第四节　X 连锁多内分泌腺病肠病伴免疫失调综合征

一、概述

X 连锁多内分泌腺病肠病伴免疫失调综合征（immune dysregulation，polyendocrinopathy，enteropathy，X-Linked syndrome，IPEX）是一种罕见的预后极差的自身免疫性淋巴细胞增生性疾病，其调节性 T 细胞（Treg）存在数量或功能缺陷。这些缺陷由多种转录因子叉头框 P3（forkhead box protein 3，FOXP3）突变引起。本节介绍了该疾病的发病机制、临床特征、诊断思路及治疗方法。虽然目前 IPEX 无统一有效治疗方法，但未来，借助基因工程的帮助，IPEX 综合征也有被成功治愈的可能。

二、病例

患者男婴，4 月龄，因发现血糖升高就诊，就诊时行相关实验室检查，结果提示：随机血糖 33.5 mmol/L，动脉血气分析 pH 7.325，糖化血红蛋白 HbA_{1c} 7.2%，胰岛素自身抗体 >50 U/mL 显著升高，但谷氨酸脱羧酶抗体（GADA）和胰岛细胞抗体（ICA）为阴性。甲状腺功能正常，但甲状腺过氧化物酶抗体（TPO-Ab）81 IU/mL。其母亲无 TPO 抗体，表明患儿体内抗体不是经胎盘转移所致。该患儿也无任何皮炎或肠病表现。家族史中，无自身免疫性疾病家族史，有一同胞哥哥，体健。然而，其母亲有 2 次孕早期流产史。由于患儿有多个抗体阳性，故在其 5.5 月龄时进行了快速全家全基因组测序（whole genome sequencing，WGS），发现 FOXP3 基因存在母系遗传的、半合子、致病性典型剪接位点（c.-23+1G>T）变体，从而确诊为 IPEX 综合征。同时，观察到患者 IgE 升高至 649 kU/L（0~8 kU/L），也符合 IPEX 的诊断。此后不久，患者确实出现血便、牛奶蛋白不耐受、湿疹和脂溢性皮炎[1]。

三、背景

IPEX 是一种临床表现为 X 连锁隐性遗传，以严重顽固性腹泻、多种内分泌腺病自身免疫性疾病（胰岛素依赖型糖尿病、自身免疫性甲状腺炎等）、皮肤病、高 IgE 血症、肾病等为主要特征的罕见的免疫系统遗传性疾病，常导致患者在婴幼儿早期死亡。IPEX 以前也被称为 X-连锁多内分泌腺病、免疫失调和腹泻（X-linked polyendocrinopathy，immune dysfunction，and diarrhea，XPID）或 X- 连锁自身免疫 - 变态反应失调综合征（X-linked autoimmunity and allergic dysregulation，XLAAD）。

四、发病机制

IPEX 的病因主要与 *FOXP3* 基因突变所致 T 细胞功能紊乱有关。IPEX 表型于 1982 年首次报道，并于 2000 年首次鉴定出 *FOXP3*（当时称为 *JM2*）基因突变。FOXP3 是叉头框蛋白 P 转录因子家族的成员，对 Treg 这类 T 淋巴细胞亚群功能维持至关重要。Treg 具有很强的免疫抑制作用，因此在免疫稳态，尤其是在免疫耐受方面发挥基础作用。不仅参与自身免疫和变态反应性炎症的调节，还参与移植耐受。迄今为止，已发现 110 余种不同的 *FOXP3* 基因位点突变可导致 IPEX。

五、诊断

（一）临床特点

IPEX 患者以男性居多，多在婴幼儿时期发病，约 93% 患儿起病时间在 1 岁以内，若未得到及时的诊断及治疗，患儿多于 1~2 年内死亡[2, 3]。近来有学者认为 IPEX 最早可发生于胎儿时期，约 11.5% 患儿在出生后即发病，且家族中多有男胎流产史，部分流产儿（孕 21 周）表现为皮肤苍白、贫血、水肿及腹腔积液，其胰腺组织活检显示 CD3[+] T 细胞浸润[4-6]。IPEX 的典型表现是患儿存在以下三联征：自身免疫性肠病导致生长迟滞和重度慢性腹泻、自身免疫性内分泌病（多见新生儿 1 型糖尿病或甲状腺炎），以及皮炎（多见湿疹）。

1. 胃肠道症状

婴儿期 IPEX 的常见表现是慢性难治性腹泻伴生长迟滞。腹泻多由特征性自身免疫性肠病引起，主要表现为大量水性或血性腹泻，多发生于出生后 6~12 个月，严重者起病急、进展迅速。严重的腹泻可引起高钠血症性脱水、代谢性酸中毒等代谢紊乱，以及肾功能不全、体重减轻、生长迟滞和恶病质，常需要肠外营养逆转严重营养缺乏性发育不良。

2. 内分泌系统疾病

早发型自身免疫性内分泌疾病是 IPEX 的典型特征，以胰岛素依赖型糖尿病和自身免疫性甲状腺炎最为常见。约 60%IPEX 患儿合并 1 型糖尿病[2, 3]，1 型糖尿病的发生主要与胰岛细胞自身免疫性损伤相关，在部分 IPEX 患儿的血清中可见高滴度抗胰岛细胞抗体[7]，胰腺组织活检可见大量淋巴细胞浸润。自身免疫性甲状腺炎可表现为甲状腺功能减退或甲状腺功能亢进，以甲状腺功能减退常见。其他免疫内分泌疾病并不常见，但已有生长激素缺乏、肾上腺功能减退等非典型表现的报道[8]。

3. 皮肤病

皮炎是另一常见临床表现，以湿疹性皮炎多见，银屑病皮炎和鱼鳞病皮炎也有报道。多发于四肢末端、躯干和面部，严重者可遍布全身。皮肤组织活检可见皮肤棘细胞层水肿或牛皮癣样改变、真皮浅层嗜酸性粒细胞和淋巴细胞浸润等，与 IgE 水平升高有关[9]。

4. 血液系统疾病

IPEX 综合征患者约 50% 可出现免疫介导的血细胞减少相关疾病，如溶血性贫血、中性粒细胞减少和血小板减少。在儿童中，也有由自身免疫性淋巴细胞增生引起的脾肿大和淋巴结病的相关报道[10]。

5.其他自身免疫性疾病

IPEX 综合征患儿也可发生自身免疫性肝炎和肾病。有报道，多达 1/3 的患者出现肾脏疾病 [11-13]。间质性肾炎较为常见，急进性肾小球肾炎也有报道，患儿可出现轻度血尿和蛋白尿。肾脏疾病也可能由钙调磷酸酶抑制剂治疗加重和（或）诱发。组织学上，肾脏受累可表现为膜样型免疫复合物沉积和（或）间质性肾炎。由于患儿皮肤和肠道屏障功能受损、自身免疫性中性粒细胞减少以及免疫治疗等，儿童容易发生感染性疾病，如败血症、脑膜炎、肺炎和骨髓炎等 [10]。这些患者的预后和结局通常较差，可能在 2 年内死亡。

（二）诊断标准

任何男婴，若出现慢性难治性腹泻伴生长迟滞和（或）婴儿期发病的 1 型糖尿病，均应考虑 IPEX 的可能。若同时存在皮炎、自身免疫性血细胞减少或甲状腺炎则更进一步支持该诊断，但这不是诊断的必要条件。最终仍需进行 *FOXP3* 基因测序确定诊断。

（1）血常规检查：全血细胞计数和分类计数结果通常为嗜酸性粒细胞增多，也可能为中性粒细胞减少、贫血或血小板减少。如果血细胞减少，应进一步进行直接和间接抗人球蛋白试验、抗中性粒细胞和抗血小板抗体检测。

（2）肝脏、肾脏功能及营养状态评估：检查肝功能、肾功能、电解质、白蛋白和前白蛋白水平。

（3）糖尿病评估：部分患儿可出现新生儿糖尿病，故血糖、糖化血红蛋白、糖耐量检查及胰岛相关自身抗体（如 GADA、ICA 和 IAA）筛查需要完善，必要时可进行基因检测，以鉴别其他原因引起的新生儿糖尿病。

（4）甲状腺疾病筛查：甲状腺也是常见功能受损的器官之一，需完善甲状腺功能及甲状腺抗体相关检查，包括甲状腺过氧化酶抗体（TPO-Ab）、甲状腺球蛋白抗体（TGAb）以及促甲状腺素受体抗体（TRAb）。IPEX 综合征患儿多可见一个或多个甲状腺相关抗体水平升高 [7]。

（5）免疫球蛋白及自身免疫相关抗体检测：实验室检查显示大部分 IPEX 患儿血清 IgG、IgA、IgM 均基本正常，个别病例 IgG、IgA、IgM 降低可能由于低蛋白血症所致，但血清 IgE 水平升高，尤其是在临床表现典型的严重病例中，血清 IgE 变化的幅度尤为明显。免疫细胞分型（B 细胞、T 细胞亚群、NK 细胞）通常基本正常。IPEX 患儿血清中还可出现多种自身抗体阳性。包括抗肠上皮抗体、肠肾抗原特异性抗体 [抗自身免疫性肠病相关 75 kDa 抗原（autoimmune enteropathy-related-75 kDa antigen，AIE-75）抗体]、抗杯状细胞抗体 [14]、抗线粒体抗体（antimitochondria antibody，AMA）[15]、针对皮肤抗原的多种自身抗体 [16] 等。自身抗体阳性有助于诊断 IPEX，但其在发病机制中的作用尚未明确。

（6）内镜检查及肠道活检：需要行内镜检查及肠道活检来明确肠道疾病。内镜下观察，肠道可表现为正常结构丧失、溃疡形成和黏膜充血。尽管结肠可能有相似的表现，但小肠受累通常最为显著。IPEX 和其他自身免疫性肠病的活检结果一样，表现多种多样，包括绒毛萎缩、隐窝增生或脓肿，以及广泛的混合细胞浸润，尤其是肠黏膜的淋巴细胞浸润。

（7）皮肤活检：IPEX 相关的皮疹通常是湿疹，也有其他不太常见的皮肤损伤。必要时需要皮肤活检的病理结果证实存在淋巴细胞浸润，才能确定自身免疫性疾病的诊断。

（8）调节性 T 细胞免疫表型分析及功能检测：通过流式细胞技术和荧光激活细胞分选法（fluorescence-activated cell sorting，FACS）对 Treg 进行定量分析，CD4$^+$ Treg 在正常情况下占

CD4$^+$ T 细胞的 5%～10%，CD4$^+$ FOXP3$^+$ T 细胞缺乏可证实调节性 T 细胞缺陷，且与 FOXP3 功能丧失性突变一致。然而，检测到 CD4$^+$ FOXP3$^+$ T 细胞并不能排除 IPEX，因为错义突变可能导致存在仅具有部分功能或无功能的 FOXP3 蛋白[17-19]。调节性 T 细胞功能检测（如细胞抑制试验）可以帮助证实某些 *FOXP3* 突变为亚效突变。

（9）基因测序：目前，诊断 IPEX 唯一的金标准是 *FOXP3* 基因测序。*FOXP3* 基因（Gen ID：50943）位于 Xqll.23～Xql3.30，是 CD4$^+$CD5$^+$ 调节性 T 细胞发育、分化以及获得抑制功能的关键性调控因子。人类 *FOXP3* 基因含有 11 个外显子、10 个内含子和 2 个非编码外显子。*FOXP3* 基因编码框的突变、表观遗传学方式改变包括 DNA 甲基化、蛋白组学修饰等，均可使 FOXP3 蛋白表达和功能改变，从而导致调节性 T 细胞发育障碍及功能异常，最终引起 IPEX[18, 20]。*FOXP3* 基因序列中已发现约 110 个不同的突变位点。该基因的突变类型及数目均会影响 IPEX 的临床表现、严重程度及转归，但具体机制未明[21]。对 *FOXP3* 基因突变类型与 IPEX 临床表型关系的研究有助于进一步理解和诊断 IPEX。

（10）超声检查：有部分研究认为肠回声和皮肤脱屑的产前超声表现与 IPEX 综合征的诊断相关，证明了产前诊断的可行性[22]。

（三）鉴别诊断

1. IPEX 样综合征

IPEX 样综合征具有 IPEX 的临床特征，包括肠病、自身免疫性内分泌病和皮炎，但其临床表现和发病年龄不同，而且女性也可发病。这些患者并不存在 *FOXP3* 突变，但 IPEX 样综合征与下列少见的遗传综合征有关。

（1）CD25 或 IL2RA 缺陷：CD25 是 IL-2 受体的 α 链，是在调节性 T 细胞和活化 T 细胞上发现的细胞表面标志物。CD25 或 IL2RA 缺陷是一组常染色体隐性遗传疾病。患者存在 T 细胞群偏移，CD8$^+$ 细胞增加，超过 CD4$^+$ T 细胞，也可检测出 FOXP3$^+$ 调节性 T 细胞。患者常合并严重的感染并发症，抗原特异性反应受损。重度巨细胞病毒感染和早发性肠病是典型的首发表现。

（2）转录激活蛋白 5b 缺陷：因信号转导及转录激活蛋白 5b（signal transducer and activator of transcription 5b，STAT5b）缺陷而出现严重生长激素抵抗的 IPEX 样综合征。女性也可发病。除了 STAT5b 纯合错义突变外，该患者还有 *FOXP3* 表达显著减少、功能性 CD4$^+$ 调节性 T 细胞缺乏和 CD25 表达水平降低。该病患者存在严重生长障碍，并可能出现慢性黏膜皮肤念珠菌病（chronic mucocutaneous candidiasis，CMCC）、巨细胞病毒感染和肺病。

（3）*STAT1* 突变：患者的临床表现与 IPEX 非常相似，可见多内分泌腺病、肠病和皮炎，但也可合并 CMCC、播散性真菌感染、动脉瘤、身材矮小症和鳞状细胞癌等。儿童的 Treg 数量和功能往往是正常的，仅仅是 *STAT1* 基因的突变。

（4）*LRBA* 突变：该疾病由编码脂多糖（lipopolysaccharide，LPS）反应米色样锚定蛋白（lipopolysaccharide-responsive beige-like anchor protein，LRBA）的无义基因突变所致。LRBA 缺陷与淋巴细胞减少和低丙种球蛋白血症有关。LRBA 缺陷患者表现出自身抗体产生和循环滤泡辅助性 T 细胞的失调扩增，与滤泡 Treg 功能缺陷一致。Treg 表面 CTLA-4 的表达明显降低，这可能参与疾病的发病机制。

（5）CTLA-4 突变：该疾病由 CTLA-4 杂合功能丧失性突变所致，可引起自身免疫性血细胞减少、肠病和不同组织（如肺和胃肠道）淋巴细胞浸润。同时，患者还可合并反复感染、低丙种球蛋白血症、自身免疫性疾病、年龄相关的 B 细胞减少等疾病。患者 Treg 数量正常，但其抑制功能降低。有趣的是，一些携带相同突变基因的父母和亲属并没有症状，说明该疾病可能还需要其他遗传条件或环境因素才能诱发。

（6）STAT3 功能获得性突变：由 STAT3 功能获得性突变引起的与 STAT1 和 STAT5 磷酸化缺陷以及 Treg 缺陷所致的一组疾病，其临床特征包括：感染、自身免疫介导的呼吸系统疾病、肠病、肝脏和内分泌疾病（包括早发 1 型糖尿病）、自身免疫性血细胞减少、身材矮小，以及淋巴结肿大。这些患者被描述为 IPEX 样、自身免疫性淋巴细胞增生性综合征（autoimmune lymphoproliferative syndrome，ALPS）样和 STAT5b 缺乏症样。

（7）胞质分裂作用因子 8 缺陷：胞质分裂作用因子 8（dedicator of cytokinesis 8，DOCK8）突变可导致伴有严重湿疹和慢性腹泻的 IPEX 样表型。DOCK8 缺陷归为常染色体隐性高 IgE 综合征，可导致由记忆性 T 细胞、B 细胞功能受损、CD8$^+$ T 细胞和 NK 细胞功能缺陷引起的联合免疫缺陷。患者存在反复感染、自身免疫性疾病（包括肝炎和血管炎），以及 IgE 升高与嗜酸性粒细胞增多的变态反应性炎症。

2. 婴儿肠病

婴儿难治性腹泻的鉴别诊断包括感染、食物敏感性肠病、炎症性肠病、微绒毛包涵体病或肠内分泌细胞发育不良等均需要仔细鉴别。

嗜酸细胞性肠病：嗜酸细胞性肠病可在婴儿期和儿童期发病，表现为吸收不良、湿疹、食物过敏、嗜酸性粒细胞增多以及总 IgE 和特异性 IgE 升高。也可能存在湿疹和其他特应症表现。嗜酸细胞性肠病与自身免疫性肠病的区别在于活检显示胃肠黏膜以嗜酸性粒细胞浸润为主，而不是淋巴细胞浸润。但是，活检前全身性糖皮质激素治疗可能会显著减少嗜酸性粒细胞浸润，因而使诊断复杂化。

3. 新生儿糖尿病的其他原因

新生儿（或先天性）糖尿病发生率在 1/160 000 至 1/90 000 之间，目前有超过 20 个已知的基因与新生儿糖尿病相关。根据表型特征，新生儿糖尿病可分为短暂型、永久型和综合征型。初步研究表明，与胰岛素相比，早期磺脲类药物治疗可改善。应尽早地进行基因检测，有助于明确诊断。

4. 严重联合免疫缺陷病

男婴发生慢性腹泻和严重皮炎也是严重联合免疫缺陷病（severe combined immunodeficiency，SCID）的典型表现。奥门综合征（Omenn syndrome）与 IPEX 表型最为一致，因为它伴有皮疹、嗜酸性粒细胞增多和 IgE 升高。此外，SCID 患者中母体 T 细胞移植引起的移植物抗宿主病也可能与 IPEX 具有相同的临床特征。

5. 其他罕见综合征

（1）新生儿发病的多系统炎症性疾病 / 婴儿慢性神经皮肤关节综合征：新生儿发病的多系统炎症性疾病（neonatal-onset multisystemic inflammatory disease，NOMID），患者通常在婴儿早期出现发热、荨麻疹、无菌性脑膜炎、耳聋、发育迟缓和关节病。NOMID 由寒冷性自身炎症综合征 1（cold-induced autoinflammtory syndrome 1，CIAS1）基因的功能丧失性突变引起，该基因编码隐热蛋白。这种疾病也称为婴儿慢性神经皮肤关节综合征（chronic infantile neurologic cutaneous and articular，CINCA）。

（2）自身免疫性淋巴增殖综合征：自身免疫性淋巴增殖综合征（autoimmune lymphoproliferative syndrome，ALPS），由 Fas、FasL 或半胱天冬酶 8/10 的缺陷引起，这些缺陷会干扰程序性细胞凋亡，导致删除自身反应性克隆失败。与 IPEX 一样，ALPS 患者存在弥漫性自身免疫性疾病。不过，主要临床特征为慢性淋巴结肿大伴脾肿大、自身免疫性贫血和血小板减少，很少发生肠病。此外，T 细胞亚群的显著特征为双阴性（CD4$^-$CD8$^-$）γδT 细胞增高。

（3）多内分泌腺自身免疫综合征 I 型：多种 APS 特征明确，APS-I 又称自身免疫性多内分泌腺病 - 念珠菌病 - 外胚层营养障碍病（APECED），是由自身免疫调节因子（AIRE）转录因子缺陷引起。自身免疫性疾病由 AIRE 无法调节胸腺髓质上皮细胞的组织特异性抗原表达而引起。因此，自身反应性 T 细胞无法被识别和删除，从而导致 1 型糖尿病及其他自身免疫性内分泌疾病的发生。与 IPEX 不同，APS-I 的特征为 CMCC 以及甲状旁腺和肾上腺自身免疫性疾病。色氨酸水解酶 -1 抗体似乎存在于 APS-I 患者，尤其是有胃肠道功能障碍的患者，但在 IPEX 患者中并不存在。相反，抗 AIE-75 抗体存在于 IPEX 患者中，但不存在于 APS-I 患者中[23]。

六、治疗

目前，IPEX 尚无统一有效的治疗方法，其治疗主要原则为改善自身免疫状态、控制感染，以及纠正内分泌系统激素水平异常。

1. 一般支持治疗

IPEX 患儿应避免任何疫苗的接种，并接受母乳或深度水解配方奶粉喂养，以减少食物过敏原的暴露。对于腹泻或生长迟滞的患者，应进行营养咨询以评估营养不良程度，并评估维生素和矿物质缺乏情况，必要时给予全胃肠外营养或含元素或低碳水化合物的配方和液体，以纠正电解质紊乱及低血糖。同时积极控制感染，必要时输注白蛋白、丙种球蛋白或血细胞成分等，当皮肤或胃肠道屏障受损或存在中心静脉置管时，常规应用抗生素预防感染。

2. 免疫抑制治疗

免疫抑制剂能有效缓解自身免疫性和变态反应性疾病的症状，通常用于 IPEX 患者的急性期或重症 IPEX 患者的症状缓解，包括单用糖皮质激素，或联合钙调神经磷酸酶抑制剂环孢素 A、他克莫司、西罗莫司等。糖皮质激素标准剂量为每日 1~2 mg/kg，但糖皮质激素治疗的时机和用法用量应个体化。西罗莫司（每日 0.15 mg/kg，血药浓度 8~12 ng/mL）作为钙调神经磷酸酶抑制剂治疗失败的二线治疗药物，可长期缓解 IPEX 患儿顽固性腹泻等症状，减少激素剂量，且不增加感染风险。目前，西罗莫司已逐渐发展为主要的免疫抑制药物（单独或与类固醇联合使用）。硫唑嘌呤联合糖皮质激素或他克莫司治疗亦有部分疗效。但免疫抑制药物是否能阻止疾病进展还缺乏相关证据，且免疫抑制剂可能会影响患儿生长[24]。

3. 异体造血干细胞移植

异体造血干细胞移植（hematopoieticstem celltransplantation，HSCT）是目前唯一可治愈 IPEX 的手段。造血干细胞的来源包括脐带血、外周血和来自匹配的亲缘和非亲缘供者的骨髓。有报道称，HSCT 成功率超过 50%[25]，因此推荐确诊 IPEX 后尽早行 HSCT 治疗。异体造血干细胞成功移植后，IPEX 的许多症状可得到缓解，但内分泌疾病常因永久性器官损害而持续存在。

4. 基因修复疗法和突变基因替代疗法

此类方法均基于基因重编程技术。基因工程可以用野生型基因替换或修复患者自体细胞的 Treg 中的 *FOXP3* 突变[26-28]。如今，诱导产生表达野生型 *FOXP3* 的 CD4+ T 细胞已被运用在 IPEX 综合征的基因治疗中。

5. 其他

IPEX 主要由 *FOXP3* 基因突变导致调节性 T 细胞数量减少及功能缺陷所致，诱导 Treg 产生或输入外源性 Treg 可能也是一种有效治疗方法。另外，mTOR 抑制剂治疗可减少细胞因子表达，也被认为是可以恢复 IPEX 综合征 Treg 功能的一种很有前景的方法[29]。但目前这类治疗方法尚不成熟。

七、预后与随访

建议频繁监测并记录患儿生长参数、营养摄入和排便模式，每 3~6 个月复查血常规、甲状腺功能、HbA$_{1c}$、空腹及餐后血糖、肾功能和肝功能。同时，每 3~6 个月进行自身免疫性疾病筛查。患儿若为移植后的免疫抑制状态，则应按照标准指南监测药物不良反应。

IPEX 的预后并不理想，多数 IPEX 患儿会死于出生后的第 1~2 年。虽然有较轻表型的报道，但大多数患儿的生存率不高。随着科技进步和治疗方法的更新，IPEX 患儿的预后似乎正在逐渐改善。

八、诊疗流程

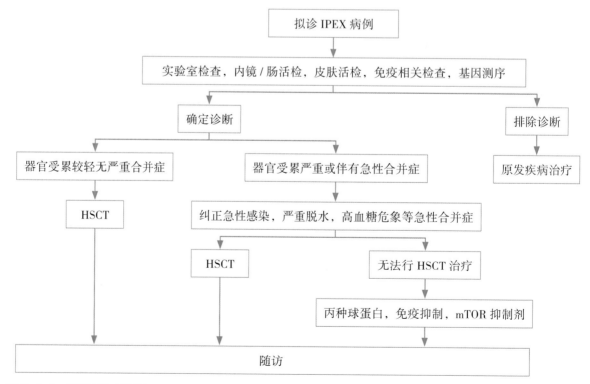

图 3-4-1　IPEX 诊疗流程

九、病例回顾

回顾本节病例的临床特点：患儿从 7 月龄开始每周运用利妥昔单抗 1 次，共 4 次，随后给予静脉注射丙种球蛋白。患儿 9 个月大时内镜检查提示慢性炎症，开始他克莫司治疗，但症状无显著改善。于是在患儿 1 岁时进行了异体造血干细胞移植。使用 10/10 HLA 匹配的外周血干细胞供体和降低强度的预处理方案，包括 Treosulfan（ $42 \mathrm{~g/m^2}$ ）、氟达拉滨（ $150 \mathrm{~mg/m^2}$ ）和兔 ATG（ 6 mg/kg）。自移植后，患儿的皮肤病变和胃肠道症状消退。移植后，患儿仍然继续接受常规丙种球蛋白治疗以确保血清 IgG>800 U。移植 9 个月后，患儿无须丙种球蛋白的继续治疗，血清 IgG 水平可稳定维持在 800 U 以上，且无明显感染。为了更好地稳定其供体 CD3 嵌合体，给患儿使用了他克莫司和麦考酚酯。目前患儿单用西罗莫司，维持来自供体的 T 调节细胞在 83%~86% 之间。

患儿的血糖通过一天多次注射的强化方案（赖脯胰岛素 + 甘精胰岛素）得到良好控制，HbA_{1c} 7%。目前患儿 22 月龄，甲状腺功能、全血细胞计数持续正常，无中性粒细胞减少、贫血、血小板减少，并且肝酶正常，其 BMI 接近该年龄段正常儿童的第 50 百分位，身长从移植前的第 7 分位上升到目前的第 15 分位。

十、进展与展望

IPEX 综合征是一种罕见的预后极差的自身免疫性淋巴细胞增生性疾病，目前也无统一有效的治疗方法，但研究者正在积极寻找其他治疗方法，包括自体干细胞的基因编辑。尽管基因编辑还处于起步阶段，但利用体外检测和体内 FOXP3 缺陷动物模型的研究显示，基于成簇规律间隔短回文重复序列（ clustered regularly interspaced short palindromic repeat，CRISPR ）的基因矫正取得了成功，来自 IPEX 患者的调节性 T 细胞经过编辑后适当表达 FOXP3 蛋白[30]。这表明对各种突变进行基因编辑是可行的。虽然这些治疗方法尚不成熟，但相信随着生物技术的不断发展，IPEX 综合征的治疗难题也有破解的一天。

（孔　雯　编；施　云　审）

参考文献

[1] KADAKIA S, FARNAES L, DIMMOCK D, et al. Diagnosis and treatment of a boy with IPEX syndrome presenting with diabetes in early infancy[J]. Clinical Case Reports, 2019, 7(11): 2123-2127.

[2] NIEVES D S, PHIPPS R P, POLLOCK S J, et al. Dermatologic and immunologic findings in the immune dysregulation, polyendocrinopathy, enteropathy, X-linked syndrome[J]. Archives of Dermatological Research, 2004, 140(4): 466-472.

[3] MORAES-VASCONCELOS D, COSTA-CARVALHO B T, TORGERSON T R, et al. Primary immune deficiency disorders presenting as autoimmune diseases: IPEX and APECED[J]. Journal of Clinical Immunology, 2008, 28 Suppl 1: S11-S19.

[4] XAVIER-DA-SILVA M M, MOREIRA-FILHO C A, SUZUKI E, et al. Fetal-onset IPEX: report of two families and review of literature[J]. Journal of Clinical Immunology, 2015, 156(2): 131-140.

[5] VASILJEVIC A, POREAU B, BOUVIER R, et al. Immune dysregulation, polyendocrinopathy, enteropathy, X-linked syndrome and recurrent intrauterine fetal death[J]. Lancet, 2015, 385(9982): 2120.

[6] REICHERT S L, MCKAY E M, MOLDENHAUER J S. Identification of a novel nonsense mutation in the FOXP3 gene in a fetus with hydrops--Expanding the phenotype of IPEX syndrome[J]. American Journal of Medical Genetics Part A, 2016, 170a(1): 226-232.

[7] GAMBINERI E, PERRONI L, PASSERINI L, et al. Clinical and molecular profile of a new series of patients with immune dysregulation, polyendocrinopathy, enteropathy, X-linked syndrome: inconsistent correlation between forkhead box protein 3 expression and disease severity[J]. Journal of Allergy and Clinical Immunology, 2008, 122(6): 1105-1112.

[8] EISENBARTH G S, GOTTLIEB P A. Autoimmune polyendocrine syndromes[J]. The New England Journal of Medicine, 2004, 350(20): 2068-2079.

[9] HALABI-TAWIL M, RUEMMELE F M, FRAITAG S, et al. Cutaneous manifestations of immune dysregulation, polyendocrinopathy, enteropathy, X-linked (IPEX) syndrome[J]. British Journal of Dermatology, 2009, 160(3): 645-651.

[10] BARZAGHI F, PASSERINI L, BACCHETTA R. Immune dysregulation, polyendocrinopathy, enteropathy, x-linked syndrome: a paradigm of immunodeficiency with autoimmunity[J]. Frontiers in Immunology, 2012, 3: 211.

[11] KOBAYASHI I, IMAMURA K, YAMADA M, et al. A 75-kD autoantigen recognized by sera from patients with X-linked autoimmune enteropathy associated with nephropathy[J]. Clinical and Experimental Immunology, 1998, 111(3): 527-531.

[12] MOUDGIL A, PERRIELLO P, LOECHELT B, et al. Immunodysregulation, polyendocrinopathy, enteropathy, X-linked (IPEX) syndrome: an unusual cause of proteinuria in infancy[J]. Pediatric Nephrology, 2007, 22(10): 1799-1802.

[13] HASHIMURA Y, NOZU K, KANEGANE H, et al. Minimal change nephrotic syndrome associated with immune dysregulation, polyendocrinopathy, enteropathy, X-linked syndrome[J]. Pediatric Nephrology, 2009, 24(6): 1181-1186.

[14] BINDL L, TORGERSON T, PERRONI L, et al. Successful use of the new immune-suppressor sirolimus in IPEX(immune dysregulation, polyendocrinopathy, enteropathy, X-linked syndrome)[J]. The Journal of Pediatrics, 2005, 147(2): 256-259.

[15] TSUDA M, TORGERSON T R, SELMI C, et al. The spectrum of autoantibodies in IPEX syndrome is broad and includes anti-mitochondrial autoantibodies[J]. Journal of Autoimmunity, 2010, 35(3): 265-268.

[16] HUTER E N, NATARAJAN K, TORGERSON T R, et al. Autoantibodies in scurfy mice and IPEX patients recognize keratin 14[J]. Journal of Investigative Dermatology, 2010, 130(5): 1391-1339.

[17] GAVIN M A, TORGERSON T R, Houston E, et al. Single-cell analysis of normal and FOXP3-mutant human T cells: FOXP3 expression without regulatory T cell development[J]. Proceedings of the National Academy of Sciences of the United States of America, 2006, 103(17): 6659-6664.

[18] D'HENNEZEL E, BEN-SHOSHAN M, OCHS H D, et al. FOXP3 forkhead domain mutation and regulatory T cells in the IPEX syndrome[J]. The New England Journal of Medicine, 2009, 361(17): 1710-1713.

[19] MCMURCHY A N, GILLIES J, ALLAN S E, et al. Point mutants of forkhead box P3 that cause immune dysregulation, polyendocrinopathy, enteropathy, X-linked have diverse abilities to reprogram T cells into regulatory T cells[J]. Journal of Allergy and Clinical Immunology, 2010, 126(6): 1242-1251.

[20] KHATTRI R, COX T, YASAYKO S A, et al. An essential role for Scurfin in $CD4^+CD25^+$ T regulatory cells[J]. Nature Immunology, 2003, 4(4): 337-342.

[21] BENNETT C L, CHRISTIE J, RAMSDELL F, et al. The immune dysregulation, polyendocrinopathy, enteropathy, X-linked syndrome(IPEX)is caused by mutations of FOXP3[J]. Nature Genetics, 2001, 27(1): 20-21.

[22] LOUIE R J, TAN Q K, GILNER J B, et al. Novel pathogenic variants in FOXP3 in fetuses with echogenic bowel and skin desquamation identified by ultrasound[J]. American Journal of Medical Genetics Part A, 2017, 173(5): 1219-1225.

[23] MELINDA J BRASKETT, TALAL CHATILA. IPEX: Immune dysregulation, polyendocrinopathy, enteropathy, X-linked [EB/OL]. (2020-10-23) [2021-11-01] https: //www. uptodate. cn/contents/ipex-immune-dysregulation-

polyendocrinopathy-enteropathy-x-linked.

[24] KOBAYASHI I, KAWAMURA N, OKANO M. A long-term survivor with the immune dysregulation, polyendocrinopathy, enteropathy, X-linked syndrome[J]. The New England Journal of Medicine, 2001, 345(13): 999-1000.

[25] KUCUK Z Y, BLEESING J J, MARSH R, et al. A challenging undertaking: Stem cell transplantation for immune dysregulation, polyendocrinopathy, enteropathy, X-linked(IPEX)syndrome[J]. Journal of Allergy and Clinical Immunology, 2016, 137(3): 953-955.

[26] PASSERINI L, DI NUNZIO S, GREGORI S, et al. Functional type 1 regulatory T cells develop regardless of FOXP3 mutations in patients with IPEX syndrome[J]. European Journal of Immunology, 2011, 41(4): 1120-1031.

[27] PASSERINI L, BACCHETTA R. Forkhead-Box-P3 Gene Transfer in Human CD4$^+$ T Conventional Cells for the Generation of Stable and Efficient Regulatory T Cells, Suitable for Immune Modulatory Therapy[J]. Frontiers in Immunology, 2017, 8: 1282.

[28] PASSERINI L, ROSSI MEL E, SARTIRANA C, et al. CD4$^+$ T cells from IPEX patients convert into functional and stable regulatory T cells by FOXP3 gene transfer[J]. Science Translational Medicine, 2013, 5(215): 215ra174.

[29] HSU P D, LANDER E S, ZHANG F. Development and applications of CRISPR-Cas9 for genome engineering[J]. Cell, 2014, 157(6): 1262-1278.

[30] GOODWIN M, LEE E, LAKSHMANAN U, et al. CRISPR-based gene editing enables FOXP3 gene repair in IPEX patient cells[J]. Science Advances, 2020, 6(19): eaaz0571.

第四章

免疫与代谢性疾病

第一节 肥胖症

一、概述

肥胖症是指对健康构成风险的体内脂肪异常或过度积累，通常由能量摄入超过消耗所致。肥胖症会提高各类慢病的风险，增加心血管疾病、2 型糖尿病、高脂血症、多囊卵巢综合征、睡眠呼吸暂停综合征、骨关节炎甚至某些癌症的发生机会，已成为当今世界最重要的公共卫生问题之一。肥胖及超重的早期控制可以预防及减缓慢病的发展，对于减轻我国的医疗卫生经济负担具有重要意义。

二、病例

患者男性，40 岁，因"体重增加 10 年"就诊门诊。患者近 10 年无明显诱因下体重增加 25 kg，自觉食欲较前增加，活动量较前减少，否认既往病史，曾自行服用"减肥茶"及代餐，具体不详，减重效果不佳。父母均体型较胖，父亲有 2 型糖尿病史。

体格检查：体型肥胖，心率 63 次 / 分，身高 170 cm，体重 95 kg，BMI 32.9 kg/m²，血压 121/78 mmHg，腋下、颈后色素沉着，腰围 105 cm，臀围 97 cm，腰臀比 1.08。心肺腹查体未见异常。

化验检查：总胆固醇 5.8 mmol/L，甘油三酯 2.10 mmol/L，低密度脂蛋白（low density lipoprotein, LDL）4.1 mmol/L，高密度脂蛋白（high density lipoprotein, HDL）0.7 mmol/L。谷丙转氨酶 37.5 U/L、谷草转氨酶 32 U/L，γ 谷氨酰转肽酶 40.0 U/L、肌酐 46 μmol/L、尿素氮 5.0 mmol/L、尿酸 503.0 μmol/L、空腹葡萄糖 7.3 mmol/L，餐后 2 小时葡萄糖 12.0 mmol/L，空腹胰岛素 25.1 μU/mL，餐后 2 小时胰岛素 220.5 μU/mL，糖化血红蛋白 7.2%。促肾上腺皮质激素 58.4 pg/mL、皮质醇（早晨 8 点）：20.10 μg/dL、醛固酮（卧位）65.30 pg/mL、血管紧张素 II 66.51 pg/mL，肾素 23.5 pg/mL、醛固酮 / 肾素：2.78。甲状腺功能：FT3 2.53 pg/mL、FT4 2.22 ng/dL、TSH 1.67 μIU/mL、TPO-Ab 15.0 IU/mL、TGAb 16.7 IU/mL。

辅助检查：肾上腺 CT：双侧肾上腺未见异常。腹部超声：脂肪肝，胆、脾、双肾未见明显异常。内脏脂肪含量（DUAL 生物阻抗法）：158 cm²。

建议患者调整生活习惯，以低脂糖尿病饮食为主，增加运动量，每周进行至少 150 分钟的中等强度的有氧运动。药物治疗予以司美格鲁肽每周 1 次，每次 0.25 mg，4 周后若无不适反应可加量至每周 0.5 mg，阿托伐他汀每天 1 次（空腹），每次口服 20 mg，予以苯溴马隆每天 1 次（餐后），每次口服 50 mg。定期复查血糖、血脂、尿酸、肝功能及皮质醇等，调整药物剂量。

三、背景

1980 年以来，全球超重和肥胖的患病率增加了 1 倍，目前世界上近 1/3 的人口属于超重或肥胖，肥胖问题已经成为全球范围内的公共卫生挑战，影响着数以亿计的人们。无论地理位置、种族或社会经济地位如何，各个年龄段的成人和儿童的肥胖患病率均有所增加。在低收入国家，肥胖在富裕和城市环境的中年人（尤其是女性）中更为普遍；然而，在高收入国家，肥胖影响所有性别和所有年龄段，但其在弱势群体中的患病率要高得多。与全球趋势一致，近年来，我国肥胖和超重的人群亦有明显上升的趋势，根据我国 2015—2019 年最新的全国患病率估值，6 岁以下儿童超重率为 6.8%，肥胖率为 3.6%；6~17 岁儿童和青少年超重率为 11.1%，肥胖率为 7.9%；成年人（≥18 岁）超重率为 34.3%，肥胖率为 16.4%[1]。在超重和肥胖迅速增加的同时，中国也经历了社会经济和环境的转型，饮食习惯和体育活动等生活方式因素发生了巨大变化。人们的饮食习惯已经转变为摄入更多动物性食品、精制谷物和高度加工食品，同时日常活动量减少，更加倾向于久坐，这些都可能导致肥胖的风险增加[2]。此外，目前我国男性的肥胖和超重患病率显著高于女性（超重分别为 40.2% 和 27.4%；肥胖分别为 17.6% 和 9.6%），男性超重/肥胖发病高峰年龄早于女性，男性超重和肥胖的患病率在中年达到顶峰，女性在老年时达到顶峰。

肥胖会显著增加多种慢病的风险并促进其发展，甚至缩短寿命，我国超重和肥胖人群最常见的并发症是脂肪肝、糖尿病前期、血脂异常和高血压，并发症的数量随着 BMI 的升高而增加。肥胖对社会和经济系统也带来了巨大的负担，医疗费用的增加、工作效能的下降以及社会歧视等问题都与肥胖有关。肥胖症患病率的持续上升迫切需要从国家层面实施有效的医疗保健政策进行管理，同时采取多方面健康干预措施来进行预防和控制，以减轻肥胖及并发症对患者和医疗保健系统带来的负担。

四、发病机制

肥胖症是一种复杂的代谢性疾病，是由于饮食、身体活动和遗传易感性等个人因素造成能量过剩的结果，而在个体层面，是受环境和系统力量（如经济、社会和政治因素）等多种因素共同影响的。

（一）遗传因素

遗传因素在肥胖的发病中起重要作用，遗传背景可以影响人的基础代谢率、体脂分布和食欲调控。针对家庭和双胞胎的研究表明，人类肥胖变异中约有 40%~70% 是由遗传因素造成的[3]。肥胖的遗传因素可以分为：① 单基因肥胖：以孟德尔模式遗传，极为罕见，占所有肥胖病例的 5% 以下，通常表现为早发型重度肥胖，涉及或小或大的染色体缺失或单基因缺陷。单基因肥胖在瘦

素 - 黑皮质素途径中，由于阿黑皮素原（POMC）缺乏、前蛋白转化酶枯草杆菌蛋白酶 /kexin1 型（proprotein convertase subtilisin/kexin type 1, PCSK1）或瘦素受体（leptin receptor, LEP-R）单基因突变导致 POMC、PCSK1 或 LEPR 缺乏，从而损害黑素皮质素 -4 受体（melanocortin 4 receptor, MC4R）通路，该通路负责调节饥饿、新陈代谢和体重，因此可导致嗜食和严重的儿童期肥胖[4]。②综合征型肥胖：由神经发育异常和其他器官 / 系统畸形引起的严重肥胖，可能由于单个基因或包含多个基因的较大染色体区域的改变所引起，例如巴尔得 - 别德尔综合征（Bardet-Biedl syndrome, BBS）和普拉德 - 威利综合征（Prader-Willi syndrome, PWS）均通过损害 MC4R 通路导致严重肥胖。③多基因肥胖：即普通肥胖，是数百种多态性影响的结果，而每种多态性都有很小的影响。最大规模的全基因组关联研究（genome-wide association study, GWAS）发现了约 1000 个与 BMI 相关的单核苷酸多态性（SNP），解释了约 6.0% 的 BMI 变化，其中 16 号染色体上的脂肪和肥胖相关基因 (fat mass and obesity-associated, FTO) 与肥胖的遗传关联最大，多个与肥胖相关的常见变异都位于 FTO 基因的内含子区域，主要作用是增加能量摄入[5]。

（二）环境因素

环境的变化推动了肥胖症患病率的快速增长。随着社会经济发展，人们的可支配收入增多，低营养价值和高能量含量的饮料和加工食品更易于获得，人们摄入的能量随之增多；技术变革给生产和生活带来便利的同时，久坐行为、体育运动减少、体力活动不足使能量消耗减少。不良的社会心理状况可能是导致肥胖的另一种因素，精神健康障碍会导致不正常的饮食行为和久坐不动的生活方式。睡眠不足也是肥胖的危险因素，与超重或肥胖风险增加独立相关，每天睡眠 6 小时或更少比睡眠约 7 小时的对照组有更高的体重增加（≥5 kg）和中心性肥胖的风险[6]。环境内分泌干扰物如双酚 A、邻苯二甲酸和多环芳烃等也可以增加人类肥胖的风险，母亲妊娠期间吸烟导致的后代肥胖发生率可增加 50% 以上，孕期母体营养不良或低出生体重，在成年期饮食结构变化也易导致肥胖[7]。

（三）病理生理机制

1. 脂肪组织和脂肪因子

肥胖的发展伴随着身体多余脂肪的过度积累和异位沉积。由于长期能量过剩，多余能量以甘油三酯的形式储存在脂肪细胞中，导致脂肪细胞体积增大、数量增多或数量增多的同时体积增大。脂肪组织不仅可以储存和释放能量，还是身体的重要内分泌系统器官，可以分泌多种脂肪细胞因子，如瘦素、脂联素，以及 TNF-α 等，影响局部或远处组织器官，在机体代谢及内环境稳定中发挥重要作用。瘦素由脂肪组织分泌，其分泌量与脂肪储存量呈正相关，通过传递信号到中枢神经系统，特别是下丘脑，以抑制食欲和促进能量消耗，从而协助维持体重平衡。脂联素是由脂肪组织特异性分泌的经典抗炎因子，能提高胰岛素敏感性，增强脂肪酸 β 氧化，抑制血管炎性反应，在肥胖症患者体内分泌减少。TNF-α 主要由免疫细胞和脂肪组织分泌，在肥胖状态下脂肪组织中 TNF-α 的水平升高，引发慢性低度炎症状态，继而可引起胰岛素抵抗，加剧肥胖相关的代谢异常。

皮下脂肪组织储存人体约 2/3 的脂肪量，肥胖状态下皮下脂肪组织储脂能力不足，进而引发内脏脂肪和异位脂肪沉积。分布于大网膜、肠系膜和肾脏周围的内脏脂肪，与代谢紊乱密切相关，可以反映 2 型糖尿病、动脉粥样硬化以及心血管疾病风险。当肾周脂肪过多，肾脏受到压迫时，血压升高可能导致高血压。肥胖通常伴随着颈部、咽喉、上颚等部位脂肪组织过多，导致气道狭窄，引起阻塞性睡眠呼吸暂停综合征。多余脂肪会增加骨关节的机械负荷，导致骨关节炎的发生和发展。超重或肥胖患者腹内压增加，可导致胃食管反流，是巴雷特食管（Barrett esophagus）和食管腺癌风险升高的原因之一。

2. 胰岛素抵抗

胰岛素抵抗 / 高胰岛素血症是肥胖症最常见的代谢异常，也是导致血脂异常的主要原因。由胰岛素抵抗和肥胖共同作用所致的血脂异常被称作"代谢性血脂异常"。血脂异常是脂肪肝、肥胖、2 型糖尿病、心血管疾病和某些癌症的重要影响因素。胰岛素抵抗和代谢性血脂异常与脂肪组织的病变有关，脂肪组织病变的特征是脂肪组织的结构和功能发生异常变化，脂肪细胞密集增生、肥大，并伴随巨噬细胞的浸润，从而导致脂肪细胞内质网应激和线粒体功能障碍。此外，病变的脂肪细胞处于胰岛素抵抗状态，会引起脂肪分解增加，并释放游离脂肪酸（free fat acid，FFA）进入循环，导致循环中的 FFA 浓度升高，大量 FFA 向肝脏、胰岛 β 细胞和肌肉等非脂肪组织的细胞中转移并沉积，进而引起全身的脂毒性作用。

3. 免疫反应

肥胖症患者脂肪组织的慢性低度炎症可导致胰岛素抵抗、2 型糖尿病和代谢综合征的发生。在脂肪组织中存在多种免疫细胞，包括 B 细胞、T 细胞、巨噬细胞和中性粒细胞，肥胖影响免疫细胞亚型的数量和性质，能够通过旁分泌和内分泌机制改变全身代谢。肥胖症患者的脂肪组织可看作为一个大的免疫活跃器官，具有先天和适应性免疫反应的特征[8]。在非肥胖状态下，脂肪组织中免疫细胞的平衡倾向于更多的抗炎表型，包括 M2 型巨噬细胞和调节性 T 细胞，分泌抗炎细胞因子，如 IL-10。当内脏脂肪过量堆积时，脂肪细胞周围的巨噬细胞浸润增多，巨噬细胞暴露于损伤相关分子模式（damage-associated molecular pattern, DAMP）和病原相关分子模式（pathogen-associated molecular pattern, PAMP）以及单核细胞的募集，导致巨噬细胞向 M1 型极化增多，M1/M2 型巨噬细胞比例增加，巨噬细胞表现出更强的促炎表型，大量释放 IL-6 和 TNF-α 等炎症因子，脂联素分泌减少，引发炎症反应[9]。脂肪组织巨噬细胞通过分泌促炎细胞因子来应答 DAMP 和 PAMP，同时作为脂肪组织中的初级抗原提呈细胞和驱动 T 细胞增殖，架起先天免疫和适应性免疫的桥梁。

五、诊断

（一）诊断标准

1. BMI

$BMI (kg/m^2)$ ＝体重（kg）/ 身高（m^2）。目前对于肥胖的诊断标准因地区、种族、不同学会等因素，定义仍不统一，WHO 将超重定义为 BMI 为 $25.0\sim29.9\,kg/m^2$，肥胖定义为 $BMI \geq 30.0\,kg/m^2$，中国肥胖工作组和中国糖尿病学会规定：正常体重定义为 BMI $18.5\sim23.9\,kg/m^2$，超重定义为 BMI $24.0\sim27.9\,kg/m^2$，肥胖定义为 $BMI \geq 28.0\,kg/m^2$。

2. 腰围、臀围及腰臀比

腰围、臀围和腰臀比可用于评估体脂分布，是临床常用的判断代谢性肥胖和中心性肥胖的简易辅助指标。腰臀比 = 腰围 / 臀围。根据 WHO 建议，对于 BMI 介于 25.0～34.9 kg/m² 的个体，建议通过腰围来评估腹型肥胖，中国目前参考 WHO 标准：成年男性腰围 ≥ 90 cm、成年女性腰围 ≥ 85 cm，或男性、女性腰臀比 >1.0 即可诊断为腹型肥胖。

3. 体脂含量

体脂含量指体内脂肪的含量或脂肪占总体重的百分比，可初步评估体质脂肪成分的多少及分布，正常成年男性的脂肪含量占体重 10%～20%，女性为 15%～25%。目前多以男性体脂含量 ≥ 25%、女性体脂含量 ≥ 30% 作为肥胖的判定标准。

4. 内脏脂肪面积

内脏脂肪面积（visceral fat area, VFA）作为腹型肥胖诊断的金标准，能准确直观地反映内脏脂肪聚积。中国参考世界卫生组织的标准，将 VFA ≥ 80 cm² 诊断为腹型肥胖。

5. 标准体重百分率

标准体重百分率常用于儿童及特殊人群的肥胖症判断，标准体重百分率 = 被检者实际体重 / 标准体重 × 100%。①轻度肥胖：标准体重百分率 ≥ 120% 且 <125%；②中度肥胖：标准体重百分率 ≥ 125% 且 <150%；③重度肥胖：标准体重百分率 ≥ 150%。

（二）辅助检查

1. 常规实验室及仪器检查

血压、血常规、尿常规、糖化血红蛋白、葡萄糖耐量试验、胰岛素释放试验、C 肽释放试验、血脂（甘油三酯、总胆固醇、LDL 和 HDL）、肝功能、肾功能（血尿酸）等。必要时加测促甲状腺激素、甲状腺功能、皮质醇、性激素、维生素、微量元素、脂肪酸及炎性指标、超重或肥胖相关基因、肠道菌群和骨代谢指标等。

2. 影像学检查

双能 X 射线吸收法（dual energy X-ray absorption method, DEXA）、生物电阻抗法（bioelectrical impedance method, BIA）可用于测定脂肪含量。DEXA 可较为准确地评估脂肪、肌肉、骨骼的含量及分布，是目前公认的有效检测方法。BIA 存在误差，可在初步筛查时应用。

腹部 CT 和 MRI 检查：可以量化不同身体部位的体积和质量，如皮下脂肪面积（subcutaneous fat area, SFA）、VFA 和冠状动脉部位的脂肪组织，以及无脂肪部位，如骨髓和骨骼肌组织，从而较为精准地反映脂肪分布，但因费用昂贵限制了临床使用。

超声检查：用于检测脂肪肝等肝脏问题。

3. 其他检查

多导睡眠监测：用于检测阻塞性睡眠呼吸暂停综合征，这在中重度肥胖症患者中相对常见。

骨密度测定：肥胖可能对骨密度产生影响，检查骨密度以评估有无骨量减少或骨质疏松。

心脏评估：包括心电图和心脏超声检查，用于评估心脏健康和与肥胖相关的心脏问题。

（三）鉴别诊断

肥胖症诊断确定后需结合病史、体征及实验室检查等排除以下继发性肥胖症。

1. 皮质醇增多症

皮质醇增多症即库欣综合征，以"满月脸""水牛背"、多血质面容、向心性肥胖、痤疮、皮肤紫纹等为特征性表现。皮质醇增多症可通过尿游离皮质醇、血浆皮质醇昼夜节律变化和地塞米松抑制试验等检查鉴别。

2. 下丘脑性肥胖

下丘脑性肥胖是指下丘脑能量稳态调节系统结构，或功能损伤引起的食欲亢进和短期内体重显著增加综合征，除肥胖外还多有神经系统表现，可合并昼夜节律、体温、渴感及情绪调节异常。

3. 甲状腺功能减退

甲状腺功能减退患者会因黏液性水肿、代谢减慢、体重增加而导致肥胖。临床上多表现为怕冷、表情淡漠、反应迟钝等，甲状腺功能检查提示甲状腺激素水平低下，促甲状腺激素水平增高。

4. 药物相关性肥胖

如糖皮质激素所致向心性肥胖，部分雌、孕激素类避孕药所致水钠潴留，部分降糖药（如磺脲类、噻唑烷二酮类）和胰岛素具有体重增加的不良反应，询问病史和有相关药物的长期服用史可鉴别。

5. 遗传病相关的肥胖

巴尔得-别德尔综合征和普拉德-威利综合征等，常表现为早发型重度肥胖，肥胖伴其特征性表现如智力障碍、视网膜色素变性、生殖器官发育不良、多指（趾）畸形、肌张力低下等，可通过基因检测明确诊断。

6. 胰岛素瘤

胰岛素瘤表现为长期自发性周期性低血糖，患者通过长期大量进食以缓解症状，并且高胰岛素血症使合成代谢增加，导致肥胖。通过胰岛素测定、饥饿试验等检查并结合影像学结果可鉴别。

同时，需要考虑与肥胖症相关的并发症，以 2016 年美国内分泌医师学会发布的指南作为肥胖相关并发症的评估标准[10]，共有 16 种肥胖相关并发症或伴发症，包括代谢综合征、糖尿病前期、2 型糖尿病、脂代谢异常、高血压病、非酒精性脂肪肝（或代谢相关性脂肪肝病）、多囊卵巢综合征、女性不孕症、男性性腺功能减退症、阻塞性睡眠呼吸暂停综合征、哮喘和（或）反应性呼吸道疾病、骨关节炎、张力性尿失禁、胃食管反流综合征以及抑郁症等。

六、治疗

维持体重减轻是肥胖症管理的主要挑战。体重持续减轻 5%～15% 或更多可改善与肥胖症相关的并发症，预防和控制 2 型糖尿病、高血压、脂肪肝和睡眠呼吸暂停综合征等代谢性疾病，并提高生活质量[11]。肥胖症需要长期、多元化治疗，需要考虑个体化的治疗目标，以及不同疗法的益处和风险，通过生活方式干预、药物治疗，以及减重手术等在内的多模式治疗，达到足够的减重治疗目标。

（一）生活方式干预

生活方式干预是肥胖管理的基础，也就是通过饮食习惯、饮食结构的改变及运动来达到减重的目的。饮食习惯和体育活动对于控制体重的重要性已得到充分证实，密集的生活方式和行为干预可在 52 周内使体重平均减轻 7%～10%[12]。传统的持续能量摄入限制要求每天有 500～750 kcal（2092～3138 kJ）的能量赤字，而对于间歇性能量限制（包括间歇性禁食和限时进食）的研究显示，这种饮食方式同样能够有效减重并改善血压、血脂和血糖稳态等代谢指标[13, 14]。生酮饮食要求严格限制碳水化合物的摄入，同时允许自由摄入脂肪（包括饱和脂肪），可以导致快速并显著的体重减轻，甚至可以降低 2 型糖尿病患者的血糖水平，但同时也会导致 LDL 水平的大幅上升，因此生酮饮食的有效性、可持续性和安全性仍值得商榷[15]。

（二）药物治疗

对于肥胖或超重伴有至少一种肥胖相关疾病（如 2 型糖尿病、高脂血症、高血压等）的人群，当生活方式干预无法达到减重目标时，需要联合减重药物治疗。目前我国已批准的减重药物有奥利司他和利拉鲁肽。美国食品药品监督管理局批准的减重药物有奥利司他、芬特明 / 托吡酯、纳曲酮 / 安非他酮、利拉鲁肽、司美格鲁肽、替西帕肽（tirzepatide），以及治疗单基因或综合征性肥胖的美曲普汀（metreleptin）和司美诺肽（setmelanotide）。

奥利司他作为脂肪酶抑制剂，通过阻断肠道对食物中脂肪的吸收来减少体内脂肪含量，从而达到减重的目的，同时降低总胆固醇及 LDL 水平[16]。奥利司他会减少脂溶性维生素的吸收，因此患者在服药期间应补充包含脂溶性维生素在内的复合维生素。

利拉鲁肽和司美格鲁肽属于 GLP-1 受体激动剂，通过作用于脑干和下丘脑等多个中枢神经系统区域的 GLP-1 受体，中枢性抑制食欲、增加饱腹感、延迟胃排空，以葡萄糖浓度依赖的方式增强胰岛素分泌，并抑制胰高血糖素分泌，从而达到减少摄入、降糖、减重的目的。两者用于减重治疗时剂量较降糖时更大。研究显示，利拉鲁肽每日 3 mg 治疗 56 周后患者的体重平均减轻可达 8.4 kg，较安慰剂组多 5.8 kg[17]。司美格鲁肽每周 2.4 mg 治疗 68 周后患者体重平均减轻可达 14.9%（15.3 kg）[18]。

替西帕肽是葡萄糖依赖性胰岛素释放多肽（glucose-dependent insulinotropic polypeptide, GIP）和 GLP-1 双受体激动剂。GIP 受体和 GLP-1 受体均表达于大脑中调节食欲的重要区域，替西帕肽通过减少热量摄入和调节食欲来减少食物摄入、降低体重并降低脂肪含量[19]。在针对肥胖症患者的为期 72 周的试验中，每周 1 次 5 mg、10 mg 或 15 mg 的替西帕肽皮下给药可显著和持续地减轻体重，15 mg 组减重最多可达 22.5%（23.6 kg），10 mg 或 15 mg 组分别有 50% 和 57% 的参与者体重下降 ≥ 20%[20]。替西帕肽作为新一代减重药物效果显著，而安全性、有效性和心血管结局的长期数据尚待公布。

芬特明是一种拟交感神经药物，可刺激中枢神经系统释放去甲肾上腺素，从而降低食欲[21]。托吡酯是一种 γ- 氨基丁酸激动剂、谷氨酸拮抗剂和碳酸酐酶抑制剂，通过影响神经递质活性进一步抑制食欲[22]。芬特明和托吡酯的组合使用可以减少托吡酯使用量，比单独使用减重效果更好而且不良反应更小，但由于存在潜在的成瘾性或出现快速反应，仅推荐短期使用（<3 个月）。

安非他酮作为多巴胺和去甲肾上腺素再摄取抑制剂，可以直接刺激 POMC 细胞，持续降低食欲。纳曲酮是阿片受体抑制剂。安非他酮和纳曲酮两者协同作用于下丘脑 POMC 神经元，可减少与奖赏相关的进食行为，因为多巴胺调节进食的欲望和奖赏，而阿片类物质则传递进食美食时与奖赏相关的感觉[23]。

美曲普汀是一种瘦素类似物,可作为瘦素缺乏症的替代疗法,用于治疗先天性或后天性脂肪营养不良及相关并发症患者[24]。司美诺肽是一种 MC4 受体激动剂,适用于因 POMC、PCSK1 或 LEPR 基因缺陷导致的罕见的单基因或综合征性肥胖遗传病。司美诺肽有助于重建 MC4 受体通路活性,从而通过减少热量摄入和能量消耗来减少饥饿感并促进体重减轻[25]。

(三)减重手术

对于重度肥胖症患者而言,减重手术是目前公认的能够长期稳定减轻体重并且迅速、持续缓解肥胖相关并发症的治疗方法,可有效提高生活质量。减重手术的亚洲标准为 BMI $\geqslant 35\,kg/m^2$ 或 BMI $27.5 \sim 35\,kg/m^2$ 且合并代谢性疾病的患者,最常见的减重手术是腹腔镜袖状胃切除术(laparoscopic sleeve gastrectomy, LSG)和腹腔镜 Roux-en-Y 胃旁路术(1aparoscopic Rouxen-Y gastric bypass, LRYGB)。

LSG 是容量限制性手术,手术方式为切除胃底和胃大弯,通过缩小胃容积来限制热量摄入,同时可改变部分胃肠激素水平,不仅减重还能同时改善血糖水平及其他代谢指标。绝大多数合并代谢综合征的单纯肥胖症患者可以考虑 LSG 治疗,术后体重平均减轻可达 15%~20%,严重并发症相对较少[26]。

LRYGB 同时限制摄入与减少吸收,不仅减重效果显著,还可改善糖代谢及其他代谢指标。LRYGB 对于 2 型糖尿病缓解率较高,可能与胃肠道激素分泌变化和十二指肠旷置对胰岛细胞功能的影响有关。LRYGB 对于合并中重度反流性食管炎或代谢综合征严重的肥胖症患者更为合适。在短期内 LSG 和 LRYGB 的减重程度相似(12 个月时体重减轻约 30%)[27],相比之下,LRYGB 的长期减重效果和 T2DM 缓解率稍好于 LSG[28]。

其他减重术式还包括腹腔镜可调节胃绑带术、胃内水球术、单吻合胃旁路术和胆胰分流十二指肠转位术等。目前手术的局限性主要在于医疗费用高,存在短期和长期并发症的风险,另外大约 5%~20% 的患者会出现体重反弹。

七、预后与随访

肥胖症的预后取决于多种因素,包括个体的代谢状况、是否遵循治疗计划和可能存在的合并症。肥胖症患者通常面临着较高的慢性代谢性疾病风险,如 2 型糖尿病、高脂血症和心血管疾病等。预后改善的关键在于制订合理的减重目标,采取有效的治疗策略,强调饮食管理、体育锻炼和良好的生活习惯是控制体重的基础,必要时辅助药物治疗和手术干预,以及定期医学监测。肥胖症的随访不仅需要关注患者的体重、血压、血糖和血脂水平等代谢指标,患者心理健康和生活质量的评估也很重要的,因为肥胖可能会对患者的情感和社会功能产生影响。总之,以疾病为中心的个体化治疗方能长期坚持,达到有效减重的目的。

八、诊疗流程

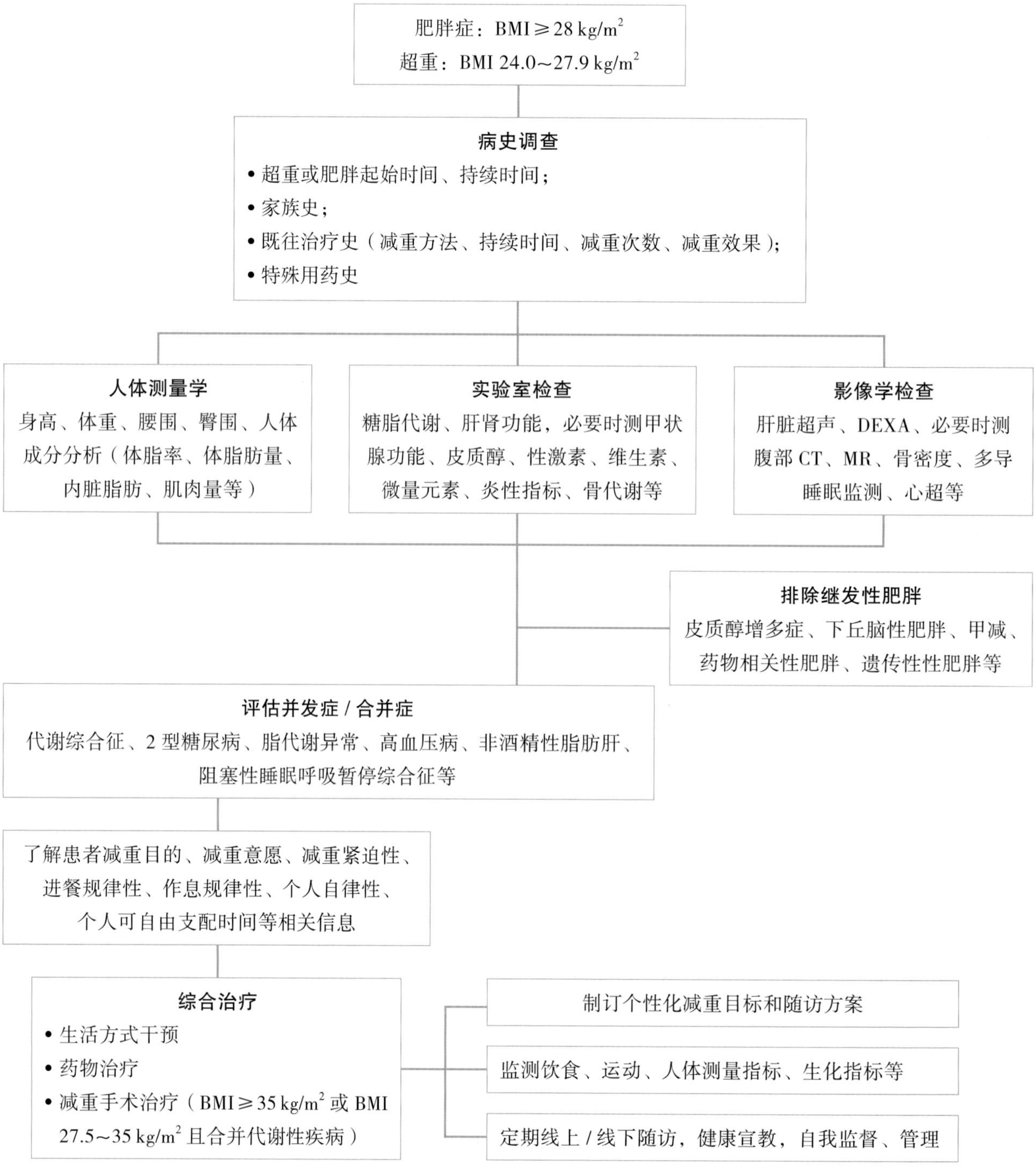

肥胖症：BMI ≥ 28 kg/m²
超重：BMI 24.0~27.9 kg/m²

病史调查
- 超重或肥胖起始时间、持续时间；
- 家族史；
- 既往治疗史（减重方法、持续时间、减重次数、减重效果）；
- 特殊用药史

人体测量学
身高、体重、腰围、臀围、人体成分分析（体脂率、体脂肪量、内脏脂肪、肌肉量等）

实验室检查
糖脂代谢、肝肾功能，必要时测甲状腺功能、皮质醇、性激素、维生素、微量元素、炎性指标、骨代谢等

影像学检查
肝脏超声、DEXA、必要时测腹部 CT、MR、骨密度、多导睡眠监测、心超等

排除继发性肥胖
皮质醇增多症、下丘脑性肥胖、甲减、药物相关性肥胖、遗传性性肥胖等

评估并发症 / 合并症
代谢综合征、2 型糖尿病、脂代谢异常、高血压病、非酒精性脂肪肝、阻塞性睡眠呼吸暂停综合征等

了解患者减重目的、减重意愿、减重紧迫性、进餐规律性、作息规律性、个人自律性、个人可自由支配时间等相关信息

综合治疗
- 生活方式干预
- 药物治疗
- 减重手术治疗（BMI ≥ 35 kg/m² 或 BMI 27.5~35 kg/m² 且合并代谢性疾病）

制订个性化减重目标和随访方案

监测饮食、运动、人体测量指标、生化指标等

定期线上 / 线下随访，健康宣教、自我监督、管理

图 4-1-1 肥胖症诊疗流程

九、病例回顾

回顾本节病例的临床特点：患者为中年男性，因体重增加就诊，查体 BMI>28 kg/m^2，肥胖症诊断明确，并且患者同时伴有 2 型糖尿病、高胰岛素血症、高脂血症、高尿酸血症和非酒精性脂肪肝。患者有 2 型糖尿病、肥胖家族史，无特殊致肥胖药物服用史。评估甲状腺激素、皮质醇、醛固酮和肾上腺 CT 均未见异常。遂嘱患者改变生活方式，予以降糖、降脂、降尿酸药物治疗，定期医学监测，目前血糖、血脂、尿酸水平控制良好，1 年来体重减轻 8 kg，目前长期随访体重管理中。

十、进展与展望

肥胖是我国最重要的公共卫生问题之一，肥胖的预防至关重要，预防肥胖应从儿童时期开始。健康饮食和体育锻炼是肥胖症管理的核心，宣传教育更健康的生活方式，早期发现有肥胖趋势的个体并指导体重管理，可以预防和管理肥胖，并减少肥胖相关并发症的发生。目前新型减重药物的研发进展迅速，包括葡萄糖依赖性促胰岛素释放多肽受体（glucose-dependent insulinotropic polypeptide receptor, GIPR）/ 胰高血糖素样肽 -1 受体（glucagon-like peptide-1 receptor, GLP-1R）双重受体激动剂和 GIPR/GLP-1R/ 胰高血糖素受体（glucagon receptor, CGR）三重激动剂在内的许多药物正在进行 Ⅰ ~ Ⅲ 期临床试验，将为未来的药物治疗提供更多选择。通过综合干预、科研创新和健康政策，我们可以更好地应对肥胖症，降低其发生率，并提高肥胖症患者的生活质量。

（高晶扬 编；杨 涛 审）

参考文献

[1] PAN X-F, WANG L, PAN A. Epidemiology and determinants of obesity in China[J]. The Lancet Diabetes & Endocrinology, 2021, 9(6): 373-392.

[2] SU C, JIA XF, WANG ZH, et al. Longitudinal association of leisure time physical activity and sedentary behaviors with body weight among Chinese adults from China Health and Nutrition Survey 2004-2011[J]. European Journal of Clinical Nutrition, 2017, 71(3): 383-388.

[3] WU Y, DUAN H, TIAN X, et al. Genetics of Obesity Traits: A Bivariate Genome-Wide Association Analysis[J]. Frontiers In Genetics, 2018, 9: 179.

[4] LIN X, LI H. Obesity: Epidemiology, Pathophysiology, and Therapeutics[J]. Frontiers In Endocrinology, 2021, 12: 706978.

[5] SPEAKMAN JR. The 'Fat Mass and Obesity Related' (FTO) gene: Mechanisms of Impact on Obesity and Energy Balance[J]. Current Obesity Reports, 2015, 4(1): 73-91.

[6] NING X, LV J, GUO Y, et al. Association of Sleep Duration with Weight Gain and General and Central Obesity Risk in Chinese Adults: A Prospective Study[J]. Obesity (Silver Spring, Md.), 2020, 28(2): 468-474.

[7] HEINDEL JJ, NEWBOLD R, SCHUG TT. Endocrine disruptors and obesity[J]. Nature Reviews. Endocrinology, 2015, 11(11): 653-661.

[8] GRANT RW, DIXIT VD. Adipose tissue as an immunological organ[J]. Obesity (Silver Spring, Md.), 2015, 23(3): 512-518.

[9] SALTIEL AR, OLEFSKY JM. Inflammatory mechanisms linking obesity and metabolic disease[J]. The Journal of Clinical Investigation, 2017, 127(1): 1-4.

[10] RYAN DH. Guidelines for Obesity Management[J]. Endocrinology and Metabolism Clinics of North America, 2016, 45(3): 501-510.

[11] CHAKHTOURA M, HABER R, GHEZZAWI M, et al. Pharmacotherapy of obesity: an update on the available medications and drugs under investigation[J]. EClinicalMedicine, 2023, 58: 101882.

[12] AHERN AL, WHEELER GM, AVEYARD P, et al. Extended and standard duration weight-loss programme referrals for adults in primary care (WRAP): a randomised controlled trial[J]. Lancet (London, England), 2017, 389(10085): 2214-2225.

[13] STANEK A, BROŻYNA-TKACZYK K, ZOLGHADRI S, et al. The Role of Intermittent Energy Restriction Diet on Metabolic Profile and Weight Loss among Obese Adults[J]. Nutrients, 2022, 14(7).

[14] JAMSHED H, STEGER FL, BRYAN DR, et al. Effectiveness of Early Time-Restricted Eating for Weight Loss, Fat Loss, and Cardiometabolic Health in Adults With Obesity: A Randomized Clinical Trial[J]. JAMA Internal Medicine, 2022, 182(9): 953-962.

[15] O'NEILL B, RAGGI P. The ketogenic diet: Pros and cons[J]. Atherosclerosis, 2020, 292: 119-126.

[16] KWON Y-J, KWON GE, LEE HS, et al. The Effect of Orlistat on Sterol Metabolism in Obese Patients[J]. Frontiers In Endocrinology, 2022, 13: 824269.

[17] PI-SUNYER X, ASTRUP A, FUJIOKA K, et al. A Randomized, Controlled Trial of 3.0 mg of Liraglutide in Weight Management[J]. The New England Journal of Medicine, 2015, 373(1): 11-22.

[18] WILDING JPH, BATTERHAM RL, CALANNA S, et al. Once-Weekly Semaglutide in Adults with Overweight or Obesity[J]. The New England Journal of Medicine, 2021, 384(11).

[19] SAMMS RJ, COGHLAN MP, SLOOP KW. How May GIP Enhance the Therapeutic Efficacy of GLP-1?[J]. Trends In Endocrinology and Metabolism: TEM, 2020, 31(6): 410-421.

[20] JASTREBOFF AM, ARONNE LJ, AHMAD NN, et al. Tirzepatide Once Weekly for the Treatment of Obesity[J]. The New England Journal of Medicine, 2022, 387(3): 205-216.

[21] ALLISON DB, GADDE KM, GARVEY WT, et al. Controlled-release phentermine/topiramate in severely obese adults: a randomized controlled trial (EQUIP)[J]. Obesity (Silver Spring, Md.), 2012, 20(2): 330-342.

[22] GARVEY WT, RYAN DH, LOOK M, et al. Two-year sustained weight loss and metabolic benefits with controlled-release phentermine/topiramate in obese and overweight adults (SEQUEL): a randomized, placebo-controlled, phase 3 extension study[J]. The American Journal of Clinical Nutrition, 2012, 95(2): 297-308.

[23] BILLES SK, SINNAYAH P, COWLEY MA. Naltrexone/bupropion for obesity: an investigational combination pharmacotherapy for weight loss[J]. Pharmacological Research, 2014, 84.

[24] MEEHAN CA, COCHRAN E, KASSAI A, et al. Metreleptin for injection to treat the complications of leptin deficiency in patients with congenital or acquired generalized lipodystrophy[J]. Expert Review of Clinical Pharmacology, 2016, 9(1): 59-68.

[25] CLÉMENT K, VAN DEN AKKER E, ARGENTE J, et al. Efficacy and safety of setmelanotide, an MC4R agonist, in individuals with severe obesity due to LEPR or POMC deficiency: single-arm, open-label, multicentre, phase 3 trials[J]. The Lancet Diabetes & Endocrinology, 2020, 8(12): 960-970.

[26] STAUDENMANN DA, SUI Z, SAXENA P, et al. Endoscopic bariatric therapies for obesity: a review[J]. The Medical Journal of Australia, 2021, 215(4): 183-188.

[27] HU Z, SUN J, LI R, et al. A Comprehensive Comparison of LRYGB and LSG in Obese Patients Including the Effects on QoL, Comorbidities, Weight Loss, and Complications: a Systematic Review and Meta-Analysis[J]. Obesity Surgery, 2020, 30(3): 819-827.

[28] MURPHY R, PLANK LD, CLARKE MG, et al. Effect of Banded Roux-en-Y Gastric Bypass Versus Sleeve Gastrectomy on Diabetes Remission at 5 Years Among Patients With Obesity and Type 2 Diabetes: A Blinded Randomized Clinical Trial[J]. Diabetes Care, 2022, 45(7): 1503-1511.

第二节　脂肪肝

一、概述

脂肪肝（fatty liver）是指由于各种原因引起的肝细胞内脂肪堆积过多的病变，分为酒精性脂肪肝（alcohol-associated liver disease, ALD）和非酒精性脂肪性肝病（non-alcoholic fatty liver disease, NAFLD）两大类。ALD 是长期大量饮酒所致，包括多种肝脏疾病，如急性酒精性肝炎、酒精性肝脂肪变性和酒精性肝硬化，主要临床特征是恶心、呕吐、黄疸、肝脏肿大和压痛，可并发肝衰竭和上消化道出血等。NAFLD 以肝细胞脂肪变性、肝脏脂肪沉积为主要特征，并排除酒精性、药物性肝损、病毒性肝炎等明确的肝损因素所导致的肝脏疾病，以弥漫性肝细胞大泡性脂肪变性，以及脂质代谢紊乱为主要病理特征。NAFLD 包括从非酒精性脂肪肝到非酒精性脂肪性肝炎（non-alcoholic steatohepatitis, NASH）的一系列肝脏疾病，严重者可进展为肝硬化和肝细胞癌。约有 25% 的 NAFLD 患者会进展为更严重的 NASH，发生伴有炎症和肝细胞损伤的脂肪变性以及肝细胞周围纤维化[1]。

二、病例

患者男性，45 岁，因"因右上腹隐痛伴纳差、乏力半年"就诊。否认吸烟、酗酒史。

体格检查：身高 172 cm，体重 75 kg，BMI 25.4 kg/m^2，腰围 96 cm，臀围 90 cm，腹部无压痛、反跳痛，心肺查体未见明显异常。

辅助检查：总胆固醇 6.0 mmol/L，甘油三酯 2.35 mmol/L，LDL 4.8 mmol/L，HDL 0.8 mmol/L。谷丙转氨酶 51.0 U/L、谷草转氨酶 60.0 U/L，γ 谷氨酰转肽酶 70 U/L，血清总胆红素 ≤ 3 mg/dL，肌酐 43 μmol/L，尿素氮 4.6 mmol/L，尿酸 390 μmol/L，空腹葡萄糖 6.0 mmol/L，餐后 2 小时葡萄糖 6.7 mmol/L，空腹胰岛素 17.1 μU/mL，餐后 2 小时胰岛素 180.3 μU/mL，糖化血红蛋白 5.6%。乙肝五项、甲肝抗体、丙肝抗体、自身免疫抗体、甲状腺功能、皮质醇、性激素均未见明显异常。腹部超声：脂肪肝，胆、脾、双肾未见明显异常。肝脏弹性检查（FibroScan）：肝脏硬度值 5.5 kPa，肝脏脂肪衰减参数 295 dB/m；内脏脂肪含量（DUAL 生物阻抗法）：105 cm^2。

三、背景

随着经济飞速发展和现代生活方式的变化，脂肪肝的患病率逐年升高，并呈年轻化趋势，正在成为我国慢性肝脏疾病的主要原因，约 27% 的城市居民患有脂肪肝，ALD 和 NAFLD 的中位患病率分别为 4.5% 和 15.0%，其中儿童 NAFLD 的患病率为 2.1%，肥胖儿童中 NAFLD 患病率可高达 68.2%[2]。肥胖和脂代谢紊乱是 NAFLD 的重要影响因素,并且重度饮酒与肥胖在 ALD 中也存在协同作用。脂肪肝与严重的肝脏并发症,如肝硬化和肝癌,以及心血管疾病和代谢综合征等其他慢性疾病密切相关,脂肪肝的预防和早期诊治对于提高肝脏健康水平、减轻医疗负担具有重要意义。

四、发病机制

(一)ALD 发病机制

ALD 是由过量饮酒引起的最普遍和最具破坏性的疾病之一,也是发达国家酒精相关死亡的主要原因之一。ALD 的风险随着每日酒精摄入量的增加和饮酒时间的延长而逐渐增加。酒精通过多种方式造成 ALD:① 乙醇介导的肝损伤:乙醇会代谢成乙醛,乙醇和乙醛都会对肝细胞产生毒性作用[3]。② 对损伤的炎症免疫反应:受损的肝细胞反过来会释放内源性 DAMPs,招募先天性和适应性免疫细胞,使肝损伤进一步恶化。乙醇引起的肝内氧化还原状态改变会损害 β- 氧化和三羧酸循环活性。长期摄入酒精也会增加关键脂肪合成调节因子的表达,例如固醇调节元件结合蛋白(sterol regulatory element binding protein, SREBP)和 SREBP-1 靶基因(如脂肪酸合酶、乙酰辅酶 A 羧化酶和硬脂酰辅酶 A 去饱和酶基因)[4]。③ 肠道通透性和微生物组改变:酒精还直接影响肠道微生物群和肠道通透性,使细菌产物进入肝脏,进一步刺激免疫反应和肝损伤[5]。因此,尽管存在免疫刺激,但免疫反应无法有效对抗感染,即所谓的免疫麻痹。此外,肥胖是 ALD 的重要危险因素之一,可导致 ALD 合并 NAFLD 的发生。PNPLA3 是 ALD 的遗传相关风险因素,每增加一个 G 等位基因,患者就更有可能患 ALD,并且患 ALD 所需的重度饮酒暴露时间更短[6]。

(二)NAFLD 发病机制

1. 胰岛素抵抗

胰岛素抵抗是 NAFLD 发生发展的重要环节。胰岛素抵抗状态下,肝脏摄取的 FFAs 增加,肝脏处理主要代谢能量底物、碳水化合物和脂肪酸的能力超负荷,从而导致脂类异常蓄积。当脂肪酸来源过多或去路不足时,就可能产生脂毒性引发内质网应激、氧化应激并激活炎症小体,使肝细胞损伤或死亡并释放 IL-1β、IL-6、IL-18、TNF-α 和 TGF-β 等细胞因子或趋化因子,导致炎症、肝脏星状细胞活化以及细胞外基质的逐渐积累,进而产生肝纤维化[7]。此外,肝脏 FFAs 的异位沉积还可以通过增加脂肪酸氧化,以及生成自由基来加剧胰岛素抵抗,引起肝脏脂质积累和胰岛素抵抗之间的恶性循环[8]。因此,胰岛素抵抗与 NAFLD 存在非常紧密的联系。

2. 肥胖驱动的脂肪肝发病机制

NAFLD 的确切病因和发病机制尚未明确。"二次打击"理论是非酒精性脂肪性肝病的经典发病机制[9]。第一次打击是胰岛素抵抗和循环中过多的 FFAs,导致单纯肝脂肪变性,胰岛素抵抗可以促进单纯性脂肪肝向 NASH 发展。第二次打击是在一次打击的基础之上,发生氧化应激、脂质过氧化、线粒体功能障碍、炎症介质和自由基的大量产生,从而导致肝脏炎症。然而,这种观点现在被认为已经过时,随着更多机制被发现,NAFLD 的发展已被证明是多因素共同作用的过程,包括胰岛素抵抗、氧化应激、遗传决定因素、营养和生活方式、内质网应激、炎症和肠道微生物群变化等。

肥胖不仅在脂肪变性的始动环节中发挥作用，还会继续促进其发展为 NASH。在肥胖症或缺乏脂肪组织的情况下，脂肪组织储存多余能量的能力减弱，肝细胞可以发挥类似脂肪细胞的功能，储存以甘油三酯为主的多余脂质，进而发生肝细胞脂肪变性。由于皮下脂肪组织的脂肪分解加速和脂肪酸吸收减少，导致循环中的 FFAs 供应过剩，肝脏、骨骼肌的异位脂肪堆积，继而产生多器官胰岛素抵抗。

五、诊断

（一）诊断标准

ALD 的诊断需要明确患者的长期过量饮酒史，并排除其他肝脏疾病的原因。过量饮酒量定义为男性 ≥40 g/ 天（女性 ≥20 g/ 天），和 / 或连续 2 周每日饮酒量 ≥80 g[10]。酒精性肝炎（alcoholic hepatitis, AH）的诊断：可无明显症状，可有非特异性消化道症状，如食欲不振、恶心、呕吐、腹痛及腹泻，以及体重减轻、全身倦怠乏力、发热、黄疸、上消化道出血及精神症状。血清总胆红素 ≤3 mg/dL，天冬氨酸转氨酶（AST）和丙氨酸转氨酶（ALT）升高超过 1.5 倍正常上限，但 <400 U/L，并且 AST/ALT 比值 >1.5，出现症状前 8 周有大量饮酒的记录，并排除其他肝脏疾病[11]。肝组织活检是确定 ALD 及分期分级的可靠方法，是判断其严重程度和预后的重要依据。

NAFLD 诊断要点：① 影像学或活检证实肝脂肪变；② 排除持续或近期大量饮酒的患者，即在过去 12 个月里，没有饮酒史或每周平均酒精摄入量：男性低于 <140 g，女性低于 <70 g；③ 排除其他原因所致肝脏脂肪变性，且不合并慢性肝病。

（二）辅助检查

1. 实验室检查

肝功能（ALT、AST、γ-GT、总胆红素、白蛋白和碱性磷酸酶等）、脂代谢（甘油三酯、总胆固醇、LDL 和 HDL）、空腹血糖、肾功能、脂肪酸和炎症指标、病毒性肝炎相关指标（乙肝两对半、甲肝抗体、丙肝抗体等）、自身免疫抗体（抗核抗体、抗平滑肌抗体以及抗肝 / 肾微粒体抗体）等。

值得注意的是，AST 和 ALT 升高通常为正常上限的 2~5 倍，AST/ALT 比值小于 1，而 ALD 的 AST/ALT 比值通常大于 2。肝酶升高的程度并不能预测肝脏炎症或纤维化的程度，而 ALT 水平正常也不能排除有临床意义的组织学损伤。

2. 影像学检查

（1）超声：由于存在弥漫性肝脏脂肪浸润，超声检查常会显示肝实质高回声表现。

（2）CT 和 MRI：均可识别肝脂肪变，但检测肝脏炎症或纤维化的敏感性不足。

（3）肝脏瞬时弹性成像技术（FibroScan）：通过检测肝脏硬度值（liver stiffness measurement, LSM）和肝脏脂肪衰减参数（controlled attenuation parameter, CAP）来实现对肝纤维化、脂肪肝的定量分级，即肝组织越硬，LSM 越大；肝脏脂肪变性程度越高，CAP 值越大。目前临床通常认为，弹性数值在 7 kPa 以上为显著纤维化，9.5 kPa 以上为严重纤维化，12.5 kPa 以上可以诊断肝硬化。脂肪变性 <11%，CAP<238 dB/m 为正常值；脂肪变性 ≥11%，CAP 238~259 dB/m 为轻度脂肪

肝；脂肪变性≥34%，CAP 259~292 dB/m 为中度脂肪肝；脂肪变性≥67%，CAP>292 dB/m 为重度脂肪肝。

3. 肝活检

肝组织活检是诊断 NAFLD 的金标准。当根据患者病史、实验室检查结果和影像学表现等无创评估后仍不能明确诊断时，需行肝组织活检，这也是目前鉴别 NAFL 和 NASH 的唯一方法。单纯性肝脏脂肪变性的病理特征为脂肪变性并伴有轻度或无小叶炎症。NASH 以肝细胞球囊变性、弥漫性小叶炎症和纤维化为病理特征。通过 NAFLD 活动度评分（NAFLD activity score, NAS）可将 NAFLD 患者的疾病活动度分级：脂肪变性（0~3 分）、小叶炎症（0~3 分）和肝细胞气球样变（0~2 分），NAS 是以上各项活检评分的总和。

（三）鉴别诊断

1. 病毒性肝炎

病毒性肝炎（如乙型肝炎、丙型肝炎）也可以导致肝脏受损，其症状可能与脂肪肝相似，需要检查肝功能指标和病毒标志物来鉴别。

2. 自身免疫性肝病

自身免疫性肝病，如原发性胆汁性胆管炎和原发性硬化性胆管炎，通常表现为慢性胆道疾病的症状，如胆汁淤积、黄疸，也可能表现为肝脏炎症和肝损，需要进行免疫学检查和肝活检来鉴别。

3. 药物性肝损害

有多种药物和草药可能导致肝脏受损，表现为肝酶升高和脂肪沉积，最常见的是对乙酰氨基酚和 NSAIDs 类解热镇痛药，其他常见导致药物性肝损害的药物类别包括抗生素、抗癫痫药、抗真菌药、利尿药和肿瘤化疗药物，需要排除这些药物的影响。

4. 遗传性肝疾病

一些遗传性肝疾病，如家族性脂贮症、肝豆状核变性（又称 Wilson 病）和 α1- 抗胰蛋白酶缺陷，也可能导致肝脏受损。

5. 肝硬化

肝硬化是肝脏严重损害的结果，可能因 ALD 和 NAFLD 的进展而出现，但它是一种独立的疾病，需要进行详细评估。

6. 肝脏肿瘤

肝细胞癌可能是 ALD 和 NAFLD 发展的晚期结果，需要详细检查以排除这种可能性。

六、治疗

（一）ALD 治疗

饮酒是 ALD 患者疾病进展和长期预后的决定因素。彻底戒酒是治疗各种 ALD 的基石，能够有效缓解 ALD 临床病程甚至逆转肝损害。ALD 的医学治疗最好由包括成瘾专家在内的多学科团队共同进行。酒精戒断综合征（alcohol withdrawal syndrome, AWS）应按照酒精戒断评估方案进行分层和管理。对于严重的 AWS 和 ALD 患者，苯二氮䓬类药物是治疗首选药物。

（二）NAFLD治疗

目前NAFLD的治疗方式仍十分有限，对于NAFLD患者的主要建议是改变生活方式，注意健康饮食并定期运动。减重是肥胖和超重NAFLD患者的根本治疗措施，通过改变生活方式来减重可以改善胰岛素抵抗，体重的持续下降能够减轻肝纤维化，从而显著改善NASH的疾病进展[12]。但是由于社会、心理、身体、遗传和表观遗传学等多种原因，通过干预生活方式治疗NAFLD和NASH对于患者来说具有挑战性并难以维持，通常并不成功。

NAFLD/NASH的药物治疗主要针对胰岛素抵抗和氧化应激。二甲双胍作为2型糖尿病的一线治疗药物，可以辅助减轻体质量，改善胰岛素抵抗，亦可以用于治疗NAFLD，但治疗效果较有限[13]。噻唑烷二酮类（TZD）药物作为过氧化物酶体增殖物激活受体（peroxisome proliferator-activated receptor，PPAR）-γ激动剂，可逆转脂肪组织功能异常，减轻肥胖和伴发2型糖尿病患者的胰岛素抵抗，促进脂肪重新分布，减轻肝脂肪变性、炎症和肝纤维化，但疗效亦差强人意[14]。减重药物奥利司他可通过抑制肠道和胰腺脂肪酶活性，阻止食物中总胆固醇的吸收，从而达到减重以及逆转肝脂肪变性和炎症的效果。中国NAFLD防治指南建议BMI≥30 kg/m²或BM≥27 kg/m²且伴有代谢相关合并症的成年NAFLD患者可考虑应用奥利司他等药物进行减重治疗，但需警惕此类药引起的不良反应。保肝药物如还原型谷胱甘肽、多烯磷脂酰胆碱、甘草酸二胺、水飞蓟宾、双环醇等，根据中国NAFLD防治指南，可用于NASH和进展性肝纤维化的辅助治疗，但疗效仍需进一步临床研究证实。

因此，为了治疗NAFLD和NASH并预防肝硬化和肝细胞癌等并发症，需要针对性地研发新型有效的治疗药物。目前已有大量临床试验评估NAFLD和NASH的药物干预措施，包括针对能量摄入、能量代谢、脂毒性肝损伤以及炎症和纤维生成的药物，如FXR激动剂（奥贝胆酸）、PPAR-α和PPAR-δ激动剂（saroglitazar、elafibrinor、lanifibranor）以及CCR2和CCR5拮抗剂（cencriviroc）等[15]。PPAR是肝细胞和其他组织内调控脂代谢和炎症反应的核转录因子，为NAFLD重要治疗靶点。PPAR-α和PPAR-γ激动剂saroglitazar是全球首个获批用于NASH治疗的药物，研究显示，saroglitazar能够降低NAFLD患者的血清总胆固醇和肝脏转氨酶水平，改善肝脏硬度，并有效减少肝内脂肪含量，还能够通过调节糖脂代谢降低心血管疾病风险，适用于合并他汀类药物不能控制的2型糖尿病和高脂血症的非肝硬化NASH患者[16]。此外，PPARα和PPARδ双重激动剂elafibranor和泛PPAR激动剂lanifibranor等均可降低NAFLD患者的血脂水平和改善肝脏组织病理学。

七、预后与随访

脂肪肝的预后受多种因素影响，因个体情况和疾病的严重程度而异。肝脏的炎症和纤维化程度是影响预后的重要因素，若脂肪肝进展为脂肪性肝炎，则可能会导致肝硬化、肝细胞癌等更严重的肝脏问题。一般而言，在早期诊断和积极干预的情况下脂肪肝的预后通常较好。改善生活方式对于脂肪肝的治疗和预防进展至更严重的阶段至关重要，包括控制体重、饮食改善、增加体育活动，且ALD患者应完全戒酒。若患者伴随有代谢综合征、2型糖尿病或高血压，应控制相关基础疾病，定期医学随访肝功能指标及影像学检查，并避免应用潜在肝毒性药物，或在医生的建议下使用。

八、病例回顾

回顾本节病例特点：患者为中年男性，因右上腹不适、纳差、乏力就诊，体格检查提示超重，实验室检查提示高脂血症、肝酶升高，超声提示脂肪肝，FibroScan：LSM 5.5 kPa，CAP 295 dB/m；提示重度脂肪肝，但尚未达肝纤维化。临床上无其他脂肪肝因素（无遗传因素、无药物性肝损，病毒性肝炎标志物阴性），暂无须行肝活检检查，根据以上检查结果，诊断为 NAFLD。建议患者低脂饮食、加强体育活动，予以阿托伐他汀降脂治疗。6 个月后随访显示患者体重下降 5 kg，FibroScan：LSM 5.0 kPa，CAP 240 dB/m，脂肪肝程度得到显著改善。

九、进展与展望

无论是 ALD 或 NAFLD，早期诊断和以生活方式为主的积极干预都能减轻肝脏脂肪沉积的程度，降低脂肪肝的进展风险，而对于已经进展为脂肪性肝炎的患者而言预后较差。目前批准用于脂肪肝治疗的药物极少，NAFLD 和 NASH 仍是目前的药物研究热点，有很多药物临床试验正在进行，如 GLP-1 受体激动剂司美格鲁肽、GLP-1R/GCGR 双靶点激动剂 Efinopegdutide 等。未来仍需深入探索脂肪肝的发病机制，寻找更多有效治疗靶点逆转肝脏脂肪变性及肝纤维化，改善脂肪肝患者的预后。

（高晶扬　编；杨　涛　审）

参考文献

[1] YOUNOSSI ZM, KOENIG AB, ABDELATIF D, et al. Global epidemiology of nonalcoholic fatty liver disease-Meta-analytic assessment of prevalence, incidence, and outcomes[J]. Hepatology (Baltimore, Md.), 2016, 64(1): 73-84.

[2] FAN J-G. Epidemiology of alcoholic and nonalcoholic fatty liver disease in China[J]. Journal of Gastroenterology and Hepatology, 2013, 28 Suppl 1: 11-17.

[3] SETSHEDI M, WANDS JR, DE LA MONTE SM. Acetaldehyde adducts in alcoholic liver disease[J]. Oxidative Medicine and Cellular Longevity, 2010, 3(3): 178-185.

[4] JI C, CHAN C, KAPLOWITZ N. Predominant role of sterol response element binding proteins (SREBP) lipogenic pathways in hepatic steatosis in the murine intragastric ethanol feeding model[J]. Journal of Hepatology, 2006, 45(5): 717-724.

[5] DUNN W, SHAH VH. Pathogenesis of Alcoholic Liver Disease[J]. Clinics In Liver Disease, 2016, 20(3): 445-456.

[6] BURZA MA, MOLINARO A, ATTILIA ML, et al. PNPLA3 I148M (rs738409) genetic variant and age at onset of at-risk alcohol consumption are independent risk factors for alcoholic cirrhosis[J]. Liver International : Official Journal of the International Association For the Study of the Liver, 2014, 34(4): 514-520.

[7] NEUSCHWANDER-TETRI BA. Non-alcoholic fatty liver disease[J]. BMC Medicine, 2017, 15(1): 45.

[8] STIENSTRA R, VAN DIEPEN JA, TACK CJ, et al. Inflammasome is a central player in the induction of obesity and insulin resistance[J]. Proceedings of the National Academy of Sciences of the United States of America, 2011, 108(37): 15324-15329.

[9] DAY CP, JAMES OF. Steatohepatitis: a tale of two "hits"?[J]. Gastroenterology, 1998, 114(4): 842-845.

[10] LI YM, FAN JG, WANG BY, et al. Guidelines for the diagnosis and management of alcoholic liver disease: update 2010: (published in Chinese on Chinese Journal of Hepatology 2010; 18: 167-170)[J]. Journal of Digestive Diseases, 2011, 12(1): 45-50.

[11] SINGAL AK, BATALLER R, AHN J, et al. ACG Clinical Guideline: Alcoholic Liver Disease[J]. The American Journal of Gastroenterology, 2018, 113(2): 175-194.

[12] VILAR-GOMEZ E, MARTINEZ-PEREZ Y, CALZADILLA-BERTOT L, et al. Weight Loss Through Lifestyle Modification Significantly Reduces Features of Nonalcoholic Steatohepatitis[J]. Gastroenterology, 2015, 149(2): 367-378.

[13] NAIR S, DIEHL AM, WISEMAN M, et al. Metformin in the treatment of non-alcoholic steatohepatitis: a pilot open label trial[J]. Alimentary Pharmacology & Therapeutics, 2004, 20(1): 23-28.

[14] PROMRAT K, LUTCHMAN G, UWAIFO GI, et al. A pilot study of pioglitazone treatment for nonalcoholic steatohepatitis[J]. Hepatology (Baltimore, Md.), 2004, 39(1): 188-196.

[15] FRIEDMAN SL, NEUSCHWANDER-TETRI BA, RINELLA M, et al. Mechanisms of NAFLD development and therapeutic strategies[J]. Nature Medicine, 2018, 24(7): 908-922.

[16] RASTOGI A, DUNBAR RL, THACKER HP, et al. Abrogation of postprandial triglyceridemia with dual PPAR α/γ agonist in type 2 diabetes mellitus: a randomized, placebo-controlled study[J]. Acta Diabetologica, 2020, 57(7): 809-818.

第三节　家族性高胆固醇血症

一、概述

家族性高胆固醇血症（family hypercholesterolemia，FH）是一种遗传性疾病，其特征是出生时即出现血液循环中低密度脂蛋白胆固醇（low-density lipoprotein cholesterol，LDL-C）异常升高，从而导致 FH 患者动脉粥样硬化快速发展，并出现早发心血管卒中和死亡等不良结果，尤其是未接受或治疗不充分的患者。尽管目前已有多种降胆固醇的有效药物，但对 FH 患者缺乏早期发现和适当的药物干预仍是治疗 FH 的主要挑战。

FH 多见于低密度脂蛋白受体（low-density lipoprotein receptor，LDLR）（19p13.2）、载脂蛋白 B（apolipoprotein B，APOB）（2p24.1）和（或）前蛋白转化酶枯草杆菌蛋白酶 9 型（proprotein convertase subtilin/kexin 9，PCSK9）（1p32.3）这三个基因发生突变。其中 *LDLR* 基因突变（常染色体显性高胆固醇血症）为 FH 的主要原因，此外，仍有其他多个基因的两千多种变异可能致病，导致 LDL-C 受体功能的改变或数量减少。如位于 1p36-35 染色体上的低密度脂蛋白受体调节蛋白 1（low-density lipoprotein receptor adaptor protein，LDLRAP1）突变等[1]。

FH 的诊断可根据临床标准或基因检测，后者可对 FH 明确诊断，但在一些临床诊断的 FH 患者中，未发现与该疾病相关的基因突变，这表明涉及未知基因或多基因原因。然而，如果基因检测呈阳性，则可以与普通的高胆固醇血症明确鉴别。

对于 FH 的治疗，目前治疗指南推荐的药物有他汀类药物、依折麦布及 PCSK 抑制剂。其中，他汀类药物是治疗 FH 患者高胆固醇血症的一线治疗，目前的指南建议成人使用最高耐受剂量的高效他汀治疗。患 FH 的儿童从 8~10 岁开始也应该接受他汀类药物治疗，从低剂量开始，然后增加剂量，以达到推荐的 LDL-C 水平[2]。依折麦布通过抑制 Niemann-Pick C1-like 1（NPC1L1）抑制肠道对膳食胆固醇和胆道胆固醇的吸收，导致向肝脏输送的胆固醇减少，进而上调 LDLR 的表达，导致 LDL-C 水平的降低[3]。

PCSK9 是一种主要在肝脏表达的蛋白，能与肝细胞表面的 LDLR 结合，使 LDLR 降解，血清 LDL-C 水平升高。PCSK9 的抗体能干扰其与 LDL-R 的结合，使肝脏表达更多的 LDLR，降低血清 LDL-C 水平。降低游离 PCSK9 的方法有几种，包括用反义 RNA 诱导基因沉默和使用单克隆抗体。其中，PCSK9 抗体率先获批用于临床。它能够特异性结合 *PCSK9*，而不结合 PCSK 酶家族的其他成员。因此，*PCSK9* 可作为治疗高胆固醇血症的药理靶点。目前已经开发了数种 *PCSK9* 抑制剂，这些抑制剂是单克隆抗体：依洛尤单抗（evolocumab）和阿利西尤单抗（alirocumab），通过与循环的 *PCSK9* 结合，阻止其与表面 LDLR 的相互作用[3]，于是血浆中能与 LDL-R 结合的游离 *PCSK9* 减少，使再循环到肝细胞表面的 LDL-R 更多。其直接结果是肝脏能够从循环中清除更多的 LDL-C，降低 LDL-C 水平从而降低胆固醇水平。

二、病例

患者男性，14 岁，因"上睑皮肤淡黄色瘤样病变 5 年"首次就诊。

体格检查：身高 169 cm，体重 70 kg，BMI 24.5 kg/m²，上部量 85 cm，下部量 84 cm，指尖距 167 cm，腰围 86 cm，Tanner 分期：G3P3，双眼睑皮肤上可见黄色瘤样改变，心肺腹查体未见明显异常。

个人史：早产 20 天，剖宫产，出生体重 3100 g，说话、走路时间和智力发育如常。

家族病史：母亲、外祖母患有高脂血症，母亲上眼睑皮肤可见黄色瘤样改变。

辅助检查：血脂：总胆固醇 10.03 mmol/L，甘油三酯 2.26 mmol/L，LDL-C 6.85 mmol/L，载脂蛋白 B 0.19 g/L；血尿酸 560 μmol/L；糖耐量试验：空腹血糖 3.63 mmol/L，服糖后 0.5 小时血糖 8.15 mmol/L，服糖后 1 小时血糖 7.44 mmol/L，服糖后 2 小时血糖 5.31 mmol/L，服糖后 3 小时血糖 4.42 mmol/L，空腹胰岛素 17.33 mIU/L，服糖后 0.5 小时胰岛素 95.25 mIU/L，服糖后 1 小时胰岛素 106.41 mIU/L，服糖后 2 小时胰岛素 76.43 mIU/L，服糖后 3 小时胰岛素 36.79 mIU/L；肝功能、肾功能、甲状腺功能、皮质醇、性激素未见明显异常。腹部超声：脂肪肝。心脏超声、心电图、颈部血管超声未见明显异常。

全外显子高通量基因测序结果见图 4-3-1 和表 4-3-1。

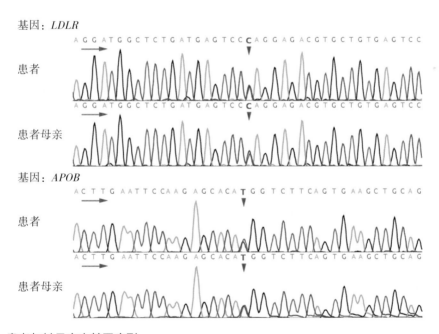

图 4-3-1　患者与其母亲内基因序列

表 4-3-1 全外显子高通量基因测序结果

基因	突变位置	基因亚区	HGVS	突变类型	杂合性	变异评级	疾病及遗传方式
LDLR	chr19:111 00333-11100333	exon2	NM 000527.5: c.178C>T: p.Q60*	终止密码子突变	受检者：杂合 母亲：杂合	可能致病	家族性高胆固醇血症 1 型，AD/AR；LDL 胆固醇水平 QTL2，AD/AR
APOB	chr2：2100 6289-21006289	exon26	NM_000384.3: c.10579C>T: p.R3527W	非同义突变	受检者：杂合 母亲：杂合	致病	家族性高胆固醇血症 2 型，AD；低 β 脂蛋白血症，AR

三、背景

FH 是人类最常见的遗传代谢性疾病之一，这种胆固醇代谢异常的遗传疾病以 LDL-C 水平升高为主，如不经过良好的治疗，会导致过早的动脉粥样硬化、心血管疾病，甚至过早死亡[2]。进行基因检测有利于早期确诊疾病，确诊后，采用降脂治疗对于降低动脉粥样硬化性心血管并发症具有重要的意义。

四、发病机制

Khachadurian 在 20 世纪 60 年代首次发现了 FH 的常染色体共显性遗传特性，其中纯合子患者的 LDL-C 水平是杂合子的 2 倍[4]。同时，Fredrickson 发现 FH 是由低密度脂蛋白代谢异常引起的[5]。Brown 和 Goldstein 发现的 LDLR 通路是建立 FH 遗传基础的理论支持[6]。

多数情况下，FH 具有显性或共显性遗传，外显率超过 90%[7, 8]。*LDLR*、*APOB*、*PCSK9* 和 *LDLRAP1* 的基因突变与 FH 相关。

LDL 胆固醇水平升高的分子机制包括：细胞（主要是肝细胞）中 LDLR 分子数量减少或 LDLR 活性降低，导致血清 LDL-C 清除减少[9]；LDL 颗粒上的 *APOB* 缺陷，无法与 LDLR 结合[9, 10]；*PCSK9* 过表达或 *PCSK9* 活性过强，导致 LDLR 快速内化降解，使 LDLR 分子数量减少。目前研究发现 LDL 的平均最高水平出现在 *LDLR* 突变个体中，而 *APOB* 突变或 *PCSK9* 突变的患者 LDL 水平通常稍低[10]。

70% FH 患者可见的突变基因 *LDLR* 位于 19 号染色体的短臂上（19p13.1—13.3）[11]。*LDLR* 突变可影响 *LDLR* 介导的 LDL 颗粒内吞作用的所有阶段，至少可分为六类：第 1 类突变导致 *LDLR* 合成缺失，第 2 类突变导致内质网中 *LDLR* 释放受损，第 3 类突变导致 *APOB* 异常结合，第 4 类突变导致网格蛋白涂层坑或内化的缺陷聚类，第 5 类为循环缺陷，第 6 类为初始 *LDLR* 运输到基底外侧膜失败。然而，这些异质性的 *LDLR* 突变类型可以造成截然不同的结局：一种是无法合成蛋白质，另一种是合成完全无功能的 *LDLR*（受体阴性突变，也称为空突变），或者是合成有部分功能的 *LDLR* 突变（受体缺陷突变）[9, 12]。

另一些患者具有明显的 FH 表型，但未检测到 *LDLR* 突变，基因定位和二代测序研究揭示了额外的致病位点。如 *APOB* 中编码 *LDLR* 结合域序列中的 APOB 突变导致一种 FH，*APOB* 是存在于 LDL 颗粒表面作为 LDLR 的配体。*APOB* 突变位于染色体 2p23—24，在临床上诊断为杂合子 FH 的患者中，5%~10% 的患者存在 *APOB* 突变，*APOB* 突变通常比 *LDLR* 突变引起的 FH 表型更轻[13]。

此外，FH 患者还可见 *PCSK9* 基因的突变。*PCSK9* 全长 25 kb，位于染色体 1p32 区域，编码一种作为 *LDLR* 转录后抑制剂（诱导 *LDLR* 降解）的蛋白。它通过与 LDL 受体形成复合物，主要在肝脏中促进 LDL 受体的降解[14]。而功能"丧失"性突变与低胆固醇有关，并能预防动脉粥样硬化[15]。

在极少数情况下，涉及脂蛋白代谢的其他基因突变可导致 FH 发生。对未检测到 *LDLR*、*APOB* 或 *PCSK9* 突变的 FH 个体进行 DNA 测序，发现编码 *LDLR* 适配器蛋白 1（*LDLRAP1*）的基因致病导致纯合突变[16]。具有 *LDLRAP1* 突变的个体在临床上被诊断为严重的高胆固醇血症，通常也被诊断为纯合子 FH[16]。他们的表型通常比 *LDLR* 突变导致的纯合子 FH 患者轻。

五、诊断

（一）临床特点

FH 患者的发病呈家族聚集性，主要临床表现是血清 LDL-C 水平明显增高和早发 ASCVD，早期可无症状，此外，FH 患者常合并以下特点：

1. 血清 LDL-C 水平明显升高

杂合子（HeFH）与纯合子（HoFH）患者血清 LDL-C 水平分别为同一家系内未患病者的 2 倍和 4 倍[17]。国外研究显示未治疗的 HeFH 患者血清 LDL-C 大多在 5.0 mmol/L（191 mg/dL）以上，HoFH 患者血清 LDL-C 水平更高，常高于 13.0 mmol/L（500 mg/dL）[18]。2018 年发表的《中国慢性病与危险因素监测调查》（China Chronic Disease and Risk Factor Surveillance，CCDRFS）显示，26.3% 的成人 LDL-C 水平 ≥ 3.4 mmol/L，处于升高或异常状态。8.1% 的成人 LDL-C 水平 ≥ 4.1 mmol/L，2.0% 的成人 LDL-C 水平 ≥ 4.9 mmol/L。而 LDL-C 水平处于指南推荐的理想水平的成人比例仅为 39.3%[19]。

2. 早发动脉粥样硬化性心血管疾病

早发动脉粥样硬化性心血管疾病（ASCVD）是 FH 的主要临床表现之一，其中早发冠心病是常见的临床表型。HeFH 男性患者多于 50 岁之前发生冠心病，女性发病年龄略晚于男性[20]。HoFH 患者大多在青少年期就发生广泛的动脉硬化，并可见急性心肌梗死、猝死等心血管不良事件[21]。我国研究显示，44.2% 的 FH 患者罹患心血管疾病，FH 患者冠心病风险较非 FH 患者增加 15 倍[22]。FH 患者早发 ASCVD 除累及冠状动脉外，也可累及主动脉、颈动脉和肾动脉，出现相应的临床表现。

3. 黄色瘤

皮肤 / 腱黄色瘤是 FH 临床诊断的重要标志，多出现在肘关节、膝关节伸侧，或臀部及手部等部位[23]。FH 的黄色瘤可以分为疹样黄色瘤、块状黄色瘤、眼睑黄色瘤和腱黄色瘤，早期可仅表现为跟腱增厚。腱黄色瘤对 FH 诊断价值较大[18]，HoFH 患者黄色瘤比 HeFH 患者出现得更早更明显。

4. 脂性角膜弓

脂性角膜弓是角膜周边部基质内的类脂质沉积，约 30% 的 FH 患者有脂性角膜弓[23]。患者（<45 岁）出现脂性角膜弓是提示 FH 的重要临床指标。

5. 其他

HoFH 患者可出现主动脉瓣叶和主动脉根部以及其他动脉钙化，部分患者还可出现主动脉瓣狭窄等。

（二）常规检查

1. 家族史采集

询问早发 ASCVD 及 FH 家族史，家族成员（特别是一级亲属）的血清 LDL-C 水平，以及是否存在黄色瘤和脂性角膜弓等 FH 特征性的临床表现。

2. 临床病史采集

是否为早发 ASCVD 患者，除关注冠心病的发病外，不要忽略卒中和外周动脉粥样硬化病史；同时要询问是否存在可以使 LDL-C 水平继发增高的疾病，例如甲状腺功能减退、肾病综合征以及某些药物等，特别要注意排除和 FH 临床表型相似性较大的胆固醇血症。

3. 体格检查

除规范的全身查体外，要特别关注有无黄色瘤和脂性角膜弓。对存在腱黄色瘤或脂性角膜弓的患者（<45 岁）应高度怀疑 FH。

4. 检测血清 LDL-C 水平

LDL-C 水平的测定是必检项目。虽然基因检测是 FH 诊断的金标准，但无论基因突变检测有无异常，对可疑人群均需进行血清 LDL-C 水平检测。

（三）功能检查

主动脉瓣狭窄是 HoFH 患者的典型超声表现[24]。HoFH 最常见的死亡原因是发生主动脉瓣狭窄和心肌梗死。早期发现 HoFH 患者左心功能异常从而预防不良心血管事件的发生非常重要。因此，对于 FH 患者应进行心脏超声检查评估心脏形态及功能。

1. 影像学检查

FH 的高 LDL-C 水平可直接促进动脉粥样硬化病情的开始和发展，带来心脑血管病变高风险，因此，对于合并动脉粥样硬化及具有心脑血管卒中高风险的 FH 患者应进行心脑血管的影像学筛查。

2. 免疫学检查及基因检测

FH 的致病变异多样性导致 FH 的临床表型也不尽相同，依赖于 LDL-C 水平的诊断方法无法很好地检出并诊断 FH，因此基因检测患者为 FH 诊断的金标准，可为患者提供明确的诊断。此外，在 LDL-C 水平相同的前提下，携带 FH 致病变异的个体仍有更高的心血管疾病风险，因此基因检测还可辅助临床更好地判断患者的风险和预后。另一方面，基因检测可明确患者的基因型，如纯合、复合杂合、双杂合、杂合、隐性 FH 等，不同基因型患者的风险和预后不尽相同，且级联筛查的模式和临床治疗方案的选择亦存在较大差别，所以这对患者及其家属以及那些表型判断可能与其基因型不符的个体来说都非常重要[25]。

（四）诊断思路

早期 FH 的诊断主要根据皮肤 / 腱黄色瘤，但随着对疾病认识的不断深入，LDL-C 水平和早发 ASCVD 也成为 FH 重要的临床诊断依据。2018 年《家族高胆固醇血症筛查与诊治中国专家共识》提出[26]，根据我国人群血清胆固醇水平的特点以及 FH 的临床表现，为确定 FH 可疑人群，促进 FH 患者早期诊断和早期治疗，建议符合下列任意 1 项者均要进入 FH 的筛查流程：① 早发 ASCVD（男性 <55 岁或女性 <65 岁即发生 ASCVD）；② 成人血清 LDL-C ≥ 3.8 mmol/L（146.7 mg/dL），儿童血清 LDL-C ≥ 2.9 mmol/L（112.7 mg/dL），且能排除继发性高脂血症者；③ 有皮肤 / 腱黄色瘤或脂性角膜弓（<45 岁）；④ 一级亲属中有上述 3 种情况。筛查项目见前文"常规检查"部分。

目前国际上尚无统一的 FH 诊断标准，常用的有 Simon Broome 标准[27]、荷兰脂质诊所网络（Dutch Lipid Clinic Network，DLCN）标准[10]、日本标准[23]、美国早期诊断早期预防组织（Make Early Diagnosis-Prevent Early Death，MEDPED）标准[28]。其中以 DLCN 标准应用最为广泛（表 4-3-2），依据患者的总分可分别诊断为：确诊 FH（>8 分），FH 可能性大（6~8 分）和可能的 FH（3~5 分）。

表 4-3-2　DLCN 诊断标准

项目	诊断标准
家族史	• 已知早发的一级亲属（男性 <55 岁，女性 <60 岁）冠心病或已知 LDL-C>95% 的一级亲属，按年龄和性别分列（1 分） • 肌腱黄色瘤和（或）角膜弓的一级亲属，或年龄小于 18 岁、LDL-C>95% 的儿童，按年龄和性别分列（2 分）
临床病史	• 早发冠心病（2 分） • 早发颅脑或外周动脉疾病（1 分）
体格检查	• 腱黄色瘤（6 分） • 年龄小于 45 岁并出现角膜弓（4 分）
低密度脂蛋白胆固醇	• LDL-C ≥ 8.5 mmol/L（328 mg/dL）（8 分） • LDL-C：6.5~8.4 mmol/L（251~327 mg/dL）（5 分） • LDL-C：5.0 ~ 6.4 mmol/L（193~250 mg/dL）（3 分） • LDL-C：4.0~4.9 mmol/L（155~192 mg/dL）（1 分）
DNA 分析	• *LDLR*、*APOB* 或 *PCSK9* 存在致病突变（8 分）

注：每个类别只能选择最高适用分数。例如，如果 <45 岁的患者同时患有腱黄色瘤和角膜弓，体格检查类别的得分则为 6 分。如果总分 >8 分，FH 诊断确定；总分 6~8 分，FH 可能性大；总分 3~5 分，可能诊断 FH；总分 ≤2 分则不太可能诊断 FH。

（五）鉴别诊断

在确诊 FH 前需要排除一些可能引起 LDL-C 水平升高的疾病。

1. 继发性高胆固醇血症

甲状腺功能减退、肾病综合征等因素可出现继发性高胆固醇血症。

2. 植物固醇血症

FH 和谷固醇血症（sitosterolemia），又称植物固醇血症，都以早发冠心病及全身黄色瘤为典型表现，谷固醇血症也是由基因突变所致，但二者的致病基因不同。通过血清植物固醇水平测定或基因检测可以鉴别[14, 23]。

六、治疗

（一）治疗目标

合并与不合并 ASCVD 的成人 FH 患者血清 LDL-C 的目标值分别为 <1.8 mmol/L（70 mg/dL）和 <2.6 mmol/L（100 mg/dL）；儿童 FH 患者血清 LDL-C 的目标值 <3.4 mmol/L（130 mg/dL）。若难以达到上述目标值，建议至少将血清 LDL-C 水平降低 50%[26]。

（二）生活方式干预

健康科学的生活方式是 FH 治疗的基础措施，要鼓励患者戒烟，选择低饱和脂肪酸、低胆固醇饮食。建议患者控制体重，积极参加体育锻炼。但严重的动脉粥样硬化和主动脉瓣狭窄等可能会导致心绞痛、晕厥，乃至猝死，所以建议 FH 患者在开始体育活动之前仔细评估心血管风险，特别是冠状动脉、主动脉和颅内动脉受累情况。

（三）药物治疗

建议成人 FH 的治疗方案如下：

（1）他汀类药物：此类为首选药物，不仅可降低血清 LDL-C 水平，还可改善 FH 患者的预后。建议使用最大耐受剂量的强效他汀[25]。

（2）联合治疗：FH 患者常需联合调脂治疗。对他汀类药物单药治疗效果不好或因药物不良反应不能耐受大剂量他汀类药物的患者，可联合使用不同类别调脂药物。他汀类药物联合胆固醇吸收抑制剂依折麦布是联合治疗的首选推荐。

（3）PCSK9 抑制剂：能直接阻止循环中 PCSK9 与 LDLR 相结合，减少 PCSK9 介导的 LDLR 的分解，加强其对 LDL-C 的清除能力。

七、病例回顾

回顾本节病例的临床特点：14 岁男童，身高 169 cm，位于全国同年龄同性别男孩平均身高的第 50~75 百分位，体重 70 kg，位于全国同年龄同性别男孩平均身高的第 90~97 百分位，因体型肥胖、上睑皮肤淡黄色瘤样病变就诊。查血脂：总胆固醇 10.03 mmol/L，甘油三酯 2.26 mmol/L，

LDL-C 6.85 mmol/L。患者及患者母亲均为 FH 患者，其发病具有家族聚集倾向，临床表现有高 LDL-C 水平及双眼睑部黄色瘤样改变。

患者的全外显子二代测序结果提示同时存在 *LDLR* 以及 *APOB* 基因突变，属于携带双杂合子突变类型的 FH 表型，提示患者可能存在 LDL-C 清除减少以及无法与 LDLR 结合而导致 LDL-C 水平升高。同时，完善了肝功能、肾功能、甲状腺功能及其他激素测定，并完善了心脏超声检查、颈部血管超声检查等，评估了高脂血症的并发症情况，并将高脂血症与其他疾病予以鉴别诊断，最终确定 FH 诊断。

在阿托伐他汀 / 依折麦布降脂治疗基础上加用 *PCSK9* 抑制剂依洛尤单抗治疗后，LDL-C 控制达标。具体治疗方案及其预后如下：

（1）初始治疗：给予阿托伐他汀钙片 20 mg/d 降脂治疗，3 个月后复查 LDL-C 为 5.79 mmol/L（用药前 6.85 mmol/L）。

（2）第一次调整治疗：阿托伐他汀钙片 20 mg/d，依折麦布 10 mg/d 口服，3 个月后再次复查 LDL-C 为 5.33 mmol/L。

（3）第二次调整治疗：阿托伐他汀钙片 20 mg/d，依折麦布 10 mg/d 口服，依洛尤单抗注射液 140 mg，15 天皮下注射 1 次，2 个月后复查 LDL-C 为 2.17 mmol/L。

（4）预后与随访：半年后随访患者应用阿托伐他汀钙片 20 mg/d，依折麦布 10 mg/d 口服，依洛尤单抗注射液 140 mg，15 天皮下注射 1 次，复查 LDL-C 为 2.17~3.41 mmol/L。

八、进展与展望

胆固醇主要通过甲羟戊酸途径在肝脏合成。限速酶是 HMG-CoA 还原酶，如果肝脏中细胞内胆固醇减少时，传感器分子固醇调节元件结合蛋白 2（SREBP2）促进 HMG-CoA 还原酶的表达增加，促进细胞内胆固醇的合成。与此同时，细胞内胆固醇水平通过增加 LDL 受体的表达而升高，从血液中摄入胆固醇增多。他汀类药物是 HMG-CoA 还原酶抑制剂，通过抑制胆固醇合成减少细胞内胆固醇。因此，他汀类药物增强了 SREBP2 的激活，并通过 LDL 受体致血液中胆固醇水平下降而细胞内水平升高。如果每天服用他汀类药物，LDL 受体会不断表达，持续从血液里摄取 LDL。有趣的是，研究发现 SREBP2 也促进 *PCSK9* 的分泌，而 *PCSK9* 可降解 LDL 受体。这解释了"他汀类药物治疗的 6% 规则"，意味着即使他汀类药物的剂量增加 1 倍，LDL-C 也只能降低约 6%。因此，对于 FH 及难治性高胆固醇血症患者，在他汀类药物治疗不达标时，加用 PCSK 抑制剂可进一步改善血脂水平[29]。意大利的一项回顾性研究发现 *PCSK9* 单克隆抗体是 HeFH 推荐的 LDL-C 目标的唯一治疗选择，并可以预防 ASCVD 事件的发生[30]。因此，*PCSK9* 单克隆抗体的应用对于降低 FH 患者心血管疾病的风险可能具有良好的作用。

（高　彬　编；孔　雯　审）

参考文献

[1] SINGH S, BITTNER V. Familial hypercholesterolemia – epidemiology, diagnosis, and screening[J]. Current atherosclerosis reports, 2015, 17(2): 482.

[2] DEFESCHE J C, GIDDING S S, HARADA-SHIBA M, et al. Familial hypercholesterolaemia[J]. Nature reviews Disease primers, 2017, 3: 17093.

[3] RAAL F J, HOVINGH G K, CATAPANO A L. Familial hypercholesterolemia treatments: Guidelines and new therapies[J]. Atherosclerosis, 2018, 277: 483-492.

[4] KHACHADURIAN A K. The inheritance of essential familial hypercholesterolemia[J]. The American journal of medicine, 1964, 37: 402-407.

[5] FREDRICKSON D S, LEES R S. A system for phenotyping hyperlipoproteinemia[J]. Circulation, 1965, 31: 321-327.

[6] GOLDSTEIN J L, BROWN M S. Familial hypercholesterolemia: identification of a defect in the regulation of 3-hydroxy-3-methylglutaryl coenzyme A reductase activity associated with overproduction of cholesterol[J]. Proceedings of the National Academy of Sciences of the United States of America, 1973, 70(10): 2804-2808.

[7] GOLDSTEIN J L, BROWN M S. The LDL receptor locus and the genetics of familial hypercholesterolemia[J]. Annual review of genetics, 1979, 13: 259-289.

[8] PIMSTONE S N, SUN X M, DU SOUICH C, et al. Phenotypic variation in heterozygous familial hypercholesterolemia: a comparison of Chinese patients with the same or similar mutations in the LDL receptor gene in China or Canada[J]. Arteriosclerosis, thrombosis, and vascular biology, 1998, 18(2): 309-315.

[9] GOLDSTEIN J L, BROWN M S. The LDL receptor[J]. Arteriosclerosis, thrombosis, and vascular biology, 2009, 29(4): 431-438.

[10] NORDESTGAARD B G, CHAPMAN M J, HUMPHRIES S E, et al. Familial hypercholesterolaemia is underdiagnosed and undertreated in the general population: guidance for clinicians to prevent coronary heart disease: consensus statement of the European Atherosclerosis Society[J]. European heart journal, 2013, 34(45): 3478-3490a.

[11] GOLDSTEIN J L, BROWN M S. Binding and degradation of low density lipoproteins by cultured human fibroblasts. Comparison of cells from a normal subject and from a patient with homozygous familial hypercholesterolemia[J]. The Journal of biological chemistry, 1974, 249(16): 5153-5162.

[12] GIDDING S S, CHAMPAGNE M A, DE FERRANTI S D, et al. The Agenda for Familial Hypercholesterolemia: A Scientific Statement From the American Heart Association[J]. Circulation, 2015, 132(22): 2167-2192.

[13] ANDERSEN L H, MISEREZ A R, AHMAD Z, et al. Familial defective apolipoprotein B-100: A review[J]. Journal of clinical lipidology, 2016, 10(6): 1297-1302.

[14] ABIFADEL M, VARRET M, RABÈS J P, et al. Mutations in PCSK9 cause autosomal dominant hypercholesterolemia[J]. Nat Genet, 2003, 34(2): 154-156.

[15] COHEN J C, BOERWINKLE E, MOSLEY T H, JR., et al. Sequence variations in PCSK9, low LDL, and protection against coronary heart disease[J]. The New England journal of medicine, 2006, 354(12): 1264-1272.

[16] FELLIN R, ARCA M, ZULIANI G, et al. The history of Autosomal Recessive Hypercholesterolemia(ARH). From clinical observations to gene identification[J]. Gene, 2015, 555(1): 23-32.

[17] SOUTAR A K, NAOUMOVA R P. Mechanisms of disease: genetic causes of familial hypercholesterolemia[J]. Nature clinical practice Cardiovascular medicine, 2007, 4(4): 214-225.

[18] CUCHEL M, BRUCKERT E, GINSBERG H N, et al. Homozygous familial hypercholesterolaemia: new insights and guidance for clinicians to improve detection and clinical management. A position paper from the Consensus Panel on Familial Hypercholesterolaemia of the European Atherosclerosis Society[J]. European heart journal, 2014, 35(32): 2146-2157.

[19] 赵东. 中国人群血脂异常流行趋势和治疗控制现状[J]. 中华心血管病杂志, 2019, 5: 341-343.

[20] MABUCHI H, KOIZUMI J, SHIMIZU M, et al. Development of coronary heart disease in familial hypercholesterolemia[J]. Circulation, 1989, 79(2): 225-232.

[21] SPRECHER D L, SCHAEFER E J, KENT K M, et al. Cardiovascular features of homozygous familial hypercholesterolemia: analysis of 16 patients[J]. The American journal of cardiology, 1984, 54(1): 20-30.

[22] SHI Z, YUAN B, ZHAO D, et al. Familial hypercholesterolemia in China: prevalence and evidence of underdetection and undertreatment in a community population[J]. International journal of cardiology, 2014, 174(3): 834-836.

[23] HARADA-SHIBA M, ARAI H, OIKAWA S, et al. Guidelines for the management of familial hypercholesterolemia[J]. Journal of atherosclerosis and thrombosis, 2012, 19(12): 1043-1060.

[24] 周洁, 徐丽媛, 张芮英, 等. 心肌分层应变技术评估纯合子型家族性高胆固醇血症患者主动脉瓣上狭窄左心室功能变化[J]. 中国超声医学杂志, 2021, 37(08): 872-875.

[25] STURM A C, KNOWLES J W, GIDDING S S, et al. Clinical Genetic Testing for Familial Hypercholesterolemia: JACC Scientific Expert Panel[J]. Journal of the American College of Cardiology, 2018, 72(6): 662-680.

[26] 中华医学会心血管病学分会动脉粥样硬化及冠心病学组, 中华心血管病杂志编辑委员会. 家族性高胆固醇血症筛查与诊治中国专家共识[J]. 临床医学研究与实践, 2018, 3(09):201.

[27] Risk of fatal coronary heart disease in familial hypercholesterolaemia. Scientific Steering Committee on behalf of the Simon Broome Register Group[J]. BMJ(Clinical research ed), 1991, 303(6807): 893-896.

[28] WILLIAMS R R, HUNT S C, SCHUMACHER M C, et al. Diagnosing heterozygous familial hypercholesterolemia using new practical criteria validated by molecular genetics[J]. The American journal of cardiology, 1993, 72(2): 171-176.

[29] OGURA M. PCSK9 inhibition in the management of familial hypercholesterolemia[J]. Journal of cardiology, 2018, 71(1): 1-7.

[30] PASTA A, CREMONINI A L, FORMISANO E, et al. Long term follow-up of genetically confirmed patients with familial hypercholesterolemia treated with first and second-generation statins and then with PCSK9 monoclonal antibodies[J]. Atherosclerosis, 2020, 308: 6-14.

第四节　胰岛素抵抗与 2 型糖尿病

一、概述

胰岛素抵抗（insulin resistance，IR）是一种由遗传和环境因素共同引起的胰岛素促进葡萄糖摄取和利用率下降，机体对胰岛素生理作用反应性、敏感性降低的一种病理状态。IR 主要作用于肝脏、脂肪、肌肉组织，由此引起的糖、脂代谢紊乱，可导致糖尿病、冠心病、肥胖症、代谢综合征等多种代谢紊乱性疾病。胰岛素分子结构、胰岛素抗体的存在、胰岛素降解的速度、胰岛素拮抗激素的水平、胰岛素受体功能与结构、胰岛素与受体结合后信号通路当中任何一个环节出现异常均可导致 IR。IR 的发病机制包括遗传因素、炎症因子、脂肪细胞因子、线粒体功能障碍、内质网应激、衰老、缺氧和脂肪营养不良等。目前，IR 的检测技术已发展了近一个世纪，检测方法繁多，各有利弊，但还不够完善。IR 是多种代谢性疾病共通的病理生理机制，可导致心血管疾病风险增高。因此要对加重 IR 的危险因素要进行综合治疗。对于以 IR 为主的 2 型糖尿病（type 2 diabetes mellitus，T2DM），应优先选择可改善 IR 的降糖药物。

二、病例

患者男性，71 岁，因发现血糖升高 7 年、四肢末端麻木 2 年入院。患者 7 年前体检发现血糖升高，多次测空腹血糖波动在 11~13 mmol/L，无口干、多饮、多尿、多食、消瘦。予口服药物降糖（具体不详），监测空腹及餐后血糖波动于 9~10 mmol/L。2 年前出现双手及双足麻木，无针刺样疼痛，未诊治。2 周前麻木症状加重，遂收入院。病程中有视物模糊，偶有活动后胸闷、心悸。近 1 年体重增加 4 kg。既往发现血压升高 1 个月余，最高收缩压 160 mmHg。否认糖尿病家族史。

体格检查：血压 142/76 mmHg，BMI 27.9 kg/m²，腰臀比 0.97。心肺腹查体未见异常。双侧足背动脉搏动可。双足振动觉、温度觉、压力觉减弱。

辅助检查：血常规、便常规、肝功能、电解质正常。尿常规：蛋白（2+）。肾功能：肌酐 86.0 μmol/L、估算肾小球滤过率 80.82 mL/（min·1.73 m²）、尿酸 558.0 μmol/L。血脂：总胆固醇 5.75 mmol/L、低密度脂蛋白胆固醇 3.97 mmol/L。尿微量白蛋白 / 尿肌酐 904.1 mg/g。尿蛋白二项：24 h 尿总蛋白 1790.40 mg/24 h、24 h 尿微量白蛋白 1440.00 mg/24 h。胰岛素抗体、胰岛细胞抗体、谷氨酸脱羧酶抗体阴性。糖化血红蛋白 8.7%。胰岛素释放试验结果见表 4-4-1。

颈部血管彩超：右锁骨下动脉内中膜增厚。心脏彩超：主动脉瓣局部钙化并轻度反流；二尖瓣轻度反流；左室舒张功能指标：减低。冠状动脉 CTA：左冠状动脉粥样硬化，伴管腔轻微狭窄。肌电图：四肢周围神经远端感觉部分受累。眼科会诊提示双眼白内障。

表 4-4-1　胰岛素释放试验结果

项目	0 分钟	30 分钟	60 分钟	120 分钟	180 分钟
血糖（mmol/L）	7.60	12.10	15.40	15.80	10.90
C 肽（nmol/L）	1.010	2.140	3.090	4.210	3.140
胰岛素（pmol/L）	592.6	1328.0	1425.0	1680.0	1556.0

注：空腹 C 肽参考值：0.37~1.47 nmol/L，空腹胰岛素参考值：17.8~173 pmol/L。

诊断：① 2 型糖尿病，糖尿病周围神经病变，糖尿病肾病Ⅳ期（G2A3 期）；② 冠状动脉粥样硬化；③ 高胆固醇血症；④ 高尿酸血症；⑤ 锁骨下动脉粥样硬化；⑥ 双眼老年性白内障。

三、背景

糖尿病是一个普遍而严重的全球范围内的重大公共卫生问题[1]。其中 2 型糖尿病是一种遗传和环境共同作用而形成的多基因遗传性疾病。其基本特征是胰岛素抵抗和胰岛 β 细胞功能缺陷（胰岛素分泌不足），占糖尿病的 90%~95%，在低收入和中等收入国家比例更高。它伴随着经济和社会变化、人口老龄化、城市化、饮食变化（如精加工食品和含糖饮料摄入增加）、肥胖、体力活动减少、不健康的生活方式和行为模式、胎儿营养不良，以及妊娠期间胎儿暴露于高血糖增加这些因素而演变。T2DM 在成人中最常见，但越来越多的儿童和青少年也受到影响[2]。IR 通常与肥胖有关，在 T2DM 的发展中处于核心地位。肥胖可引起慢性低度全身和局部炎症，导致 IR 相关糖尿病的出现。此外，IR 和高胰岛素血症又可促使肥胖的发展。深入探索 IR 与 T2DM 的关系，有助于指导临床治疗从而减少并发症发生的风险。

四、发病机制

（一）遗传因素

目前鉴定出与 T2DM 连锁或相关的候选基因已超过 250 个，主要包括与糖代谢异常相关的受体和激素等。研究发现，T2DM 患者一级亲属发展为 T2DM 的危险性高达 40%，且来自母系遗传的发病率高于父系遗传。不仅胰岛素受体和胰岛素受体 -1 基因多态性影响胰岛素信号，与内脏肥胖相关的解偶联蛋白基因、肾上腺素能受体基因的 β 3 和葡萄糖转运蛋白 4（glucose transporter 4，GLUT4）基因的多态性也可能引起 IR。有研究表明，与对照组相比，T2DM 患者及其亲属对全身葡萄糖处理的刺激减少。这种葡萄糖处理障碍主要与胰岛素介导的以糖原形式储存葡萄糖的减少有关。空腹血糖浓度正常的受试者的全身葡萄糖处理速度也受到 GLUT4 mRNA 和 GLUT4 蛋白水平的影响。

（二）炎症因子及脂肪因子诱导的胰岛素抵抗

肥胖可能会导致与 T2DM 相关的慢性低度炎症。此外，内脏脂肪细胞还分泌脂肪特异性细胞因子和炎性细胞因子诱导 IR[3]。目前已发现的与 IR 有关的炎症或细胞因子有：游离脂肪酸（FFA）、肿瘤坏死因子 -α（TNF-α）、白细胞介素（IL）-6、IL-1、IL-1Ra、IL-8、IL-10、

1L-18、瘦素、脂联素、抵抗素、内脏脂肪素（visfatin）、单核细胞趋化因子（monocyte chemoattractant protein-1，MCP-1）、单核细胞迁移抑制因子（migration inhibitory factor，MIF）、C 反应蛋白（CRP）和肿瘤坏死因子受体（tumor necrosis factor receptor，TNFR）等。

1. FFA

T2DM 常存在脂代谢紊乱和 FFA 增多。FFA 增多可引起 IR，可能的机制包括：FFA 抑制外周葡萄糖的利用和促进糖异生；FFA 对葡萄糖氧化途径及非氧化途径即肌糖原合成的抑制作用；FFA 通过影响蛋白激酶 C（protein kinase C，PKC）诱导的胰岛素受体底物（insulin receptor substrate，IRS）-1 磷酸化而干扰胰岛素的信号传导。

2. TNF-α

在肥胖者血中 TNF-α 升高。TNF-α 可直接作用于细胞的胰岛素信号传导系统，使 GLUT4 的表达减少，增强 IRS-1 和 IRS-2 的丝氨酸磷酸化。这些底物的丝氨酸磷酸化不仅可引发胰岛素受体酪氨酸自身磷酸化的减少及受体酪氨酸激酶活力的降低，还可抑制红细胞膜胰岛素受体的自身磷酸化，显著降低 IRS 蛋白与胰岛素受体相结合的能力以及与下游传导途径［如磷脂酰肌醇 3 激酶（PI3K）和葡萄糖转运］的相互作用。TNF-α 还可刺激脂肪细胞分泌瘦素，刺激脂肪分解，提高 FFA 水平，两者均是引起 IR 的重要因素。TNF-α 还可下调过氧化物酶体增殖物激活受体（PPAR-γ）基因的表达，抑制 PPAR-γ 的合成和功能。此外，在 IR 状态下，TNF-α 可抑制脂联素的启动子活性，降低脂联素的表达。

3. 瘦素

在肥胖患者中，血浆瘦素升高，这被认为是肥胖和 IR 的一个标志。瘦素的代谢效应与胰岛素的作用相拮抗。瘦素促进脂肪分解，抑制脂肪合成，刺激糖原异生。在 T2DM 小鼠模型中，瘦素增强胰岛素抵抗和高血糖。瘦素信号受损可能导致肥胖者脂联素表达降低。因此，增加瘦素信号可能有利于提高脂联素表达、提高胰岛素敏感性和改善肥胖患者心脏代谢。

4. 抵抗素

抵抗素由脂肪组织分泌，其基因特异表达于白色脂肪组织。在遗传性和饮食诱导的肥胖小鼠，血清抵抗素显著升高，是联系肥胖、IR 和糖尿病的重要信号分子，而且下调抵抗素的表达是噻唑烷二酮类（TZD）药物发挥抗糖尿病效应的重要机制。

5. 脂联素

研究证实，低脂联素血症与 IR 存在相关性。研究显示，在脂肪萎缩的 IR 模型鼠中，联合应用生理浓度的脂联素和瘦素可完全逆转 IR，单用两者之一仅部分改善 IR。而在肥胖合并脂肪萎缩鼠模型中，脂联素降低参与了 IR 的发生和发展，提示补充脂联素可能为 IR 和 T2DM 的治疗提供全新的手段。TZD 可拮抗 TNF-α 对脂联素启动子的抑制效应，增加脂联素的表达并改善 IR。

6. Visfatin

Visfatin 又称前 B 细胞集落促进因子（pre-B cell colony enhancing factor，PBEF），在骨髓、肝脏和骨骼肌均有表达。在脂肪细胞系 3T3-L1 的分化过程中，visfatin 的基因表达和蛋白合成均增加。人血浆 visfatin 水平与腹部脂肪体积呈正相关。研究显示，visfatin 有类似于胰岛素的降血糖作用，还可激活胰岛素受体及其下游信号分子的磷酸化，但其作用方式不同于胰岛素。Visfatin 血浆水平的变化受饥饿或进食的影响较小，前炎症因子 TNF-α 可诱导 visfatin 的基因表达。

内脏脂肪素与 IR 的关系仍有待于进一步阐明。

（三）线粒体功能障碍

线粒体功能下降可能与 IR 和 T2DM 有关，因为它促进了脂肪在肌肉和脂肪组织中的异位积累。IR 与老年患者肌肉和肝脏中甘油三酯含量的增加有很大关系。线粒体功能障碍可能会导致这两个指标的下降。在其他研究中，控制线粒体生物发生的核编码基因，如 PPAR-γ 共激活因子 1α（PGC-1α）和 PGC-1β 的低表达导致肌肉线粒体数量减少，在 IR 的受试者中产生心肌内脂肪积累[4]。因此，PGC-1α 作为糖尿病治疗的一个非常有吸引力的靶点而广受关注。PGC-1α 的药理激活被认为是有益于健康的。然而，越来越多的证据表明，当 PGC-1α 远远超过正常生理极限时，IR 会增加，因此这一观点也正受到挑战。

（四）内质网应激

在糖尿病的病因中，内质网应激（endoplasmic reticulum stress，ERS）起了重要作用。尤其在 β 细胞凋亡和 IR 中，ERS 可能是最关键的环节。在 β 细胞中，蛋白的非折叠反应成分（components of the unfolded protein response，UPR）在生理条件下起着有利的调节作用，而在慢性应激时引起 β 细胞功能紊乱和起到激发凋亡的作用[5]。在病理情况下，UPR 转变成激发 β 细胞功能紊乱和凋亡前期的内质网应激反应物（proapoptotic ER stress response）。ERS 还是联系肥胖和 IR 的病理因子。研究发现，高脂饮食的肥胖动物在肝脏出现 ERS，并通过 JNK 途径抑制胰岛素的信号传递。此外，ERS 可引起以细胞因子（IFN-γ 等）为介导的 β 细胞凋亡；而一氧化氮（NO）耗竭内质网中的储备钙，抑制内质网的钙摄取，又进一步加重了 ERS 反应。

（五）衰老

肥胖会加剧脂肪组织的老化，这一过程现在才开始在分子水平上显现出来。对小鼠的研究表明，肥胖增加了脂肪细胞中活性氧的形成，缩短了端粒，最终导致 p53 肿瘤抑制因子失活、炎症和 IR 的增加。p53 和细胞周期蛋白依赖性激酶抑制因子 1α（CDKN1A）的转录过表达，可使脂肪组织中的炎症和 IR 增加。来源于脂肪细胞和巨噬细胞的 p53 可能促进了肥胖动物的脂肪组织老化。

（六）脂肪组织缺氧

在肥胖动物中，脂肪组织的缺氧反应是很常见的。脂肪组织缺氧（adipose tissue hypoxia，ATH）可能是代谢综合征患者代谢紊乱和 IR 的一种联合细胞机制。ATH 还与 IR 和炎症诱导的阻塞性睡眠呼吸暂停的发病机制有关。研究表明，肥胖人群体重指数增加和内脏脂肪组织（visceral adipose tissue，VAT）胰岛素受体表达减少之间存在负相关。VAT 特异性胰岛素受体下调是肥胖相关脂肪细胞功能障碍的早期事件，它通过激活 microRNA-128（miR-128）来降低胰岛素受体 mRNA 的稳定性，从而增强肥胖人类和小鼠的全身 IR。

（七）Toll 样受体

Toll 样受体（Toll-like receptor，TLR）属于 PRRs 家族，在先天免疫中发挥着不可或缺的作用，通过与危险相关的分子模式识别组织损伤。研究报道，在不同类型的 TLR 中，TLR2 和 TLR4 在肥胖期间与炎症相关的 IR 中起作用。在肥胖小鼠和糖尿病患者中，TLR4 在脂肪细胞、肝细胞、肌肉和下丘脑中的表达增加，并对胰岛素敏感性产生负面影响。另一项研究还表明，在肥胖期间，代谢性内毒素血症通过激活代谢组织中的 TLR4 而触发炎症和代谢紊乱的发生。

（八）其他因素

引起 IR 的还有很多其他原因。例如，研究认为肾素 - 血管紧张素系统（renin-angiotensin system，RAS）也与 IR 有关。血管紧张素 - Ⅱ（AT-Ⅱ）是 RAA 的重要效应分子，可能通过影响胰岛素信号通路、抑制脂肪形成、降低组织血流、促进氧化应激和激活交感神经系统等促进 IR 的发生。

五、诊断

IR 是可以定量检测与判断的。高胰岛素正葡萄糖钳夹（hyperinsulinemic euglycemic clamp，HEC）技术是目前国际上认可的评价胰岛素抵抗的金标准。但是实施该试验需要特殊设备和熟练的技术人员，不仅昂贵、费时，而且试验过程中需要多次取血，难以被患者接受，目前只用于科研，不能大规模应用于临床。其他能直接检测胰岛素敏感性的方法还包括胰岛素抑制试验（insulin suppression test，IST）和示踪剂检测，但仍多用于科研。临床中较多使用间接检测胰岛素敏感性的方法去判断 IR 的程度。空腹状态下间接检测胰岛素敏感性的方法主要包括 HOMA（homeostasis model assessment），又称 HOMA 稳态模型，用于评估胰岛素抵抗水平（HOMA-IR）和胰岛 β 细胞功能（HOMA-β）、定量胰岛素敏感性检测指数（quantitative insulin sensitivity check index，QUICKI）、李光伟指数和 Bennett 胰岛素敏感性指数（insulin sensitivity index，ISI）。动态试验间接检测胰岛素敏感性的方法主要包括微小模型技术（minimal model technique，MMT）、恒定速率输注葡萄糖模型法及口服葡萄糖耐量试验（OGTT）血糖曲线下面积 / 胰岛素曲线下面积比值等。

胰岛素抵抗指数（HOMA）最早由 Matthews 等于 1985 年提出，是反映葡萄糖和胰岛素在不同器官（包括胰腺、肝脏和周围组织）的相互影响而建立的数学模型。计算方法：HOMA-IR＝FPG×FINS/22.5；HOMA-β＝20×FINS/（FPG-3.5）。式中，FPG 单位为 mmol/L，空腹胰岛素（FINS）单位为 μU/mL，系数 22.5 为校正因子。该模型目前尚无公认的切点。在中国人群中的研究显示 HOMA-IR 切点值波动在 2.69~4.51。

定量胰岛素敏感性检测指数（QUICKI）的计算方法：QUICKI＝1/（log FPG＋log FINS）。式中，FPG 单位为 mg/dL，FINS 单位为 μU/mL。一项来自中国 406 例正常糖耐量的超重及肥胖者（年龄范围 20~67 岁）的研究提示，QUICKI≤0.339 被认为是 IR。

李光伟指数的计算方法：李光伟指数＝1/（FPG×FINS）。式中，FPG 单位为 mmol/L，FINS 单位为 μU/mL。一项大庆市 508 例患者（其中正常糖耐量 201 例，糖耐量受损 307 例，年龄范围 25~74 岁）的研究发现，正常糖耐量者李光伟指数范围在 0.0052~0.0271 之间，糖耐量受损者李光伟指数范围在 0.0041~0.0156 之间。

Bennett 胰岛素敏感性指数（Bennett ISI）的计算公式为：Bennett ISI＝1/（log FPG×log FINS）。式中，FPG 单位为 mmol/L，FINS 单位为 μU/mL。目前尚无针对中国人群的有关 Bennett

ISI 切点的研究数据。一项基于中年不伴糖尿病的罗马尼亚人研究数据显示，Bennett ISI<1.34 表示存在 IR。

上述方法适用于：① 大规模流行病学调查研究、大样本前瞻性临床研究、临床基础研究；② 纵向观察个体或者某个群体胰岛素抵抗的变化情况，以了解糖尿病的自然病程以及药物对胰岛素抵抗的作用和影响；③ 不同种族和不同糖耐量减低、轻至中度糖尿病、其他情况引起的胰岛素抵抗以及不同 BMI 人群间胰岛素抵抗的比较；④ 在糖尿病治疗的有效性研究中使用上述方法评价胰岛素抵抗。上述方法只需过夜空腹后测定 FINS 和 FPG 水平，根据相关公式计算出相应指数即可，且与 HEC 有较好的相关性，因此可以满足临床工作的需求。但由于胰岛素测定尚未标准化，故目前无法提出指数的最佳切点值[6-7]。

在间接检测胰岛素敏感性的动态试验方法中，临床应用最广泛的是胰岛素释放试验或 C 肽释放试验。正常人葡萄糖刺激后胰岛素分泌增多，其高峰与血糖高峰一致，一般在服糖后 30~60 min，为基础值的 5~10 倍，180 min 后恢复到基础水平。超重、肥胖者 β 细胞已经处于过度分泌胰岛素的代偿期，胰岛素释放试验可见胰岛素水平在空腹与服糖后均偏高，说明存在 IR，但血糖尚可维持正常。T2DM 患者早期可呈胰岛素分泌高峰延迟，胰岛素分泌高峰与血糖高峰不平行，其高峰时间可延至 120~180 min。C 肽的分泌反应同胰岛素，其临床意义也同胰岛素释放试验。尤其适用于使用外源性胰岛素的患者评估胰岛 β 细胞的储备功能。根据 OGTT 衍生出的计算公式 Matsuda 指数、Stumvoll 指数、Gutt 指数（ISI0，120）、Avignon 指数也可以用来评估胰岛素敏感性和 β 细胞功能[6-7]。

上述用于评估胰岛素敏感性 / 抵抗的方法各有优缺点及其相应的适用人群，在面对具体人群和临床需求时应选择适合的方法。由于国内使用的胰岛素检测试剂盒尚未统一，建议每个实验室建立自己的正常参考值范围，用于临床胰岛素抵抗个体的判断。简单来说，血糖正常、胰岛素增高提示胰岛素抵抗，而血糖增高、胰岛素降低提示胰岛素分泌缺陷。

胰岛素抵抗是代谢综合征的中心环节。在中国汉族人群中的研究显示，合并肥胖、高甘油三酯血症、空腹血糖升高的人群 IR 程度较高，且 BMI 值越高 IR 程度最高[8]。T2DM 患者合并代谢综合征组成成分数目越多，其 IR 越严重[9]。因此，临床上可根据 T2DM 患者合并代谢综合征组成成分的数目，快速评估患者的 IR 严重程度。

T2DM 患者的 IR 应与严重胰岛素抵抗综合征鉴别。严重胰岛素抵抗综合征除内源性或所需的外源性胰岛素水平明显升高外，临床上以糖代谢异常、黑棘皮征为最重要的特征。严重胰岛素抵抗综合征所包含的疾病众多，包括 A 型胰岛素抵抗、B 型胰岛素抵抗、C 型胰岛素抵抗、多诺霍综合征（又称矮妖精貌综合征）、黑棘皮 - 多毛 - 胰岛素抵抗综合征（又称 Rabson-Mendenhall 综合征）、全身性脂肪萎缩等。有文献报道，当糖尿病患者平均每天胰岛素总剂量 >2~3 U/kg 或 200~300 U/d，FINS>70 U/L 和（或）负荷后胰岛素（PINS）>350 U/L 时，即认为患者存在严重胰岛素抵抗[10]。因此，临床上若遇到胰岛素用量特别大或内源性胰岛素水平特别高的患者，需进一步检查，根据生化指标和临床表现进一步确定严重胰岛素抵抗综合征的诊断。遗传性严重胰岛素抵抗综合征根据病因可分为两大类：胰岛素受体缺陷和脂肪萎缩。其在生化和影像学检查上存在以下几点重要的差异：① 脂肪萎缩的患者均有甘油三酯升高和非酒精性脂肪性肝病；而胰岛素受体缺陷的患者除黑棘皮 - 多毛 - 胰岛素抵抗综合征外，甘油三酯均正常或降低。② 高分子量脂联素水平在脂肪萎缩的患者中明显降低，而胰岛素受体缺陷的患者却不明原因升高。

一般认为，高分子量脂联素 >7 mg/L 对胰岛素受体病有高达 97% 的阳性预测值[11]。

六、治疗

IR 不仅导致糖代谢异常，同时也是肥胖、血脂异常、高血压及非酒精性脂肪性肝病等疾病共同的致病基础。IR 作为代谢性疾病共通的病理生理机制，参与了动脉粥样硬化性疾病的发生。因此，以 IR 为主的 T2DM 除积极降糖治疗外，还需要改善生活方式、减重、调脂、降压等综合治疗。在降糖药物的选择上可优先选择改善 IR 的降糖药物，包括二甲双胍、TZD、二肽基肽酶 -4 抑制剂（DPP-4i）、胰高糖素样肽 -1 受体激动剂（GLP-1RA）、钠 - 葡萄糖共转运体 2 抑制剂（SGLT2i）。

二甲双胍是 T2DM 治疗的一线药物。二甲双胍可抑制胰岛素介导的肝葡萄糖生成，并提高肝外组织中胰岛素刺激的葡萄糖利用，从而改善 IR。在人体研究中，二甲双胍增加胰岛素刺激的葡萄糖摄取和糖原合成约 30%。在高脂饮食喂养的小鼠中，二甲双胍能降低血浆胰岛素水平并提高胰岛素敏感性的生物标志物。二甲双胍还可以通过改变高脂饮食喂养的糖尿病小鼠肠道微生物群的组成来降低血清脂多糖水平、减轻炎症，以达到逆转 IR 的效果[12]。临床研究报道，二甲双胍与胰岛素联用能加强血糖控制，降低每日胰岛素总量，患者体重轻微增加或降低。

TZD 是唯一一个专门针对胰岛素抵抗的降糖药物。TZD 通过激活 PPARγ 受体直接降低 IR。PPARγ 受体促进间充质干细胞分化为脂肪细胞，促进外周脂肪细胞的生成，降低肝脏和外周甘油三酯，降低内脏脂肪细胞的活性并增加脂联素，可显著改善 IR 和代谢综合征并降低对胰岛素的需求[13]。TZD 类药物通过独特的机制降低胰岛素抵抗，其有效性已在临床得到充分证明。但由于担心安全问题和不良反应（如心力衰竭和骨折风险增加），再加上新型降糖药物不断问世，TZD 的使用也开始受到限制。如果能严格把握适应证与禁忌证，筛选适用人群，则可扬长避短，充分发挥 TZD 治疗 IR 的作用。

DPP-4i 与胰岛素联合使用可有效改善老年 T2DM 患者的 IR[14]。西格列汀可改善超重患者的 α 和 β 胰岛细胞的 IR[15]。沙格列汀联合二甲双胍可改善 IR 并促进胰岛素分泌增加[16]。曲格列汀通过调节 PI3K/Akt/GLUT4 胰岛素信号通路改善了脂肪细胞的 IR[17]。这些研究均表明，DPP-4i 具有改善 IR 的积极作用。

研究表明，GLP-1 可以通过 SIRT1 活性改善人类骨骼肌中棕榈酸酯诱导的 IR[18]。GLP-1 可以通过抑制核因子 -κB（nuclear factor-kappa B，NF-κB）通路和巨噬细胞中炎性细胞因子的分泌来改善炎性巨噬细胞衍生的 IR[19]。GLP-1 可改善脂肪组织乙二醛酶活性和增加脂肪组织的毛细血管化，从而改善 T2DM 的胰岛素敏感性[20]。上述机制均提示 GLP-1RA 有助于治疗 T2DM 的胰岛素抵抗。

SGLT-2 抑制剂通过抑制肾脏对葡萄糖的重吸收来增加尿糖排泄，从而具有后续抗高血糖和减轻体重的作用。除了降糖，SGLT-2 抑制剂恩格列净还可以增加白色脂肪组织中的脂肪利用，并通过激活 M2 型巨噬细胞来减轻肥胖引起的炎症和 IR[21]。SGLT-2 抑制剂在各种胰岛素靶组织中表现出多种有益作用，例如改善脂肪肝、减少内脏脂肪量和增加骨骼肌中的葡萄糖摄取，因此 SGLT-2 抑制剂对降低 IR 和保护胰腺 β 细胞功能可发挥有益作用[22]。

此外，近年来许多研究表明中药干预 IR 是安全有效的。例如，二陈汤和苓桂术甘汤可降低饮食诱导的胰岛素抵抗大鼠 TNF-α 水平来改善 IR，与 TZD 的药理作用相似。加味苓桂术甘汤通过抑制肝脏瘦素和蛋白激酶 B 的异常升高，改善代谢综合征大鼠的肝脏脂肪堆积和 IR。中医药干预 IR 具有多通路、多环节、多靶点的优势，而且着眼于整体调节，可以明显改善患者症状和提高生活质量，应用前景广阔[23]。

七、预后与随访

IR 的预后取决于胰岛素作用传导通路中 IR 发生的部位和个体的遗传背景。在代谢综合征中，IR 发生在由 PI3K 途径调节的胰岛素作用传导通路上。在 β 细胞功能正常或保存完好的情况下，IR 主要影响的方面可能是心血管危险因素的增加和动脉粥样硬化的形成，或者是易感妇女出现多囊卵巢综合征。当存在 β 细胞功能不全状态时，主要异常表现为 T2DM。除了 β 细胞功能状态外，临床疾病还取决于 IR 个体的遗传反应。例如，非洲人后裔与高加索人后裔在脂质和血管反应方面存在显著差异。非洲人后裔的遗传背景导致血浆甘油三酯的升高较少，血浆高密度脂蛋白胆固醇的抑制较少，IR 与大动脉（如颈动脉）内膜厚度之间的关系也较小。因此，与高加索人后裔相比，非洲 T2DM 患者的冠心病发病率显著降低。流行病学研究表明，IR 的临床后果是 T2DM、冠心病、多囊卵巢综合征的发病率增加，在某些人群中，高血压的患病率增加[24]。IR 显著增加代谢综合征等疾病的患病率，进而增加了心血管疾病发生的风险。

过去的研究认为，代谢综合征的组分包括高胰岛素血症、中心型肥胖、收缩压和（或）舒张压升高、血脂异常、高凝状态、尿白蛋白排泄增加、内皮功能障碍以及高尿酸血症。因此，合并 IR 的 T2DM 患者在首诊和后续的随访中都应关注上述指标，进行综合治疗。

八、诊疗流程

目前 IR 防治的主要目标是预防 T2DM 和临床心血管疾病的发生。积极且持久的生活方式干预治疗是达到上述目标的重要措施。原则上应先启动生活方式干预治疗，如果不能达到目标，则应针对 IR 所导致的代谢紊乱，即代谢综合征的各个组分采取相应的药物治疗。

对于 T2DM 合并 IR 患者，首先应评估 T2DM 患者 IR 的严重程度，对加重 IR 的危险因素进行综合治疗。通过比较各种降糖药物改善 IR 的机制及治疗的优劣效果，制订 T2DM 合并 IR 患者的最佳降糖方案。

九、病例回顾

回顾本节病例的临床特点：该患者的 T2DM 病史较长，对其进行 IR 评估：① BMI 27.9 kg/m^2、腰围 100 cm，为中心型肥胖；②高血压；③高脂血症；④高尿酸血症；⑤尿白蛋白排泄增加；⑥空腹胰岛素水平升高，C 肽水平位于正常偏高值；⑦计算 HOMR-IR 为 28.7。

上述特点均提示患者存在明显的 IR，因此应进行减重、降压、调脂、降尿酸等综合治疗，降糖方案应以改善 IR 为主。

治疗方案：

（1）生活方式干预：适当运动、改变饮食结构以减少热量摄入、限盐、减少含糖或代糖饮料摄入，以及合理减轻体重。

（2）降糖方案：利拉鲁肽、达格列净、二甲双胍。这三种药物均能改善胰岛素抵抗、减轻体重。利拉鲁肽和达格列净还具有明显的心血管和肾脏获益。

（3）降压方案：缬沙坦氨氯地平。

（4）调脂方案：匹伐他汀。

（5）降尿酸方案：完善别嘌呤醇 *HLA-B*5801* 基因检测为阴性，给予别嘌呤醇降尿酸。

（6）抗血小板方案：阿司匹林肠溶片。

十、进展与展望

近年来，维生素 D 在胰岛素抵抗中的作用备受关注。一些研究结果显示，补充维生素 D 可能会改善基线维生素 D 水平较低的 T2DM 高危患者的胰岛素敏感性。还有大量临床前证据表明，低维生素 D 状态易促使 IR 和 T2DM 发病，并且在一些情况下，补充维生素 D 可更好地控制血糖，但维生素 D 在人类胰岛素抵抗 T2DM 的发病机制、预防和治疗中的作用尚不清楚，有待进一步研究。

IR 的检测方法繁多，每种方法各有利弊。虽然已经有不少可高效评估胰岛素敏感性的检测方法，但在临床应用上面临着如何标准化的困境。如何使现有的检测技术标准化或发展新的易于标准化的方法是这一领域未来研究的重心。近年来新的降糖药物不断问世，有望在改善 IR 方面发挥更大的潜力。

（林乐韦华　欧倩滢　编；高　彬　审）

参考文献

[1] GBD 2016 DISEASE AND INJURY INCIDENCE AND PREVALENCE COLLABORATORS. Global, regional, and national incidence, prevalence, and years lived with disability for 328 diseases and injuries for 195 countries, 1990-2016: a systematic analysis for the Global Burden of Disease Study 2016[J]. Lancet, 2017, 16; 390(10100): 1211-1259.

[2] World Health Organization. Global Report on Diabetes[R]. Geneva: WHO, 2016.

[3] HARDY OT, CZECH MP, CORVERA S. What causes the insulin resistance underlying obesity?[J]. Current Opinion in Endocrinology, Diabetes and Obesity, 2012, 19(2): 81.

[4] PETERSEN KF, SHULMAN GI. Etiology of insulin resistance[J]. The American Journal of Medicine, 2006, 119(5 Suppl 1): S10-6.

[5] WONDMKUN YT. Obesity, Insulin Resistance, and Type 2 Diabetes: Associations and Therapeutic Implications[J]. Diabetes, Obesity and Metabolism, 2020, 9(13): 3611-3616.

[6] PARK SY, GAUTIER JF, CHON S. Assessment of Insulin Secretion and Insulin Resistance in Human[J]. Diabetes & Metabolism, 2021, 45(5): 641-654.

[7] 中华医学会糖尿病学分会胰岛素抵抗学组（筹）. 胰岛素抵抗评估方法和应用的专家指导意见[J]. 中华糖尿病杂志, 2018, 10(6): 377-385.

[8] HSIEH CH, HUNG YJ, WU DA, et al. Impact of clinical characteristics of individual metabolic syndrome on the severity of insulin resistance in Chinese adults[J]. Journal of Korean Medical Science, 2007, 22(1): 74-80.

[9] HSU CH. Different impacts of metabolic syndrome components on insulin resistance in type 2 diabetes[J]. International Journal of Endocrinologyl, 2013, 2013(12): 740419.

[10] TITOS NA, MANTZOROS CS. Clinical review 97: Syndromes of severe insulin resistance[J]. The Journal of Clinical Endocrinology & Metabolism, 1998, 83(9): 3025-3030.

[11] 平凡, 王志新, 柴晓峰, 等. 两例严重胰岛素抵抗综合征的临床及遗传学研究[J]. 中国糖尿病杂志, 2015, 23(1): 24-27.

[12] HE L. Metformin and Systemic Metabolism[J]. Trends in Pharmacological Sciences, 2020, 41(11): 868-881.

[13] LEBOVITZ HE. Thiazolidinediones: the Forgotten Diabetes Medications[J]. Current Diabetes Reports, 2019, 19(12): 151.

[14] SEHRA D, SEHRA S. Emerging role of DPP-4 inhibitor Vildagliptin in the management of type-2 diabetes[J]. Journal of the Association of Physicians of India, 2011, 59: 744.

[15] DEROSA G, RAGONESI PD, FOGARI E, et al. Sitagliptin added to previously taken antidiabetic agents on insulin resistance and lipid profile: a 2-year study evaluation[J].Fundamental & Clinical Pharmacology, 2014, 28(2): 221-229.

[16] KENAWY S, HEGAZY R, HASSAN A, et al. Involvement of insulin resistance in D-galactose-induced age-related dementia in rats: Protective role of metformin and saxagliptin[J]. PLoS One, 2017, 12(8): e0183565.

[17] LIU Z, XU L, XING M, et al. Trelagliptin succinate: DPP-4 inhibitor to improve insulin resistance in adipocytes[J]. Biomedicine & Pharmacotherapy, 2020, 125: 109952.

[18] JEON JY, CHOI SE, HA ES, et al. GLP-1 improves palmitate-induced insulin resistance in human skeletal muscle via SIRT1 activity[J]. International Journal of Molecular Medicine, 2019, 44(3): 1161-1171.

[19] GUO C, HUANG T, CHEN A, et al. Glucagon-like peptide 1 improves insulin resistance in vitro through anti-inflammation of macrophages[J]. Brazilian Journal of Medical and Biological Research, 2016, 49(12): e5826.

[20] RODRIGUES T, BORGES P, MAR L, et al. GLP-1 improves adipose tissue glyoxalase activity and capillarization improving insulin sensitivity in type 2 diabetes[J]. Pharmacological Research, 2020, 161: 105198.

[21] XU L, OTA T. Emerging roles of SGLT2 inhibitors in obesity and insulin resistance: Focus on fat browning and macrophage polarization[J]. Adipocyte, 2018, 7(2): 121-128.

[22] KANETO H, OBATA A, KIMURA T, et al. Beneficial effects of sodium-glucose cotransporter 2 inhibitors for preservation of pancreatic β-cell function and reduction of insulin resistance[J]. Journal of Diabetes, 2017, 9(3): 219-225.

[23] 李俊, 柏力萄, 魏军平. 基于信号通路的中药治疗2型糖尿病胰岛素抵抗的研究进展[J]. 世界科学技术——中医药现代化, 2019, 21(1): 74-79.

[24] LEBOVITZ HE. Insulin resistance: definition and consequences[J]. Experimental and Clinical Endocrinology & Diabetes, 2001, 109 Suppl 2: S135-S148.

第五节 抗感染免疫应答与骨代谢

一、概述

　　骨质疏松症是最常见的骨骼疾病，目前已成为影响人类健康的社会公共卫生问题，它受多重因素的影响，其中免疫系统扮演着重要角色。骨免疫学是一个交叉学科，研究范畴主要是免疫系统与骨骼系统之间的相互作用，这种作用既可以是关键细胞直接相互作用，同时又通过转录因子、细胞因子及其受体等发生间接联系影响骨代谢平衡，解释骨质疏松症和慢性炎症反应的发生。目前，研究报道影响骨代谢的慢性炎症反应包括病毒、细菌、寄生虫感染等。随着获得性免疫缺陷综合征（acquired immunodeficiency syndrome，AIDS），即艾滋病患者临床疗效的提高，患者的病死率明显下降，但伴随的非艾滋病并发症逐渐增多，骨骼疾病是其最常见的并发症之一，本节主要以人类免疫缺陷病毒（human immunodeficiency virus，HIV）感染为例，探讨 HIV 感染以及抗感染治疗后免疫应答对骨代谢的影响。

二、病例

　　患者男性，70 岁，因搬运重家具后出现腰痛就诊。既往明确诊断为 HIV 感染，患者长期服用替诺福韦（tenofovir disoproxil fumarate，TDF）/ 恩曲他滨和阿扎那韦 / 利托那韦，目前为控制良好的 HIV 感染者（CD4 细胞计数：880；HIV 病毒载量：未检测到）。

　　个人史：患者有 40 年吸烟史，大量饮酒史。

　　家族病史：有骨质疏松症家族病史。

　　化验检查：提示性腺功能减退（睾酮 116.8 ng/dL），维生素 D 缺乏（25- 羟基维生素 D 14.5 ng/mL），尿钙排泄量低（<34 mg/ 天）。

　　影像学检查：腰椎（L_1 和 L_2）压缩性骨折。双能 X 射线吸收法（DXA）证实骨质疏松症，腰椎 T 值 –3.9（骨密度 0.606 g/cm³），全髋 T 值 –2.6（骨密度 0.643 g/cm³）、股骨颈 T 值 –2.8（骨密度 0.552 g/cm³）。

三、背景

　　目前，我国有超过 125 万 HIV 感染者，且确诊人数仍在逐年增加[2]。随着高效抗逆转录病毒治疗（highly active anti-retroviral therapy，HAART）的发展和广泛应用，艾滋病患者的病死率明显下降。然而，非 AIDS 相关并发症，如骨质疏松症和脆性骨折、骨坏死及骨软化症等，受到越来越多的关注。2006 年，一项综合了 12 项横断面研究的 Meta 分析显示，在 884 例 HIV 感染者中，

67% 存在骨丢失（包括骨量减少及骨质疏松症）、15% 出现骨质疏松症，分别是同年龄段未感染 HIV 人群的 6.4 倍和 3.7 倍[3]。2018 年，一项 Meta 分析发现在 HIV 感染并接受抗逆转录病毒治疗（anti-retroviral therapy，ART）的人群中，原发性骨质疏松症的发生率是对照组的 2 倍，在 ART 初始的 1~2 年中，髋部和脊柱骨量损失为 2%~6%[4]。

这些并发症的发展多具有隐匿性，若不及时诊治，将严重影响患者的生活质量，增加社会疾病负担。我国目前对 HIV 感染合并骨骼疾病尚无统一管理指南。

四、发病机制

骨质疏松症是最常见的骨骼疾病，是一种受多重危险因素影响的复杂疾病[5]，骨质疏松症的危险因素分为不可控因素与可控因素，前者主要包括种族、老龄化、女性绝经、脆性骨折家族史；后者主要包括不健康的生活方式、疾病、影响骨代谢的药物等。对于 HIV 感染者来说，骨质疏松症的危险因素除了一般人群的危险因素外，还有其特定因素：HIV 感染、AIDS 相关和非相关疾病（肌少症、肾脏疾病、性腺功能减退等）以及 ART 药物（如蛋白酶抑制剂、核苷类反转录酶抑制剂、非核苷类反转录酶抑制剂）和治疗后免疫重建等。

（一）HIV 感染者合并多重骨代谢的危险因素

消瘦是 HIV 患者常见表现之一[6]。HIV 感染者中维生素 D 缺乏发生率可达 70.1%，而接受 ART 12 个月后，该比例达到 81.6%[7]，Meta 分析发现 HIV 感染者中维生素 D 缺乏、继发性甲状旁腺功能亢进症和低骨量发生率高，接受 ART 后更加明显[8]。性激素在骨代谢中的地位举足轻重，雌激素是维持成年女性骨量重建平衡的支柱。雄激素除了可以直接刺激成骨细胞的增殖维持成骨细胞的功能和活性，抑制破骨细胞的功能和活性，还可以通过保持肌肉量间接作用于骨骼系统。但在 HIV 感染者中，性腺功能减退症发生率高于非 HIV 感染人群，对性腺功能减退症的 HIV 感染者补充性激素可以改善骨密度[9, 10]。HIV 患者常合并肠道微生物群（gut microbiota，GM）失调，微生物的失衡会释放出对器官起作用的蛋白质、肽、代谢产物，从而导致全身器官功能障碍[11]。研究表明，GM 主要通过炎症和免疫起作用介导调节破骨细胞的生成。已有研究报道了感染 HIV 的人体内细菌细胞壁产物脂多糖（LPS）的水平升高，它可以通过激活转化生长因子（TGF）和 Toll 样受体来刺激炎症，上调破骨细胞活性。另外，HIV 感染者常同时合并慢性代谢性疾病，有研究提示接受治疗的成年 HIV/AIDS 患者中，糖尿病患病率为 10.3%[12]。HIV 患者人群常糖代谢异常，机制可能是 $CD4^+$ T 细胞和 $CD8^+$ T 淋巴细胞功能改变损害糖酵解。

（二）HIV 感染本身对骨代谢的影响

HIV 及其蛋白可以直接增加破骨细胞活性，或通过抑制成骨细胞活性、促进其凋亡而抑制骨形成。破骨细胞及其前体细胞膜表达核因子 -κB 受体活化因子（receptor activator of nuclear factor-κB，RANK）。RANK 与成骨细胞表达的 TNF 细胞因子家族成员核因子 -κB 受体激活蛋白配体（receptor activator of NF-κB ligand，RANKL）结合。破骨细胞的分化和活性是由 RANK 和 RANKL 之间的相互作用驱动的。骨保护素（osteoprotegerin，OPG）可竞争性地抑制 RANK 与 RANKL 结合，因此 RANKL/OPG 的比值被认为是维持骨量必不可少的。在 HIV 感染的状态下，大量 CD4$^+$ T 淋巴细胞（简称 CD4 细胞）功能受损、数量减少，导致这种共刺激效应减弱，从而导致 OPG 的产生减少，RANKL/OPG 的比值升高，破骨细胞激活，骨质流失的速度加快，从而更容易发生骨质疏松症 [13]。HIV 也可感染破骨细胞并在其中复制，且没有明显的细胞毒性作用。在 HIV 感染的个体中，HIV 蛋白可以改变 RANKL/OPG 的比值，从而有利于 RANKL 介导的破骨细胞的分化 [14]。HIV 蛋白 TAT 和 Nef 可以通过增强炎症或减少自噬来诱导骨髓间充质干细胞衰老，从而减少可用成骨细胞前体的数量并削弱其分化为成骨细胞的能力 [15]。HIV p55-Gag 及 HIV gp120 可降低钙沉积，碱性磷酸酶活性，骨形态发生蛋白 2（BMP-2）、骨形态发生蛋白 7（BMP-7）和 RANKL 的分泌水平，以及干扰 RUNX-2 的表达和活性 [16, 17]。

HIV 感染机体后破坏免疫系统，使免疫系统处于持续激活状态，使多种炎性因子水平升高，研究较多的包括：TNF-α、IFN-γ、IL-1、IL-6 等，这些炎症因子刺激 RANKL 产生，进而激活破骨细胞导致骨吸收，还会降低血 OPG 及 1, 25- 双羟维生素 D$_3$ 水平 [18, 19]。

（三）抗逆转录病毒治疗对骨代谢的影响

自 1996 年 ART 在全球广泛应用以来，接受 ART 的 HIV 感染者发生的骨质疏松症逐渐受到关注，但其具体机制仍不明确，可能的机制包括：① 对成骨细胞和破骨细胞有直接干扰作用；② 重建机体免疫功能；③ 间接通过影响维生素 D 的代谢，影响肾脏功能而干扰骨代谢。与较高的骨丢失率相关的是以核苷类反转录酶抑制剂（nucleoside reverse transcriptase inhibitors，NRTls）和蛋白酶抑制剂（protease inhibitors，PIs）为基础的 ART。

核苷类逆转录酶抑制剂：基于富马酸替诺福韦二吡呋酯（TDF）的治疗方案更易引发骨丢失及骨折，在对 11820 例 HIV 感染者的国际大型 EuroSIDA 前瞻性队列研究结果显示，在 86118 随访人年，发现 619 例骨折（7.2/1000 随访人年，95% CI：6.6~7.7），89 例骨坏死（1.0/1000 随访人年，95% CI：0.8~1.3）。多变量分析显示，曾使用过 TDF（RR 1.40，95% CI：1.15~1.70）或目前正在使用 TDF（RR 1.25，95% CI：1.05~1.49）的骨折发生率更高。使用 TDF 是 HIV/AIDS 患者骨折的独立危险因素 [20, 21]。一项针对 3251 例 HIV/AIDS 患者的纵向研究表明，骨质疏松症相关的骨折与 TDF 使用时间之间存在关联，特别是在 60 岁以下的男性中，TDF 暴露时间越长的患者发生骨折的风险越高 [22]。TDF 通过影响线粒体 DNA（mDNA）而抑制病毒。而该药主要聚集在肾近曲小管，TDF 影响骨密度的潜在机制可能是通过影响线粒体导致 ATP 转运异常等机制促进破骨细胞分化，同时减少成骨细胞分化；TDF 导致肾小管损伤，肾近曲小管损伤早期即出现排磷异常，出现低磷、低钙血症、PTH 升高；进展到肾小管性酸中毒，患者可出现血肌酐增加，GFR 下降，骨密度降低，进而造成骨折、范科尼综合征 [23]。

在一项横断面研究的 Meta 分析中发现，与接受不含 PIs 治疗的患者相比，接受 PIs 治疗的 HIV/AIDS 患者，骨质疏松症的比值比为 1.57（95% CI：1.57~2.34）[3]。但关于 PIs 对骨密度的影响机制尚未完全阐明。患者同时使用 TDF 和 PIs 类药物，骨丢失更严重。

（四）免疫重建对骨代谢的影响

有部分 HIV/AIDS 患者在接受 ART 后，在 CD4 细胞数目上升和病毒载量明显下降的情况下，因为严重的免疫紊乱出现不典型的感染，或在已得到控制的感染中反常加重，还可能并发肿瘤或其他的炎性反应，此现象称为免疫重建炎性综合征（immune restoration inflammatory syndrome，

IRIS）[24]。IRIS 多数发生在抗病毒治疗后 3~6 个月。但首先需要明确的是，其益处远远超过将来发生骨病的任何风险，当前的世界卫生组织指南建议，无论 CD4 细胞计数如何，所有 HIV 感染者都应尽早开始治疗。

五、诊断

（一）HIV 感染者骨质疏松症 / 骨折的风险

2019 年，瑞士抗骨质疏松协会共识建议，所有 HIV 感染者都应定期评估骨质疏松性骨折的风险，并采取预防措施[25]。

HIV 感染者骨质疏松症的风险评估：主要包括国际骨质疏松基金会（International Osteoporosis Foundation，IOF）骨质疏松症风险一分钟测试题亚洲人骨质疏松自我筛查工具（osteoporosis self-assessment tool for Asians，OSTA）[5]。

HIV 感染者骨质疏松骨折风险的评估：可以用骨折风险预测工具（fracture risk assessment tool，FRAX），这是目前国际上应用最广泛的骨折风险评估工具。FRAX 建议适用于年龄在 40~49 岁的男性和年龄 ≥ 40 岁的绝经前女性[26]。针对中国人的 FRAX 评估可通过登录以下网址获得：http://www.sheffield.ac.uk/FRAX/tool.Aspx?country=2（骨密度一栏可以留空），用来评估未来十年内主要骨质疏松性骨折（椎体、前臂、髋部或肩部）的概率。FRAX 预测的髋部骨折概率 ≥ 3% 或任何主要骨质疏松性骨折概率 ≥ 20% 时，为骨质疏松性骨折的高危患者，这种情况建议直接给予治疗。

（二）实验室检查

检查项目包括血常规、尿常规、红细胞沉降率、肝和肾功能，血钙、血磷、血碱性磷酸酶、25 羟维生素 D（25OHD）、甲状旁腺素，以及尿钙、骨转换标志物、尿磷和尿肌酐等。为进一步鉴别诊断的需要，可检查如 C 反应蛋白、性腺激素、血清泌乳素、甲状腺功能、24 小时尿游离皮质醇，或小剂量地塞米松抑制试验、血气分析、尿本周蛋白、M 蛋白、血 / 尿轻链，甚至进行放射性核素骨扫描、骨髓穿刺或骨活检等检查。

（三）影像学检查

1. X 线检查
X 线检查是脆性骨折，尤其是胸、腰椎压缩性骨折的首选方法。

2. CT 和 MRI
CT 和 MRI 对于骨质疏松症与骨肿瘤等多种其他骨骼疾病的鉴别诊断具有重要价值。

3. 核医学检查
放射性核素显像在鉴别继发性骨质疏松症和其他骨骼疾病中具有一定优势，甲状旁腺功能亢进症、畸形性骨炎、骨纤维结构发育不良、骨软化症、肿瘤骨转移等疾病的骨显像具有特征性的病变。

（四）HIV 感染者骨密度测定及检测

建议采用 DXA 对 HIV 感染者测量骨密度，分类标准详见表 4-5-1，其主要测量部位是中轴骨，包括：腰椎、股骨近端及非优势侧桡骨远端 1/3。注意对于儿童、绝经前女性和 50 岁以下男性，其骨密度水平的判断建议用同种族的 Z 值 [（骨密度测定值 – 同种族同性别同龄人骨密度均值）/ 同种族同性别同龄人骨密度标准差] 表示，将 Z 值≤–2.0 视为"低于同年龄段预期范围"或"低骨量"。鉴于存在骨质疏松及骨折临床危险因素（绝经后女性，年龄≥50 岁、性腺功能减退、吸收不良、炎症性肠病、原发性甲状旁腺功能亢进等），FRAX 预测主要部位骨质疏松性骨折风险 >10% 的 40~49 岁男性或 40 岁及以上绝经前女性应定期复查骨密度。建议重度骨量减少者（–2.5<T 值≤ –2.0）每 1~2 年复查 1 次，骨密度正常者（T 值≥ –1.0）或轻中度骨量减少者（–2.0<T 值 <–1.0）可每 6~7 年复检 1 次[27]。由于不同 DXA 机器的测量结果通常存在差异，不能直接比较，建议使用同一台仪器对 HIV 感染者进行随访监测。

表 4-5-1　基于 DXA 测定骨密度分类标准

分类	T 值
正常	T 值≥–1.0
低骨量	–2.5<T 值 <–1.0
骨质疏松症	T 值≤–2.5
严重骨质疏松症	T 值≤–2.5 + 脆性骨折

注：①T 值 =（骨密度实测值 – 同种族同性别正常青年人峰值骨密度）/ 同种族同性别正常青年人峰值骨密度的标准差。②DXA：双能 X 射线吸收检测法。

（五）HIV 感染相关骨质疏松症的诊断标准

骨质疏松症的诊断主要基于 DXA 骨密度测量结果和（或）脆性骨折史（见表 4-5-2）。

表 4-5-2　骨质疏松症诊断标准

诊断标准（符合以下 3 条中 1 条）
• 髋部或椎体脆性骨折
• DXA 测量的中轴骨骨密度或桡骨远端 1/3 骨密度的 T 值≤–2.5
• 骨密度测量符合低骨量（–2.5<T 值 <–1.0）+ 肱骨近端、骨盆或前臂远端脆性骨折

六、治疗

虽然 ART 会对骨骼系统造成损伤，但是 HIV 感染者从治疗中的获益要超过潜在对骨骼系统的影响和损伤。因此还是应该遵循艾滋病诊疗指南接受正规治疗。HIV 感染中骨质疏松症的管理应遵循与一般人群相同的指导方针（非药物治疗 + 药物治疗）。

HIV 感染合并骨骼疾病患者的抗病毒治疗方案：对于患有骨量减少、骨质疏松症的 HIV 感染者或具有骨折高风险的患者，制订方案时应尽量避免对骨密度影响较大的药物：①初治者应避免使用含 TDF 的 ART 方案（可用阿巴卡韦 / 拉米夫定、拉替拉韦替代），避免使用含蛋白酶抑制剂的 ART 方案（可用多替拉韦、拉替拉韦）；②经治者若使用含 TDF 的治疗方案，推荐于获得病毒学抑制后将 TDF 换为阿巴卡韦或拉替拉韦，若使用含蛋白酶抑制剂的 ART，可将蛋白酶抑制剂换为拉替拉韦。

（一）非药物治疗

调整生活方式：维持健康体重，确保膳食均衡；规律运动，加强负重及肌肉力量练习（包括步行、慢跑、太极拳、瑜伽、爬楼梯、重量训练及其他抗阻运动）；戒烟限酒；保证充足日照；降低跌倒风险；减少使用影响骨骼健康的非抗病毒药物，如糖皮质激素等。

（二）药物治疗

主要包括双膦酸盐、钙剂和维生素 D。双膦酸盐中只有阿仑膦酸钠和唑来膦酸对 HIV 感染者的疗效得到了认可，其安全性和有效性得到了证实[28, 29]，提示可有效改善 HIV 感染者的骨密度，且药物耐受性良好，同时应补充钙剂和维生素 D[30, 31]。但在长期服用双膦酸盐时要注意相关不良反应，如是否引起下颌骨坏死、非典型股骨骨折等，因此需要进行随访及监测；在治疗 2 年后可以通过 DXA 复查骨密度，来评估复查后 3 年内是否需要继续进行治疗。有研究显示在 HIV 感染者中使用促骨形成剂（特立帕肽）对骨密度的改善有积极作用[1]。其他治疗包括性腺功能减退的男性进行睾酮治疗。女性雌激素受体调节剂和雌激素替代疗法也对骨密度有益。

七、预后与随访

患者治疗后骨密度变化情况见表 4-5-3，针对该类患者，在抗病毒治疗过程中要定期进行临床评估和实验室检测，以评价治疗的效果，及时发现抗病毒药物的不良反应，以及是否产生病毒耐药性等，及时更换药物。HIV 确诊后启动抗病毒治疗前后需要进行骨骼疾病的评估，特别是定期进行骨密度、骨转换标志物检测及早发现骨质疏松、骨软化症及骨折等情况，给予调整

表 4-5-3　治疗后骨密度年变化

项目	基线	第 1 年 使用特立帕肽用药	第 2 年 使用特立帕肽用药	第 3 年 使用阿仑膦酸盐巩固
腰椎				
BMD（g/cm³）①	0.606	0.772	0.821	0.858
T 值	−3.9	−3.2	−2.8	−2.4
与基线相比的变化（%）②	—	+11.4	+35.4	+41.6
全髋部				
BMD（g/cm³）①	0.643	0.660	0.665	0.747
T 值	−2.6	−2.5	−2.4	−1.9
与基线相比的变化（%）②	—	+2.7	+3.5	+16.2
股骨颈				
BMD（g/cm³）①	0.522	0.604	0.621	0.620
T 值	−2.8	−2.4	−2.3	−2.3
与基线相比的变化（%）②	—	+9.4	+12.5	+12.3

注：① 使用 Hologic QDR 4500 Dexa 扫描仪和 Discovery A 软件进行计算。② 2% 的误差范围。

用药方案和针对性治疗，同时要加强 HIV 感染患者骨质疏松相关知识的宣传和教育，保证 HIV 感染者长期有质量的生活。

八、诊疗流程 [5, 26]

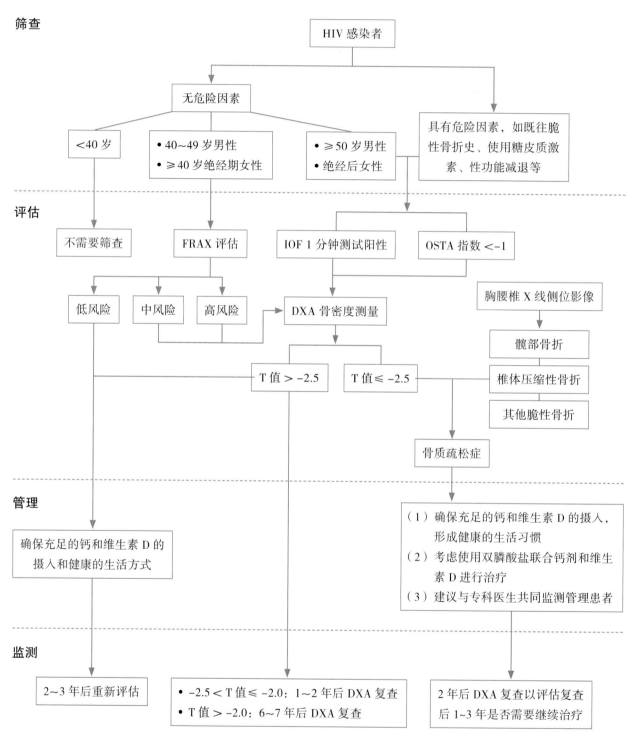

图 4-5-1　HIV 感染者骨质疏松症诊疗流程

九、病例回顾

患者长期服用替诺福韦/恩曲他滨和阿扎那韦/利托那韦后，HIV 得到了很好的控制；但鉴于该患者的 BMD 严重偏低（尤其是腰椎），在使用特立帕肽治疗 24 个月后，与基线相比，患者腰椎、全髋和股骨颈骨密度分别增加 35.4%，3.5% 和 12.5%。第 3 年使用阿伦磷酸钠治疗 12 个月后，与基线相比，患者腰椎、全髋和股骨颈骨密度分别增加 41.6%，16.2% 和 12.3%。同时也给予患者钙剂、维生素 D 及睾酮替代治疗。

十、进展与展望

20 世纪 70 年代，免疫细胞源性破骨细胞激活因子的开创性研究结果证实了骨骼与免疫系统存在着密切联系。目前认为 OPG/RANK/RANKL 信号通路是连接骨骼系统与免疫系统的重要纽带，多种细胞因子及受体通过调节破骨细胞和成骨细胞的功能参与骨代谢（图 4-5-2）。除了 HIV 感染及 ART 对骨代谢有影响外，其他病毒或细菌感染同样导致骨代谢异常，如乙型肝炎病毒感染、丙型肝炎病毒感染、幽门螺杆菌感染及各种感染导致的脓毒血症等。

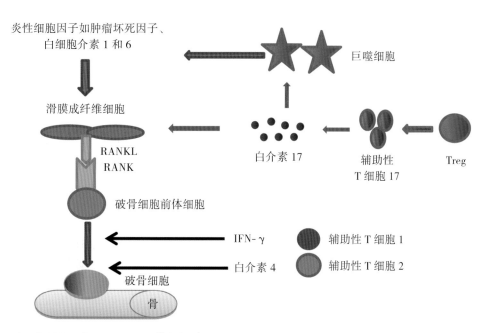

图 4-5-2　RANKL/RANK/OPG 信号通路

RANKL/RANK/OPG 系统[32]是连接骨与免疫系统的重要环节，RANKL/OPG 比值失衡，可能是导致许多自身免疫性疾病或感染性疾病骨骼系统破坏的直接原因。正是在骨髓微环境中骨源性细胞和淋巴细胞的这种密切联系，才使骨和免疫系统的相互调节成为可能，也是各种细胞因子对两个系统进行共同调节的根本原因。感染相关骨骼的发病机制、相关危险因素尚未完全明确，除了 RANKL/RANK/OPG 信号通路外，是否通过其他通路影响破骨细胞分化成熟还尚不清楚。此外，抗感染治疗对骨代谢的影响已有大量文献报道。但因缺乏长期大样本研究，各种药物引起骨量减少的机制及骨量减少的程度与剂量、药物使用时间等是否有相关性均尚未完全明确，仍需进一步研究。

（郭艳英　编；林乐韦华　审）

参考文献

[1] WHEELER A L, TIEN P C, GRUNFELD C, et al. Teriparatide treatment of osteoporosis in an HIV-infected man: a case report and literature review[J]. AIDS, 2015, 29(2): 245-246.

[2] CAO W, HSIEH E, LI T. Optimizing Treatment for Adults with HIV/AIDS in China: Successes over Two Decades and Remaining Challenges[J]. Current HIV/AIDS Reports, 2020, 17(1): 26-34.

[3] BROWN T T, QAQISH R B. Antiretroviral therapy and the prevalence of osteopenia and osteoporosis: a meta-analytic review[J]. AIDS, 2006, 20(17): 2165-2174.

[4] GOH S, LAI P, TAN A, et al. Reduced bone mineral density in human immunodeficiency virus-infected individuals: a meta-analysis of its prevalence and risk factors[J]. Osteoporosis International, 2018, 29(3): 595-613.

[5] 中华医学会骨质疏松和骨矿盐疾病分会, 原发性骨质疏松症诊疗指南(2022)[J]. 中华骨质疏松和骨矿盐疾病杂志, 2022, 15(06): 573-611.

[6] YAO J, YU W, LI T, et al. The pilot study of DXA assessment in chinese HIV-infected men with clinical lipodystrophy[J]. Journal of Clinical Densitometry, 2011, 14(1): 58-62.

[7] Conesa-Botella A, Florence E, Lynen L, et al. Decrease of vitamin D concentration in patients with HIV infection on a non nucleoside reverse transcriptase inhibitor-containing regimen[J]. AIDS Research and Therapy, 2010, 7: 40.

[8] CHILDS K, WELZ T, Samarawickrama A, et al. Effects of vitamin D deficiency and combination antiretroviral therapy on bone in HIV-positive patients[J]. AIDS, 2012, 26(3): 253-262.

[9] DOLAN S, WILKIE S, Aliabadi N, et al. Effects of testosterone administration in human immunodeficiency virus-infected women with low weight: a randomized placebo-controlled study[J]. Archives of Internal Medicine, 2004, 164(8): 897-904.

[10] GUARALDI G, LUZI K, MURRI R, et al. Sexual dysfunction in HIV-infected men: role of antiretroviral therapy, hypogonadism and lipodystrophy[J]. Antiviral Therapy, 2007, 12(7): 1059-1065.

[11] 王刚, 田杰祥, 周梦茹, 等. 从骨免疫学到骨微生物学: 肠道微生物如何调节骨骼[J]. 中国骨质疏松杂志, 2021, 27(10): 1523-1528.

[12] NAPOLI N, CHANDRAN M, PIERROZ D D, et al. Mechanisms of diabetes mellitus-induced bone fragility[J]. Nature Reviews Endocrinology, 2017, 13(4): 208-219.

[13] PALMER C S, HUSSAIN T, DUETTE G, et al. Regulators of Glucose Metabolism in $CD4^+$ and $CD8^+$ T Cells[J]. International Reviews of Immunology, 2016, 35(6): 477-488.

[14] ILHA T, COMIM F V, COPES R M, et al. HIV and Vertebral Fractures: a Systematic Review and Metanalysis[J]. Scientific Reports, 2018, 8(1): 7838.

[15] BEAUPERE C, GARCIA M, LARGHERO J, et al. The HIV proteins Tat and Nef promote human bone marrow mesenchymal stem cell senescence and alter osteoblastic differentiation[J]. Aging Cell, 2015, 14(4): 534-546.

[16] COTTER E J, MALIZIA A P, CHEW N, et al. HIV proteins regulate bone marker secretion and transcription factor activity in cultured human osteoblasts with consequent potential implications for osteoblast function and development[J]. AIDS Research and Human Retroviruses, 2007, 23(12): 1521-1530.

[17] COTTER A G, MALLON P W. The effects of untreated and treated HIV infection on bone disease[J]. Current Opinion in HIV and AIDS, 2014, 9(1): 17-26.

[18] LLOP M, SIFUENTES W A, BANON S, et al. Increased prevalence of asymptomatic vertebral fractures in HIV-infected patients over 50 years of age[J]. Archives of Osteoporosis, 2018, 13(1): 56.

[19] MCGINTY T, MIRMONSEF P, MALLON P W, et al. Does systemic inflammation and immune activation contribute to fracture risk in HIV?[J]. Current Opinion in HIV and AIDS, 2016, 11(3): 253-260.

[20] KOMATSU A, IKEDA A, KIKUCHI A, et al. Osteoporosis-Related Fractures in HIV-Infected Patients Receiving Long-Term Tenofovir Disoproxil Fumarate: An Observational Cohort Study[J]. Drug Safety, 2018, 41(9): 843-848.

[21] BORGES A H, HOY J, FLORENCE E, et al. Antiretrovirals, Fractures, and Osteonecrosis in a Large International HIV Cohort[J]. Clinical Infectious Diseases, 2017, 64(10): 1413-1421.

[22] CERVERO M, AGUD J L, TORRES R, et al. Higher vitamin D levels in HIV-infected out-patients on treatment with boosted protease inhibitor monotherapy[J]. HIV Medicine, 2013, 14(9): 556-562.

[23] KINAI E, NISHIJIMA T, MIZUSHIMA D, et al. Long-term use of protease inhibitors is associated with bone mineral density loss[J]. AIDS Research and Human Retroviruses, 2014, 30(6): 553-559.

[24] 孟炜晴, 张福杰. HIV相关骨质疏松研究进展[J]. 中国艾滋病性病, 2021, 27(1): 105-108.

[25] BIVER E, CALMY A, AUBRY-ROZIER B, et al. Diagnosis, prevention, and treatment of bone fragility in people living with HIV: a position statement from the Swiss Association against Osteoporosis[J]. Osteoporosis International, 2019, 30(5): 1125-1135.

[26] BROWN T T, HOY J, BORDERI M, et al. Recommendations for evaluation and management of bone disease in HIV. [J]. Clinical infectious diseases : an official publication of the Infectious Diseases Society of America, 2015, 60(8): 1242-1251.

[27] 吕玮, 王鸥, 李太生. 人类免疫缺陷病毒感染合并骨骼疾病患者管理建议[J]. 临床药物治疗杂志, 2021, 19(3): 8.1-8.

[28] PINZONE M R, MORENO S, CACOPARDO B, et al. Is there enough evidence to use bisphosphonates in HIV-infected patients? A systematic review and meta-analysis[J]. AIDS Reviews, 2014, 16(4): 213-222.

[29] OFOTOKUN I, TITANJI K, LAHIRI C D, et al. A Single-dose Zoledronic Acid Infusion Prevents Antiretroviral Therapy-induced Bone Loss in Treatment-naive HIV-infected Patients: A Phase IIb Trial[J]. Clinical Infectious Diseases, 2016, 63(5): 663-671.

[30] HILEMAN C O, OVERTON E T, MCCOMSEY G A. Vitamin D and bone loss in HIV[J]. Current Opinion in HIV and AIDS, 2016, 11(3): 277-284.

[31] YIN M T, BROWN T T. HIV and Bone Complications: Understudied Populations and New Management Strategies[J]. Current HIV/AIDS Reports, 2016, 13(6): 349-358.

[32] 元宇, 郭健民, 邹军. OPG/RANKL/RANK 信号通路在运动与骨免疫学中的研究进展[J]. 中国骨质疏松杂志, 2015, 21(8).

第六节　乳糜泻

一、概述

乳糜泻（celiac disease，CD）是一种慢性的免疫介导的小肠疾病，发生在暴露于含谷蛋白（麸质）食物的遗传易感人群中。在 1888 年由 Samuel Gee 首次报道，直至 1953 年研究人员才明确 CD 与谷蛋白有关[1]，因此 CD 又称为谷蛋白敏感性肠病。乳糜泻曾经被误认为只影响欧洲血统的儿童，现在则被广泛认为是一种影响所有年龄段人群的全球性疾病，患病人数约占世界人口的 0.7%。该病主要影响小肠，然而临床表现非常广泛，具有肠内和肠外症状，包括吸收不良的相关症状。部分患者为无症状个体，可通过筛查高危人群而诊断出来。在循环腹腔自身抗体存在和（或）对无谷蛋白饮食（gluten free diet，GFD）明确反应的情况下进行小肠活检并证实存在小肠绒毛萎缩方可诊断。治疗乳糜泻需终身坚持 GFD，因为严格坚持 GFD 可能对患者及家属形成一定的挑战，所以在启动 GFD 之前一定要明确乳糜泻的诊断。在过去的几十年中，乳糜泻的患病率增加了数倍，但大多数乳糜泻患者仍未得到诊断。

关于乳糜泻患病率的初步研究来自欧洲，研究结果认为乳糜泻影响了欧洲总人口的 0.6%~1%[2]。在接下来的几十年中，基于人群的研究证实乳糜泻在非高加索人种国家中也很普遍，例如美国、澳大利亚、秘鲁、阿根廷和巴西等。来自中东地区和东南亚地区的研究报告了类似的疾病流行率。Singh[3]等人报告，仅基于血清学检测，发现全球普通人群乳糜泻合并患病率为 1.4%，基于活检的乳糜泻患病率为 0.7%。乳糜泻的合并患病率在南美最低（0.4%），在欧洲和大洋洲最高（两者均为 0.8%）。研究发现其流行率因不同大陆而异，但在国家和地区之间也存在显著差异。在欧洲乳糜泻的患病率从德国的 0.3% 到芬兰的 2.4% 不等。

乳糜泻的患病率也随年龄和性别而变化。几项基于人群的研究表明，女性乳糜泻的患病率较高。一项 Meta 分析证实，女性的乳糜泻合并患病率比男性高 1.5 倍。这项 Meta 分析还表明，儿童（合并流行率为 0.9%）乳糜泻患病率比成年人（0.5%）高 1.8 倍。

尽管有关乳糜泻患病率的流行病学数据在逐年增加，但我国目前尚缺乏相关的基于人群的流行病学研究，大多仍以病例报告的形式描述了其在我国人群中的表现。

二、病例

病例 1[4]

患者男性，16 岁，主诉无任何胃肠道症状，经家族筛查诊断为乳糜泻。

上消化道内镜检查（活检）：观察十二指肠球部和十二指肠第二部分结节，病理检查显示：小肠绒毛萎缩 3a。

化验检查：抗组织转谷氨酰胺酶（anti-tissue transglutaminase, anti-tTG）89 RU/mL（正常上限 20 RU/mL），总 IgA 正常，1, 25（OH）D$_3$<8 ng/mL，血红蛋白 12.4 g/dL，碱性磷酸酶 905 U/L，天冬氨酸转氨酶（AST）31 U/L，丙氨酸转氨酶（ALT）15 U/L，TSH：1.9 mIU/L，TPO-Ab：24 IU/mL，血清钙 10 mg/dL，磷酸 6.8 mol/L。

基因检测：*HLA-DQ2* 阳性，*HLA-DQ8* 阴性。

病例 2[4]

患者女性，14 岁，主诉消化不良、贫血及口疮。

上消化道内镜检查（活检）：十二指肠球部和十二指肠第二部分呈现扇形和裂隙，病理检查显示为小肠绒毛萎缩 3c。

化验检查：抗 tTG 274 RU/mL，总 IgA 正常，血红蛋白 8.8 g/dL、AST 18 U/L、ALT 15 U/L、ALP 308 U/L、1, 25（OH）D$_3$ 4 ng/mL，血清钙 9.8 mg/dL，TPO-Ab 69 IU/ml，TSH 正常。硒水平较低（80 μg/L），锌水平正常（899 μg/L）。

基因检测：*HLA-DQ2* 阳性，*HLA-DQ8* 阴性。

三、背景

乳糜泻是一种由谷蛋白引起的自身免疫性肠病，谷蛋白是多种谷物中的一种储存蛋白。据报道，乳糜泻与其他一些内分泌疾病有关，如 1 型糖尿病（T1DM）和甲状腺疾病。乳糜泻病例中 T1DM 和甲状腺疾病的发病率为 5%。乳糜泻患者其他自身免疫性疾病的患病率与对照组相比高出 3 倍。虽然谷蛋白是乳糜泻的主要原因，但它在其他自身免疫性疾病[5]的发展中也起着重要作用。谷蛋白暴露的持续时间是自身免疫性疾病进展的一个重要因素。早期出现乳糜泻和无胃肠道症状也被证明是其他自身免疫性疾病[6]的危险因素。乳糜泻和 T1DM 是具有共同遗传成分的复杂疾病。*HLA-DQ2* 单倍型表现在约 90% 的乳糜泻病例和超 50% 的 T1DM 患者中，而 *HLA-DQ8* 在约 10% 的 CD 患者中呈阳性。谷蛋白摄入、肠道通透性和炎症的作用在 T1DM[7]中也有报道。与自身免疫相关的组织损伤和对饮食抗原的不耐受可能是 T1DM[8]的一个特征。谷蛋白影响上皮细胞的紧密连接，促进抗原从管腔进入上皮细胞[9, 10]并激活免疫细胞。在另一项研究中，研究者发现即使是非乳糜泻患者[11]，谷蛋白也能诱导和增加肠道通透性。乳糜泻患者中自身免疫障碍的高患病率可以用常见的遗传因素和环境因素来解释。此外，也有研究表明，抗 tTG-IgA 抗体与甲状腺组织发生反应，这种结合可导致乳糜泻患者发生甲状腺疾病。肠道渗漏会导致由谷蛋白摄入引起的全身炎症反应和自身免疫力的改变，并影响包括甲状腺在内的远程器官。据报道，CD[12, 13]和甲状腺功能障碍[14]由于肠道通透性增加易导致自身免疫性疾病。此外，抗 tTG 滴度与 TPO-Ab 滴度[13]相关。在自身免疫性甲状腺疾病[14]中也显示了 CD 相关抗体的阳性率增加。因此，乳糜泻相关的自身抗体会导致乳糜泻患者的甲状腺功能障碍。

四、发病机制

（一）谷蛋白

造成乳糜泻的主要环境因素是谷蛋白。谷蛋白是乳糜泻的致病抗原，其激活肠道免疫系统，通过细胞免疫和体液免疫途径最终导致肠黏膜甚至全身多系统损害。谷蛋白因可使面团具有弹性而在面包制作中受到青睐，但是它富含谷氨酰胺和脯氨酸，被胃、胰腺和小肠刷状缘蛋白酶不完全消化，会留下长达 33 个氨基酸的长肽[15]。这些肽通过跨细胞途径进入小肠固有层，经过副细胞途径，在受其影响的个体中发生适应性免疫反应，这一反应取决于乳糜泻的主要作用[16]。脱酰胺作用增加了麦醇溶蛋白的免疫原性，促进结合抗原提呈细胞上的 HLA-DQ2 或 HLA-DQ8 分子，然后将 8 个麦醇溶蛋白肽呈递给与麦醇溶蛋白反应的 CD4+ T 细胞。在此过程中，通过目前尚不清楚的机制制备了针对 tTG、麦醇溶蛋白和肌动蛋白的抗体。这些抗体可能会导致乳糜泻的肠外表现，例如疱疹样皮炎和麸质共济失调。伴随这种适应性免疫反应的是上皮区室中的先天免疫反应，在病理上通过明显的上皮内淋巴细胞增多表现出来。在乳糜泻的发病过程中，上皮内淋巴细胞表达天然杀伤性 T 淋巴细胞受体 NKG2D 和 CD9/NKG2A，它们识别应激诱导的基因 *MICA* 和 *MICB* 的产物（细胞表面糖蛋白）以及在表面表达的 HLA-E 蛋白上皮细胞。白介素 15 在上调细胞毒性上皮细胞上的这些自然杀伤受体中起着重要作用。

乳糜泻患者会对小麦中的某些非麸质蛋白产生强烈的免疫反应。这些非麸质蛋白在乳糜泻发病机制中的重要性目前尚不清楚。

（二）遗传因素

基于家族性疾病的发生和高度一致性，遗传因素对乳糜泻发展的重要性显而易见。几乎 100% 的乳糜泻患者都拥有 *HLA-* Ⅱ类基因 *HLA-DQA1* 和 *HLA-DQB1* 的特定变体，它们共同编码与乳糜泻相关的异二聚体蛋白的两条链（α 和 β），在抗原呈递细胞表面表达 *DQ2* 和 *DQ8*。乳糜泻患者中有 90% 以上是 *DQ2* 阳性，其余大多数是 *DQ8* 阳性。一些乳糜泻患者没有组成单倍型 *HLA-DQ2* 的全部等位基因，因此 *DQ2* 阴性被认为是 *DQ2* 阳性的一半。这一发现表明，对于临床医生而言，患者是否为 *HLA-DQ2* 阳性或 *HLA-DQ8* 阳性的报告不仅应包括单倍型，还应包括等位基因成分。

（三）环境因素

必需的 *HLA* 基因和麸质摄入很常见，然而乳糜泻仅发生在大约 1% 的人口中，这表明除麸质外其他环境因素也很重要。

1. 母乳喂养和婴儿喂养方法

目前的研究结果尚未显示出母乳喂养对乳糜泻风险的影响。麸质引入的观察性和前瞻性研究在因家族病史和兼容的 *HLA* 单倍型而处于高乳糜泻风险的儿童中，未显示麸质引入的时间对乳糜泻的风险有显著影响。尽管测试各种麸质引入时间策略的研究结果均为阴性，但大量麸质仍然是拟议的危险因素。欧洲儿科胃肠病学、肝病学和营养学会（The European Society for Paediatric Gastroenterology Hepatology and Nutrition，ESPGHAN）发布了有关麸质引入的修改指南，这些指南建议在 4~12 月龄之间引入麸质，并且在麸质引入后的最初几周内应避免食用大量的麸质[17]。Meta 分析显示，麸质的引入较晚（>6 个月）增加了患乳糜泻的风险。

2. 其他风险因素

尽管选择性剖宫产的研究显示出矛盾的结果，但婴儿出生的季节和选择性剖宫产是乳糜泻发展的危险因素。据报道，胃肠道感染、儿童轮状病毒和成年人弯曲杆菌感染也是该病的危险因素。抗生素和质子泵抑制剂的使用与以后发生乳糜泻的风险增加相关。幽门螺杆菌定植可降低乳糜泻的风险。感染非病源性呼肠孤病毒可能会引发乳糜泻。

（四）微生物组

基因、饮食和微生物组之间的复杂相互作用可能对乳糜泻的发展以及潜在的预防或治疗措施产生至关重要的作用。对表达 *HLA-DQ8* 的小鼠进行的一项研究显示，在特定的微生物环境下，肠道菌群可以增强或减轻麸质诱导的免疫病理。横断面研究表明，乳糜泻患者的肠道微生物组发生了变化，这些变化在引入 GDF 后并未完全恢复正常。有研究发现未经治疗的乳糜泻患者的双歧杆菌的粪便浓度明显高于健康成年人。患有乳糜泻的儿童十二指肠革兰氏阴性菌和潜在的促炎细菌的发生率高于对照组儿童[18]。年龄和 GDF 会影响乳糜泻患者的十二指肠微生物组，但 GDF 也会改变健康个体的肠道微生物组。2015 年的一项研究[19]显示，具有患乳糜泻风险的母乳喂养和顺产的婴儿的粪便微生物群会发生特定变化，并与 *HLA-DQ2* 存在相关，表明 HLA 类型选择了特定的肠道微生物组特征。

五、临床表现

乳糜泻曾经被认为是一种儿科疾病，但现在人们已经认识到它可以在任何年龄出现，包括成年人和老年人。尽管吸收不良的症状，如脂肪泻和体重减轻被认为是典型的表现，但世界各地的一些研究表明大多数患者更多地表现出非典型症状。而且，随着近些年来人们对乳糜泻的认识不断提高、血清学检测及诊断方法的不断简化，乳糜泻也在具有很少症状或无症状的高风险人群中得到了诊断。

（一）胃肠道症状

经典或典型乳糜泻被定义为由含麸质食物引起的肠病，表现为吸收不良的相关症状。典型症状包括慢性腹泻、脂肪泻、腹胀、腹痛以及体重增加或体重减轻。如果延迟诊断，儿童会出现严重的营养不良和吸收不良，例如贫血、骨质减少/骨质疏松或周围神经病。病情严重的婴儿也可能出现"腹腔危机"或"麦醇溶蛋白休克"，这是一种罕见的危及生命的疾病，其特征是严重的爆发性腹泻、腹胀、低血压、低蛋白血症和严重的代谢紊乱。除上述经典症状外，患有乳糜泻的儿童也可出现便秘。患有乳糜泻的成年人通常表现为肠易激综合征（irritable bowel syndrome，IBS）。

（二）肠外症状

高达 50% 的新诊断的乳糜泻患者最初出现肠外症状，并且诊断为非典型乳糜泻的患者变得越来越普遍。非典型乳糜泻是指由活检证实的含麸质食物性肠病，但没有典型乳糜泻的表现。临床医生通常会忽略乳糜泻的几种重要的肠道外表现。

1. 贫血
欧洲国家和北美国家的乳糜泻患者中有 12%～69% 患有贫血。最常见的是缺铁性贫血，但由于维生素 B_{12} 和叶酸缺乏，大细胞性贫血也可能发生。在印度进行的一项研究中发现，发病年龄小、贫血持续时间长和腹泻都是贫血患者是否患有乳糜泻的独立预测因子。研究表明，贫血的乳糜泻患者比没有贫血的乳糜泻患者症状更为严重，因此有必要在疾病的早期阶段明确诊断。

2. 肝病

乳糜泻中的肝病范围从肝酶轻度升高到肝硬化不等。据报道，24%~54% 乳糜泻患者血清转氨酶升高，而病因不明的肝功能检查异常的成年人中有 6%~9% 可能患有乳糜泻。乳糜泻亦可以与多种自身免疫性肝病共存，例如自身免疫性肝炎、原发性胆汁性肝硬化和原发性硬化性胆管炎。目前研究证明，在肝硬化患者中乳糜泻的发病率至少是普通人群的 2 倍，并且肝硬化是一小部分乳糜泻患者的表现。

3. 骨代谢疾病

成年人诊断乳糜泻时骨质疏松患病率在 38%~72%。在一项前瞻性研究中，在诊断乳糜泻时发现多达 30% 的乳糜泻儿童和青少年的骨矿物质密度（BMD）低于正常人群的 2.5%。相反，研究表明，低 BMD 患者乳糜泻的发生率高达 3.4%。一项系统评价汇总了 20 995 名乳糜泻患者，发现其骨折风险增加 43%。

4. 内分泌疾病

乳糜泻已被越来越多地认为是儿童身材矮小症的常见原因之一。身材矮小症儿童的患病率在 4%~15%，在特发性身材矮小症的儿童中其患病率更高（21.0%~48.7%）。身材矮小症的乳糜泻儿童的生长速度通常在采用 GFD 后提高。

其他内分泌疾病，例如 1 型糖尿病和自身免疫性甲状腺疾病，其乳糜泻患病率也有增加。Meta 分析显示，经活检证实，1 型糖尿病合并乳糜泻的患病率为 6%，自身免疫性甲状腺疾病合并乳糜泻的患病率为 1.6%。症状性低血糖发作的增加与乳糜泻也可能存在关联，这可能是乳糜泻患者碳水化合物吸收受到干扰所致。

5. 妇科疾病

不育症是乳糜泻最常见的妇科表现之一，并且已经显示不育症妇女罹患乳糜泻的风险是普通人群的 3.5 倍。多项研究还表明，孕妇乳糜泻与不良妊娠存在关联，如反复流产、子宫内发育迟缓、低出生体重（早产和小胎龄）和早产。

6. 皮肤科疾病

疱疹样皮炎（dermatitis herpetiformis，DH）的典型表现是患者前臂、膝部、头皮或臀部出现剧烈瘙痒的炎症性丘疹和水疱，可能是与麸质敏感有关疾病的唯一表现。多数 DH 患者在十二指肠活检中发现伴有肠道绒毛萎缩。与乳糜泻相似，GFD 是 DH 的一线疗法。与乳糜泻相关的其他皮肤黏膜表现包括牛皮癣、荨麻疹、斑秃、复发性唇疱疹、舌炎和角唇炎。

7. 神经系统疾病

乳糜泻的神经学表现包括周围神经病，小脑性共济失调和麸质脑病。麸质共济失调定义为存在其他原发性散发性共济失调，伴有对 GFD 敏感的十二指肠活检有或无肠病的阳性抗麦醇溶蛋白抗体（IgG 或 IgA 或两者兼有）。麸质脑病定义为与麸质有关的脑部疾病，表现为头痛和 MRI 脑白质改变。

六、诊断

（一）血清学检测

乳糜泻有两种主要的血清学标志物：①靶向自身抗原的自身抗体，包括抗肌内膜自身抗体（endomysium antibodies，EMA）和抗组织转谷氨酰胺酶抗体（anti-tTG）；②抗麦醇溶蛋白抗体，包括抗麦胶蛋白抗体（anti gliadin antibodies，AGA）和酰胺化的麦醇溶蛋白肽抗体（anti-deamidated gliadin peptide antibodies，anti-DGP）。除了AGA，这些抗体的敏感性和特异性都很高。EMA是乳糜泻患者在胃肠道平滑肌内膜产生的特异性抗体，研究证实这些抗体多由IgA组成，其敏感度及特异性均高于AGA，故目前广泛应用，EMA的结果目前更被用来作为检测其他抗体特异性的参考标准。tTG在体内具有多种作用，可与麸质蛋白结合，参与诱导肠黏膜表面T淋巴细胞活化，乳糜泻患者体内多有其特异性抗体。EMA及tTG是目前公认的敏感性及特异性均较高的检查方法。DGP对于乳糜泻的检测同样具有较高的特异性，为90%~98%，但敏感性在部分研究中相对偏低。对于上述抗体阴性但高度怀疑乳糜泻的患者可行DGP。鉴于乳糜泻患者中IgA缺乏症的患病率增加，建议除了标准的基于IgA的检测（EMA或抗tTG-Ab）之外，还应检查总IgA的水平或使用基于IgG的检测，例如IgG抗anti-DGP[20]。

尽管抗anti-tTG的滴度与乳糜泻症状的存在或严重程度无关，但一些研究表明，它与肠道绒毛萎缩程度相关[21]。因此，ESPGHAN建议，在一小部分高滴度anti-tTG [> 正常值上限（ULN）的10倍] 的患者，无须进行十二指肠活检就可以诊断CD。一项涉及21个国家/地区的33个儿科肠胃病学的研究表明，如果第二次血液样本中抗anti-tTG水平 >10×ULN且EMA阳性的有症状的患者符合上述标准，则可以诊断为CD，而无须活检，也无须HLA分析[22]。

（二）肠道活检

在大多数情况下，内镜检查和肠道活检仍是确诊CD的关键。过去仅有典型小肠绒毛改变的患者才被诊断为CD，近年来，人们对CD组织病理学变化的认识有所改变，Mulder等人认为，CD患者小肠绒毛的改变是一个进行性的过程并可表现为多种形式，并建立了相关的分级标准，目前多应用Marsh Oberhuber分级（简称Marsh分级）[23]（表4-6-1）。

表4-6-1　Marsh Oberhuber 分级

分级	病理表现
Ⅰ级（浸润性病变）	肠黏膜结构正常，仅表现为上皮内淋巴细胞浸润
Ⅱ级（增生性病变）	除淋巴细胞浸润外，出现隐窝延长加深，但小肠绒毛正常
Ⅲ级（破坏性病变）	除上述病变外，逐渐出现小肠绒毛萎缩变平，根据小肠绒毛变平程度又细分为3a、3b及3c，即轻微、明确、完全绒毛萎缩
Ⅳ级（发育不良性病变）	小肠绒毛完全萎缩，但不伴有隐窝异常及淋巴细胞浸润

　　CD 的黏膜变化可能是片状的，在某些情况下可能仅出现在十二指肠球部。建议从十二指肠球部进行 1~2 次活检，并从十二指肠的第二和（或）第三部分至少进行 4 次活检。由于 CD 中观察到的组织学变化是非特异性的，因此若受试者特异性血清学检测阳性以及病理活检分级在 Ⅱ 级或 Ⅱ 级以上，以及对 GFD 有明确反应时方可诊断。在低度肠病（Marsh 分级 0~Ⅰ 级）的情况下，只有 10% 的受试者患 CD。Ⅰ 级病灶的非肠腔原因包括患炎症性肠病、使用非甾体抗炎药、小肠细菌过度生长（small intestinal bacterial overgrowth，SIBO）和自身免疫性疾病。低度肠病（Marsh 分级 0~Ⅰ 级）的症状性血清反应阳性患者可从 GFD 中受益，但目前的数据不支持血清学检测阳性和低度肠病的无症状患者采用 GFD。

（三）HLA 基因分型

　　HLA-DQ2/DQ8 基因分型在排除某些临床 CD 的可能性方面最有帮助。包括组织学提示 CD 但血清学阴性的患者以及 GFD 诊断不明确的患者，或者在采用 GFD 之前未接受 CD 检测的患者。虽然 CD 最重要的遗传风险因素是 HLA-DQ 异二聚体的存在，但 *HLA-DQ2* 存在于 25%~30% 的高加索人种中。但若两种单倍型均为阴性，那么基本可以排除 CD（阳性预测值 >99%）。使用 *HLA-DQ2/DQ8* 测试筛查高危人群具有一定的临床实用性，尤其是唐氏综合征，以及其他高危人群（例如 T1DM、自身免疫性甲状腺疾病、性腺发育不全、主动脉瓣上狭窄综合征、选择性 IgA 缺陷等疾病的患者，以及 CD 的一级亲属）。以上高危人群只有在 *HLA-DQ2* 和（或）*HLA-DQ8* 基因呈阳性时才需要进行血清学检测和肠道活检。

（四）诊断标准

　　① 对于临床表现疑似 CD 的患儿，首先进行 tTG 等相关血清学检测（IgA 缺乏者行 IgG 或 IgM 检测），阳性者可行十二指肠黏膜活检，合并有小肠黏膜损伤（Marsh Ⅰ~Ⅲ 级）的患儿可诊断 CD，建议采用 GFD；② 对于血清学检测阳性而无肠道黏膜改变的患者则可复查病理或行其他血清学和基因学检测以明确诊断；③ 对于无症状高危儿童可行基因学检测，若相关基因阴性则 CD 发生可能性极低，若阳性需完善血清学检测（> 2 岁）以明确诊断。

　　2012 年的指南提出，若患儿满足以下 4 项则可考虑诊断为 CD，无须小肠病理活检：① 具有慢性腹泻、生长发育迟缓、肠道内外症状、体征提示 CD；② anti-tTG 血清学检测（IgA 缺乏者行 IgG 或 IgM 检测）超过正常值上限的 10 倍；③ EMA 血清学阳性；④ *HLA-DQ2* 或 *HLA-DQ8* 基因阳性。但目前对于儿童确诊是否需行小肠活检仍存在争议，2013 年 ACG 的指南中建议，病理活检为明确的诊断条件，针对 2 岁以下儿童，结合 DGP 与 tTG 结果更具有参考意义。

（五）诊断流程

　　乳糜泻的诊断流程见图 4-6-1[24]。

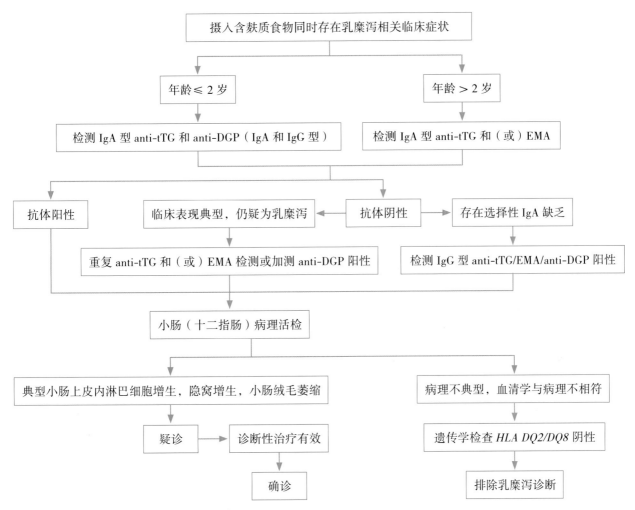

图 4-6-1　**乳糜泻的诊断流程**

　　注：anti-tTG：抗组织转谷氨酰胺酶抗体；anti-DGP：抗脱酰氨基麦醇溶蛋白蛋白肽；EMA：抗肌内膜自身抗体；HLA：人类白细胞抗原。

七、治疗

（一）采用无麸质饮食

　　目前，乳糜泻唯一有效的治疗方法是严格遵守 GFD，并终身坚持。早期采用 GFD 可以缓解或消除症状并阻止许多乳糜泻相关并发症的进展。有症状的患者坚持采用 GFD 后，症状通常可以缓解，代谢和营养紊乱恢复正常并减轻体重[25]。GFD 可改善乳糜泻的大多数肠外表现，包括低 BMD、身材矮小症、不育症、贫血和 DH。但如果乳糜泻诊断较晚，采用 GFD 可能无法完全逆转某些与乳糜泻相关的并发症，例如肝硬化和身材矮小症。此外，GFD 还可以改善身心健康，提高患者的总体生存质量。尽管乳糜泻与成年人死亡率增加和恶性肿瘤相关的死亡增加有关，但目前的研究表明，与未治疗的乳糜泻患者相比，严格遵守 GFD 可降低整体死亡率。

　　GFD 要求严格避免小麦、黑麦和大麦以及与每种谷物相关的载体蛋白。尽管大多数乳糜泻患者对认证的无麸质燕麦有很好的耐受性，但燕麦在收获和碾磨过程中通常会被麸质污染。也有证据表明，一小部分乳糜泻患者不能耐受纯燕麦，并且可能对燕麦蛋白产生免疫原性反应。由于无麸质食品的污染，以及出于实际目的意外或有意暴露于麸质，GFD 通常不是完全不含麸质的食品。麸质暴露无害的确切水平尚有争议，但研究表明，每天摄入麸质小于 10 mg 对大多数患者不会造成损害。《国际食品法典》对无麸质食品的定义是，其麸质含量小于 20 mg/kg[26]。注册营养师是乳糜泻治疗的基石，他们接受过专业的培训，以教育患者如何维持严格的 GFD，其中包含健康而多样的替代品。严格遵守 GFD 会带来许多生活、心理和经济方面的挑战。尽管总体健康状况良好，但乳糜泻患者报告的治疗负担与晚期肾病患者相当。遵守 GFD 可能会带来负面的社会后果，例如，CD 患者在生活中需时刻保持警惕以避免麸质，同时还需要防止意外接触麸质所造成的心理负担。除了心理影响外，GFD 也会造成一定程度的经济负担，因为大多数无麸质产品的价格比含麸质产品的价格要高出 2~3 倍[27]。

由于采用 GFD 比较昂贵、并非所有国家均能够提供 GFD 所需的食材、商品食物中添加成分可能仍含有麸质成分等因素，CD 患者饮食控制困难，一些学者希望通过抑制免疫反应来控制 CD 的病程。Silano 等人从硬质小麦中提炼出一种可溶于乙醇的肽，可以作为麸质蛋白的拮抗剂，抑制 CD 的免疫反应。但目前只有 2 种药物进入 Ⅱ 期临床试验阶段：一种为 ALV003（口服重组特异性麸质蛋白酶），可减少由麸质导致的肠黏膜损伤[28]；另一种为醋酸拉瑞唑来（larazotide），即一种口服肽类，可调节肠上皮紧密连接，减轻患者的症状[29]。同时，有研究显示 CD 患者体内微量营养素、维生素（铁、叶酸、维生素 D、维生素 B_{12} 等）大多不足，故对于新诊断的 CD 患者均建议其尽早完善维生素及微量元素检测并及时补充，有利于预防并发症。

（二）监测指标

应定期监测乳糜泻患者的残留症状或新发症状以及对 GFD 的依从性；还应监测最初实验室检查时的一些异常指标，尤其是维生素 B_{12}、铁、叶酸和维生素 D。对 GFD 的依从性监测应通过医学问询 / 访谈和血清学评估来进行。在开始采用 GFD 的第 1 年，应严格遵守 GFD，因此若抗体滴度下降和（或）血清学指标持续阳性则强烈提示麸质污染。在对 CD 患者进行的 Meta 分析中显示，在 GFD 基础上进行的后续肠道活检中，腹腔血清学检测对持续性小肠绒毛萎缩的检测灵敏度较低（<50%）。如果怀疑患者未遵守 GFD，与受过良好培训的营养师协商仍然是黄金标准。如采用 GFD 6~12 个月后，但 CD 的症状 / 体征或实验室异常持续存在，则可定义为无反应性乳糜泻（non-responsive coeliac disease，NRCD）。造成 NRCD 的原因众多，包括不经意地摄入麸质（最常见的原因）、其他食物不耐受（包括乳糖不耐受和果糖不耐受）、SIBO、微观结肠炎、胰腺不耐受，IBS 和难治性乳糜泻。因此，有必要进行详细评估以确定 NRCD 的具体病因并治疗。

八、病例回顾

病例 1[4]

患者在确诊乳糜泻之后接受了 2 年的 GFD，抗 tTG 水平明显下降（27 RU/mL）。后患者恢复正常饮食，抗 tTG 水平再次升至 110 RU/mL，但仍无任何胃肠道症状。在正常饮食 1 年多后，患者开始出现体重减轻（1 年内体重下降约 10 kg）、多尿和多饮。血糖为 570 mg/dL（31.67 mmol/L），患者入院接受了胰岛素治疗。出院后患者再次采用 GFD，并注射短效和长效胰岛素来控制血糖。该患者无糖尿病家族史。采用 GFD 2 个月后，患者出现低血糖，停止胰岛素注射治疗。

随访 2 个月患者空腹血糖仍正常：99 mg/dL（5.5 mmol/L），糖化血红蛋白 7%，抗胰岛细胞抗体 7.3 IU/mL，谷氨酸脱羧酶抗体（GADA）200 IU/mL。4 个月后，患者开始每周采用几次谷蛋白饮食，tTG 再次升高，并再次出现糖尿病的相关症状。目前患者继续应用胰岛素控制血糖，糖化血红蛋白 7.7%。

病例 2[4]

患者在确诊乳糜泻之后开始采用 GFD，tTG 水平降至 50 RU/mL，红细胞压积 35.7%，症状明显好转，无腹痛。2 年后，患者恢复正常饮食，1 年后开始出现体重减轻和震颤。复查抗 tTG 水平 >200 RU/mL，TSH<0.005，T_3 360 ng/mL，T_4 16.4 mμg/dL。应用 GFD 和抗甲状腺药物（甲巯咪唑）4 个月后，上述症状好转，TSH 恢复正常，甲巯咪唑剂量逐渐减少。患者坚持 GFD，并停止口服甲巯咪唑，1 年后抗 tTG 水平降至正常范围，甲状腺功能亢进缓解。

九、进展与展望

在未经治疗的乳糜泻患者中，持续接触谷蛋白可能导致其他自身免疫性疾病。GFD 可以逆转自身免疫的过程，阻止其进展，防止危及生命的并发症出现。GFD 治疗自身免疫性疾病高危的乳糜泻患者可以保护他们免受胰岛素依赖性糖尿病和甲状腺功能亢进。未经治疗的乳糜泻患者的肠道渗漏使它们容易产生来自小肠微生物群和食物的不同抗原，这些抗原可以通过紧密连接呈递至免疫系统，并引发全身性自身免疫反应。有研究显示采用 GFD 对 1 型糖尿病阳性家族史伴胰岛自身免疫[30]的患者可能缺乏任何保护作用。然而，在另一项研究中，乳糜泻患者在采用 GFD[31]后对胰岛抗原的免疫反应消失。但这一领域的大多数研究都属于动物模型研究。然而在另一项病例报告中，一名没有胰岛素治疗的男性胰岛素依赖型糖尿病患儿坚持 GFD，使糖尿病得到了缓解。高滴度 TPO-Ab 患者坚持 GFD 也可以预防自身免疫性甲状腺疾病。器官特异性自身抗体可以在其他与乳糜泻相关的自身免疫性疾病的发展中发挥预测作用，但目前尚不清楚是否有必要检测不能坚持 GFD 的乳糜泻患者的胰岛细胞抗体水平和抗甲状腺过氧化物酶抗体水平。综上所述，谷蛋白暴露可通过诱导器官特异性抗体的出现，从而诱发乳糜泻患者发生严重甚至是危及生命的自身免疫性疾病。我们应该考虑在未采用 GFD 的乳糜泻患者，特别是在年轻的乳糜泻患者中发生其他自身免疫性疾病的可能性，同时建议此类患者通过坚持 GFD 而使其他自身免疫性疾病得到改善。

乳糜泻是一种全球流行病，患病人数在过去的几十年中一直在增加，它的临床表现从胃肠道症状到非胃肠道症状或极少症状不等。目前仍有较多乳糜泻患者未得到诊断。因此，有必要提高公众和卫生保健专业人员对该病的普遍性和各种表现形式的认识。

（任　蕾　编；郭艳英　审）

参考文献

[1] LOSOWSKY MS. A history of Coeliac disease[J]. Journal of Digestive Diseases, 2008, 26(2): 112-120.

[2] BIAGI F, KLERSY C, BALDUZZI D, et al. Are we not overestimating the prevalence of coeliac disease in the general population?[J]. Annals of Medicine, 2010, 42: 557-561.

[3] SINGH P, ARORA A, STRAND TA, et al. Global prevalence of celiac disease: systematic review and meta-analysis[J]. Clinical Gastroenterology and Hepatology, 2018, 16: 823-836.

[4] GANJI A, MOGHBELI M. Type 1 diabetes and hyperthyroidism in a family with celiac disease after exposure to gluten: a rare case report[J]. Clinical Diabetes and Endocrinology, 2018, 4(24): 1-3.

[5] VENTURA A, MAGAZZU G, GRECO L. Duration of exposure to gluten and risk for autoimmune disorders in patients with celiac disease. SIGEP Study Group for Autoimmune Disorders in Celiac Disease[J]. Gastroenterology, 1999, 117(2): 297-303.

[6] GINIES J-L, DABADIE A, MOUTERDE O, et al. Incidence of autoimmune diseases in celiac disease: protective effect of the gluten-free diet[J]. Clinical Gastroenterology and Hepatology, 2008, 6: 753-758.

[7] VAARALA O, ATKINSON MA, NEU J. The "perfect storm" for type 1 diabetes: the complex interplay between intestinal microbiota, gut permeability, and mucosal immunity[J]. Diabetes, 2008, 57(10): 2555-2562.

[8] SMYTH DJ, PLAGNOL V, WALKER NM, et al. Shared and distinct genetic variants in type 1 diabetes and celiac disease[J]. The New England Journal of Medicine, 2008, 359(26): 2767-2777.

[9] FASANO A. Systemic autoimmune disorders in celiac disease[J]. Current Opinion in Gastroenterology, 2006, 22: 674-679.

[10] CUMMINS AG, THOMPSON FM, BUTLER RN, et al. Improvement in intestinal permeability precedes morphometric recovery of the small intestine in coeliac disease[J]. Clinical Science, 2001, 100(4): 379-386.

[11] HOLLON J, PUPPA EL, GREENWALD B, et al. Effect of gliadin on permeability of intestinal biopsy explants from celiac disease patients and patients with non-celiac gluten sensitivity[J]. Nutrients, 2015, 7(3): 1565-1576.

[12] LERNER A, MATTHIAS T. Changes in intestinal tight junction permeability associated with industrial food additives explain the rising incidence of autoimmune disease[J]. Autoimmunity Reviews, 2015, 14(6): 479-489.

[13] LERNER A, MATTHIAS T. GUT-the Trojan horse in remote organs' autoimmunity[J]. Journal of Clinical Immunology, 2016, 7: 401.

[14] CEREIJIDO M, CONTRERAS RG, FLORES-BENITEZ D, et al. New diseases derived or associated with the tight junction[J]. Archives of Medical Research, 2007, 38(5): 465-478.

[15] SHAN L, MOLBERG O, PARROT I, et al. Structural basis for gluten intolerance in celiac sprue[J]. Science, 2002, 297: 2275-2279.

[16] DIETERICH W, EHNIS T, BAUER M, et al. Identification of tissue transglutaminase as the autoantigen of celiac disease[J]. Nature Medicine, 1997, 3: 797-801.

[17] SZAJEWSKA H, SHAMIR R, MEARIN L, et al. Gluten introduction and the risk of coeliac disease: a position paper by the European Society for Pediatric Gastroenterology, Hepatology, and Nutrition[J]. Journal of Pediatric Gastroenterology and Nutrition, 2016, 62: 507-513.

[18] NADAL I, DONANT E, RIBES-KONINCKX C, et al. Imbalance in the composition of the duodenal microbiota of children with coeliac disease[J]. Journal of Medical Microbiology, 2007, 56: 1669-1674.

[19] OLIVARES M, NEEF A, CASTILLEJO G, et al. The HLA-DQ2 genotype selects for early intestinal microbiota composition in infants at high risk of developing coeliac disease[J]. Gut, 2015, 64: 406-417.

[20] RUBIO-TAPIA A, HILL ID, KELLY CP, et al. ACG clinical guidelines: diagnosis and management of celiac disease[J]. The American Journal of Gastroenterology, 2013, 108: 656-676.

[21] SINGH P, KURRAY L, AGNIHOTRI A, et al. Titers of anti-tissue transglutaminase antibody correlate well with severity of villous abnormalities in celiac disease[J]. Journal of Clinical Gastroenterology, 2015, 49: 212-217.

[22] WERKSTETTER KJ, KORPONAY-SZABO IR, POPP A, et al. Accuracy in diagnosis of celiac disease without biopsies in clinical practice[J]. Gastroenterology. 2017, 153: 924-935.

[23] 王歆琼, 许春娣. 乳糜泻诊断与治疗进展[J]. 中华实用儿科临床杂志, 2017, 32, 19: 1452-1455.

[24] 李融融, 严婧文, 柳思华, 等. 乳糜泻诊断技术进展[J]. 协和医学杂志, 2020(2): 174-180.

[25] REA F, POLITO C, MAROTTA A, et al. Restoration of body composition in celiac children after one year of gluten-free diet[J]. Journal of Pediatric Gastroenterology and Nutrition, 1996, 23: 408-412.

[26] AKOBENG AK, THOMAS AG. Systematic review: tolerable amount of gluten for people with coeliac disease[J]. Alimentary Pharmacology & Therapeutics, 2008, 27: 1044-1052.

[27] LEE AR, NG DL, ZIVIN J, et al. Economic burden of a gluten-free diet[J]. Journal of Human Nutrition and

Dietetics, 2007, 20: 423-430.

[28] LAHDEAHO ML, KAUKINEN K, LAURILA KA, et al. Glutenase ALV003 attenuates Gluten-Induced mucosal injury inpatients with celiac diease[J]. Gastroenterology, 2014, 146, 7: 1649-1658.

[29] HAAPALAHTI M, KULMALA P, KARTTUNEN TJ, et al. Nutritional status in adolescents and young adults with screen detected celaci diease[J]. Journal of Pediatric Gastroenterology and Nutrition, 2005, 40(5): 566-570.

[30] FÜCHTENBUSCH M, ZIEGLER A-G, HUMMEL M. Elimination of dietary gluten and development of type 1 diabetes in high risk subjects[J]. The Review of Diabetic Studies. 2004, 1(1): 39-41.

[31] VENTURA A, NERI E, UGHI C, et al. Gluten-dependent diabetes-related and thyroid-related autoantibodies in patients with celiac disease[J]. The Journal of Pediatrics, 2000, 137(2): 263-265.

理论基础篇

第五章

免疫与激素

第一节 免疫细胞因子的神经内分泌激素活性

人体内环境的稳态是由神经和内分泌系统所调节的，然而近年来研究发现，机体内环境稳态的完整性可能还有第三种机制参与[1]，这种机制便是通过细胞因子的作用和其产生的神经激素活性所介导的。细胞因子在许多方面与激素相似，它既可以是由一个细胞产生并作用于其他细胞的糖蛋白，也可以是由白细胞和体内各种其他细胞所分泌的调节蛋白，对免疫系统和机体炎症反应均有影响。本节旨在介绍细胞因子的神经激素活性。

一、背景

自 1957 年第一个细胞因子被发现后，迄今已发现上百种不同的细胞因子，包括白介素（IL）家族、干扰素（IFN）、肿瘤坏死因子（TNF）、白血病抑制因子（LIF）、趋化因子等。

细胞因子是一种分子量为 8~60 kDa，调节着许多不同类型细胞生长、分化和功能的可溶性多肽。在免疫系统中，它们通常以旁分泌或自分泌的方式发挥作用。然而，由于免疫系统、中枢神经系统和神经内分泌系统共享一种共同的化学语言，因此现在认为这些多肽及其受体的表达不仅限于免疫系统细胞，还存在于许多其他组织，比如大脑和内分泌腺中。

细胞因子可直接影响大脑和垂体，而垂体和其靶细胞激素，如皮质醇、雌二醇、促肾上腺皮质激素（ACTH）、黄体生成素（LH）等通过反馈影响免疫细胞[2]。免疫细胞也会释放几种肽类激素，如 LH、ACTH、生长激素（GH）。这些细胞因子、肽类激素和胸腺素对大脑和神经内分泌系统具有调节作用，因此被称为免疫系统的"信使"。

细胞因子及其受体在下丘脑和垂体前叶细胞中富集表达。gp130 细胞因子家族 LIF、IL-6、IL-11、睫状神经营养因子（CNTF）和抑瘤素 M（OSM）参与 ACTH 调节并介导免疫 - 神经内分泌系统。两种阿黑皮素原（POMC）诱导剂：促肾上腺皮质激素释放激素（CRH）和 gp130 细胞因子分别通过环磷酸腺苷（cAMP）和 Janus 激酶 / 信号转导和转录活化因子 / 细胞因子信号转导抑制蛋白（JAK/STAT/SOCS）通路发挥协同作用和发出信号。细胞因子介导垂体发育和细胞增殖、ACTH 的分泌和下丘脑 - 垂体 - 肾上腺轴（HPA 轴）的负反馈调节。其通过以下一种或多种机制在大脑中起作用：① 与血 - 脑屏障大脑内皮细胞因子受体结合后触发前列腺素 E_2、激活 HPA 轴

（IL-1β、TNF-α）[3]；② IL-1、IL-6、LIF、IFN 和 TNF-α 的主动和特异性转运机制[4]；③ 通过脑室周围器官中的毛细血管网渗透；④ 在中枢神经系统合成；⑤ 通过脑内周围神经发挥作用。

二、细胞因子的神经内分泌激素活性效应

（一）IL-1

IL-1 是目前研究最多且被研究者广泛接受的神经免疫的交通媒介。IL-1 由 IL-1α 和 IL-1β 两种蛋白质组成，由垂体前叶细胞产生。体内产生的 IL-1 可通过直接及间接的方式诱导垂体细胞及促肾上腺皮质激素释放因子（CRF）产生 ACTH，垂体细胞也可通过产生其他激素和细胞因子相互作用。

对于 IL-1 的研究不仅局限于其激素诱导的功能，神经内分泌组织上 IL-1 特定受体的存在和途径也是关注的焦点。有研究发现脑切片和分离的垂体细胞存在有两种类型的 IL-1 受体（IL-1R）的结合位点、细胞内信号通路和 mRNA 表达。在 AtT-20 细胞（鼠垂体细胞）上，CRF 会增加 IL-1R 的密度而不影响受体的亲和力[5]。法国 Haour 研究小组[6] 发现小鼠海马体中存在单一亲和力 IL-1R 的高表达，受体的结合亲和力在脂多糖（LPS）干预下无变化，而其垂体结合力则因糖皮质激素的影响而增加，这表明受 LPS 诱导、糖皮质激素抑制影响的 IL-1β 与其在垂体的表达呈负相关。Parnet 等人[7, 8] 使用免疫组织化学和逆转录聚合酶链式反应技术发现 I 型和 II 型 IL-1 受体 mRNA 在小鼠大脑和垂体中表达。

IL-1 可诱导垂体细胞产生 ACTH、内啡肽、GH、LH 和 TSH[9]，对于这些多重效应机制的研究才刚刚起步。如上所述，垂体中表达两种类型的 IL-1 受体。截短的 II 型受体尚未发现可在免疫系统中激活细胞内信号通路，但它在垂体细胞上表达时可能会以不同的方式与免疫系统联系。Fagarason 等报道 IL-1 在 AtT-20 细胞中可诱导原癌基因 c-Fos 和 c-Jun，后者由活化蛋白 -1 转录因子形成，可增强阿片黑素原基因表达。在免疫系统中，IL-1 可以增强 NF-κB 转录因子活性，从而诱导许多细胞因子基因表达增强，其中包括 IL-6[10]。NF-κB 在 AtT-20 细胞中活化表达，因此可能介导 IL-1 诱导垂体 IL-6 表达[11]。

既往对 IL-1 神经激素活性的主要研究焦点是 IL-1 对 HPA 轴的激活，以及该效应是通过对垂体的直接作用还是通过诱导 CRH 来间接发挥作用，尤其是其直接诱导垂体产生 ACTH 的功能[12]，也有人认为 IL-1 诱导产生的 IL-6 可能是这一现象发生的间接因素。Payne 等[13] 报道了另外一种间接机制：内源性或外源性低水平的 CRF 可增加垂体敏感性，提高 IL-1 对 ACTH 的活性释放作用，这种间接作用也会影响到淋巴细胞激素活性，CRF 会诱导淋巴细胞表达 ACTH。Kavelaars 等人证实 CRF 诱导 IL-1 的表达，进一步可刺激 POMC 激素产生。Schafer 等人在炎症组织中也发现上述反应，并认为其可能与炎症反应中应激性镇痛现象有关[14]。同样，Bhardwaj 和 Luger[15] 报道 IL-1β 体外可刺激角质细胞形成 POMC mRNA。因此，II-1 的激素效应（如上述类 CRF 作用）不仅限于 HPA 轴，在外周组织中可能也发挥重要作用。

同样，IL-1 可通过刺激下丘脑促生长激素的释放诱导 GH 分泌，但高剂量 IL-1 诱导 CRF 的作用可抑制 GH 的分泌。IL-1 受体拮抗剂（IL-1RA）可能也介导 IL-1 对垂体的作用，研究发现体外培养的不同类型垂体瘤细胞无论在基础环境或刺激后均有 IL-1RA mRNA 的表达，而 IL-RA mRNA 可阻断 IL-1 对培养的垂体细胞生长的抑制作用[16]。因此，除了间接抑制作用以外，垂体

中可能也存在 IL-1 的内源性抑制剂。

越来越多的证据证实了 IL-1 在垂体 - 性腺轴中的作用。研究表明 IL-1 会诱导垂体促性腺激素的产生；IL-1、IL-6、TNF-α 在处于发情期的小鼠子宫中表达并由雌激素的孕激素所诱导增强[17]。此外，性激素可调节外周血单核细胞产生 IL-1 和 IL-6，17β - 雌二醇可增强 LPS 刺激下 IL-1、IL-6 的分泌，而黄体酮和睾酮在相似浓度下可抑制 IL-1 的分泌，但对 IL-1、IL-6 的分泌没有显著影响。上述研究对解释免疫系统的性别二态性提供了一些可能的机制[18]。

（二）IL-2

IL-2 是一种 T 淋巴细胞生长因子，是介导 T 细胞激活和反应的调节因子，在免疫系统和中枢神经系统内发挥多种作用，被认为是两者交流的"体液信号"。当静脉注射大剂量 IL-2 时，可增强垂体细胞中的 *POMC* 基因表达，并刺激 HPA 轴[19]。在病理条件下，在人促肾上腺皮质腺瘤和鼠的垂体细胞检测到 IL-2 和 IL-2 受体（IL-2R）的表达[20]。IL-2R 可见于多种垂体细胞。在垂体细胞中，IL-2R 与垂体细胞中的垂体激素共定位，不仅有 PRL、ACTH、GH，还包括 TSH、FSH、LH。IL-2 和 IL-1 一样，也作用于 CRH 系统，激活 HPA 轴，提高 ACTH、β - 内啡肽、皮质醇的水平。

IL-2 可能与甲状腺功能有关：在行促甲状腺激素释放激素（thyrotropin releasing hormone，TRH）试验的人群中可观察到 IL-2 水平升高[21]。接受 IL-2/ 淋巴因子激活的杀伤细胞（lymphokine-activated killer cell，LAK 细胞）过继免疫疗法的肿瘤患者中，可见血清总三碘甲状腺原氨酸（T_3）、总甲状腺素（T_4）和游离甲状腺素（FT_4）水平显著降低，但 TSH 水平没有变化，其中 1 名患者出现代偿性甲状腺功能减退症，4 名患者出现甲状腺病态综合征，这些变化一方面可能与临床病情变化有关，另一方面也可能与 IL-2 的激素活性效应有关。

（三）IL-6

IL-6 是一种分子量为 21~28 kDa 的糖蛋白，与 IL-1 一样，IL-6 可由多种细胞产生，包括垂体细胞和影响 HPA 轴的几种诱导剂（如 LPS 和 IL-1）[22]。滤泡星状细胞是垂体 IL-6 的主要来源。有研究者通过滤泡星状细胞发现，一种新型垂体腺苷酸环化酶激活肽会诱导 IL-6 的分泌和垂体细胞增殖。垂体瘤中存在 IL-6 mRNA 和蛋白质的表达，表明 IL-6 可能是垂体细胞的生长因子。IL-6 在结构和功能上与 IL-1 有许多相似之处，研究发现 IL-6 是 AtT-20 细胞对 ACTH 的有效促泌剂，且可在体外刺激 AtT-20 细胞分泌 PRL、GH、LH 和 FSH，并抑制血管活性肠肽刺激的腺苷酸环化酶活性，抑制 TRH 诱导的肌醇磷酸生成和细胞内钙释放。

与 IL-1 和 IL-2 一样，IL-6 具有调节下丘脑释放 CRH 的作用，并且也直接刺激垂体前叶细胞 ACTH 的释放[23]。静脉或皮下注射 IL-6 可促进 GH 和 PRL 的释放，而抑制 TSH 的释放。有证据表明，IL-6 可能通过对肾上腺的直接作用增加糖皮质激素的分泌。

（四）IL-10

IL-10 是由 Th2 淋巴细胞、巨噬细胞和 B 淋巴细胞产生，并通过抑制活化的 Th1 细胞、巨噬细胞和 NK 细胞产生细胞因子来发挥作用，许多免疫调节活性反应与 IL-10 相关，但 IL-10 对神经内分泌功能的影响知之甚少。

IL-10 与 BCRF1 高度同源，后者对应 EB 病毒（Epstein-Barr virus，EBV）复制晚期表达的

蛋白质的开放阅读框。IL-10 和 EBV-BCRF1/vIL-10（BCRF1 产生的类 IL-10 产物又称为病毒 IL-10）已被证明有许多共同特性。鉴于 EBV 具有诱导 ACTH 产生的能力、两者在诱导剂中的相似性，以及 ACTH 和 IL-10 对 IFN-γ 和 B 淋巴细胞反应的相似性[24]，因此为免疫和神经内分泌系统中研究 IL-10 提供了强有力的依据。

IL-10 存在于中枢神经系统中，这已在多形性胶质母细胞瘤中有初步发现，此外，在小胶质细胞和星形胶质细胞中也检测到 IL-10 和 IL-10 受体 mRNA。另外，IL-10 在中枢神经系统内具有活性，脑室内注射 IL-10 会改变皮层脑电图并减少慢波睡眠，这与 IL-1 的作用相反。*IL-10* 基因敲除小鼠淋巴细胞和抗体的发育似乎正常，但大多数动物生长迟缓、贫血并患有慢性小肠结肠炎。到目前为止，还没有关于 IL-10 的神经内分泌活性的报道。然而 IL-10 在神经内分泌中的合成和作用为旁分泌和自分泌调节，因此 IL-10 在免疫系统和大脑中是否能通过 HPA 轴抑制 Th1 型细胞因子的产生，作为新的垂体内源性调节因子需要更多的研究来证实。

（五）TNF-α

TNF-α 在细胞质膜中以 17 kDa 的分泌形式或未切割的 27 kDa 前体形式存在，可由多种细胞产生，并与正常组织稳态的调节及细胞分化有关。TNF-α 通过两个细胞表面受体（TNFR1、TNFR2）发挥作用，与 IL-1 的许多作用类似（包括对垂体的作用）。与 IL-1 一样，TNF-α 也可由垂体细胞合成。

研究显示体外给予 LPS 后可诱导垂体中 TNF-α、IL-1β、IL-6 的表达[25]，且脾脏、垂体、海马和下丘脑组织中，IL-1β 和 TNF-α mRNA 的浓度在给药诱导后 1 小时达到高峰。然而 IL-6 表达在 2 小时才达到峰值，提示其可能是继发于 IL-1β 和 TNF-α 的表达。

TNF-α 在人类和一些啮齿动物的卵巢、输卵管、子宫、胎盘和胚胎中也存在表达[26]。研究表明，TNF-α 的表达受卵巢和 / 或胎盘激素直接或间接的调节。在动物发情期雌激素和黄体酮在小鼠子宫中诱导 TNF-α、IL-1 和 IL-6 的表达。此外，TNF-α 可通过 JEG-3 绒毛膜癌细胞减少黄体酮的体外合成，增加雌二醇和人绒毛膜促性腺激素的分泌[27]，因此推测 TNF-α 可能参与配子发育、子宫周期性变化、女性生殖道肿瘤、胎盘成熟和胚胎发育等生理或病理过程。

TNF-α 对垂体细胞的作用是有争议的。据报道，在体外刺激 AtT-20 细胞会分泌 PRL、ACTH、GH 和 TSH，与其他细胞因子对 CRH-ACTH 轴的作用一样，TNF-α 也能提高 CRH、ACTH 和 β- 内啡肽的分泌。然而，另一项研究结果表明，TNF-α 可通过直接作用于垂体细胞抑制 ACTH 和其他激素的分泌，抑制下丘脑的促性腺激素释放激素（gonadotropin-releasing hormone，GnRH）分泌而降低 LH 分泌，并通过直接影响垂体来抑制 PRL 分泌。

（六）其他细胞因子

其他细胞因子也具有激素活性。例如，巨噬细胞集落刺激因子（macrophage colony-stimulating factor，M-CSF）和粒细胞 - 巨噬细胞集落刺激因子（granulocyte-macrophage colony stimulating factor，GM-CSF）可刺激人类细胞滋养层分化为大型多核结构，该结构由散布着单核细胞的大量合胞体组成[28]，可诱导胎盘催乳素和绒毛膜促性腺激素的分泌。此外，TNF-α 和 IL-1 调节胎盘成纤维细胞产生 GM-CSF 和 M-CSF。

在胎儿垂体中也发现了新的细胞因子 LIF[29]，LIF 是一种多效性 IL-6 家族相关细胞因子，可激活 HPA 轴，在体内诱导 ACTH 表达。Kim 和 Melmed 报道 LIF 在体外可增强 AtT-20 细胞的 ACTH 分泌。大鼠的垂体中存在 LIF mRNA 的表达，表明其可能以自分泌或旁分泌的方式调节垂体的神经内分泌功能。35% 的人胚胎垂体细胞对 LIF 受体和 ACTH 呈免疫反应，33% 的人胚胎垂体细胞对 LIF 受体和 ACTH 呈阳性反应。

三、细胞因子神经内分泌激素活性的相关临床研究

IFN 是第一个在大规模试验中应用于人体的纯化细胞因子，目前认为 IFN 的许多副作用本质上可能是其神经内分泌激素活性引起的继发反应。虽然细胞因子领域一直在迅速发展，但对细胞因子的神经内分泌激素活性的研究已逐渐成熟。IL-10 和 GM-CSF 的激素活性已逐渐明确。此外，更多的细胞因子正在进行人体治疗的临床试验。其他细胞因子应用虽然不及 IFN 应用广泛，但也开始了相关的临床试验。Nolten 等人 [31] 观察了给予肿瘤患者 IFN-β、IFN-γ 和 TNF-α 后对 HPA 轴的影响，结果显示给予 IFN-γ 后患者的皮质醇、ACTH、PRL 和 GH 水平均升高。另外，用 IL-2 和 LAK 细胞治疗肿瘤患者会影响甲状腺功能。使用重组 IL-3 治疗肿瘤患者后，对皮质醇、β-内啡肽、PRL、FSH、LH、TSH 或褪黑激素水平没有影响。然而，在给予 IL-3 后 6 小时，GH 水平比对照组升高了 5 倍。

表 5-1-1 总结了不同细胞因子的直接激素作用。

表 5-1-1　细胞因子的直接激素作用

组织	受影响的激素	细胞因子
肾上腺	皮质类固醇	IFN-α，IL-1
性腺	性腺类固醇	IL-1，IL-6，TNF-α
垂体	ACTH（POMC）	IL-1，IL-2，IL-6，IL-10，TNF-α，IFN-α，IFN-γ，LIF
	FSH	IL-1
	GH	IL-1，IFN-γ
	PRL	IL-1，IFN-γ
	TSH	IL-1
	IL-6	IL-1
甲状腺	T_3、T_4	IL-2

四、小结

目前关于细胞因子神经内分泌激素活性的研究虽然逐渐成熟，但在数百种细胞因子中只有少数被检测出具有激素活性，这些细胞因子之间的相互生理作用目前并不十分清楚。未来，新细胞因子的发现和新纯化的细胞因子试剂的不断开发将为这一研究领域提供持续的动力，对细胞内信号通路的新理解可能有助于破译这些细胞因子的激素活性和细胞因子受体的激活是如何整合的，该领域的临床试验也会为细胞因子的许多活性提供新的见解。

（刘靖芳　编；刘　楠　审）

参考文献

[1] HOPKINS SJ, ROTHWELL NJ. Cytokines and the nervous system. I: Expression and recognition[J]. Trends in neurosciences, 1995, 18(2): 83-88.

[2] PETROVSKY N. Towards a unified model of neuroendocrine-immune interaction[J]. Immunology and cell biology, 2001, 79(4): 350-357.

[3] RIVEST S. How circulating cytokines trigger the neural circuits that control the hypothalamic–pituitary–adrenal axis[J]. Psychoneuroendocrinology, 2001, 26(8): 761-788.

[4] KASTIN A J, PAN W, MANESS L M, et al. Peptides crossing the blood–brain barrier: some unusual observations[J]. Brain research, 1999, 848(1-2): 96-100.

[5] WEBSTER E L, TRACEY D E, DE SOUZA E B. Upregulation of interleukin-1 receptors in mouse AtT-20 pituitary tumor cells following treatment with corticotropin-releasing factor[J]. Endocrinology, 1991, 129(5): 2796-2798.

[6] HAOUR F, MARQUETTE C, TSIANG H, et al. Interleukin - 1 Receptors in Brain and Pituitary. Characterization and Modulation during Infection and Stress[J]. Annals of the New York Academy of Sciences, 1994, 741(1): 324-337.

[7] PARNET P, AMINDARI S, WU C, et al. Expression of type I and type II interleukin-1 receptors in mouse brain[J]. Molecular Brain Research, 1994, 27(1): 63-70.

[8] PARNET P, BRUNKE D L, GOUJON E, et al. Molecular Identification of Two Types of Interleukin - 1 Receptors in the Murine Pituitary Gland[J]. Journal of neuroendocrinology, 1993, 5(2): 213-219.

[9] FAGARASAN M O, ARORA P K, AXELROD J. Interleukin-1 potentiation of β-endorphin secretion and the dynamics of interleukin-1 internalization in pituitary cells[J]. Progress in Neuro-Psychopharmacology and Biological Psychiatry, 1991, 15(4): 551-560.

[10] BALDWIN JR A S. The NF-κB and IκB proteins: new discoveries and insights[J]. Annual review of immunology, 1996, 14(1): 649-681.

[11] SPANGELO B L, JUDD A M, ISAKSON P C, et al. Interleukin-1 stimulates interleukin-6 release from rat anterior pituitary cells in vitro[J]. Endocrinology, 1991, 128(6): 2685-2692.

[12] SMITH E M. Hormonal activities of cytokines[J]. Neuroimmunoendocrinology, 1992, 52: 154-169.

[13] PAYNE L C, WEIGENT D A, BLALOCK J E. Induction of pituitary sensitivity to interleukin-1: a new function for corticotropin-releasing hormone[J]. Biochemical and biophysical research communications, 1994, 198(2): 480-484.

[14] SCHAFER M, MOUSA S A, ZHANG Q, et al. Expression of corticotropin-releasing factor in inflamed tissue is required for intrinsic peripheral opioid analgesia[J]. Proceedings of the National Academy of Sciences, 1996, 93(12): 6096-6100.

[15] BHARDWAJ R S, LUGER T A. Proopiomelanocortin production by epidermal cells: evidence for an immune neuroendocrine network in the epidermis[J]. Archives of dermatological research, 1994, 287: 85-90.

[16] RENNER U, NEWTON C J, PAGOTTO U, et al. Involvement of interleukin-1 and interleukin-1 receptor antagonist in rat pituitary cell growth regulation[J]. Endocrinology, 1995, 136(8): 3186-3193.

[17] DE M, SANFORD T R, WOOD G W. Interleukin-1, interleukin-6, and tumor necrosis factor α are produced in the mouse uterus during the estrous cycle and are induced by estrogen and progesterone[J]. Developmental biology, 1992, 151(1): 297-305.

[18] SMITH E M, EBAUGH M J. Neuroimmunoendocrinology and sexual dimorphism of the immune response[J]. Reproductive Immunology, 1996, 103-126.

[19] DENICOFF K D, DURKIN T M, LOTZE M T, et al. The neuroendocrine effects of interleukin-2 treatment[J]. The Journal of Clinical Endocrinology & Metabolism, 1989, 69(2): 402-410.

[20] ARZT E, STELZER G, RENNER U, et al. Interleukin-2 and interleukin-2 receptor expression in human corticotrophic adenoma and murine pituitary cell cultures[J]. The Journal of clinical investigation, 1992, 90(5): 1944-1951.

[21] KOMOROWSKI J, STĘPIEŃ H, PAWLIKOWSKI M. Increased interleukin-2 levels during standard TRH test in man[J]. Neuropeptides, 1994, 27(3): 151-156.

[22] LAFORTUNE L, NALBANTOGLU J, ANTEL J P. Expression of tumor necrosis factor α(TNFα)and interleukin 6(IL-6)mRNA in adult human astrocytes: comparison with adult microglia and fetal astrocytes[J]. Journal of Neuropathology & Experimental Neurology, 1996, 55(5): 515-521.

[23] TURNBULL A V, RIVIER C L. Regulation of the hypothalamic-pituitary-adrenal axis by cytokines: actions and mechanisms of action[J]. Physiological reviews, 1999, 79(1): 1-71.

[24] CAMPBELL I L. Neuropathogenic actions of cytokines assessed in transgenic mice[J]. International journal of developmental neuroscience, 1995, 13(3-4): 275-284.

[25] KOENIG J I, SNOW K, CLARK B D, et al. Intrinsic pituitary interleukin-1β is induced by bacterial lipopolysaccharide[J]. Endocrinology, 1990, 126(6): 3053-3058.

[26] HUNT J S. Expression and regulation of the tumour necrosis factor-alpha gene in the female reproductive tract[J]. Reproduction, fertility and development, 1993, 5(2): 141-153.

[27] PEDERSEN A M, FULTON S K, PORTER L, et al. Tumornecrosis factor-α affects in vitro hormone production by JEG-3 choriocarcinoma cell cultures[J]. Journal of reproductive immunology, 1995, 29(1): 69-80.

[28] GARCIA-LLORET M I, MORRISH D W, WEGMANN T G, et al. Demonstration of functional cytokine-placental interactions: CSF-1 and GM-CSF stimulate human cytotrophoblast differentiation and peptide hormone secretion[J]. Experimental cell research, 1994, 214(1): 46-54.

[29] AKITA S, WEBSTER J, REN S G, et al. Human and murine pituitary expression of leukemia inhibitory factor. Novel intrapituitary regulation of adrenocorticotropin hormone synthesis and secretion[J]. The Journal of clinical investigation, 1995, 95(3): 1288-1298.

[30] KIM D S, MELMED S. Stimulatory effect of leukemia inhibitory factor on ACTH secretion of dispersed rat pituitary cells[J]. Endocrine research, 1999, 25(1): 11-19.

[31] NOLTEN W E, GOLDSTEIN D, LINDSTROM M, et al. Effects of cytokines on the pituitary–adrenal axis in cancer patients[J]. Journal of interferon research, 1993, 13(5): 349-357.

第二节 免疫细胞释放神经内分泌激素与神经递质

一、免疫系统源性的神经内分泌激素

（一）免疫细胞释放神经内分泌激素与神经递质

心理神经免疫学是研究行为、神经、神经内分泌和免疫适应过程之间相互作用的学科。神经系统和免疫系统之间存在一定关系的观点早已被提出，过去人们也一直致力于研究两者如何相互作用的机制。目前学者们普遍认为心理神经免疫学是一个双向系统，神经系统不仅影响免疫功能，免疫系统也调节神经系统。早期观察发现应激反应对免疫系统的功能有影响，表明存在心身 - 免疫反应轴 [1]。心理因素产生的作用被证明会增加病毒感染的概率，同时也可能会改变自身免疫性疾病的发病和病程。识别免疫系统细胞上的受体、评估脑损伤和识别淋巴器官隔室中的神经纤维，以及神经支配对免疫功能的生物学相关性的其他结果，支持了免疫和神经系统之间动态交互作用的观点 [2]。在同一时间段内，出现了许多研究报告，证明了激素治疗对激素缺乏动物免疫系统的有效作用 [1, 2]。因此，免疫系统通过与神经内分泌系统相互作用释放的各种激素和神经递质产生各种效应，并形成反馈环路，调节免疫系统。

免疫系统的刺激可改变中枢神经系统的功能，这种相互作用确立了这两个系统之间通信的双向性。研究表明，免疫系统由于抗原激发而改变了下丘脑神经元的放电频率 [2]。来自活化白细胞的上清液可以模拟这种现象，现在很清楚，多种淋巴细胞产物影响神经内分泌激素和神经递质的合成、分泌或释放。文献回顾表明，免疫细胞可以是垂体激素的来源，免疫衍生的细胞因子可以作为激素和下丘脑释放因子从而调控垂体激素而发挥作用 [2, 3]。例如，免疫系统的细胞产生前阿黑皮素原（POMC）源于 IFN-α，IFN-α 分子中有不同的结构域分别介导免疫和镇痛作用，并且 IFN-α 的阿片样镇痛作用是通过 μ- 阿片受体介导的 [4]。进一步的研究表明，身体的两个主要识别器官，大脑和免疫系统，可能相互影响。也就是说，大脑和免疫系统用的是同一种生物化学语言。大量的研究表明，共享配体和受体在免疫系统和神经内分泌系统之间被用作共同的化学语言进行通信和传递信息。具体而言，生理和心理因素激活神经递质、激素和细胞因子的释放，这些物质与免疫系统细胞上的受体结合并改变其功能。此外，免疫系统将对非心理因素方面的刺激（如病毒和细菌）的识别转化为细胞因子、肽激素和神经递质形式的信息，这些信息作用于神经内分泌系统中的受体，并调控其功能。从免疫向中枢神经系统（CNS）传递信息的可溶性产物包括胸腺素、淋巴因子（IL-1、IL-2、IL-6、TNF-α 和 IFN）、促肾上腺皮质激素（ACTH）和阿片肽，这些细胞因子的主要作用是刺激下丘脑 - 垂体 - 肾上腺轴（HPA 轴），抑制下丘脑 - 垂体 - 甲状腺轴（hypothalamus-pituitary-thyroid axis，HPT 轴）、下丘脑 - 垂体 - 性腺轴（hypothalamus-pituitary-gonadal axis，HPG 轴）和生长激素的释放 [4, 5]。

神经系统负责协调、运动、思维和处理，分为中枢神经系统和外周神经系统。中枢神经系统由大脑和脊髓组成，负责整合和协调整个身体的活动。因此，思维、情感和感觉得以体验，身体运动得以协调。周围神经系统由大脑和脊髓以外所有神经元组成。周围神经系统包括长神经纤维和神经节。根据功能的不同，该系统分为自主神经系统和躯体神经系统。对于神经间的交流，一些神经元通过缝隙连接，大多数神经元合成并释放神经递质。人体内有大量的神经递质，从小分子的嘌呤（腺苷、ATP）到生长抑素等多肽。神经递质通常在突触间隙释放，并与突触后神经元结合或重新摄取到突触前神经元。它们也可以在血液中扩散并与非神经细胞结合，或者直接从外周器官（如脾脏、淋巴结、腺体、肠道等）的传出神经末梢释放[1]。

交感神经系统的神经递质儿茶酚胺（肾上腺素、去甲肾上腺素和多巴胺）和副交感神经系统的神经递质乙酰胆碱在许多外周器官中释放，并直接作用于身体以控制战斗或逃跑反应（交感神经系统）以及休息和消化反应（副交感神经系统）[2]。外周器官如结肠、心脏、肺、血液和许多其他器官中具有一定生理浓度的多巴胺，可对外周器官和组织以及对大脑记忆产生一定的效应，说明交感神经系统对身体功能复杂而重要的影响。此外，乙酰胆碱对内皮细胞、淋巴器官和其他非神经细胞具有外周效应，尽管与胆碱能神经存在解剖距离，且血液中存在降解酶，但血液中高浓度的乙酰胆碱合成酶是其发挥远距离作用的保证之一[3, 4]。

此外，中枢神经系统的神经递质，如谷氨酸[6]，能在外周器官中被检测到，而且没有任何外周神经支配的证据。这是因为外周非神经细胞也可以合成和释放神经递质，并以旁分泌或自分泌的方式使用它们[6-10]。例如，免疫细胞和其他非神经细胞在生理和病理条件下都能合成儿茶酚胺，表明神经递质可能对这些细胞具有重要的调节作用[11-14]。值得注意的是，脾脏中的胆碱能效应是由于 T 细胞的交感神经激活，然后产生并释放乙酰胆碱。小鼠 NK 细胞中也存在了乙酰胆碱的合成，在自身免疫激活期间 NK 细胞胆碱能系统上调[15]。此外，许多其他神经递质可在神经系统外产生和释放[16-18]，说明神经递质在生理学和免疫反应中的作用都很重要。

（二）神经内分泌激素和神经递质对免疫系统的调节

大量证据支持免疫系统细胞上存在神经内分泌激素受体，以及这些激素调节各种免疫细胞类型特定功能的能力（表 5-2-1）。

1. 促肾上腺皮质激素和内啡肽

免疫系统的细胞上存在 ACTH 和内啡肽的受体,因此免疫反应可调节这些激素的释放和作用。研究结果表明，与 T 细胞相比，B 淋巴细胞包含的 ACTH 结合位点数量是 T 细胞的 3 倍，并且经有丝分裂原处理后可使两种细胞的高亲和力位点数量增加 2~3 倍。肾上腺细胞上 ACTH 受体的单特异性抗血清识别白细胞上的 ACTH 受体。促肾上腺皮质激素的结合启动了一条涉及 cAMP 和 Ca^{2+} 动员的信号传导途径。通过膜片钳方法对 ACTH 作用的分析表明，ACTH 可以通过激活 Ca^{2+} 依赖的 K^+ 通道来调节巨噬细胞的功能[7]。ACTH 已被证明可抑制 MHC-Ⅱ类的表达，刺激 NK 细胞活性，抑制 IFN-γ 的产生，调节 IL-2 的产生，并作为一种 B 细胞生长因子发挥作用。免疫细胞可释放阿片肽[8]，阿片肽在淋巴细胞上的受体具有许多共同的特征，包括大小、序列、免疫原性和细胞内信号传导。阿片肽调节免疫的许多方面，包括：①增强淋巴细胞和巨噬细胞对肿瘤细胞的自然细胞毒性；②增强或抑制 T 细胞有丝分裂；③增强 T 细胞花环形成；④刺激人外周血单核细胞；⑤抑制 MHC-Ⅱ类抗原表达。阿片肽影响这种多样性活动的机制尚不清楚。

表 5-2-1　常见的神经内分泌激素对免疫反应的调节

激素	细胞类型和组织上的受体	调控效应
促肾上腺皮质激素	大鼠 T 淋巴细胞与 B 淋巴细胞	抗体合成 IFN-γ 产生 B 淋巴细胞生长
内啡肽	脾脏	抗体合成 有丝分裂 调控 NK 细胞活性
黑素细胞刺激素	淋巴细胞，单核细胞	下调促炎细胞因子、黏附分子表达和 NO 生成
甲状腺细胞刺激素	中性粒细胞，单核细胞，B 细胞	与 ConA 同源的抗体合成增加
生长激素	PBL，脾脏，胸腺	
黄体生成素和卵泡刺激素	—	促进增殖 促进细胞因子产生
催乳素	T 淋巴细胞与 B 淋巴细胞	与 Con A 共同诱导 IL-2 受体
促肾上腺皮质激素释放激素	PBL	IL-1 生产 增强 NK 细胞活性，免疫抑制
促甲状腺素释放激素	T 细胞系列	增加甲状腺自身抗体合成
生长激素释放激素	PBL 与脾脏	刺激增殖
生长抑素	PBL	抑制 NK 细胞活性 抑制趋化反应 抑制增殖 减少 IFN-γ 的产生
糖皮质激素	ILC1，NK 细胞，脾脏	减少 IFN-γ 的产生 PDCD1 诱导和 PD-1 依赖性
雌激素	NK 细胞	促进 IFN-γ 产生 减少活化受体的表达与细胞毒性
孕激素	NK 细胞	趋化因子受体谱的重编程
睾酮	肺 ILC2	抑制 IL-15 和 IL-13 的产生与细胞增殖
雌 - 孕激素	子宫 ILC2	稳态积累
血管活性肠肽	ILC2s	IL-13 产生 促进 IL-5 产生 嗜酸性粒细胞的 IL-5 依赖性稳态累积
降钙素基因相关肽	ILC2s	促进 IL-7+25+33 诱导的 IL-5 产生 抑制肺内免疫细胞浸润

注：IFN：干扰素；NK 细胞：自然杀伤细胞；Con A：伴刀豆球蛋白 A；PBL：外周血淋巴细胞；ILC：固有淋巴细胞；PDCD1：程序性细胞死亡因子 1；PD-1：程序性死亡受体；IL：白介素。

然而，众所周知，β-内啡肽改变免疫细胞钙离子通量，同时具有关闭 K^+ 通道功能[9]。因此，阿片类药物可结合经典阿片受体和 K^+ 通道来调节免疫细胞活性。

α-黑素细胞刺激素（α-melanocyte-stimulating hormone，α-MSH）和其他黑素肾上腺皮质激素的抗炎作用主要通过抑制炎症介质的产生和细胞迁移。这些效应通过免疫系统细胞上的黑素肾上腺皮质激素与黑素肾上腺皮质激素受体结合，以及通过刺激大脑内 α-MSH 受体诱导的下行抗炎神经通路发生[12]。几乎所有对黑素肾上腺皮质激素有反应的细胞，包括巨噬细胞、淋巴细胞、中性粒细胞、树突状细胞，星形胶质细胞和小胶质细胞都表达黑素肾上腺皮质激素 1 型受体。α-MSH 的体外和体内抑制作用影响黏附、细胞因子和其他炎症介质的产生，包括 IL-1、IL-6、IL-10、TNF-α、趋化因子和一氧化氮[12, 13]。各种皮肤细胞也是 MSH 抗炎作用的来源和靶点。α-MSH 的广泛作用，炎症介质的产生被认为是通过参与 G 蛋白、JAK/STAT 途径和抑制 NF-κB 的激活来实现的。

2. 生长激素和催乳素

免疫系统的细胞中有生长激素和催乳素的受体，这些激素是免疫反应的有效调节剂[19]。生长激素和催乳素受体属于参与造血细胞生长和分化的细胞因子受体超家族的成员。PRL 受体在正常造血组织中普遍表达，但密度有所不同，伴刀豆球蛋白 A（concanavalin A，Con A）可在体外治疗和体内运动中提高其活性。已经对许多物种的生长激素受体进行了测序，获得并检测了人类生长激素与生长激素受体的共同结晶。生长激素结合和生长激素受体的细胞加工已在免疫来源的细胞系中进行了研究。一些证据表明，GH 受体的激活增加了酪氨酸激酶活性，并且 GH 受体与几种细胞类型的酪氨酸激酶相关。GH 在免疫调节中的作用已在许多免疫功能的体外得到证明[20]，包括刺激脾脏和胸腺中 DNA 和 RNA 的合成。GH 还通过刺激中性粒细胞分化、增强红细胞生成、增加骨髓细胞增殖来影响造血，并影响胸腺发育。GH 影响细胞溶解的功能活性，包括 T 淋巴细胞和 NK 细胞。GH 是 T 淋巴细胞在无血清培养基中对外源基因刺激产生细胞溶解活性所必需的。生长激素也被证明能刺激巨噬细胞产生超氧阴离子。目前尚不清楚生长激素是否直接影响胸腺内或胸腺外发育，或通过增加胸腺素或胰岛素样生长因子 -1（IGF-1）的合成间接起作用。这些观察结果表明，GH 可能刺激局部产生 IGF-1，IGF-1 以旁分泌方式促进组织生长和活动。在过去几年中，GH 在肿瘤领域，特别是在急性白血病中的潜在作用，以及合成生长激素（六肽）和天然生长激素（生长激素释放肽）促分泌剂的免疫增强作用是此领域的研究热点，它们对免疫细胞的主要作用可能是促进细胞分裂。淋巴细胞生长激素可能通过增加其合成和分泌在细胞增殖机制中发挥作用。同样，PRL 可以对免疫系统产生调节作用。数据表明，用溴隐亭抑制小鼠的 PRL 分泌可增加李斯特菌攻击的致死率，并消除巨噬细胞的 T 细胞依赖性激活。抗 PRL 受体的抗体已被证明可以消除 PRL 诱导的 Nb2 细胞增殖。2019 年的研究表明，PRL 可能促进某些淋巴细胞亚群的存活，调节原始 B 细胞库，并促进抗原呈递功能[21]。PRL 的淋巴细胞来源可能解释高催乳素血症与自身免疫性疾病的关联。

3. 下丘脑释放激素

除了垂体激素外，下丘脑释放激素受体及其对免疫系统细胞也有影响。促肾上腺皮质激素释放激素（CRH）与垂体和脾脏的结合有许多相似之处，包括亲和力和表观亚单位分子量。ACTH 和内啡肽的作用可能是通过免疫细胞对 CRH 的反应而在免疫系统中启动产生并释放这些激素。CRH 抑制淋巴细胞增殖和 NK 细胞活性。生长激素释放激素（GHRH）受体也存在于免疫系统的细胞上。GHRH 受体结合位点是饱和的，在胸腺细胞和脾淋巴细胞上都有发现。GHRH 与其受体结合后，细胞内 Ca^{2+} 迅速增加，这与刺激淋巴细胞增殖有关。其他体外研究结果表明，GHRH 可抑制 NK 细胞活性和趋化性，并增加 IFN-γ 分泌。此外，白细胞通过产生促甲状腺素（TSH）mRNA 和蛋白质对促甲状腺素释放激素（TRH）治疗产生反应。有研究表明 T 细胞上存在两种 TRH 受体类型，其中一个位点是经典 TRH 受体，并参与 T 细胞释放 IFN-γ。极低浓度的 TRH 通过产生 TSH，而其他研究表明树突状细胞和单核细胞也可产生具有生物活性的 TSH。有趣的是，与 T_3 和 T_4（而非 TSH 和 TRH）共同培养的 T 淋巴细胞显示凋亡增强，Bcl-2 蛋白表达降低。据报道，脾脏中存在 TRH 肽前体，但产生这种肽的细胞类型及其分泌机制尚不清楚。在人类白血病 T 细胞和产生 U266 IgG 的人类骨髓瘤细胞的 Jurkat 系上存在不同的生长抑素（SST）受体亚群，因此可推测两个受体亚群可以解释某些系统中 SST 效应的双相浓度依赖性。尽管 GH 和 PRL 具有免疫增强能力，但 SST 对免疫反应具有强大的抑制作用。SST 已被证明能显著抑制人 T 淋巴细胞的 Molt-4 淋巴母细胞增殖和植物凝集素（phytohemagglutinin，PHA）刺激，纳摩尔浓度级别就能够抑制淋巴细胞的增殖。其他免疫反应，如超抗原刺激的 IFN-γ 分泌、内毒素诱导的白细胞素等，也受 SST 的抑制 [21, 22]。

4. 免疫系统细胞释放的其他神经内分泌激素

大量的证据表明免疫系统的细胞也会产生神经内分泌激素。尤其是针对促肾上腺皮质激素，其次是针对促甲状腺激素、生长激素、催乳素、LH、FSH 和下丘脑激素 SST、CRH、GHRH，以及促黄体生成素释放激素（LHRH）[5]。免疫系统内源性神经内分泌肽和神经递质可用于免疫系统内调节以及免疫系统和神经内分泌系统之间的通信。研究表明，尽管这些肽的结构与神经内分泌系统中鉴定的肽相同，但在特定转录物的丰度以及与神经内分泌系统中，先前描述的模式的合成机制仍存在一定的差异性。

关于免疫系统产生的这些肽激素的潜在功能，至少存在两种可能性。首先，它们作用于典型的神经内分泌靶组织。第二，它们可能作为免疫系统的内源性调节工具。关于后一种可能性，神经内分泌肽激素显然可以直接调节免疫功能。然而，这些研究与神经内分泌肽的外源性调节相反，没有特别强调内源性调节。许多研究已证明这种调节是免疫系统的内源性调节。如 TSH 是一种垂体激素，可由淋巴细胞产生对 TRH 的反应，与 TSH 一样，TRH 增强了体外抗体反应 [23]。但 GHRH、精氨酸加压素（AVP）或 LHRH 未观察到这种增强，并且可被 TSHβ 亚单位的抗体阻断。因此，TRH 通过产生 TSH 特异性地增强体外抗体反应。这是首次证明神经内分泌激素（TSH）可以作为免疫系统的内源性调节工具发挥作用。大量人类造血细胞和肿瘤合成并释放 PRL [24]。证据表明，IL-2 可诱导 PRL 表达的低组成水平，地塞米松可抑制 PRL 表达。在 T 细胞中，PRL 通过受雷帕霉素抑制的 IL-2 依赖性 PI3K 途径转移到细胞核。免疫细胞来源的 PRL 很可能在造血细胞分化和增殖中发挥作用。在另一项研究中，PRL 抗体通过中和淋巴细胞相关的 PRL 而抑制有丝分裂。此外，在 PRL 刺激后的 Nb2 T 细胞系中已显示 LHRH 和 LHRH 受体的协同基因表达 [25]。

内源性神经内分泌肽具有自分泌或旁分泌免疫调节功能。首先，阿片类药物拮抗剂通过抑制免疫细胞源性阿片肽的作用间接阻断 CRH 对 NK 细胞活性的增强。其次，在生长激素 mRNA 的翻译起始位点使用反义寡脱氧核苷酸（oligodeoxynucleotide，ODN）可以特异性地抑制生长激素诱导的白细胞生成。随后，生长激素的缺乏导致经反义 ODN 处理的白细胞中 DNA 合成的基本速率显著降低，这可以通过外源性添加生长激素来克服。另一组研究发现，SST 的反义 ODN 可显著增加培养中的淋巴细胞增殖[26, 27]。此外，LHRH 激动剂还可降低 NK 细胞活性，刺激 T 细胞增殖，并增加 IL-2 受体的表达，表明 LHRH 在免疫反应调节中起着重要作用。

免疫细胞产生的 GH 的另一个主要功能是诱导 IGF-1 的合成，而 IGF-1 又可能抑制淋巴细胞 GH mRNA 和蛋白质的合成。外源性和内源性 GHRH 均可刺激淋巴细胞 GH 的合成。综上所述，免疫系统细胞内存在一个完整的调节环，并提供了 GHRH、GH、IGF-1 及其结合蛋白密切参与相互调节合成的分子基础。此外，通过免疫荧光技术获得的数据表明，产生 GH 的细胞也会产生 IGF-1，这表明在免疫系统细胞合成这些激素的过程中，内分泌调节回路很重要。同时，内源性 GH 促进一氧化氮的产生，IGF-1 受体和 Bcl-2 蛋白的表达上调，同时抑制超氧化物的形成，因此，淋巴细胞 GH 在凋亡中起着重要的作用。单核细胞衍生的细胞因子 IL-12 能刺激淋巴细胞 GH mRNA 合成和 Th1 细胞因子 IFN-γ 的合成。应激激活激素、皮质醇和儿茶酚胺降低淋巴细胞 GH 和 TH1 反应。有趣的是，淋巴细胞也被认为是乙酰胆碱和儿茶酚胺合成和作用的重要场所，因为它们含有肾上腺素和乙酰胆碱生物合成所需的酶以及相关受体系统[6, 7]。有研究发现了一种涉及迷走神经和乙酰胆碱释放的神经机制，该机制抑制巨噬细胞活化，称为"胆碱能抗炎途径"。感觉传入迷走神经通路可能被低剂量的内毒素、IL-1 或受损组织的产物激活。信号被传递到大脑，传出迷走神经的激活释放乙酰胆碱。乙酰胆碱可抑制巨噬细胞释放促炎细胞因子 TNF、IL-1 和 IL-18，但不抑制抗炎细胞因子 IL-10 的释放。因此，胆碱能神经元参与抑制急性炎症形成了一种调节免疫反应的"硬线"神经机制。最后，降钙素基因相关肽（calcitonin generelated peptide，CGRP）也被证明由人类淋巴细胞产生和分泌，并可能参与抑制 T 淋巴细胞增殖。P 物质（神经免疫调节的有效介质）被证明在人类免疫缺陷病毒（HIV）感染的淋巴细胞中上调，这意味着它可能参与 HIV 感染和获得性免疫缺陷综合征（AIDS）的免疫发病机制。神经肽通过与 T 细胞直接相互作用，诱导细胞因子分泌并打破对不同辅助性 T 细胞表型的承诺[1-5]。因此，神经元不是神经递质的唯一来源，它在神经系统和免疫系统之间提供了另一个共享分子信号及其受体的实例。

5. 白细胞源性肽激素

部分实验模型和临床观察支持白细胞源性肽激素也可作用于经典神经内分泌靶点，但要完全确定白细胞源性神经内分泌激素的临床相关性还需要很多证据支持。

6. 促肾上腺皮质激素

免疫细胞是分泌 ACTH 的来源证明了诱导白细胞衍生激素的刺激不需要垂体来促进 ACTH 介导的类固醇皮质激素的增加。这可以是因为新城疫病毒（newcastle disease，NDV）感染垂体切除小鼠导致皮质酮产生的时间依赖性增加，而地塞米松可抑制皮质酮的产生。除非这些小鼠用地塞米松预处理，否则它们的脾脏通过免疫荧光法则呈 ACTH 阳性[22]。一项研究表明，B 淋巴细胞可能负责垂体外 ACTH 的产生。在该研究中，垂体切除的鸡被证明对流产布鲁氏菌产生促肾上腺皮质激素和皮质酮反应，如果在垂体切除前通过法氏囊切除以阻断 B 淋巴细胞的作用，则皮质酮反应被清除。在垂体 ACTH 缺乏者和热原检测的儿童中，观察到 ACTH 阳性外周血淋巴细胞（PBL）的百分比增加。垂体切除小鼠和垂体发育不良儿童的反应分别在注射病毒和伤寒疫苗后 6~8 小时达到峰值。有报道称，给予垂体 ACTH 缺乏者 CRH，可导致 ACTH 和皮质醇反应，这进一步推动了此类研究。对于牛而言，妊娠和运输造成的应激都会刺激外周淋巴细胞分泌 ACTH，这意味着淋巴细胞产生的 ACTH 可能在应激和识别中发挥作用。其次，通过免疫系统细胞局部产生 MSH，可进一步影响肥大细胞功能，并调节即时型气道和炎症。MSH 对过敏性气道炎症的抑制作用可能是通过增强 IL-10 的产生来介导的，因为在 IL-10 基因敲除动物中这些作用消失。最后，活动性系统性红斑狼疮（SLE）患者的淋巴细胞产生的 PRL 增加，垂体外 PRL 可能由分泌 IL-2 的淋巴细胞产生并用以维持 SLE 自身免疫过程，或干扰 SLE 神经内分泌系统和免疫系统之间的正常通信。

7. 阿片肽

革兰氏阴性细菌感染和内毒素休克是白细胞激素作用于神经内分泌系统的另一种情况。例如，内啡肽与这些疾病相关的病理生理学有关，因为阿片类拮抗剂纳洛酮被证明能提高存活率并抑制与这些疾病相关的许多心肺变化。此外，在给予细菌脂多糖（LPS）后，观察到两个不同的内啡肽池，有学者认为其中一个内啡肽池可能起源于免疫系统。与这一观点一致的是，观察到淋巴细胞耗竭，如纳洛酮治疗阻断了一些内毒素引起的心肺改变。目前对这些数据的解释是，淋巴细胞耗竭去除了内啡肽的来源，而纳洛酮阻断了其效应器功能。在另一种方法中，对 LPS 基本没有病理生理反应的抗 LPS 近交系小鼠被证明在 POMC 对内啡肽的白细胞处理中存在缺陷。如果将白细胞衍生的内啡肽给予 LPS 抵抗小鼠，则它们显示出与 LPS 给药敏感小鼠相关的许多病理生理学结果。已在 κ-阿片受体敲除小鼠中研究了 κ-阿片受体在免疫中的作用。在这些动物中，脾细胞数量和体液反应增加，而 μ-阿片受体和 δ-阿片受体敲除动物中未观察到任何变化。这些数据表明，κ-阿片受体的激活可能对抗体反应产生强直性抑制。在 β-内啡肽缺乏小鼠中也观察到类似的发现。也有学者提出，非免疫组织可能含有神经内分泌激素受体，产生细胞因子，并间接影响免疫。ACTH 治疗后大鼠肾上腺皮质中 IL-18 的组织特异性表达，而不是脾脏中的 IL-18，表明应激期间肾上腺细胞可能是 IL-18 的来源，而不是免疫系统细胞。大量在体研究表明，α-MSH 具有显著的作用和（或）变化。因此，通过 α-MSH 的全身治疗，动物模型中的趋化因子、TNF-α 和黏附分子的产生减少，而对于人类而言，α-MSH 在发热和急性期反应中起重要作用。就淋巴细胞 GH 和 IGF 而言，现在有研究报告显示了健康成人、儿童和新生儿淋巴细胞之间 GH 和 IGF 分子及其受体的年龄相关差异表达[26]。此外，体内淋巴细胞生长激素在胎儿发育过程中的造血和儿童急性淋巴细胞白血病的发生中起作用。

8. CRH 和抗伤害作用

阿片类药物领域的另一个令人兴奋的新进展，即通过在冷水中游泳激活大鼠体内的内源性阿片类物质，可在发炎的周围组织中产生局部抗伤害作用。炎症组织中的这种局部抗伤害作用显然是由免疫细胞产生内源性阿片类物质引起的，这些阿片类物质与周围感觉神经上的阿片受体相互作用。另一项研究强烈表明，免疫系统在疼痛控制中也起着至关重要的作用。研究结果表明，局部表达的 CRH 是炎症组织中诱导阿片类物质释放的主要因素。大鼠炎症中的阿片受体特异性抗伤害感受性可被 α-螺旋 CRH 或 CRH 反义 ODN 阻断。后一种治疗减少了从炎症中提取的 CRH 的数量，以及 CRH 免疫染色细胞的数量。感觉神经上 μ-阿片受体的上调，以及炎症组织中含有 β-内啡肽的活化/记忆 T 细胞的积累与镇痛的产生相一致。有研究表明，介导外周 CRH 促炎症作用的分子途径是通过诱导 NF-κB 与 DNA 的结合活性。还应注意，局部产生的神经肽 Y 及其受体也参与了大鼠足跖水肿的促炎症反应。在另一个模型中，一项使用 GHRH 拮抗剂和 GHRH 受体缺陷小鼠的研究数据表明，GHRH 在实验性自身免疫性脑脊髓炎的发展中起着至关重要的作用。综上所述，这些研究不仅提供了未来的研究新方向，而且提出了改善疼痛和疾病诊疗的新方法。

9. 单胺

单胺类物质是中枢神经系统中一类重要的生物活性物质，被认为是神经调节剂，参与调节重要功能，如运动控制、认知、情绪和记忆处理。单胺主要包括 5- 羟色胺、多巴胺和去甲肾上腺素。

（1）5- 羟色胺。5- 羟色胺（5-hydroxytryptamine，5-HT）是色氨酸的衍生物，又称血清素（serotonin），主要由肠道嗜铬细胞产生。5- 羟色胺由血小板从血液中摄取，并在激活时释放。根据序列同源性，已知 7 类 5- 羟色胺受体，包括几个亚类。其中 6 个 5- 羟色胺受体是 G 蛋白偶连受体（GPCR）超家族的成员，并通过不同的异三聚体 G 蛋白发出信号。5- 羟色胺可能以直接和间接的方式调节免疫细胞的功能。

（2）多巴胺。多巴胺是中枢神经系统的一种神经递质，控制运动、情绪、认知和神经内分泌相互作用。多巴胺作用于属于 7- 跨膜 GPCR 家族的五种不同多巴胺受体（dopamine receptor，DR），分为两个家族：激活腺苷酸环化酶的 D_1 样多巴胺受体 D_1 和 D_5 受体，以及 D_2 样多巴胺受体 D_2、D_3 和 D_4 受体，抑制腺苷酸环化酶。除了对 cAMP 的调节外，一些研究表明 DR 还可以通过其他信号途径发挥作用。

人类免疫细胞表达几乎具有所有的多巴胺受体。在白细胞中，B 细胞和 NK 细胞的 DR 表达最高。一般来说，DR 的激活对人类免疫细胞如 NK 细胞具有抑制功能。强烈提示多巴胺能通路参与调控免疫细胞功能。由于免疫细胞也表达其他受体，如肾上腺素能受体和 5- 羟色胺能受体，因此很难说明这是特异性的多巴胺能效应。一些使用更特异的 DR 调节剂的研究表明，多巴胺对免疫细胞有抑制作用，多巴胺能调节剂是一种治疗策略。因此，需要对特定 DR 激动剂和拮抗剂进行新的研究，以更好地了解如何调节免疫细胞中的多巴胺能通路，从而实现转化为治疗用药的可能性。

（3）去甲肾上腺素 / 肾上腺素。去甲肾上腺素与肾上腺素和多巴胺一起属于儿茶酚胺类。去甲肾上腺素和肾上腺素是由多巴胺合成的。它们平时在血清中以低浓度存在，在急性应激或运动时会显著增加。与更稳定的糖皮质激素相比，肾上腺素产生快速、短暂的应激反应信号。去甲肾上腺素和肾上腺素都与肾上腺素能受体结合，但其激活效力不同。此外，肾上腺素能受体可与其他表现出明显 G 蛋白特异性的 G 蛋白偶连受体形成同源寡聚体和异质寡聚体。总的来说，肾上腺素和去甲肾上腺素可抑制免疫细胞的细胞毒性和细胞因子的产生，但亚微摩尔浓度的肾上腺素治疗也可能增强 NK 细胞的功能。

压力可以是急性和短暂的，如身体创伤或外科手术，也可以是慢性和长期的，如在有很大压力的环境中工作或照护患有严重阿尔兹海默病的配偶造成的压力。20 世纪 80 年代时，已经有学者描述了创伤或手术引起的急性应激与免疫功能之间的联系：接受上腹部手术或选择性冠状动脉旁路移植术患者的免疫细胞活性被发现与手术期间和手术后的应激反应有关。此外，创伤或热损伤后免疫细胞功能的降低与肾上腺素能信号有关。

慢性应激会对免疫功能产生负面影响。长期湿笼暴露或持续服用 β2- 肾上腺素受体激动剂破坏了 IL-12 对大鼠免疫细胞的免疫刺激作用。另一项研究表明肾上腺素在慢性应激大鼠中通过降低免疫细胞活性促进白血病。在肿瘤控制中，β2- 肾上腺素能信号显示影响免疫细胞抵抗病毒感染的功能，经历较为痛苦的乳腺癌患者的女儿表现出儿茶酚胺浓度升高，这与 NK 细胞活性降低平行。

适度的体育锻炼、心理干预和其他减压措施可降低儿茶酚胺水平，以抵消慢性应激的负面影响。此外，基于正念的减压技术增加了健康志愿者、乳腺癌患者和 HIV 感染患者的 NK 细胞活性。因此，减压措施可降低应激激素水平，有益于免疫细胞功能。主动跑轮运动或富裕的家庭环境所诱导的正念压力效应导致小鼠免疫细胞抗肿瘤活性增加。有学者将这些效应与 β 肾上腺素能信号联系起来，因为它们可以通过添加普萘洛尔来逆转。肾上腺素和去甲肾上腺素对免疫细胞的影响可能取决于暴露的持续时间、剂量和环境，并会受到其他因素和细胞因子的影响。

然而，并不是所有形式的压力环境都对免疫细胞的功能有负面影响。急性应激可激活 NK 细胞，从而增强其对感染的反应。因此，暴露于不同神经内分泌因子的时间和环境很重要。这种现象在感染期间尤为明显。虽然在急性感染期间增强 NK 细胞活性可能有助于对抗病原体，但限制 NK 细胞活性对于预防免疫介导的疾病也很重要。这个过程可以解释神经内分泌因子对 NK 细胞有刺激和抑制双向调节作用的原因 [26-30]。

二、小结

免疫系统细胞的活性受到神经内分泌源性和白细胞源性神经内分泌肽的强烈影响。然而，有一点值得注意，适用于垂体激素的规则不一定适用于免疫系统。激素一旦产生，可能至少有两种功能，可以是免疫系统的内源性调节工具，也可以是从免疫系统向神经内分泌系统传递信息的载体。当垂体作为来源时，血浆激素浓度无须达到所需水平，因为免疫细胞可以在靶点局部调节这些激素并影响免疫反应。迄今为止收集的证据表明，激素和神经递质协同作用，调节免疫反应，控制免疫细胞向靶器官的募集、增殖、细胞因子的产生以及与其他细胞类型的相互作用。这一研究领域正在发展，人们已经认识到神经系统在肿瘤等多种疾病的发生中起作用。相反，神经内分泌肿瘤分泌激素和神经肽，通过影响免疫细胞功能，对多种疾病的发生和发展起作用。了解神经内分泌途径在疾病发生早期以及疾病进展过程中调节免疫细胞的作用对于设计干预策略非常重要。

（吴绮楠　编；韦　晓　审）

参考文献

[1] COSTES LM, BOECKXSTAENS GE, DE JONGE WJ, et al. Neural networks in intestinal immunoregulation[J]. Organogenesis, 2013, 9(3): 216-223.

[2] XU FF, HUANG Y, WANG XQ, et al. Modulation of immune function by glutamatergic neurons in the cerebellar interposed nucleus via hypothalamic and sympathetic pathways[J]. Brain, Behavior, and Immunity, 2014, 38: 263-271.

[3] 张洪亮, 刘强, 杨竞, 等. 神经免疫学关键科学问题与展望[J]. 中国科学基金, 2023, 37(2): 285-295.

[4] SCHEDLOWSKI M, ENGLER H, GRIGOLEIT JS. Endotoxin-induced experimental systemic inflammation in humans: a model to disentangle immune-to-brain communication[J]. Brain, Behavior, and Immunity, 2014, 35: 1-8.

[5] CAMELL CD, SANDER J, SPADARO O, et al. Inflammasome-driven catecholamine catabolism in macrophages blunts lipolysis during ageing[J]. Nature, 2017, 550(7674): 119-123.

[6] TANK AW, LEE WONG D. Peripheral and central effects of circulating catecholamines[J]. Comprehensive Physiology, 2015, 5: 1-15.

[7] MATT SM, GASKILL PJ. Where is dopamine and how do immune cells see it? Dopamine-mediated immune cell function in health and disease[J]. Journal of Neuroimmune Pharmacology, 2020, 15: 114-164.

[8] VIJAYARAGHAVAN S. Regulated extracellular choline acetyltransferase activity-the plausible missing link of the distant action of acetylcholine in the cholinergic anti-inflammatory pathway[J]. PLoS ONE, 2013, 8: e65936.

[9] 徐翰南, 蔡征真, 王云, 等. 肠道菌群对肠道神经-内分泌-免疫系统的影响及其病理生理意义[J]. 生理学报, 2020, 72(03): 347-360.

[10] HUANG HW, FANG XX, WANG XQ, et al. Regulation of differentiation and function of helper T cells by lymphocyte-derived catecholamines via alpha(1)- and beta(2)-adrenoceptors[J]. Neuroimmunomodulation, 2015, 22: 138-151.

[11] GOMES A, SOARES R, COSTA R, et al. High-fat diet promotes adrenaline production by visceral adipocytes[J]. Journal of Neuroimmune Pharmacology, 2020, 59: 1105-1114.

[12] LAUKOVA M. et al. Catecholamine production is differently regulated in splenic Tand B-cells following stress exposure[J]. Immunobiology, 2013, 218: 780-789.

[13] ROSAS-BALLINA M, OLOFSSON PS, OCHANI M, et al. Acetylcholine-synthesizing T cells relay neural signals in a vagus nerve circuit[J]. Science, 2011, 334: 98-101.

[14] JIANG W, LI D, HAN R, et al. Acetylcholine-producing NK cells attenuate CNS inflammation via modulation of infiltrating monocytes/macrophages[J]. Proceedings of the National Academy of Sciences of the United States of America, 2017, 114: E6202-E6211.

[15] BORRIELLO F, IANNONE R, MARONE G. Histamine release from mast cells and basophils[J]. Handbook of Experimental Pharmacology, 2017, 241: 121-139.

[16] SHAJIB MS, KHAN WI. The role of serotonin and its receptors in activation of immune responses and inflammation[J]. Acta Physiologiae Plantarum, 2015, 213: 561-574.

[17] SCHOENICHEN C, BODE C, DUERSCHMIED D. Role of platelet serotonin in innate immune cell recruitment[J]. Frontiers in Bioscience, 2019, 24: 514-526.

[18] MASSON J, EMERIT MB, HAMON M, et al. Serotonergic signaling: multiple effectors and pleiotropic effects[J]. Wiley Interdisciplinary Reviews: Membrane Transport and Signaling, 2012, 1: 685-713.

[19] BEAULIEU J, GAINETDINOV R. The physiology, signaling, and pharmacology of dopamine receptors[J]. American Pharmaceutical Review, 2011, 63: 182-217.

[20] BEAULIEU J, ESPINOZA S, GAINETDINOV R. Dopamine receptors—IUPHAR Review[J]. British Journal of Pharmacology, 2015, 13(172): 1-23.

[21] 张安可, 林绍坚, 徐远志, 等. 垂体瘤微环境免疫细胞浸润与肿瘤侵袭性的相关性研究[J]. 现代生物医学进展, 2019, 19(19): 3606-3610.

[22] STEIN MN, MALHOTRA J, TARAPORE RS, et al. Safety and enhanced immunostimulatory activity of the DRD2 antagonist ONC201 in advanced solid tumor patients with weekly oral administration[J]. The Journal for ImmunoTherapy of Cancer, 2019, 7: 136.

[23] ROSENNE E, SORSKI L, SHAASHUA L, et al. In vivo suppression of NK cell cytotoxicity by stress and surgery: glucocorticoids have a minor role compared to catecholamines and prostaglandins[J]. Brain, Behavior, and Immunity, 2014, 37: 207-219.

[24] KAMAL M, JOCKERS R. Biological significance of GPCR heteromerization in the neuro-endocrine system[J]. Frontiers in Endocrinology, 2011, 2: 2.

[25] RUIZ-MEDINA B, CADENA-MEDINA D, ESPARZA E, et al. Isoproterenol-induced beta-2 adrenergic receptor activation negatively regulates interleukin-2 signaling[J]. Biochemical Journal, 2018, 475: 2907-2923.

[26] LEVI B, BENISH M, GOLDFARB Y, et al. Continuous stress disrupts immunostimulatory effects of IL-12[J]. Brain, Behavior, and Immunity, 2011, 25: 727-735.

[27] INBAR S, NEEMAN E, AVRAHAM R, et al. Do stress responses promote leukemia progression? An animal study suggesting a role for epinephrine and prostaglandin-E2 through reduced NK activity[J]. PLoS ONE, 2011, 6: e19246.

[28] MORAES L, MIRANDA M, LOURES L, et al. A systematic review of psychoneuroimmunology-based interventions[J]. Psychology, Health & Medicine, 2018, 23: 635-652.

[29] FANG CY, REIBEL DK, LONGACRE ML, et al. Enhanced psychosocial well-being following participation in a mindfulness-based stress reduction program is associated with increased natural killer cell activity[J]. The Journal of Alternative and Complementary Medicine, 2010, 16: 531-538.

[30] KENNE SARENMALM E, MARTENSSON L, ANDERSSON B, et al. Mindfulness and its efficacy for psychological and biological responses in women with breast cancer[J]. Cancer Medicine, 2017, 6: 1108-1122.

第三节 白细胞衍生激素的生物学效应

一、概述

众所周知，系统稳态是由神经系统和内分泌系统介导的。然而，个体组织的完整性也许是以更基本的第三种机制来维持[1]。所谓的第三种机制是通过细胞因子的产生和作用介导的。它们是一组广泛不同的分子，在许多方面与激素相似。与激素一样，细胞因子通常是由一个细胞产生并作用于其他细胞的糖蛋白。与激素相反，细胞因子通常以非常低的水平产生或根本不产生，因此它们的作用更加局部化。在出现极端组织创伤或慢性炎症的情况下，细胞因子会上升到可能发生全身效应的水平。由于所有细胞都会产生至少一种细胞因子（通常是几种细胞因子），因此它们本质上是在发挥激素的作用，这一点已经不足为奇。本章旨在介绍目前有关细胞因子激素活性的研究进展[2]，本节主要讨论与免疫调节作用相关的细胞因子。

二、背景

在过去十年中，细胞因子领域蓬勃发展。目前已经从少数命名的白细胞介素（IL）扩展到超过17种IL，并且发现了许多其他细胞因子，如干扰素（IFN）、肿瘤坏死因子（TNF）和趋化因子[1]。从表5-3-1中可以看出，细胞因子可以细分为相关家族。在许多方面，细胞因子是激素，由一个细胞产生并在另一个细胞（有时是远处的细胞）上活跃。主要区别在于内源性细胞因子水平非常低或不存在，并且诱导时在非常低的浓度下就具有活性。因此，细胞因子活性往往处于局部水平。常见受体和细胞内信号传导通路的鉴定有助于解释免疫系统中细胞因子作用的多效性。造血细

表 5-3-1　细胞因子家族

家族	细胞因子
白细胞介素	IL-1α，IL-1β，IL-1 受体拮抗剂、IL-2~IL17
趋化因子	C-X-C（IL-8）、C-C（MCP-1）和 C（淋巴促排素）
干扰素	IFN-α、IFN-β 和 IFN-γ
肿瘤坏死因子	TNF-α、TNF-β1 和 TNF-β2
集落刺激因子	粒细胞、粒细胞 - 巨噬细胞集落刺激因子（GM-CSF）
生长因子	血小板源性生长因子、成纤维细胞生长因子、表皮生长因子、胰岛素样生长因子
转化生长因子	TGF-α、TGF-β（TGF-β1、TGF-β2、TGF-β3 和 TGF-1β4）和激活素
神经营养因子	神经生长因子、脑源性神经营养因子、睫状神经营养因子、神经营养因子
其他	促红细胞生成素、白细胞抑制因子、抑瘤素 M、血管生成素

胞因子与其他螺旋束肽如生长激素（GH）和催乳素（PRL）之间的相似性说明了这些特定分子作用相似性的分子基础[3]。

先前最受关注的细胞因子是干扰素 -α（IFN-α）和白细胞介素 1（IL-1）[2]。一些最早的激素样活性因子被描述为 IFN[2, 4]。IFN-α 会增加心肌细胞的搏动频率[6]并引起来自 Y-1 肾上腺肿瘤细胞分泌皮质类固醇。当脑室内注射 IFN-α 时表现出阿片类药物的作用，如镇痛。体内研究表明 IFN-α 可减轻吗啡依赖性戒断综合征[5]。此外，大剂量 IFN-α 注射，在人类抗肿瘤治疗中的效果已得到证实[4]。

神经和内分泌系统对 IL-1 的认识，最初为内源性热原和淋巴细胞激活因子，但有研究发现 IL-1 可激活 HPA 轴[6]。目前，IL-1 是最著名的神经免疫调节介质。

三、研究进展

（一）IL-1

由于最初的研究表明 IL-1 直接诱导垂体细胞产生 ACTH[8]，并通过诱导促肾上腺皮质激素释放因子（CRF）[6]间接诱导促肾上腺皮质激素的产生。重要的是发现 IL-1 在垂体前叶细胞中产生，在使用细菌脂多糖（LPS，也称内毒素）后增加[9]。研究表明，脑切片分离细胞的垂体区域存在结合活性[11]、细胞内信号通路激活和两种类型的 IL-1 受体（IL-1R）的 mRNA 表达[11]。在 AtT-20 细胞上，CRF 会增加 IL-1R 的密度而不影响受体的亲和力。法国 Haour 等人[10]发现了一种高表达的 IL-1R 鼠海马体中的单一亲和力。受体的结合亲和力不会随着 LPS 治疗而改变，而垂体结合密度则因糖皮质激素而增加。这表明与 LPS 诱导和糖皮质激素抑制的 IL-1β 的垂体表达呈负相关[9]。研究表明至少存在两种 IL-1 受体[11]，Ⅰ 型受体和 Ⅱ 型受体 mRNA 在鼠脑垂体中均有表达。这两种受体可能激活不同的细胞内信号通路，解释了 IL-1 的差异[11]。

IL-1 已被证明可诱导垂体细胞产生促肾上腺皮质激素、内啡肽、生长激素（GH）、黄体生成素（LH）和促甲状腺激素（TSH）[8]。这些多重效应的机制慢慢被认可。如上所述，垂体中表达了两种类型 IL-1 受体。短 Ⅱ 型受体未在免疫系统中激活细胞内信号通路，但当它在垂体细胞上表达时可能会以不同的方式连接。Fagarasan 等人[12]表明 IL-1 在 AtT-20 细胞中诱导 c-fos 和 c-jun，其形成 AP-1 转录因子并增强阿片黑素肾上腺皮质激素原基因表达。在免疫系统中，IL-1 以诱导 NF-κB 转录因子活性而闻名，它可以诱导许多细胞因子，其中有 IL-6。NF-κB 活性在 AtT-20 细胞中表达，因此可能介导 IL-1 诱导垂体 IL-6 表达[13]。

关于 IL-1 在 HPA 轴诱导中的作用一直存在争议，特别是垂体直接诱导 ACTH[8]，可能通过诱导 IL-6 是因素之一。另一种间接机制可能与 CRF 诱导垂体对 IL-1 的敏感性有关。低水平的外源性或内源性 CRF 可使垂体敏感增强，IL-1 的直接刺激 ACTH 释放活性。这些间接关系在淋巴细胞激素活动中也有体现，我们发现 CRF 可诱导淋巴细胞 ACTH 表达。有研究表明，CRF 诱导 IL-1 表达，随后诱导 POMC 激素分泌[14]。此外，在炎症组织中 IL-1 有抗炎和镇痛作用。同样，Bhardwaj 和 Luger[15]发现 IL-1β 刺激培养的角质形成细胞合成 POMC mRNA。因此，IL-1 的激素效应（在这种情况下类似于 CRF）不仅限于 HPA 轴，而且可能在外周发挥重要作用。

同样，IL-1 通过刺激下丘脑 GHRH 的释放引起 GH 分泌。一方面，高浓度 IL-1 诱导分泌 CRF，从而使 GH 分泌受抑制。另一方面，介导 IL-1 作用于垂体的因素是 IL-1 受体拮抗剂

（IL-1RA）。Sauer 等人发现 IL-1RA mRNA 在垂体腺瘤中表达[16]。另一项研究发现 IL-1RA 抑制垂体细胞 IL-1。因此，垂体中还有内源性 IL-1 抑制剂。

越来越多的证据表明了 IL-1 在垂体 - 性腺轴中的作用。早期研究表明，IL-1 诱导垂体促性腺激素的产生。现在已发现 IL-1、IL-6 和 TNF- α 在发情周期小鼠子宫中产生，并由雌激素和孕激素诱导[17]。此外，性腺类固醇可以通过外周血单核细胞调节 IL-1 和 IL-6 的产生[18]。17β - 雌二醇增强 LPS 刺激的 IL-1 和 IL-6 分泌以及细胞相关 IL-1 的产生。而相同浓度的黄体酮和睾酮抑制 IL-1 分泌，但对 IL-6 的分泌或细胞相关 IL-1 的产生没有显著影响。这些研究提供了一些特定的机制来解释免疫系统性激素调节机制。

虽然这是一种神经介导的作用机制，但有研究表明，外周 IL-1 可能通过激活膈下迷走神经来诱导其中枢活动。通过膈下迷走神经切断术中断回路可阻止 IL-1 诱导的体温过高和疾病症状。Goehler 等人[19]在迷走神经上发现了 IL-1 受体。这些研究证明了 IL-1 可以通过血 - 脑屏障发挥作用，这也可能是诱发内分泌作用的另一种方式。

（二）IL-2

IL-2 最初被描述为 T 淋巴细胞生长因子，是介导 T 细胞活化和反应的主要调节因子。与 IL-1 的激素作用相比，目前对 IL-2 的激素作用知之甚少。IL-2 先前已被证明可增强垂体细胞中 *POMC* 基因的表达，并在静脉内大剂量给药时刺激 HPA 轴[20]。IL-2 也可以在病理条件下参与垂体激素调节。在人促肾上腺皮质腺瘤和鼠垂体细胞中已经检测到 IL-2 和 IL-2R 表达。IL-2R 存在于多种垂体细胞系中，包括促肾上腺皮质激素和生长激素。IL-2R 已被证明与垂体细胞中的垂体激素共存，包括 PRL、ACTH、GH、TSH、FSH 和 LH。研究还表明 IL-2 和 IL-6 参与前垂体细胞生长调节，IL-2 和 IL-6 刺激了 GH3 垂体肿瘤细胞的生长，同时抑制了正常大鼠垂体前叶细胞的生长。研究者认为 IL-2 和 IL-6 对垂体细胞生长调节以及产生垂体腺瘤的发病机制有重要作用。

IL-2 的临床试验表明，IL-2 激活 HPA 轴，增加 ACTH、β - 内啡肽和皮质醇水平[20]。IL-2 与甲状腺功能有关，在人 TRH 测试中观察到 IL-2 水平升高。此外，在接受 IL-2 和 LAK 细胞治疗的肿瘤患者中，血清 T_4、T_3 和游离甲状腺素水平显著降低，但 TSH 水平没有变化。此外，1 名患者出现代偿性甲状腺功能减退症（总 T_4、总 T_3 和游离 T_4 正常，但 TSH 升高），4 名患者出现病态甲状腺功能正常综合征。研究者推测甲状腺功能异常可能与 IL-2 的作用有关。

IL-2 转基因小鼠研究证实了 IL-2 在神经免疫轴中的作用[21]。在 MHC- I 类启动子控制下，人 IL-2 和 IL-2R 轻链基因在胸腺、脾脏、骨髓、肺、皮肤和肌肉中表达。当使用 MHC- I 类启动子时，动物有步态障碍，并且发现小脑中浦肯野细胞的丢失。但是使用金属硫蛋白启动子消除了这种变化。因此，在这个模型中，IL-2 似乎影响神经发育，而不是影响 HPA 轴。

（三）IL-6

IL-6 是一种单核因子，在结构和功能上与 IL-1 有许多相似之处。IL-6 被称为 B 细胞刺激因子、肝细胞刺激因子和 IFN- β2。有研究发现 IL-6（在我们的研究中称为肝细胞刺激因子）是一种 AtT-20 细胞对 ACTH 的有效促泌剂[8]。还有研究认为 IL-6 在垂体内的自分泌或旁分泌中有非常重要的作用。

与 IL-1 一样，IL-6 由许多细胞类型产生，包括垂体和受 HPA 轴调节的几种诱导剂，如 LPS 和 IL-1。过去认为，卵泡星状细胞是垂体中 IL-6 的主要来源[22]。在卵泡星状细胞系中发现，垂体腺苷酸环化酶激活肽会在细胞增殖的同时诱导 IL-6 分泌。已经报道在人垂体腺瘤中有 IL-6 的 mRNA 和蛋白质的表达。Swada 等人有同样的发现[23]，表明 IL-6 可能是垂体细胞的生长因子。

同样考虑到 IL-6 对垂体的作用，IL-6 的转基因小鼠进一步支持上述发现[24]。在胶质纤维酸性蛋白启动子的控制下，诱导了中枢神经系统星形胶质细胞中 IL-6 的过度表达。具有大量脑 IL-6 表达的小鼠比它们的非转基因同窝小鼠更小，并在 3~10 周龄时死亡。转基因小鼠表现出严重的震颤、后肢无力、共济失调和癫痫发作。检查表明 IL-6 可能参与全身神经元毒性的诱导。CNS 中的表达可能不是 IL-6 的 HPA 活性模型。但是，尽管如此，它仍然是神经免疫轴中的一种重要细胞因子。

（四）IL-10

1989 年发现 IL-10，最初被描述为细胞因子合成抑制因子[25]。IL-10 已被证明由 Th2 淋巴细胞、巨噬细胞 / 单核细胞和 B 淋巴细胞产生，并通过抑制活化的 Th1 细胞、巨噬细胞和 NK 细胞产生细胞因子来发挥作用。大量研究表明，过多的阴性和阳性免疫调节活性可归因于 IL-10。尽管如此，人们对其对神经免疫功能的影响仍知之甚少。

IL-10 与 BCRF1 高度同源，BCRF1 对应于编码在 EBV 复制周期后期表达的蛋白质的开放阅读框。IL-10 和 EBV-BCRF1/vIL-10 已被证明具有许多共同特性。这些发现与 EBV 诱导 ACTH 产生的能力、它们在诱导剂中的相似性[25] 以及 ACTH 和 IL-10 对 IFN-r 和 B 淋巴细胞反应的影响的相似性相结合[25]，为在免疫和神经内分泌轴中研究细胞因子提供了强有力的依据。

为确定 IL-10 在神经内分泌起源组织中的作用。最初的方法是使用 AtT-20 小鼠垂体肿瘤细胞在体外确定 IL-10 的影响。用浓度为 10~100 ng/mL 的 IL-10 处理 AtT-20 细胞。所有浓度的 IL-10 都会诱导 ACTH 分泌，呈现剂量依赖性[26]。此外，还发现 IL-10 和 CRF 之间存在结构相似性的可能性。计算机辅助氨基酸序列比对和二级结构比较（PC 基因）表明情况并非如此，因此可能存在不同的 ACTH 诱导机制，例如特定的 IL-10 受体。随后，进行了重复试验以确定 AtT-20 垂体肿瘤细胞是否产生 IL-10。IL-10 通过间接 ELISA 定量，结果在来自 AtT-20 垂体肿瘤细胞的上清液和细胞裂解物中检测到 IL-10，水平为 2~3 ng/mL。放射免疫测定法检测发现 AtT-20 细胞中 50 ng/mL IL-10 诱导小鼠脾细胞产生 ACTH。说明 IL-10 具有活性水平[25]。

为了进一步确定 IL-10 是否参与 ACTH 的诱导，在存在或不存在针对 IL-10 的抗体的情况下，使用或不使用 CRF 处理 AtT-20 细胞 3 小时和 6 小时，然后通过放射免疫分析测量 ACTH 水平。结果表明，在没有抗 IL-10 的样品中加入抗 IL-10 观察，ACTH 水平以时间和剂量依赖性方式增加。通过对从小鼠脾细胞、AtT-20 垂体肿瘤细胞和新鲜分离的小鼠垂体获得的 cDNA 片段进行直接序列分析，证实了垂体来源的 IL-10[26]。从每个组织中相同数量的 RNA 开始，利用逆转录聚合酶链反应（RT-PCR）和定制设计的引物。然后通过使用共有引物作为测序引物对对应于预期分子量的扩增产物进行直接测序。RT-PCR 扩增产生的分子量对应于 304 bp 的主要产物。将这些片段进行序列分析，所有测试组织的序列中都存在 100% 的同一性[26]。

在人类垂体中是否存在上述现象呢？由于缺乏人类垂体细胞系，有研究使用已故人类供体的垂体和下丘脑、poly A$^+$ RNA。比较了垂体和下丘脑之间来自等量 RNA 的 IFN-γ、淋巴细胞特异性产物和 IL-10 的 cDNA 水平，以及外周血淋巴细胞（PBL）的水平[27]。此外，监测甘油醛 -3-磷酸脱氢酶（glyceraldehyde-3-phosphate dehydrogenase，G3PDH）水平以确保在所有组织中发生等量的扩增。然后确定 IFN- γ 或 IL-10 与 G3PDH（所有样品中存在的"管家"基因）的光密度比。当比较（A/B）组织之间 IL-10/G3PDH 和（B）IFN- γ /G3PDH 的光密度比时，来自下丘脑和垂体的 IL-10 比值约为 124，比 PBL 强 8.5 倍。因此，IL-10 RT-PCR 产物大部分来自垂体和下丘脑的细胞。

为了进一步证明 IL-10 在神经内分泌系统中起作用，近年来，小鼠 IL-10 受体（mIL-10R）备受关注。使用 mIL-10R 的特定寡核苷酸，确定 AtT-20 细胞是否表达 IL-10R mRNA。该受体似乎在 AtT-20 细胞中表达并受到 IL-10 的负调控。此外，在初步研究中，用 CRF 处理的 AtT-20 细胞中 IL-10 mRNA 表达上调。

IL-10 的产生在 CNS 中得到证实。在多形性胶质母细胞瘤中发现 IL-10 的产生[28]。特别是在侵袭性神经胶质瘤内选择性表达，可能暗示 IL-10 抑制宿主防御。此外，已在小胶质细胞和星形胶质细胞中检测到 IL-10 和 IL-10R mRNA。通过用 LPS 刺激小鼠神经胶质细胞，IL-10 mRNA 和蛋白质的表达增强。此外，IL-10 在 CNS 水平上是活跃的。IL-10 脑室内注射可以改变皮质脑电图并减少慢波睡眠，这与 IL-1 的作用相反。在 IL-10 基因敲除小鼠中表现出严重的影响[29]，在这些小鼠中，淋巴细胞和抗体发育似乎正常，但大多生长迟缓、贫血并患有慢性小肠结肠炎。迄今为止，尚未报告其对神经内分泌或 CNS 的影响。

IL-10 在神经内分泌和中枢神经系统中的旁分泌和自分泌调节作用开辟了许多可能性。IL-10 抑制 HPA 轴中 Th1 型细胞因子的产生，成为垂体促炎细胞因子的内源性调节剂。

（五）TNF

TNF- α 是另一种促炎细胞因子，与 IL-1 的许多作用一样，其中包括对垂体的活性。TNF 最初被鉴定为一种活化巨噬细胞产物的有效细胞因子，现在已知由许多细胞类型产生，并且与正常组织稳态的调节以及细胞分化有关。研究表明，TNF- α 也是由垂体细胞合成的。LPS 给药诱导垂体中 TNF- α 、IL-1 β 和 IL-6 表达。在脾脏、垂体、海马和下丘脑组织诱导后 1 小时 IL-1 β 和 TNF- α mRNA 表达达到峰值。

TNF- α 在生殖系统中也起一定的作用。在人类和啮齿动物中，TNF 在卵巢、输卵管、子宫、胎盘和胚胎中表达。研究表明 TNF 表达受卵巢和（或）胎盘激素的调节。在小鼠发情期间，雌激素和黄体酮在小鼠子宫中诱导 TNF- α 、IL-1 和 IL-6 产生[17]。此外，TNF- α 降低 JEG-3 绒毛膜癌细胞体外合成黄体酮并增加雌二醇和人绒毛膜促性腺激素水平。这些发现推测 TNF 参与配子发育、子宫变化、女性生殖道肿瘤、胎盘成熟和胚胎发育。

（六）其他细胞因子

还有其他细胞因子被认为具有激素活性。CSF-1 和 GM-CSF 刺激人类细胞滋养层分化成多核结构，由散在的单核细胞合胞体组成，使胎盘催乳素和绒毛膜离子促性腺激素的上调。此外，TNF- α 和 IL-1 控制胎盘成纤维细胞 GM-CSF 和 CSF-1 产生。

白血病抑制因子（leukemia inhibitory，LIF）与胎儿垂体疾病有关[30]。信使 RNA 转录、蛋白质免疫细胞化学和免疫电子显微镜显示 LIF 在 14 周大的胎儿垂体和成人垂体组织中表达。LIF

结合位点存在于分离的垂体和 AtT-20 细胞上。35% 的胎儿垂体细胞对 LIF 受体和 ACTH 呈免疫反应性，33% 的 LIF 和 ACTH 呈阳性。LIF 对 AtT-20 细胞有活性，可诱导 ACTH 分泌。

（许林鑫　编；吴绮楠　审）

参考文献

[1] HOPKINES SJ, ROTHWELL NJ. Cytokines and the nervous system. I: Expression and recognition[J]. Trends in Neurosciences, 1995, 18: 83-88.

[2] SMITH EM. Hormonal activities of cytokines[J]. Chemical Immunology, 1992, 52: 154-169.

[3] HORSEMAN ND, YU-LEE LY. Transcriptional regulation by the helix bundle peptide hormones: Growth hormone, prolactin, and hematopoietic cytokines[J]. Endocrine Reviews, 1994, 15: 627-649.

[4] SMITH EM, BLALOCK JE. The hormonal nature of the interferon system[J]. Texas Reports on Biology and Medicine, 1981, 41: 350-358.

[5] DAFNY N. Interferon as an endocoids candidate preventing and attenuating opiate addiction[J]. Progress in Clinical and Biological Research, 1985, 192: 269-276.

[6] BESEDOVSKY H, DEL REY A, SORKIN E, et al. Immunoregulatory feedback between interleukin- 1 and glucocorticoid hormones[J]. Science, 1986, 233: 652-654.

[7] KRUEGER JM, TAKAHASHI S, KAPAS L, et al. Cytokines in sleep regulation[J]. Advances in Neuroimmunology, 1995, 5: 171-188.

[8] WOLOSKI BM, SMITH EM, MEYER WJ , et al. Corticotropin-releasing activity of monokines[J]. Science, 1985, 230: 1035-1037,

[9] TAKAO T, CULP SG, DE SOUZA EB. Reciprocal modulation of interleukin-1 beta(IL-1 beta)and IL-1 receptors by lipopolysaccharide(endotoxin)treatment in the mouse brain-endocrine-immune axis[J]. Endocrinology, 1993, 132: 1497-1504.

[10] HAOUR F, MARQUETTE C, BAN E, et al. Receptors for interleukin-1 in the central nervous and neuroendocrine systems: Role in infection and stress[J]. Annales d'Endocrinologie, 1995, 56: 173-179.

[11] PARNET P, AMINDARI S, WU C, et al. Expression of type I and type II interleukin-1 receptors in mouse brain[J]. Developmental Brain Research, 1994, 27(1): 63-70.

[12] FAGARASAN MO, AIELLO F, MUEGGE K, et al. Interleukin 1 induces beta-endorphin secretion via Fos and Jun in AtT-20 pituitary cells[J]. Proceedings of the National Academy of Sciences, 1990, 87: 7871-7874.

[13] SPANGELO BL, JUDD AM, ISAKSON PC, et al. Interleukin-1 stimulates interleukin-6 release from rat anterior pituitary cells in vitro[J]. Endocrinology, 1991, 128: 2685-2692.

[14] KAVELAARS A, BALLIEUX RE, HEIJNEN CJ. The role of IL-1 in the corticotropin-releasing factor and argininevasopressin-induced secretion of immunoreactive beta-endorphin by human peripheral blood mononuclear cells[J]. Journal of Immunology, 1989, 142: 2338-2342.

[15] BHARDWAJ RS, LUGER TA. Proopiomelanocortin production by epidermal cells: Evidence for an immune neuroendocrine network in the epidermis[J]. Archives of Dermatological Research, 1994, 287: 85-90.

[16] SAUER J, STALLA GK, MULLER OA, et al. Inhibition of interleukin-2-mediated lymphocyte activation in patients with Cushing's syndrome: A comparison with hypocortisolemic patients[J]. Neuroendocrinology, 1994, 59: 144-151.

[17] DE M, SANFORD TR, WOOD GW. Interleukin-1, interleukin-6, and tumor necrosis factor alpha are produced in themouse uterus during the estrous cycle and are induced by estrogen and progesterone[J]. Developmental Biology, 1992, 151: 297-305.

[18] LI ZG, DANIS VA, BROOKS PM. Effffect of gonadal steroids on the production of IL-1 and IL-6 by blood mononuclear cells in vitro[J]. Clinical and Experimental Rheumatology, 1993, 11: 157-162.

[19] GOEHLER LE, RELTON J, MAIER SF, et al. Biotinylated interleukin-1 receptor antagonist(IL- 1ra)labels paraganglia in the rat liver hilus and hepatic vagus[J]. Proc Soc Neuroscience, 1994, 220.

[20] DENICOFFFF KD, DURKIN TM, LOTZE MT, et al. The neuroendocrine effects of interleukin-2 treatment[J]. The Journal of Clinical Endocrinology & Metabolism, 1989, 69: 402-410.

[21] GEIGER K, SARVETNICK N. The influence of cytokines on the central nervous system of transgenic Mice[J]. Current Topics in Microbiology and Immunology, 1996, 206: 101-117.

[22] MATSUMOTO H, KOYAMA C, SAWADA T, et al. Pituitary folliculo-stellate-like cell line(TtT/GF)responds to novel hypophysiotropic peptide(pituitary adenylate cyclase-activating peptide), showing increased adenosine 3, 5-monophosphate and interleukin-6 secretion and cell proliferation[J]. Endocrinology, 1993, 133: 2150-2155.

[23] SAWADA T, KOIKE K, KANDA Y, et al. Interleukin-6 stimulates cell proliferation of rat pituitary clonal cell lines in vitro[J]. Journal of Endocrinological Investigation, 1995, 18: 83-90.

[24] CAMPBEL1 IL. Neuropathogenic actions of cytokines assessed in transgenic mice[J]. International Journal of Neuroscience, 1995, 13: 275-284.

[25] MOSMANN TR. Properties and functions of interleukin-10[J]. Advances in Immunology, 1994, 56: 1-26.

[26] HUGHES TK, CADET P, RADY PL, et al. Evidence for the production and action of interleukin-10 pituitary cells[J]. Cellular and Molecular Neurobiology, 1994, 14: 59-69.

[27] RADY PL, SMITH EM, CADET P, et al. Presence of interleukin-10 transcripts in human pituitary and hypothalamus[J]. Cellular and Molecular Neurobiology, 1995, 15: 289-296.

[28] NITTA T, HISHII M, SATO K, et al. Selective expression of interleukin-10 gene within glioblastoma multiforme[J]. Developmental Brain Research, 1994, 649: 122-128.

[29] KUHN R, LOHLER J, RENNICK D, et al. Interleukin-10-deficient mice develop chronic enterocolitis[J]. Cell, 1993, 75: 263-274.

[30] AKITA S, WEBSTER J, REN SG, et al. Human and murine pituitary expression of leukemia inhibitory factor: Novel intrapituitary regulation of adrenocorticotropin hormone synthesis and secretion[J]. Journal of Clinical Investigation, 1995, 95: 1288-1298.

第四节　免疫细胞的神经内分泌激素受体

一、概述

神经免疫内分泌学中非常重要的一个方面即是神经系统和内分泌系统对免疫功能的调控[1]。从广泛的角度来讲，机体内所有的内分泌功能均受到神经系统（中枢神经系统或周围神经系统）的直接或间接支配[2]。神经系统及内分泌系统对免疫系统的影响是通过激素、神经肽、神经递质的作用来实现[3]，可以在一些典型的生理反应（如应激反应及条件性免疫应答等）过程中得到体现[4]。

近年来，随着药理学方法、放射受体分析、放射自显影、受体生化和受体分子生物学等现代生物技术的进步，科学家们已证实在免疫细胞细胞膜或细胞胞内存在大量的激素、神经肽和神经递质的特异性受体，甚至可以说几乎所有的免疫细胞上都存在不同的神经递质及内分泌激素的受体[5]。这些内分泌激素和神经递质具有免疫调节功能，如肾上腺皮质激素是最早发现的具有调节免疫功能的激素，它几乎对所有的免疫细胞（如淋巴细胞、巨噬细胞、中性粒细胞和肥大细胞等）都能发挥调控作用[6]。神经免疫调节基于许多内在（如遗传、器官、行为）和外在因素（如应激源、环境暴露和宿主-病原体相互作用）发挥作用[7]。近年来，通过免疫细胞群的神经内分泌和神经内分泌受体表达所产生的神经免疫回路受到了广泛关注[8]。免疫细胞如巨噬细胞/单核细胞、树突状细胞、NK 细胞、中性粒细胞、T 细胞和 B 细胞表达多种神经内分泌因子的受体，这些神经内分泌因子包括糖皮质激素、P 物质、CRH 和儿茶酚胺（去甲肾上腺素和肾上腺素）等[9]。而免疫细胞受体表达的异质性是免疫功能的主要决定因素之一[9]。

二、糖皮质激素受体

糖皮质激素反应已被证明在调节免疫功能中起着至关重要的作用，进而影响机体的健康和疾病状态[10]。最常见的是其广为人知的控制炎症反应的药理学作用。糖皮质激素作为免疫功能调节器的作用在早期研究中得到证实。在早期研究中，HPA 的过度刺激被证明具有免疫抑制作用，导致感染易感性[11]。糖皮质激素反应对免疫功能的调节由免疫细胞表达的糖皮质激素受体（GR）控制。

糖皮质激素细胞内受体系统代表两种受体：GR 和盐皮质激素受体（mineralocorticoid receptor，MR）[12]。皮质醇（一般指啮齿动物的皮质酮）对 GR 受体最具有亲和力，GR 受体是免疫细胞表达的主要受体[13]。与配体结合后，细胞质中失活 GR 即转移到细胞核内，并与糖皮质激素反应元件（GRE）结合[14]。一旦进入细胞核，GR 同型二聚体就会调节包括 AP-1 和 NF-κB 在内的关键基因转录因子的转录。尤其是 NF-κB，它是参与调节细胞因子反应的主要因子[15]。GR 对 NF-κB 的调节起到阻遏作用，细胞质中 GR 介导的 I-κB（第二信使）活性导致下游 NF-κB 的隔离抑制了 NF-κB 向细胞核的移位，从而最终改变了细胞因子基因的表达。其他观点则表明，NF-κB 和 GR 之间的相互作用不是抑制细胞因子反应的唯一因素，而可能取决于细胞类型[16]。

GR 在多种免疫细胞上表达，包括先天性和适应性免疫细胞。一般而言，糖皮质激素抑制免疫反应的各个方面，包括细胞转运、凋亡、成熟和增殖以及其他特殊功能（如黏附、细胞因子产生、抗原识别、抗原呈递）[17, 18]。这种整体抑制主要通过糖皮质激素抑制促炎细胞因子 IL-1β、IL-6、TNF-α 和趋化因子的产生以及弹性蛋白酶、氧化应激和其他炎症介质的减少来介导[19]。然而，与此同时，糖皮质激素还能促进诱导抗炎细胞因子 IL-10 和 TGF-β 的产生。这表明 GR 介导的反应具有多样性，可能基于细胞表型的功能具有异质性。例如，巨噬细胞 / 单核细胞在免疫应答等固有和适应性反应激活中发挥关键作用，对 GR 介导的反应高度敏感[20]。重要的是，由于各种炎症和抗炎症表型被识别，证据显示，GR 介导的反应在形成免疫功能对抗病原体的应答中发挥作用。同样，在针对细菌病原体的早期先天性免疫应答中发挥关键作用的中性粒细胞表达 GR，是控制中性粒细胞炎症反应的重要靶点[21]。一般而言，GR 介导的反应已被证明可降低中性粒细胞相关黏附和趋化受体表达的上调，从而限制中性粒细胞向炎症部位的迁移。此外，GR 介导的对中性粒细胞的反应已被证明可以延迟细胞凋亡，从而导致其向坏死表型的转变[22]。GR 介导的免疫应答反应机制复杂，给理解先天性炎症反应的诱导以及探索解决方案造成了困难[23]。

糖皮质激素反应也会影响适应性免疫的发展。例如，作为专职抗原呈递细胞和抗原特异性 T 细胞应答的关键刺激物的树突状细胞也可以表达 GR[24]。通常，在成熟之前（在识别和摄取抗原期间），未成熟的 DC 会对 GR 活性做出积极反应，导致它们扩张并迁移到与幼稚 T 细胞相互作用所必需的淋巴结。另一方面，成熟的 DC 对 GR 激活产生负面反应。既往研究表明，表面成熟共刺激分子（包括 MHC-Ⅱ、CD80 和 CD40）的表达下调是与幼稚 T 细胞共受体进行同源连接以进行分化和激活所必需的。然而，新出现的证据表明了 GR 介导的 DC 反应的不同观点[25]。有研究表明，GR 活性不仅抑制 DC 成熟，而且可能决定其功能表型。Roca 等人证明，DC 的 GC 暴露导致抗炎细胞因子如 IL-10 和 IL-12 的产生抑制[26]。T 细胞和 B 细胞也可以表达 GR[27]。特别是在 T 细胞上表达的 GR 已被证明在胸腺 T 细胞发育过程中发挥着关键作用。T 细胞的 GR 表达是 T 细胞分化的重要决定因素。TCR 信号受 GR 活动调节。重要的是，作为 T 细胞分化决定因素的 T 细胞细胞因子的产生受到 GR 活性的显著影响。细胞因子产生的类型受到 GR 活性的显著影响。抑制 T-bet/STAT 信号通路可通过改变 GR 活性抑制 IFN-γ 的产生[28]。事实上，人们认为，GR 活性改变导致的 Th1 分化丧失以解释与某些免疫病理疾病（如过敏性和自身免疫性疾病）相关的 Th2 和 Th17 反应的极化[29]。进一步研究证明 GR 介导的分子信号的多样性会导致 T 细胞产生不同类型的细胞因子，这将极大地促进我们对 T 细胞介导的疾病病理生理的理解[30]。

三、交感神经递质受体

交感神经系统（sympathetic nervous system，SNS）由两种主要的神经递质所介导：肾上腺素和去甲肾上腺素，它们由氨基酸酪氨酸合成，并从 SNS 的突触末端释放。SNS 的神经支配分布于多种组织中，包括血管、肝、肾、肠、肺、心和脑。淋巴结、骨髓和脾脏等主要免疫器官内也存在有 SNS 神经支配[31]。在包括 NK 细胞、Th1 细胞、巨噬细胞和树突状细胞在内的多种免疫细胞亚群中均可检测到肾上腺素能受体亚型的表达。因此，人们认为免疫细胞的功能特性部分来自儿茶酚胺能神经递质反应[32]。介导这些神经递质功能效应的肾上腺素能受体包括在 G 蛋白偶连受体（GPCR）家族中，因此，其生物学效应通过与不同 G 蛋白相关信号的偶联来介导。肾上腺素能受体分为九种类型：三种 α-1 型（α1a、α1b 和 α1c）、三种 α-2 型（α2a、α2b 和 α2c）和三种 β 型（β1、β2 和 β3）。

在所有肾上腺素能受体中，T 细胞表达 β2 最受关注。尤其是，β2 肾上腺素能受体的表达以及其与肾上腺素和去甲肾上腺素的结合导致 Th1 型辅助性 T 细胞产生 IFN-γ 的减少，而在 Th2 型细胞中未发现有任何影响，因为 Th2 型细胞上没有相关受体的表达。Panine-Bordignon 等人证明，β2 受体激动剂通过抗原呈递细胞（antigen-presenting cell，APC）选择性抑制 IL-12，同时促进 Th2 细胞表型，最终阻止了 Th1 的发育。由于 IL-12 是典型的由树突状细胞和巨噬细胞表达的细胞因子，因此研究 APC-T 细胞相互作用调节中的肾上腺素能介导反应具有重要的意义。去甲肾上腺素能被迅速氧化并转化为肾上腺素。在这方面，有研究表明，DC 激活 β2 肾上腺素能受体的偏好将导致优先产生 Th17 表型。进一步研究检测肾上腺素能受体激发不同细胞免疫功能的特异性反应对于充分阐明肾上腺素能反应在炎症性疾病中的作用具有重要意义[33]。

四、副交感神经受体

周围神经系统（peripheral nervous system，PNS）对于维持宿主所有主要器官（包括心脏、肺和肠道）的生理稳态至关重要，同样也适用于控制免疫反应[34]。虽然自主神经系统（autonomic nervous system，ANS）的交感神经组分在本质上具有典型的兴奋性，但迷走神经系统的主要作用被认为是平衡交感神经系统输出，并在持续的炎症信号中限制 CNS 的激活。例如，在急性感染期间，HPA 轴对炎症细胞因子（如 IL-1β 和 IL-6）的升高做出反应，从而引发类似疾病的行为[35]。重要的是，通过迷走神经刺激，HPA 发出信号，允许对感染做出适当反应。同样，迷走神经的传出组分是炎症反应的基本失活因子。如上所述，乙酰胆碱（acetylcholine，ACh）是一种关键的 PNS 神经递质，可通过 ACh 受体将指令直接传递给免疫细胞。特别是 α7 烟碱受体在各种免疫细胞群上表达，如巨噬细胞等[36]。研究表明，α7 信号导致促炎细胞因子的产生减少（TNF-α、IL-β、IL-6）。与 CR 类似，已发现在免疫细胞中，ACh 介导的促炎细胞因子生成的抑制是 NF-κB 磷酸化抑制以及 α7 介导的 STAT3 通路抑制的结果。虽然研究表明 ACh 介导促炎反应的抑制，但同样相关的是可能存在反馈机制，其中 α7 活化支持诱导抗炎细胞因子的表达，如 IL-10 和 TGF-β。此类研究将有助于靶向此类通路，通过促进抗炎细胞表型来减轻某些慢性炎症性疾病[37]。

五、外周促肾上腺皮质激素释放激素

促肾上腺皮质激素释放激素（CRH）又称促肾上腺皮质激素释放因子（CRF），是由 41 个氨基酸组成的神经内分泌因子。CRH 最初被认为是下丘脑 PVN 中产生的应激诱导因子，可触发垂体中促肾上腺皮质激素（ACTH）的生成，进而诱导糖皮质激素的产生。据报道，两种同种受体（CRHR1 和 CRHR2）可介导其生物学效应，属于 GPCR 超家族[38]。

除在 CNS 中的生成和定位外，在其他部位也发现了 CRH 及其受体，如胎盘、胎膜和脾脏[39]。有研究证据表明，免疫细胞表达的 CRH 和 CRH 受体作为疾病结局的决定因素发挥着关键作用。几种类型的免疫细胞已被确定为 CRH 的潜在靶标，如肥大细胞、外周血单核细胞、巨噬细胞和淋巴细胞（包括 Th2 细胞）等。有趣的是，已有报道称 CRH 介导的与特定受体表达相对应的免疫应答反应增强。Agelaki 等人表明 CRH 刺激可诱导巨噬细胞系 raw264.7 产生促炎性细胞因子。在该项研究中，他们还表明给予 CRHR1 拮抗剂可抑制 LPS 诱导的全身性休克。以上发现表明，从其产生位置释放的游离 CRH 对免疫应答具有直接影响，且与 HPA 轴无关。据报道，下丘脑外组织（如胎盘和 T 细胞）异位可产生 CRH[40]。此外，Kalantaridou 等人也表明胚胎滋养层细胞和母体蜕膜细胞可产生 CRH。这种外周 CRH 在着床以及保护胎儿免受母体免疫系统影响的抗排斥过程中发挥着至关重要的作用，主要通过激活 T 细胞的凋亡效应来实现的。因此，外周 CRH 可能影响与免疫应答相关的几种生物活性，因此为对抗应激诱导的免疫紊乱而维持体内平衡提供了一种潜在的机制。有研究强调 CRH 受体的表达在操纵巨噬细胞和树突状细胞功能中发挥显著性作用[41]。

六、神经肽及肽类激素受体

目前已知小鼠脾细胞膜上存在两种 ACTH 受体，分别为高亲和力受体和低亲和力受体。人外周血单核细胞上有 ACTH 受体的表达。免疫细胞上的 ACTH 受体与肾上腺皮质细胞细胞膜的 ACTH 受体的性质和结构基本相同。此外，研究发现 GH 受体在小鼠及牛胸腺细胞、人类 T 细胞及单核细胞上均有 GH 受体分布。PRL 与 GH 对免疫细胞的作用非常广泛，在免疫细胞的细胞膜上分布有 PRL 受体，环孢素 A 能增加淋巴样细胞对 ^{125}I-PRL 的结合。近期研究发现免疫细胞细胞膜上分布有不同亚型的阿片肽受体及非阿片肽受体。人外周血淋巴细胞和血小板可结合 3H- 纳洛酮。非阿片肽受体主要与 β-内啡肽的 C 端相结合，参与调节淋巴细胞对植物血凝素的反应[42]。

（杨　篷　编；许林鑫　审）

参考文献

[1] WILDER R L, CALANDRA G B, GARVIN A J, et al. Strain and sex variation in the susceptibility to streptococcal cell wall-induced polyarthritis in the rat [J]. Arthritis and rheumatism, 1982, 25(9): 1064-1072.

[2] GLASER R, KIECOLT-GLASER J K. Stress-associated immune modulation: relevance to viral infections and chronic fatigue syndrome [J]. The American journal of medicine, 1998, 105(3a): 35s-42s.

[3] STEINMAN L, CONLON P, MAKI R, et al. The intricate interplay among body weight, stress, and the immune response to friend or foe [J]. The Journal of clinical investigation, 2003, 111(2): 183-185.

[4] ROZLOG L A, KIECOLT-GLASER J K, MARUCHA P T, et al. Stress and immunity: implications for viral disease and wound healing [J]. Journal of periodontology, 1999, 70(7): 786-792.

[5] AGRO A, STANISZ A M. Are lymphocytes a target for substance P modulation in arthritis? [J]. Seminars in arthritis

and rheumatism, 1992, 21(4): 252-258.

[6] WEBSTER E L, TRACEY D E, JUTILA M A, et al. Corticotropin-releasing factor receptors in mouse spleen: identification of receptor-bearing cells as resident macrophages [J]. Endocrinology, 1990, 127(1): 440-452.

[7] ELMQUIST J K, SCAMMELL T E, SAPER C B. Mechanisms of CNS response to systemic immune challenge: the febrile response [J]. Trends in neurosciences, 1997, 20(12): 565-570.

[8] MULLA A, BUCKINGHAM J C. Regulation of the hypothalamo-pituitary-adrenal axis by cytokines [J]. Baillière's best practice & research Clinical endocrinology & metabolism, 1999, 13(4): 503-521.

[9] KOHM A P, SANDERS V M. Norepinephrine and beta 2-adrenergic receptor stimulation regulate CD4$^+$ T and B lymphocyte function in vitro and in vivo [J]. Pharmacological reviews, 2001, 53(4): 487-525.

[10] THOMPSON EB. Stepping stones in the path of glucocorticoid-driven apoptosis of lymphoid cells [J]. 2008, 40(7): 595-600.

[11] DHABHAR F S, MCEWEN B S, SPENCER R L. Stress response, adrenal steroid receptor levels and corticosteroid-binding globulin levels – a comparison between Sprague-Dawley, Fischer 344 and Lewis rats [J]. Brain research, 1993, 616(1-2): 89-98.

[12] SMITH C C, OMELJANIUK R J, WHITFIELD H J JR, et al. Differential mineralocorticoid (type 1) and glucocorticoid (type 2) receptor expression in Lewis and Fischer rats [J]. Neuroimmunomodulation, 1994, 1(1): 66-73.

[13] PEARCE D, YAMAMOTO K R. Mineralocorticoid and glucocorticoid receptor activities distinguished by nonreceptor factors at a composite response element [J]. Science (New York, NY), 1993, 259(5098): 1161-1165.

[14] MCKAY L I, CIDLOWSKI J A. Molecular control of immune/inflammatory responses: interactions between nuclear factor-kappa B and steroid receptor-signaling pathways [J]. Endocrine reviews, 1999, 20(4): 435-459.

[15] LIBERMAN A C, DRUKER J, PERONE M J, et al. Glucocorticoids in the regulation of transcription factors that control cytokine synthesis [J]. Cytokine & growth factor reviews, 2007, 18(1-2): 45-56.

[16] VAN DER BURG B, LIDEN J, OKRET S, et al. Nuclear factor-kappa B repression in antiinflammation and immunosuppression by glucocorticoids [J]. Trends in endocrinology and metabolism, 1997, 8(4): 152-157.

[17] PITZALIS C, PIPITONE N, PERRETTI M. Regulation of leukocyte-endothelial interactions by glucocorticoids [J]. Annals of the New York Academy of Sciences, 2002, 966(10):8-18.

[18] TAMADA K, HARADA M, ABE K, et al. IL-4-producing NK1.1$^+$ T cells are resistant to glucocorticoid-induced apoptosis: implications for the Th1/Th2 balance [J]. Journal of immunology (Baltimore, Md : 1950), 1998, 161(3): 1239-1247.

[19] STEER J H, MA D T, DUSCI L, et al. Altered leucocyte trafficking and suppressed tumour necrosis factor alpha release from peripheral blood monocytes after intra-articular glucocorticoid treatment [J]. Annals of the rheumatic diseases, 1998, 57(12): 732-737.

[20] SCHIF-ZUCK S, GROSS N, ASSI S, et al. Saturated-efferocytosis generates pro-resolving CD11b low macrophages: modulation by resolvins and glucocorticoids [J]. European journal of immunology, 2011, 41(2): 366-379.

[21] RUSSO-MARIE F. Macrophages and the glucocorticoids [J]. Journal of neuroimmunology, 1992, 40(2-3): 281-286.

[22] GOULDING N J, EUZGER H S, BUTT S K, et al. Novel pathways for glucocorticoid effects on neutrophils in chronic inflammation [J]. Inflammation research: official journal of the European Histamine Research Society, 1998, 47 (Suppl):158-165.

[23] MCCOLL A, MICHLEWSKA S, DRANSFIELD I, et al. Effects of glucocorticoids on apoptosis and clearance of apoptotic cells [J]. The Scientific World Journal, 2007, 7:1165-1181.

[24] STRAUSBAUGH H J, ROSEN S D. A potential role for annexin 1 as a physiologic mediator of glucocorticoid-induced L-selectin shedding from myeloid cells [J]. Journal of immunology (Baltimore, Md: 1950), 2001, 166(10): 6294-6300.

[25] MOSER M, DE SMEDT T, SORNASSE T, et al. Glucocorticoids down-regulate dendritic cell function in vitro and in vivo [J]. European journal of immunology, 1995, 25(10): 2818-2824.

[26] ROCA L, DI PAOLO S, PETRUZZELLI V, et al. Dexamethasone modulates interleukin-12 production by inducing monocyte chemoattractant protein-1 in human dendritic cells [J]. Immunology and cell biology, 2007, 85(8): 610-616.

[27] SATO K Z, FUJII T, WATANABE Y, et al. Diversity of mRNA expression for muscarinic acetylcholine receptor subtypes and neuronal nicotinic acetylcholine receptor subunits in human mononuclear leukocytes and leukemic cell

lines [J]. Neuroscience letters, 1999, 266(1): 17-20.

[28] ZEN M, CANOVA M, CAMPANA C, et al. The kaleidoscope of glucorticoid effects on immune system [J]. Autoimmunity reviews, 2011, 10(6): 305-310.

[29] TAIT A S, BUTTS C L, STERNBERG E M. The role of glucocorticoids and progestins in inflammatory, autoimmune, and infectious disease [J]. Journal of leukocyte biology, 2008, 84(4): 924-931.

[30] VAZQUEZ-TELLO A, SEMLALI A, CHAKIR J, et al. Induction of glucocorticoid receptor-beta expression in epithelial cells of asthmatic airways by T-helper type 17 cytokines [J]. Clinical and experimental allergy: journal of the British Society for Allergy and Clinical Immunology, 2010, 40(9): 1312-1322.

[31] BELLINGER D L, MILLAR B A, PEREZ S, et al. Sympathetic modulation of immunity: relevance to disease [J]. Cellular immunology, 2008, 252(1-2): 27-56.

[32] JONES H P. Immune cells listen to what stress is saying: neuroendocrine receptors orchestrate immune function [J]. Methods in molecular biology (Clifton, NJ), 2012, 934: 77-87.

[33] VAN WESTERLOO D J. The vagal immune reflex: a blessing from above [J]. Wiener medizinische Wochenschrift (1946), 2010, 160(5-6): 112-117.

[34] DE JONGE WJ, VAN DER ZANDEN EP, THE FO, et al. Stimulation of the vagus nerve attenuates macrophage activation by activating the Jak2-STAT3 signaling pathway [J]. Nature immunology, 2005, 6(8): 844-851.

[35] CHEN R, LEWIS K A, PERRIN M H, et al. Expression cloning of a human corticotropin-releasing-factor receptor [J]. Proceedings of the National Academy of Sciences of the United States of America, 1993, 90(19): 8967-8971.

[36] GONZALES X F, DESHMUKH A, PULSE M, et al. Stress-induced differences in primary and secondary resistance against bacterial sepsis corresponds with diverse corticotropin releasing hormone receptor expression by pulmonary CD11c$^+$ MHC-II$^+$ and CD11c$^-$ MHC-II$^+$ APCs [J]. Brain, behavior, and immunity, 2008, 22(4): 552-564.

[37] KIM B J, JONES H P. Epinephrine-primed murine bone marrow-derived dendritic cells facilitate production of IL-17A and IL-4 but not IFN-γ by CD4$^+$ T cells [J]. Brain, behavior, and immunity, 2010, 24(7): 1123-1126.

[38] KONTULA K, PAAVONEN T, LUUKKAINEN T, et al. Binding of progestins to the glucocorticoid receptor. Correlation to their glucocorticoid-like effects on in vitro functions of human mononuclear leukocytes [J]. Biochemical pharmacology, 1983, 32(9): 1511-1158.

[39] ASHWELL J D, LU F W, VACCHIO M S. Glucocorticoids in T cell development and function* [J]. Annual review of immunology, 2000, 18(30):9-45.

[40] LOGAN R W, ARJONA A, SARKAR D K. Role of sympathetic nervous system in the entrainment of circadian natural-killer cell function [J]. Brain, behavior, and immunity, 2011, 25(1): 101-109.

[41] VACCHIO M S, LEE J Y, ASHWELL J D. Thymus-derived glucocorticoids set the thresholds for thymocyte selection by inhibiting TCR-mediated thymocyte activation [J]. Journal of immunology (Baltimore, Md: 1950), 1999, 163(3): 1327-1333.

[42] KABATA H, ARTIS D. Neuro-immune crosstalk and allergic inflammation [J]. The Journal of clinical investigation, 2019, 129(4): 1475-1482.

第五节　神经内分泌激素调节免疫网络系统

　　机体是统一而复杂的整体，研究证明各类理化、生物和心理因素的刺激信息均可直接或间接由神经、内分泌、免疫系统感受、传递和整合。通过递质、激素及细胞因子等信息及对应受体和细胞内信息传递，不仅调节着机体的基本生理功能（营养、代谢及生殖等）和参与机体防御，而且在整体水平上维持着机体内外环境的适应。

　　自从 1977 年 H. Besedovsky 和 E. Sorkin 提出"神经 - 免疫 - 内分泌网络"以来[1]，该学说就受到了国内外专家的广泛关注。"神经 - 免疫 - 内分泌网络"的学说认为，完整的功能性调节环路存在于神经、内分泌与免疫三大系统之间。神经系统是通过神经纤维网络投射到机体的各个器官，参与控制内、外分泌腺的分泌和机体内、外环境的监测，从而在整体上来协调机体的功能和代谢，还通过神经细胞分泌的细胞因子、外周神经突触、神经递质和内分泌激素，来共同调控免疫系统的功能，而免疫系统则通过免疫细胞产生的多种不同细胞因子和肽样物质反馈作用于神经和内分泌系统。在该学说出现后，观点和发现也在不断更新，逐渐形成了神经、内分泌和免疫三大系统相互渗透和交叉的新的跨学科的研究领域——神经免疫内分泌学[2]。通过共同的神经递质、肽类激素和细胞因子，使得神经、内分泌与免疫系统产生广泛而密切的网络联系。这种网络联系体现在，免疫功能可受到神经内分泌激素的影响，而神经内分泌的改变也可因免疫反应而导致，这种完整的调节回路是一种复杂的双向作用。该网络中神经系统的作用特点是广泛、迅速而灵敏，内分泌和免疫系统的作用特点则相对局限、缓慢而持久。经典的"神经 - 免疫 - 内分泌网络"环路包括下丘脑 - 垂体 - 肾上腺皮质与单核 - 巨噬细胞环路、下丘脑 - 垂体 - 肾上腺皮质与胸腺环路、下丘脑 - 垂体与胸腺环路、下丘脑 - 垂体 - 性腺轴系与胸腺环路等[3, 4]。

　　例如，催乳素（PRL）是由垂体前叶的催乳素细胞分泌的一种神经肽类蛋白激素，由 198 个氨基酸残基组成。近年来，随着医学研究的发展，发现 PRL 不仅参与乳汁合成，还具有潜在的免疫功能。它通过内分泌、旁分泌及自分泌等方式维持机体正常免疫功能，并调节机体的细胞和体液免疫。催乳素不仅可作为促分裂原促进免疫细胞的增殖，通过拮抗糖皮质激素的凋亡诱导作用来保护淋巴细胞、通过激活巨噬细胞来杀灭致病的微生物，而且能够增加 IgG、IgM 等抗体的形成。研究发现，血液中免疫细胞如 T 细胞、B 细胞、NK 细胞上广泛表达催乳素受体，同时淋巴细胞本身也能合成和分泌催乳素[5]。催乳素对免疫的调节主要通过免疫细胞、免疫相关的细胞因子和参与免疫调节相关的信号通路来参与免疫调节。

　　当人体的大脑接收到外来刺激或信号时，下丘脑通过神经递质接收到这些信号，从而引起下丘脑 - 垂体 - 肾上腺轴（HPA 轴）的兴奋，同时也会反馈性地抑制下丘脑和垂体。这些调节和反馈刺激产生的神经递质和内分泌激素，引起机体的免疫系统产生积极应对，调节淋巴细胞的周期性变化以及 NK 细胞的功能和细胞因子的分泌，使得机体处于一个协调完整的活动中。当任何一个方面出现失衡的情况，就会出现疾病，在机体上的表现可能是糖尿病、精神失常和肿瘤等一系列疾病的临床症状[6]。

（刘　楠　编；杨　篷　审）

参考文献

[1] BESEDOVSKY H, SORKIN E. Network of immune-neuroendocrine interactions[J]. Clinical and experimental immunology, 1977, 27(1): 1-12.

[2] BESEDOVSKY HO, DEL REY A. Immune-neuro-endocrine interactions: facts and hypotheses[J]. Endocrine reviews, 1996, 17(1): 64-102.

[3] ESQUIFINO AI, CHACON F, CANO P, et al. Twenty-four-hour rhythms of mitogenic responses, lymphocyte subset populations and amino acid content in submaxillary lymph nodes of growing male rats subjected to calorie restriction[J]. Journal of neuroimmunology, 2004, 156(1-2): 66-73.

[4] THYAGARAJAN S, FELTEN DL. Modulation of neuroendocrine — immune signaling by L-deprenyl and L-desmethyldeprenyl in aging and mammary cancer[J]. Mechanisms of ageing and development, 2002, 123(8): 1065-1079.

[5] CHAVEZ-RUEDA K, HÉRNÁNDEZ J, ZENTENO E, et al. Identification of prolactin as a novel immunomodulator on the expression of co-stimulatory molecules and cytokine secretions on T and B human lymphocytes[J]. Clinical immunology, 2005, 116(2): 182-191.

[6] DEFURIA J, BELKINA AC, JAGANNATHAN-BOGDAN M, et al. B cells promote inflammation in obesity and type 2 diabetes through regulation of T-cell function and an inflammatory cytokine profile[J]. Proceedings of the National Academy of Sciences of the United States of America, 2013, 110(13): 5133-5138.

第六节 催乳素调节免疫应答

一、概述

催乳素（PRL）是由垂体的催乳素细胞、蜕膜化的子宫内膜、脾脏、淋巴结等部位产生的一种神经肽类蛋白激素，不仅参与乳汁合成，还具有潜在的免疫功能，可通过内分泌、旁分泌及自分泌等方式维持机体正常免疫功能，并调节机体的细胞和体液免疫。作为一种多肽类激素，催乳素对人及哺乳动物的生长发育、生殖以及渗透压的调节等都起着重要的作用。除了垂体前叶能够分泌 PRL 外，人体的肝脏、子宫、乳腺上皮以及免疫细胞等也能分泌产生 PRL。近年来，越来越多的证据表明 PRL 具有较强的免疫调节功能，并且影响着免疫细胞的增殖、活化和凋亡。临床上发现许多自身免疫性疾病与体内 PRL 水平密切相关。

二、催乳素的结构 、功能及调节作用

人类 *PRL* 基因位于 6 号染色体，包含 5 个外显子和 4 个内含子。PRL 是一种多肽类激素，含有 199 个氨基酸，其中包括 6 个半胱氨酸。在人体内有不同相对分子质量的 PRL：单体 PRL（23）、大 PRL（50~60）和巨 PRL（150~170）。因为 PRL 在结构上与生长激素（GH）和人胎盘催乳素（human placental lactogen，hPL）相似，同属于 PRL/GH/hPL 激素家族[1]，其生理功能包括：生殖、内分泌与代谢、维持水 - 电解质平衡、调节渗透压、促进生长发育、促进大脑思维发育和行为能力提高以及调节免疫功能等。PRL 的分泌也受到神经内分泌的调节：PRL 释放抑制因子（prolactin release-inhibiting factor，PIF）——多巴胺，具有抑制 PRL 分泌的直接作用，因此临床上常用多巴胺受体激动剂甲磺酸溴隐亭片治疗高 PRL 血症；PRL 释放因子，可促进 PRL 的释放；促甲状腺激素释放激素、血管活性肽、催产素、血管紧张素 II、神经肽和神经递质等对 PRL 的分泌也起到一定的调节作用。

三、催乳素与免疫应答

PRL 同时作为一种细胞因子，在人和动物的细胞免疫及体液免疫中起着重要的调节作用。它能够激活鸟氨酸脱羧酶和蛋白激酶 C[2]，从而对淋巴细胞的分化、增殖以及活化起着关键作用。由于 T 淋巴细胞、B 淋巴细胞，单核细胞，NK 细胞上均存在 PRL 结合位点，PRL 水平的升高会刺激 T 淋巴细胞、B 淋巴细胞的增殖与活化，并且通过诱导 IL-2 受体的表达，进一步促进免疫活性细胞的增殖和活化。PRL 与自身免疫性疾病相关，目前认为是与人类 *PRL* 基因位于 6 号染色体的短臂，并靠近 HLA 复合体有关[3]。众所周知，HLA 复合体的许多抗原与人类自身免疫性疾病密切相关。而 *PRL* 基因与 *MHC* 基因连锁不平衡，被认为是与自身免疫性疾病相关的原因之

一。在调节机体免疫反应过程中，PRL 可以诱导许多细胞因子的产生。可通过改变抗原提呈细胞 SDC 细胞因子的合成，参与调节机体的生理或病理性免疫反应。PRL 可能在个体胸腺发育过程中起着重要作用[4]。CD69、CD154 及 IL 等细胞因子的表达部分依赖于自分泌的 PRL。当自分泌的 PRL 被抗 PRL 抗体抑制时，IL-2、IFN-γ 和共刺激因子的表达明显减少[5]。

四、催乳素与自身免疫性疾病

高 PRL 血症常出现在自身免疫性疾病中。系统性红斑狼疮（SLE）、类风湿性关节炎（RA）等许多非器官特异性自身免疫性疾病在病情活动阶段都可以出现高 PRL 血症。自身免疫性甲状腺疾病、1 型糖尿病等器官特异性免疫性疾病也常出现高 PRL 血症。在这些疾病中，PRL 通过活化 Th1 细胞增加 IFN-γ 和 IL-2 的合成[6]，而且 PRL 也可以活化 Th2 细胞并诱导自身抗体的产生。更有意义的是高 PRL 血症自身 DNA 抗体、胰岛细胞抗体（ICA）、甲状腺球蛋白抗体（TGAb）、甲状腺过氧化物酶抗体（TPO-Ab）、肾上腺皮质抗体（ACA）、tTG-Ab 等自身抗体水平相关联。

在 SLE、RA、系统性硬化、干燥综合征等风湿性疾病中，Th1 细胞（分泌 IFN-γ、IL-2、TNF-α）和 Th2 细胞（分泌 IL-4、IL-5、IL-6 和 IL-10）在发病过程中发挥重要作用[7]。而 PRL 能够刺激 Th1 和 Th2 诱导细胞因子的产生，特别是能够通过干扰素调节因子 -1 和转录蛋白基因，促使 T 淋巴细胞产生抗体。

PRL 对自身免疫性甲状腺疾病也具有免疫调节作用。在高 PRL 血症患者中，甲状腺自身抗体水平亦明显增高。高 PRL 血症促进甲状腺自身抗体的产生，主要是通过促进 Th 细胞分泌多种细胞因子[8]。高 PRL 血症的患者出现自身免疫性甲状腺疾病的概率远远高于普通人群。不同 PRL 水平可能影响 Th 细胞反应类型的转换[9]，一方面能够诱导 T 淋巴细胞、B 淋巴细胞和 NK 细胞表面 IL-2R 的表达，增强 IL-2 的活性，促进 T 淋巴细胞的活化和增殖[10]，发挥其免疫调节作用，另一方面 IL-2/IL-2R 同时也对 PRL 的产生具有调节作用，影响着炎症的发展。

乳糜泻是一种与 *MHC* 基因密切相关的免疫性疾病。研究发现，高 PRL 血症存在于所有采用未加限制谷蛋白饮食的活动性乳糜泻患者中。在疾病的免疫反应中，由于 T 淋巴细胞的活化[11]，产生抗体及炎症因子可能诱导垂体 PRL 的释放。动物试验发现，PRL 能够调节链脲佐菌素（streptozotocin，STZ）诱导的糖尿病大鼠的脾细胞 TNF-α、IFN-γ 和 IL-10 的表达[12]，认为 PRL 能够增强 Th 细胞的反应，参与了 1 型糖尿病的免疫过程。其他的自身免疫性疾病（如雷特综合征、Addison 病、自身免疫性垂体炎等）患者在病情活动阶段也往往出现高 PRL 血症。表明 PRL 在多种自身免疫性疾病的发生发展中具有免疫调节的作用。

五、小结

催乳素作为细胞因子参与了许多自身免疫性疾病的发生及发展，在调节免疫应答方面起着关键性作用。相信随着对催乳素与免疫应答的研究越来越深入，研究人员会挖掘出更具价值的成果，从而更好地为临床诊疗服务。

（丁丽萍 编；孙 磊，牛 奔 审）

参考文献

[1] VAN DE LAAR L, COFFER P J, WOLTMAN A M. Regulation of dendritic cell development by GM-CSF: molecular control and implications for immune homeostasis and therapy [J]. Blood, 2012, 119(15): 3383-3393.

[2] SCHATZ F, GUZELOGLU-KAYISLI O, ARLIER S, et al. The role of decidual cells in uterine hemostasis, menstruation, inflammation, adverse pregnancy outcomes and abnormal uterine bleeding [J].Human Reproduction Update, 2016, 22(4): 497-515.

[3] SHELLY S, BOAZ M, ORBACH H. Prolactin and autoimmunity [J]. Autoimmunity Reviews, 2012, 11(6-7): A465-470.

[4] CHANSON P, MAITER D. The epidemiology, diagnosis and treatment of Prolactinomas: The old and the new [J]. Best Practice & Research Clinical Endocrinology & Metabolism, 2019, 33(2): 101290.

[5] DELGRANGE E, VASILJEVIC A, WIERINCKX A, et al. Expression of estrogen receptor alpha is associated with prolactin pituitary tumor prognosis and supports the sex-related difference in tumor growth [J].European Journal of Endocrinology, 2015, 172(6): 791-801.

[6] DAI C, LIANG S, SUN B, et al. The Progress of Immunotherapy in Refractory Pituitary Adenomas and Pituitary Carcinomas [J]. Frontiers in Endocrinology, 2020, 11: 608422.

[7] DING X, YANG D R, XIA L, et al. Correction to: Targeting TR4 nuclear receptor suppresses prostate cancer invasion via reduction of infiltrating acrophages with alteration of the TIMP-1/MMP2/MMP9 signals [J]. Molecular Cancer, 2020, 19(1): 97.

[8] LEE Y F, LIU S, LIU N C, et al. Premature aging with impaired oxidative stress defense in mice lacking TR4 [J]. American Journal of Physiology-Endocrinology and Metabolism, 2011, 301(1): E91-98.

[9] JARA L J, MEDINA G, SAAVEDRA M A, et al. Prolactin has a pathogenic role in systemic lupus erythematosus [J]. Immunologic Research, 2017, 65(2): 512-523.

[10] KIEFTE-DE JONG J C, JADDOE V W, UITTERLINDEN A G, et al. Levels of antibodies against tissue transglutaminase during pregnancy are associated with reduced fetal weight and birth weight [J]. Gastroenterology, 2013, 144(4): 726-735.

[11] EVERS A W, VERHOEVEN E W, VAN MIDDENDORP H, et al. Does stress affect the joints? Daily stressors, stress vulnerability, immune and HPA axis activity, and short-term disease and symptom fluctuations in rheumatoid arthritis [J]. Annals of the Rheumatic Diseases, 2014, 73(9): 1683-1688.

[12] CZUWARA-LADYKOWSKA J, SICINSKA J, OLSZEWSKA M, et al. Prolactin synthesis by lymphocytes from patients with systemic sclerosis [J]. Biomedicine & Pharmacotherapy, 2006, 60(4): 152-155.

第七节　生长抑素对免疫系统的调节

一、概述

生长抑素（somatostatin，SST）由 Guillenmin 在 1972 年从羊下丘脑提取液中分离，具有抑制生长激素（GH）释放的作用。SST 可明显抑制 GH 的分泌，但对其生物合成并无抑制作用，所以 SST 撤退后会引起 GH 分泌的反弹。SST 是分布于全身的、具有广泛生物学活性的、重要的一种神经肽。SST 在脑室周围核的神经分泌细胞中合成，将轴突发送至正中隆起，通过垂体门脉系统进入循环而发挥抑制 GH 的作用。SST 的释放受多种神经递质和神经肽的调节，包括多巴胺、去甲肾上腺素、γ-氨基丁酸（γ-aminobutyric acid，GABA）、神经降压素、促生长激素释放素（ghrelin）和 P 物质。垂体前叶 GH 脉冲的模式是生长激素释放激素（growth hormone releasing hormone，GHRH）刺激效应和 SST 抑制效应相互作用的结果。这些效应通过 G 蛋白偶联受体（GPCR）和细胞信号机制（作用于特定的 GPCR 以抑制 cAMP 的产生）在生长激素细胞水平发挥作用。

表达 SST 的神经元定位于大脑中，如皮质、杏仁核、海马、基底节、中脑、视交叉上核和视网膜，SST 的表达也广泛存在于大脑中，这表明 SST 是一种神经肽，影响其他神经通路。除存在于中枢神经系统之外，该神经肽还存在于内分泌和非内分泌组织中，在中枢神经和内分泌系统中具有普遍的抑制作用。在中枢神经系统中，它可以作为一种神经递质，参与调节脑内神经传递，对神经内分泌、运动和认知功能有调节作用[1]。下丘脑产生的 SST 通过门脉循环输送至垂体前叶，在垂体前叶抑制 GH 和其他垂体激素：如促甲状腺激素、促肾上腺皮质激素和催乳素的释放。在外周组织中，胰岛 δ 细胞可以分泌 SST，它调节内分泌和外分泌，并作为胃肠道活动的调节剂。SST 在外周抑制降钙素、甲状旁腺激素、胰岛素、胰高血糖素、肾素、血管活性肠肽、胆囊收缩素和结肠液的分泌，下调胰酶和胃酸、减少胃肠道的血液灌注，抑制胃肠运动活性。同时它又是免疫调节分子，参与对免疫应答和炎症反应的调节。SST 也被证明对正常和肿瘤组织的细胞具有抗血管生成、抗增殖和镇痛作用[1]，并在实验动物的培养细胞和肿瘤中显示出强大的抗增殖活性，诱导细胞生长停滞和（或）凋亡[2]。SST 在 GH 抑制之外的作用越来越被更多的人认识和关注，尤其是 SST 对免疫功能发挥的抑制作用。

二、生长抑素及其受体

（一）生长抑素

SST 由编码 116 个氨基酸残基（包括信号肽）的生长抑素原前体的单个基因产生。将其加工成生长抑素原（96 个氨基酸），其进一步裂解产生两种生物活性产物：SST-14 和 SST-28。最初 SST-14 是从绵羊下丘脑中分离并鉴定的 14 个氨基酸残基组成的多肽（SST-14），相对分子质量

1658，由链内二硫键连接而呈环状结构，并进一步折叠，形成 β - 片层构象。氨基酸残基 Phe7、Trp8、Lys9 和 Thr10 是与生长抑素受体结合所必需的部位，位于环的顶端。其中，Trp8、Lys9 是必不可少的，两侧的残基可允许某种程度的变异。SST-28 是从猪肠中分离出来的，其结构包括完整的 SST-14 序列，在 SST-14 分子的氨基酸末端延伸出 14 个氨基酸形式。SST-14 和 SST-28 是人体内两种主要的 SST。

有研究显示，大脑和其他组织提取物含有多种形式的 SST，其中最突出的是 SST-14、SST-28 和 SST-28 的 N 端片段，即 SST-28（1-12）。使用高效液相色谱法和放射免疫分析法对垂体门脉血管提取物进行测量，结果表明 SST-14 和 SST-28 释放到门脉血管中的量约为等摩尔，SST-28（1-12）也被释放到垂体门脉血中。SST 前体的所有三种衍生物在垂体门脉下叶血中的浓度远大于外周血中的浓度，并且可以通过电刺激正中隆起而使浓度增加 6~7 倍。虽然 SST-14 和 SST-28 都是从正中隆起中释放出来的，但移除正中隆起的下丘脑组织块只释放 SST-14。因此，通过测量 SST-14 和 SST-28 在门静脉血以及下丘脑和正中隆起组织中的释放得到的结果表明，SST 前体在不同部位的处理方式不同。从正中隆起释放 SST-28 和 SST-14 的一个可能（但显然不是唯一）的解释是，存在两种不同类型的 SST 神经元：一种在 SST-28 处停止处理，另一种继续处理到 SST-14 处。在第二类神经元中，SST-14 直接来源于前体（前体的中间衍生物）或 SST-28 本身。SST-14 神经元显然在正中隆起区域外的下丘脑以及中枢神经系统的其他区域（如杏仁核）中占优势。SST-28 的功能在性质上与 SST-14 相似，但垂体中两种形式的 SST 的效力不同，由此可能对下丘脑 - 垂体调节功能的处理能力有差异。

20 世纪末期，有学者在小鼠脑组织中发现了一种与 SST 结构极为相似的神经肽，即皮质抑素（cortistatin，CST），进而使生长抑素能系统复杂性扩大。与 SST 类似，CST 在大鼠、小鼠和人类中分别以短 14（CST-14）或 17 氨基酸形式（CST-17）出现，在大鼠和人类中以长 29 氨基酸形式（CST-29）出现。虽然 CST 和 SST 是不同基因的产物，但 CST-14 与 SST-14 共享 14 种氨基酸中的 11 种。在中枢神经系统中，CST mRNA 的表达主要局限于大脑皮层和海马。CST 与 SST 有一些共同的功能特性，但是，CST 的一些生物学功能是独特的，例如诱导慢波睡眠和减少活动[3]。

SST 广泛表达于脑和周围组织，在神经系统中，以下丘脑下部表达最为丰富，消化道黏膜有分泌 SST 的 δ 细胞，以胃窦部最多，消化道 δ 细胞占体内 δ 细胞总数的 70%。胰岛内 δ 细胞占正常人及大鼠胰岛细胞的 5%~10%，且位于胰岛外周，分离胰岛时极易被胶原酶损伤，故对哺乳动物胰岛 δ 细胞的研究非常困难。目前对 SST 基因在胰岛 δ 细胞的表达调控机制及翻译后加工过程尚不明确。

许多生理因素及物质可刺激或抑制 SST 的分泌。葡萄糖、脂肪、氨基酸及胃酸刺激 SST 分泌，胰岛素、肾上腺素、去甲肾上腺素、血清素及内源性阿片抑制 SST 分泌。高浓度葡萄糖可刺激 SST 分泌，δ 细胞内葡萄糖感受机制可能与 β 细胞相似。有研究报道称，低糖也可以刺激 SST 分泌。L- 谷氨酸是一种刺激性神经递质，在胰岛 α 细胞中 L- 谷氨酸与胰升糖素共同存在于分泌颗粒中，低糖可以刺激 L- 谷氨酸与胰升糖素从 α 细胞中分泌，而 δ 细胞表达谷氨酸受体。此外，在低糖情况下用谷氨酸孵育胰岛，也可以刺激 SST 分泌，并且能被谷氨酸受体拮抗剂阻断。因此提示低浓度葡萄糖可能通过刺激 α 细胞释放 L- 谷氨酸，L- 谷氨酸作用于 δ 细胞，进而刺激 SST 分泌。

正常人基础 SST 浓度为 10.1 ± 7.2 pg/mL，男女之间无明显差异。餐后血浆 SST 水平明显升高，高峰出现在餐后 60 分钟，约为基础水平的 3 倍。天然 SST 的血浆半衰期不到 3 分钟。在 20 世纪 80 年代初，合成了具有更长半衰期和抗蛋白水解酶降解的 SST 的八肽类似物：奥曲肽（Octreotide）和兰瑞肽（Lanreotide）。这些合成的、代谢稳定的类似物可通过多次皮下注射或持续输注以及静脉途径给予而发挥作用。兰瑞肽是一种新的缓释制剂（Lanreotide Autogel），半衰期更长，可每 4 周皮下注射 1 次。SST 抑制多种神经内分泌和非神经内分泌组织中激素的分泌和细胞增殖，同时对内分泌刺激有应答反应的不同细胞具有调节作用。但似乎 SST 更主要是对免疫功能发挥抑制作用[4]。

（二）生长抑素受体

生长抑素受体（somatostatin receptor，SSR）遍布大脑，目前至少发现 5 种生长抑素受体的亚型：SST1、SST2A 和 SST2B、SST3、SST4、SST5[5]，为 GPCR 家族。在结构上，SSR 是由 7 个跨膜螺旋结构域组成的糖蛋白。这些结构域由短环连接，7 个跨膜结构域在膜内形成一个管状结构，是与配体结合的部位。受体的 N 端位于细胞外，C 端位于细胞内。编码受体亚型的基因定位在不同的染色体上。通过选择性剪接，可以产生 SST2 的两种蛋白质亚型，即 SST2A 和 SST2B。SST2A 和 SST2B 之间的唯一区别是它们细胞质尾部的长度，SST2B 在人类中没有大量表达。大多数 SS 靶组织同时表达多种 SSR 亚型，SSR 显示出组织特异性分布。SST1~SST4 mRNA 有不同的模式，在大脑皮层、海马、杏仁核和小脑有特定的定位。SST5 mRNA 仅在垂体中发现，相应受体蛋白的分布可通过免疫组化测定。同时 SSR 的天然配体是 SST-14 和 SST-28。CST 也能够以高亲和力与所有 SSR 结合，Dalm 等人提出 CST 在人类免疫系统中作为 SST2 潜在的内源性配体而发挥作用[6, 7]。

SST-14 和 SST-28 与所有 SSR 亚型具有高亲和力结合。奥曲肽和兰瑞肽具有相似的结合谱，与 SST2 的结合亲和力较高，与 SST3 和 SST5 的结合亲和力相对较低。这些类似物不结合 SST1 和 SST4。临床上应用生长抑素类似物诊断及治疗的基本原理是基于 SSR 在正常和肿瘤组织中的不同表达[8]。SSR 主要在中枢神经系统内表达，通常表达 SSR 的周围组织包括胃肠道和胰腺组织[8]。胰岛 δ 细胞分泌的 SS 可作为旁分泌因子，在局部抑制各自胰岛内毗邻 β 和 α 细胞分泌胰岛素和胰升糖素，这种抑制作用是由其特异性受体介导的，β 细胞表达 SST1 和 SST5，α 细胞表达 SST2。但 SS 抑制胰岛细胞分泌的分子机制尚不清楚。大多数肿瘤组织优先表达 SST2，较少表达 SST1、SST3、SST5，而 SST4 在人类中很少检测到。

在转染细胞系统中，以及在组成性表达不同 SSR 亚型的正常细胞和肿瘤细胞中，已经研究了与 SSR 激活相关的信号转导途径。根据细胞类型，各种 SSR 与多种信号转导途径耦合。SSR 配体的结合通过各种途径诱导 G 蛋白活化和信号传导：腺苷酸环化酶和鸟苷酸环化酶、磷脂酶 A2 和磷脂酶 C、蛋白质酪氨酸磷酸酶（protein tyrosine phosphatase，PTP）、丝裂原活化蛋白激酶（mitogen-activated protein kinase，MAPK）或 p53、Src、胞外信号调节激酶（extracellular signal-regulated kinase，ERK）1/2，随着 Na^+/H^+ 交换和细胞内钙和钾离子水平的变化而调节（见表 5-7-1）[9, 10]。在 SSR 特异性类似物和拮抗剂方面的研究显示，单个受体亚型在调节细胞生成和细胞增殖中发挥作用[11, 12]。尤其是，SST 及其类似物的抗增殖作用被认为是由于 PTP 的一个亚类或 p53 被激活，从而诱导细胞凋亡[13]。

表 5-7-1　生长抑素受体特性

项目		生长抑素受体亚型				
		SST1	SST2	SST3	SST4	SST5
信号	G 蛋白耦合	+	+	+	+	+
	腺苷酸环化酶活性	↓	↓	↓	↓	↓
	PTP 活性	↑	↑	↑	↑↓	↑
	MAPK 活性	↑	↑↓	↑↓	↑	↑
	钾离子通道	—	↑	↑	↑	↑
	钙离子通道	↓	↓	—	—	—
	Na$^+$/H$^+$ 交换体	↓	—	↓	↓	↓
	磷脂酶 C/IP3 活性	↑	↑	↑	↑	↑↓
	磷脂酶 A2 活性	—	—	—	—	—
分泌	生长激素	↓	↓	—	↓	↓
	胰岛素	—	↓	—	—	↓
细胞生长	增殖	↓	↑↓	↓	↑↓	↓
	凋亡	—	↑	↑		
特定属性	染色体定位	14q13	17q24	22q13.1	20p11.2	16p13.3
	相对分子质量	42.7	41.3	45.9	41.9	39.3
	表达	脑, 垂体, 胰腺, 胃, 肝, 肾	脑, 垂体, 胰腺, 胃, 肾, 免疫细胞	脑, 垂体, 胰腺, 胃, T 细胞, B 细胞	脑, 胰腺, 胃, 肺, 胎盘	垂体, 胰腺, 胃

注：SST1~5：生长抑素受体 1~5；MAPK：丝裂原活化蛋白激酶；PTP：蛋白质酪氨酸磷酸酶。

虽然不同的 SSR 亚型 40%~60% 在结构上同源，但每个亚型介导 SST 发挥不同的生物学作用。因此，某些特定的生理作用可归因于不同的 SSR 亚型。例如，在人类中，SST2 和 SST5 参与控制 GH 的释放，而 SST5 似乎在调节胰岛素和胰高血糖素的释放方面很重要。就细胞增殖而言，SST3 和较小程度的 SST2 可诱导细胞凋亡，而 SST1、SST4 和 SST5 对细胞周期具有抑制作用[10]。

二、生长抑素对免疫的调节

免疫细胞和免疫反应受到神经内分泌系统的显著影响。神经系统表现出特殊的局部免疫反应性。中枢淋巴器官（胸腺和骨髓）和外周淋巴器官（淋巴结、脾脏、扁桃体）由交感神经和副交感神经共同支配。此外，淋巴器官含有神经内分泌细胞，产生信使、激素或神经肽，通过免疫细胞上的受体局部发挥旁分泌作用。因此，初级和次级淋巴器官可被视为免疫神经内分泌相互作用的优先部位。然而，这些系统也可能通过细胞间的直接接触以及免疫系统和内分泌细胞产生细胞因子和趋化因子来相互调节和沟通，在参与调节免疫细胞活动的激素和神经肽中，SST 似乎主要对免疫功能发挥抑制作用。SST 可以抑制多种免疫细胞功能，包括增殖。在淋巴器官特定和复杂的局部自分泌/旁分泌回路中，SST 具有拮抗其他神经肽的作用。例如，在血吸虫感染引起的肉芽肿性炎症中，SST 抑制小鼠和人类 T 淋巴细胞产生 IFN-γ，对抗 P 物质的刺激作用。

（一）生长抑素及生长抑素受体的表达

在周围神经系统中，SST 存在于支配淋巴器官的交感和感觉神经元中，在血吸虫诱导的肝脏肉芽肿内的肉芽肿细胞、淋巴细胞、巨噬细胞和胸腺上皮细胞等非神经元来源的细胞上也发现 SST[4]。在小鼠胸腺的皮质和髓质上皮细胞中 SST 高度表达。SST 定位于人的胸腺，存在于神经末梢，并在胸腺上皮细胞内产生。

越来越多的证据表明，激素和神经肽可能通过内分泌和局部自分泌 / 旁分泌途径影响淋巴器官和细胞的活动。神经内分泌系统和免疫系统之间的相互作用，在胸腺中有着复杂的表现。人类胸腺被认为是神经内分泌控制的靶点[14]。胸腺在控制免疫系统和建立免疫能力方面起着关键作用。除了 SST 的局部产生外，在胸腺组织中还发现了三种受体亚型 SST1、SST2A 和 SST3。SSR 在人类胸腺中的表达与年龄有关，三种 SSR 亚型的表达在构成该器官复杂结构的不同细胞亚群中不均匀分布[15]。在培养的胸腺上皮细胞中检测到 SST1 和 SST2A 的选择性表达，而整个分离的胸腺细胞群表达 SST2A 和 SST3[16]。有趣的是，这两种 SSR 在胸腺细胞中的表达和调节遵循一种发育途径。事实上，SST2A 似乎在非常早期的胸腺细胞中选择性表达，然而，尽管 SST3 在胸腺细胞成熟过程中下调，但 SST3 上调，主要或甚至选择性地在成熟亚群中表达[16]。相反，胸腺巨噬细胞和树突状细胞维持 SST2A 的选择性表达。在静息胸腺细胞中，SST（而非奥曲肽）首次显示在组成性表达 SSR 的细胞中增加凋亡，这表明可能存在一种由内源性配体介导的潜在途径——SST3 相互作用[16, 17]。然而，SST 在胸腺上皮细胞的特定亚群中表达，在胸腺细胞中不表达。在其他人类淋巴组织，如脾脏组织中，SSR 呈异质性表达，在单核 - 巨噬细胞系细胞中维持 SST2 的优先定位，在静止和活化的淋巴细胞中维持 SST3 的优先定位[18]。

SSR 主要位于淋巴细胞和单核细胞上。SSR 亚型在 T 淋巴细胞上的表达似乎因物种和 T 细胞的起源而不同[19]。虽然 SSR 在这些细胞系或组织中明确表达，但 SST 并不存在。相反，不同水平的 CST mRNA 在免疫细胞、淋巴组织和骨髓中持续表达[7]。在单核细胞分化为巨噬细胞和树突状细胞的过程中，CST 的表达也上调，同时上调的还有 SST2[6]。配体结合研究还表明，CST 对人胸腺组织和 SST2 具有较高的亲和力[7]。这些研究首次证明人类淋巴组织和免疫细胞表达不同水平的 CST，表明 CST 在人类免疫系统中至少是 SST2 的内源性配体，而不是 SST 本身。CST 在人体内的分布比以前预期的范围更广。SST/CST 回路可能参与免疫介导疾病的病理生理学[20]。

SST 与受体结合后，通过抑制型 G 蛋白作用于细胞内多种效应分子，如抑制腺苷酸环化酶、抑制钙离子通道、激活钾离子通道等在各种调节过程中发挥着重要作用，CST 也可能通过这些受体发挥作用，这就是为什么我们可以预期这种神经肽在调节细胞增殖和分泌方面可能具有类似的作用。在初步研究中，已经证明 CST 抑制分离的人类胸腺细胞的增殖，这表明 CST 也可能有助于成熟 T 淋巴细胞的发育[21]。CST 和 SST 在人脑中作用的差异可以通过不同的受体后信号通路或选择性 CST 受体的存在来解释[3]。一种新的受体——MrgX2 受体被克隆[22]。目前发现 CST 是与 MrgX2 亲和力最高的肽，这表明该受体可能是假定的 CST 受体，但需进一步的研究来支持这一假设。

在淋巴组织和免疫细胞中，SST1、SST2 和 SST3 在正常和病理条件下均有表达[4]。对胸腺瘤或胸腺类癌患者应用 ¹¹¹ 铟 - 核素显像发现，SSR 在胸腺源性肿瘤中的特异性表达。且已通过免疫组化和 RT-PCR 的方法证实在胸腺肿瘤组织中存在 SST1、SST2A 和 SST3。令人惊讶的是，对这些肿瘤内受体亚型分布的体外评估首次指出，SST2 的存在可能不是 [111] 铟 - 核素显像阳性的必要条件。事实上，在体积相似且含有可比水平的 SST2A，SST3 的肿瘤中，[111] 铟 - 核素显像在 SST3 高表达的病例中摄取量更高 [23]。对缺乏 SST2 表达但 SST3 相对高表达的嗜铬细胞瘤的研究中发现 [24]，肿瘤中 SSR 表达的异质性和变异性。目前用生长抑素类似物治疗这些疾病效果有限，这促使人们寻找具有不同结合谱的新化合物，用于该类疾病的治疗。

应用 SSR 显像可以使结节病、肺结核以及韦格纳肉芽肿病中的肉芽肿显示出来 [25]，有证据表明，在一部分患者中，SSR 显像可以使应用常规放射学技术遗漏的病灶显像。在肉芽肿性疾病中，已通过不同的技术进行 SSR 细胞表达的评估，SSR 亚型分布类似于淋巴增生性疾病和自身免疫性疾病中已观察到的特定细胞亚群上特定受体的优先表达 [25]，事实上，SST2A 在单核细胞 / 巨噬细胞系的细胞上表达，而活化的淋巴细胞优先表达 SST3。一般来说，了解受体在正常组织和癌组织中的分布是最重要的。

尽管人们对这一领域的兴趣不断增加，SSR 表达在病理生理学、免疫介导疾病中的可能相关性以及治疗意义仍有待阐明。目前，关于单个受体亚型的异质性和数量的数据仍然相互矛盾，需要进一步研究新的亚型特异性、杂交分子或通用类似物在某些内分泌和非内分泌疾病中的潜在治疗应用 [26-28]。

（二）生长抑素对免疫细胞的影响

SST 通过不同途径参与免疫细胞功能的调节（见表 5-7-2）。初级和次级淋巴器官都含有神经末梢，神经末梢可以容纳和释放 SST，SST 可以影响健康和疾病中免疫细胞的功能。它既能抑制和刺激 T 淋巴细胞增殖，又能抑制集落因子的形成。可以通过抑制人 T 细胞分泌 IL-2 的活性，调节分泌或增殖性的免疫细胞功能。抑制人类 NK 细胞的活性和调节单核细胞功能。此外，在富集单核细胞的外周血中，SST 抑制 TNF-α、IL-1β 和 IL-6 的分泌，以及人嗜中性粒细胞的趋化性，并触发 DR 多肽链的下调。SST 可以降低人单核细胞和巨噬细胞的吞噬活性。可能通过整合素 β-1 控制与纤维粘连蛋白的黏附，从而介导对人类 T 淋巴细胞迁移和归巢的调节。SST 对血浆 B 细胞分泌免疫球蛋白具有调节作用，抑制 IgE 和 IgG4 的产生。SST 类似物奥曲肽已被证明可减少有丝分裂原刺激的外周血单个核细胞（peripheral blood mononuclear cell，PBMC）中形成斑块的细胞的数量。在包括人类在内的各种物种的淋巴组织、淋巴细胞和单核细胞 / 巨噬细胞中均可检测到 SST 免疫反应性。事实上，SST 和 SST 类似物奥曲肽已被证明能抑制原代培养胸腺上皮细胞的增殖。SST 内源性生成障碍可能参与胸腺的自身免疫性疾病和肿瘤性疾病的发病机制，这一假设得到了人类胸腺瘤中 SST mRNA 表达缺失和体外抑制胸腺肿瘤细胞暴露于 SST 后发生肿瘤细胞生长的支持。在胎儿胸腺器官培养液中添加 SST，可增加胸腺细胞数量，促进成熟并诱导细胞迁移 [19]。SST 可增加总脾细胞的细胞增殖，抑制胸腺细胞和纯化脾 T 细胞的增殖 [19]。但这个过程可能需要 CST 的参与。人类淋巴组织和免疫细胞表达不同水平的 CST mRNA，并且可以调节其表达，因而假设 CST 作为人类免疫系统中至少是 SST2 的内源性配体而不是 SST 本身 [7]。越来越多的研究表明，SST（但可能更多的是 CST）在免疫系统中发挥重要作用，参与淋巴器官复杂的自分泌 / 旁分泌回路。

表 5-7-2 生长抑素对免疫细胞的异质作用

	胸腺细胞	T 淋巴细胞	B 淋巴细胞	单核细胞
细胞增殖	↓	↑↓	↓	↔
细胞凋亡	↑	↑	↑	
菌落生长	—	↓	—	—
细胞分泌	—	↑↓	↓	↑↓
细胞黏附		↑		
细胞迁移	↑	↑	—	↑↓

注：↑兴奋；↓抑制；↔无效；—无法评估。

迄今为止，与免疫细胞中 SSR 激活相关的细胞内信号机制研究较少。在健康受试者和急性白血病患者的 PBMC 中，在非常高的非生理浓度下，SST 可以抑制腺苷酸环化酶活性。SST 在纳摩尔浓度下以剂量依赖性的方式抑制有丝分裂原激活的人 PBMC 和 Jurkat 细胞中的腺苷酸环化酶活性。大多数研究发现，SST 对免疫分泌、增殖或其他功能的影响是"双相的"。这种现象在非常窄的剂量范围内表现出来，在纳摩尔浓度下抑制效应最大，在更高（微摩尔）浓度下抑制效应减少或消失。这表明受体的快速脱敏，可能涉及受体的内化过程，并伴随着随后的下调、与第二信使激活的解偶联，甚至通过不同的 SSR 亚型激活不同的细胞内第二信使途径。SSR 被认为在细胞凋亡的调控中起重要作用。事实上，已经证明 SST 和奥曲肽诱导的细胞凋亡是通过 SST2A 和 SST3 介导的。在活化的人淋巴细胞中加入 SSA，可以观察到细胞凋亡和染色体断裂，因而推测 SST 可能在控制免疫系统中的细胞内稳态方面发挥作用[29]。而奥曲肽似乎在抗 CD3 和地塞米松诱导的小鼠胸腺细胞凋亡中起调节作用[30]。有研究证明 SST-14 和奥曲肽抑制选定胸腺细胞亚群中的 [3H] 胸腺嘧啶掺入，表明这些细胞上存在功能受体，SST-14，而不是奥曲肽，诱导胸腺细胞凋亡的百分比显著增加[16]。

三、生长抑素在神经内分泌肿瘤中的应用

神经内分泌肿瘤（neuroendocrine tumor，NET）是一种罕见的肿瘤，它起源于支气管和胃肠道神经内分泌系统的嗜铬细胞。NET 可以是功能性的，也可以是非功能性的。功能性的 NET 能够产生引起不同临床症状的肽和介质，而非功能性 NET 通常具有占位效应。NET 的临床病理特征可以为高分化局部肿瘤，也可以是侵袭性低分化肿瘤。根据临床症状和肿瘤定位，对特定激素或其降解产物的生化测量可以揭示其激素的过度分泌。NET 的成像采用传统的放射学技术，如计算机断层扫描和磁共振成像。此外，NET 经常表达生长抑素受体，因此可以通过 111 铟 - 喷曲肽显像进行定位。由于 NET 临床症状和生物学行为的异质性，诊断和治疗策略应基于个体化、量身订制。NET 的治疗包括手术、介入治疗、放射技术、药物治疗和肽受体放射性核素治疗。

111 铟 - 喷曲肽与奥曲肽和兰瑞肽具有相同的受体结合谱，使其成为生长抑素受体 SST2 和 SST5 阳性肿瘤显像的理想放射性药物。同时使用 SPECT 成像可以提高成像过程的灵敏度。111 铟 - 喷曲肽显像的总体灵敏度为 80%~90%，并且在对使用常规放射学成像技术检测不明显的原发性和转移性病变时是有效的。特别是单次扫描可成像整个身体，并可检测到隐匿性转移病

灶，如骨转移。[111] 铟 – 喷曲肽显像还可用于评估肽受体放射治疗 [31]。NET 中 SST2 的高表达构成了使用放射性标记生长抑素类似物进行放射性核素肽受体介导治疗（peptide receptor radionuclide therapy，PRRT）NET 疗效的基础 [32]。

[123]I 标记的间碘苄胍（metaiodobenzylguanidine，MIBG）是一种胍衍生物，利用细胞膜上的特定 1 型胺摄取机制和细胞内囊泡内储存。[123]I-MIBG 分子成像主要用于嗜铬细胞瘤、副神经节瘤或神经母细胞瘤的诊断和定位。[111] 铟标记的喷曲肽对消化道和胰腺神经内分泌肿瘤的敏感性通常高于 ^{123}I-MIBG[33]。

正电子发射断层显像（positron emission tomography，PET）是一种非侵入性技术，有助于人类肿瘤的生化和代谢研究。氟 18 标记的氟代脱氧葡萄糖正电子发射断层扫描（[18]F-FDG PET）虽然对许多实体瘤的诊断都很成功，但由于高分化的 NET 的增殖活性通常较低，因而对高分化神经内分泌肿瘤疾病的诊断有限。因此，[18]F-FDG PET 应用于低分化神经内分泌癌，或当 [111] 铟 – 喷曲肽或 ^{123}I-MIBG 呈阴性或结果不确定时 [33]。近年来，[68]Ga-DOTA-TOC 已用于生长抑素受体 PET 显像，实现了比 [111] 铟 – 喷曲肽显像更高的检出率和更好的空间分辨率 [34]。先前有研究表明，[11]C-5-HTP-PET 是一种很有前途的神经内分泌肿瘤检测成像方法，[11]C-5-HTP-PET 在肿瘤显示方面优于 [111] 铟 – 喷曲肽，然而，它并没有被广泛使用。用于神经内分泌肿瘤的其他新 PET 显像剂还包括 ^{18}F-DOPA[35]。SSR 在 NET 的诊断和治疗 [36] 中起着关键作用。由于其复杂的抑制潜力，长效生长抑素类似物已被纳入 NET 的药物治疗方案中。它们不仅干扰几种激素的释放，而且其他生理功能也被阻断，如外分泌、细胞增殖、细胞存活或血管生成 [37]；此外，它们可能诱导细胞凋亡，抑制 IGF-1 和血管内皮生长因子（vascular endothelial growth factor，VEGF）、抗炎或抗伤害活性 [38]。它们的抗肿瘤作用是通过间接或直接机制介导的。间接抑制机制主要通过阻断生长因子和营养激素的释放、拮抗表皮生长因子效应、抑制血管生成、调节免疫系统来实现，而直接效应则由特异性 SST 控制 [39]。迄今为止，已鉴定出五种 SST[5]。所有五种受体都激活蛋白质酪氨酸磷酸酶（PTP），诱导细胞周期停滞 [40]。SST2 和 SST3 是唯一负责刺激细胞凋亡的外在和内在途径的受体 [41]。中央和外周（肝脏）生长激素 /IGF-1 轴主要通过 SST2 和 SST5 被抑制 [42]。在体内，生长抑素受体显像（如奥曲肽扫描）可显示原发肿瘤和转移瘤表达 SST2、SST3 或 SST5，SSR 也可以在外周通过 Northern 杂交、原位杂交或逆转录聚合酶链反应（RT-PCR）检测 [43]。特定肿瘤中受体的特定定位，可以为诊断或治疗决策提供精确信息。

大多数 NET 表达 SSR，尽管其表达水平在不同的肿瘤和不同类型的肿瘤之间可能有很大的差异。其主要表达是 SSR 亚型 SST2，SST4 在 NET 中不经常表达，SST1、SST3 和 SST5 不同程度的表达 [44, 45]。一般来说，分化良好的 NET 表达高密度的生长抑素受体，在低分化肿瘤中，SST 表达水平较低（甚至缺失）[10]，这种高表达的 SST2，不仅有益于使用 [111] 铟 – 喷曲肽扫描显示病灶，而且也是生长抑素类似物治疗的目标 [46]。[111] 铟 – 喷曲肽显像是 NET 诊断中的一种重要成像方式，可以高灵敏度地显示 SST2 阳性的原发性和转移性病灶 [31]。对 SST2 高亲和力的生长抑素类似物（奥曲肽和兰瑞肽）是治疗 NET 的主要药物，奥曲肽和兰瑞肽优先与 SST2 结合，并能有效抑制 NET 激素的释放及抑制肿瘤生长，进而使 70%~80% 的 NET 患者的症状得以控制，即缓解潮红和腹泻 [46, 47]。这些药物通常耐受性良好，长效制剂可每 4 周服用 1 次。高剂量静脉注射奥曲肽适用于因麻醉、肿瘤手术或放射干预等因素引发类癌危象的患者。除了症状控制外，生长抑素类似物还可能具有抗增殖作用。虽然仅在少数患者中出现肿瘤消退，但通过长期生长抑素类似物的治疗可以实现肿瘤患者肿瘤的长期稳定[48]。PROMID研究表明，与安慰剂治疗相比，长效缓释奥曲肽显著延长了分化良好的NET中肠转移患者的肿瘤进展时间，尤其是肝肿瘤负荷较低的患者[49]。这种效应在有功能和无功能的中肠NET的患者中都可以看到。生长抑素类似物也可能对胰腺NET有抗增殖作用。大量患者的前瞻性研究尚待发表。生长抑素类似物对激素分泌和肿瘤生长的抑制作用可能部分解释了自1987年以来应用生长抑素类似物治疗NET患者后，患者生存率的增加。

在NET中检测SST2具有预后价值[50]。我国研究显示，SST2和SST5的阳性表达预示着生存率的提高，特别是在1~2级肿瘤中[51]，但其他研究无法证实这一结论[50, 52]。Brunner的研究发现，SST2是NET的独立预后因素[53]。该受体的高免疫组化表达与更长的总生存期相关，并且它被证明是一个比Ki-67评分更强的预后指标[50, 52]。在生长抑素类似物治疗的转移性小肠NET患者中，SST2的表达与更长的无进展生存期和总生存期相关[52]。

NET中的SSR浓度是可变的，而不是"全"或"无"。除其他外，它在给定的组织中有所不同，这在很大程度上取决于疾病的阶段，同时由于肿瘤的异质性，其分布不均匀，因此活检材料过小可能导致检测为假阴性[54]。在基础条件下，SST2位于细胞膜上，但一些刺激作用（如SST或生长抑素激动剂）会导致细胞质内化[55, 56]。这一过程似乎相当迅速：刺激5分钟后，膜阳性伴有核周表达，15~30分钟后SST2主要定位于细胞核周围[55]。

然而，在一部分患者中会对这些生长抑素类似物无反应，或者快速出现耐药，并伴有症状复发。帕瑞肽是一种较新的生长抑素类似物，与SST1、SST2、SST3有亲和力，尤其是SST5[57]。2010年，一项对库欣病的研究表明，帕瑞肽可以抑制垂体促肾上腺皮质激素（ACTH）腺瘤分泌ACTH[58]。ACTH腺瘤的SSR亚型模式以SST5高表达为特征，由于高皮质醇水平的选择性下调作用，SST2的表达相对较低[59]。与ACTH腺瘤相反，尽管皮质醇水平较高，但大多数异位ACTH分泌的NET表达SST2，这可能是因为糖皮质激素受体信号缺陷。目前正在进行临床研究显示：尚不清楚帕瑞肽激活SSR是否能抑制NET的激素分泌或细胞增殖，但在体外，帕瑞肽能降低人支气管类癌细胞的活力[60]。垂体ACTH腺瘤也表达多巴胺受体，帕瑞肽和卡麦角林的联合治疗在库欣病患者的治疗中显示出协同效应[58, 59]。体外数据表明SSR和多巴胺受体的异二聚化可导致其活性增强[61]。NET还表达多巴胺受体，多巴胺激动剂卡麦角林可抑制异位ACTH的产生[62]。在应用卡麦角林和兰瑞肽联合治疗的异位ACTH的患者中，发现联合治疗比单独使用任一药物更有效，并可使患者长期生化控制[63]。目前尚不清楚SSA和多巴胺激动剂联合治疗在其他NET中是否有效。对SST2高亲和力的SSA或帕瑞肽和多巴胺激动剂或多巴胺受体联合治疗NET，是否确实会在治疗NET方面产生协同作用的研究是近期研究的方向。

生长抑素类似物是NET治疗的主要药物。利用NET的SSR高表达和放射性标记生长抑素类似物的靶向放射治疗的肽受体放射性核素疗法也显示出对NET治疗的希望。应该强调的是，由于NET的稀有性和异质性，NET（亚型）的最有效（联合）治疗和最佳治疗顺序在很大程度上是未知的。因此，除了改进生化监测、成像技术和预后分层，确定新的药物治疗分子靶点也是未来研究的目标。

（王　瑜　编；丁丽萍　审）

参考文献

[1] OLIAS G, VIOLLET C, KUSSEROW H, et al. Regulation and function of somatostatin receptors[J]. Journal of Neurochemistry, 2004, 89(5): 1057-1091.

[2] CERVIA D, BAGNOLI P. An update on somatostatin receptor signaling in native systems and new insights on their pathophysiology[J]. Pharmacology & Therapeutics, 2007, 116(2): 322-341.

[3] SPIER AD, DE LECEA L. Cortistatin: a member of the somatostatin neuropeptide family with distinct physiological functions[J]. Brain Research Reviews, 2000, 33(2-3): 228-241.

[4] FERONE D, VAN HAGEN PM, SEMINO C, et al. Somatostatin receptor distribution and function in immune system[J]. Digestive and Liver Disease, 2004, 36 Suppl 1: S68-S77.

[5] DE MARTINO MC, HOFLAND LJ, LAMBERTS SWJ. Somatostatin and somatostatin receptors: from basic concepts to clinical applications[J]. Progress in Brain Research, 2010, 182: 255-280.

[6] DALM VASH, VAN HAGEN PM, VAN KOETSVELD PM, et al. Expression of somatostatin, cortistatin, and somatostatin receptors in human monocytes, macrophages, and dendritic cells[J]. American Journal of Physiology-Endocrinology and Metabolism, 2003, 285(2): E344-E53.

[7] DALM VA, VAN HAGEN PM, VAN KOETSVELD PM, et al. Cortistatin rather than somatostatin as a potential endogenous ligand for somatostatin receptors in the human immune system[J]. The Journal of Clinical Endocrinology & Metabolism, 2003, 88(1): 270-276.

[8] REUBI JC, WASER B, SCHAER JC, et al. Somatostatin receptor sst1-sst5 expression in normal and neoplastic human tissues using receptor autoradiography with subtype-selective ligands[J]. European Journal of Nuclear Medicine, 2001, 28(7): 836-846.

[9] FERONE D, BOSCHETTI M, RESMINI E, et al. Neuroendocrine-immune interactions: the role of cortistatin/somatostatin system[J]. Annals of the New York Academy of Sciences, 2006, 1069: 129-144.

[10] LAMBERTS SWJ, DE HERDER WW, HOFLAND LJ. Somatostatin analogs in the diagnosis and treatment of cancer[J]. Trends in Endocrinology & Metabolism, 2002, 13(10): 451-457.

[11] CULLER MD, TAYLOR JE, MOREAU JP. Somatostatin receptor subtypes: targeting functional and therapeutic specificity[J]. Annales d'Endocrinologie(Paris), 2002, 63(2 Pt 3): 2S5-212.

[12] BRUNS C, LEWIS I, BRINER U, et al. SOM230: a novel somatostatin peptidomimetic with broad somatotropin release inhibiting factor(SRIF)receptor binding and a unique antisecretory profile[J]. European Journal of Endocrinology, 2002, 146(5): 707-716.

[13] MØLLER LN, STIDSEN CE, HARTMANN B, et al. Somatostatin receptors[J]. Biochimica et Biophysica Acta, 2003, 1616(1): 1-84.

[14] SAVINO W, DARDENNE M. Neuroendocrine control of thymus physiology[J]. Endocrine Reviews, 2000, 21(4): 412-443.

[15] FERONE D, PIVONELLO R, VAN HAGEN PM, et al. Age-related decrease of somatostatin receptor number in the normal human thymus[J]. American Journal of Physiology-Endocrinology and Metabolism, 2000, 279(4): E791-E798.

[16] FERONE D, PIVONELLO R, VAN HAGEN PM, et al. Quantitative and functional expression of somatostatin receptor subtypes in human thymocytes[J]. American Journal of Physiology-Endocrinology and Metabolism, 2002, 283(5): E1056-E1066.

[17] FERONE D, VAN HAGEN PM, PIVONELLO R, et al. Physiological and pathophysiological role of somatostatin receptors in the human thymus[J]. European Journal of Endocrinology, 2000, 143 Suppl 1: S27-S34.

[18] LICHTENAUER-KALIGIS EGR, DALM VASH, OOMEN SPMA, et al. Differential expression of somatostatin receptor subtypes in human peripheral blood mononuclear cell subsets[J]. European Journal of Endocrinology, 2004, 150(4): 565-577.

[19] SOLOMOU K, RITTER MA, PALMER DB. Somatostatin is expressed in the murine thymus and enhances thymocyte development[J]. European Journal of Immunology, 2002, 32(6): 1550-1559.

[20] DALM VASH, VAN HAGEN PM, KRENNING EP. The role of octreotide scintigraphy in rheumatoid arthritis and sarcoidosis[J]. Quarterly Journal of Nuclear Medicine, 2003, 47(4): 270-278.

[21] DALM VASH, VAN HAGEN PM, DE KRIJGER RR, et al. Distribution pattern of somatostatin and cortistatin mRNA in human central and peripheral tissues[J]. Clinical Endocrinology(Oxf), 2004, 60(5): 625-629.

[22] ROBAS N, MEAD E, FIDOCK M. MrgX2 is a high potency cortistatin receptor expressed in dorsal root ganglion[J]. Journal of Biological Chemistry, 2003, 278(45): 44400-44404.

[23] FERONE D, KWEKKEBOOM DJ, PIVONELLO R, et al. In vivo and in vitro expression of somatostatin receptors in two human thymomas with similar clinical presentation and different histological features[J]. Journal of Endocrinological Investigation, 2001, 24(7): 522-528.

[24] MUNDSCHENK J, UNGER N, SCHULZ S, et al. Somatostatin receptor subtypes in human pheochromocytoma: subcellular expression pattern and functional relevance for octreotide scintigraphy[J]. The Journal of Clinical Endocrinology & Metabolism, 2003, 88(11): 5150-5157.

[25] NEUMANN I, MIRZAEI S, BIRCK R, et al. Expression of somatostatin receptors in inflammatory lesions and diagnostic value of somatostatin receptor scintigraphy in patients with ANCA-associated small vessel vasculitis[J]. Rheumatology(Oxford), 2004, 43(2): 195-201.

[26] WECKBECKER G, LEWIS I, ALBERT R, et al. Opportunities in somatostatin research: biological, chemical and therapeutic aspects[J]. Nature Reviews Drug Discovery, 2003, 2(12): 999-1017.

[27] VAN DER HOEK J, HOFLAND LJ, LAMBERTS SWJ. Novel subtype specific and universal somatostatin analogues: clinical potential and pitfalls[J]. Current Pharmaceutical Design, 2005, 11(12): 1573-1592.

[28] FERONE D, ARVIGO M, SEMINO C, et al. Somatostatin and dopamine receptor expression in lung carcinoma cells and effects of chimeric somatostatin-dopamine molecules on cell proliferation[J]. American Journal of Physiology-Endocrinology and Metabolism, 2005, 289(6): E1044-E1050.

[29] LATTUADA D, CASNICI C, VENUTO A, et al. The apoptotic effect of somatostatin analogue SMS 201-995 on human lymphocytes[J]. Journal of Neuroimmunology, 2002, 133(1-2): 211-216.

[30] TROBONJACA Z, RADOSEVIĆ-STASIĆ B, CRNCEVIĆ Z, et al. Modulatory effects of octreotide on anti-CD3 and dexamethasone-induced apoptosis of murine thymocytes[J]. International Immunopharmacology, 2001, 1(9-10): 1753-1764.

[31] KWEKKEBOOM DJ, KAM BL, VAN ESSEN M, et al. Somatostatin-receptor-based imaging and therapy of gastroenteropancreatic neuroendocrine tumors[J]. Endocrine-Related Cancer, 2010, 17(1): R53-R73.

[32] KWEKKEBOOM DJ, DE HERDER WW, KRENNING EP. Somatostatin receptor-targeted radionuclide therapy in patients with gastroenteropancreatic neuroendocrine tumors[J]. Endocrinology and Metabolism Clinics of North America, 2011, 40(1): 173-185.

[33] BINDERUP T, KNIGGE U, LOFT A, et al. Functional imaging of neuroendocrine tumors: a head-to-head comparison of somatostatin receptor scintigraphy, ^{123}I-MIBG scintigraphy, and ^{18}F-FDG PET[J]. Journal of Nuclear Medicine, 2010, 51(5): 704-712.

[34] RUF J, HEUCK F, SCHIEFER J, et al. Impact of Multiphase 68Ga-DOTATOC-PET/CT on therapy management in patients with neuroendocrine tumors[J]. Neuroendocrinology, 2010, 91(1): 101-109.

[35] KOOPMANS KP, DE VRIES EGE, KEMA IP, et al. Staging of carcinoid tumours with ^{18}F-DOPA PET: a prospective, diagnostic accuracy study[J]. The Lancet Oncology, 2006, 7(9): 728-734.

[36] MODLIN IM, OBERG K, CHUNG DC, et al. Gastroenteropancreatic neuroendocrine tumours[J]. The Lancet Oncology, 2008, 9(1): 61-72.

[37] NARAYANAN S, KUNZ PL. Role of somatostatin analogues in the treatment of neuroendocrine tumors[J]. Journal of the National Comprehensive Cancer Network, 2015, 13(1): 109-117.

[38] RAI U, THRIMAWITHANA TR, VALERY C, et al. Therapeutic uses of somatostatin and its analogues: Current view and potential applications[J]. Pharmacology & Therapeutics, 2015, 152: 98-110.

[39] CHALABI M, DULUC C, CARON P, et al. Somatostatin analogs: does pharmacology impact antitumor efficacy?[J]. Trends in Endocrinology & Metabolism, 2014, 25(3): 115-127.

[40] PYRONNET S, BOUSQUET C, NAJIB S, et al. Antitumor effects of somatostatin[J]. Molecular and Cellular Endocrinology, 2008, 286(1-2): 230-237.

[41] TEIJEIRO R, RIOS R, COSTOYA JA, et al. Activation of human somatostatin receptor 2 promotes apoptosis through a mechanism that is independent from induction of p53[J]. Cellular Physiology and Biochemistry, 2002, 12(1): 31-38.

[42] MURRAY RD, KIM K, REN S-G, et al. Central and peripheral actions of somatostatin on the growth hormone-IGF-I axis[J]. Journal of Clinical Investigation, 2004, 114(3): 349-356.

[43] CHILDS A, VESELY C, ENSELL L, et al. Expression of somatostatin receptors 2 and 5 in circulating tumour cells from patients with neuroendocrine tumours[J]. British Journal of Cancer, 2016, 115(12): 1540-1547.

[44] GROZINSKY-GLASBERG S, GROSSMAN AB, KORBONITS M. The role of somatostatin analogues in the treatment of neuroendocrine tumours[J]. Molecular and Cellular Endocrinology, 2008, 286(1-2): 238-250.

[45] VOLANTE M, ROSAS R, ALLÌA E, et al. Somatostatin, cortistatin and their receptors in tumours[J]. Molecular and Cellular Endocrinology, 2008, 286(1-2): 219-229.

[46] DE HERDER WW, LAMBERTS SWJ. Somatostatin and somatostatin analogues: diagnostic and therapeutic uses[J]. Current Opinion in Oncology, 2002, 14(1): 53-57.

[47] DE HERDER WW, LAMBERTS SWJ. Somatostatin analog therapy in treatment of gastrointestinal disorders and tumors[J]. Endocrine, 2003, 20(3): 285-290.

[48] SHOJAMANESH H, GIBRIL F, LOUIE A, et al. Prospective study of the antitumor efficacy of long-term octreotide treatment in patients with progressive metastatic gastrinoma[J]. Cancer, 2002, 94(2): 331-343.

[49] RINKE A, MÜLLER H-H, SCHADE-BRITTINGER C, et al. Placebo-controlled, double-blind, prospective, randomized study on the effect of octreotide LAR in the control of tumor growth in patients with metastatic neuroendocrine midgut tumors: a report from the PROMID Study Group[J]. Journal of Clinical Oncology, 2009, 27(28): 4656-4663.

[50] MEHTA S, DE REUVER PR, GILL P, et al. Somatostatin Receptor SSTR-2a Expression Is a Stronger Predictor for Survival Than Ki-67 in Pancreatic Neuroendocrine Tumors[J]. Medicine(Baltimore), 2015, 94(40): e1281.

[51] WANG Y, WANG W, JIN K, et al. Somatostatin receptor expression indicates improved prognosis in gastroenteropancreatic neuroendocrine neoplasm, and octreotide long-acting release is effective and safe in Chinese patients with advanced gastroenteropancreatic neuroendocrine tumors[J]. Oncology Letters, 2017, 13(3): 1165-1174.

[52] QIAN ZR, LI T, TER-MINASSIAN M, et al. Association Between Somatostatin Receptor Expression and Clinical Outcomes in Neuroendocrine Tumors[J]. Pancreas, 2016, 45(10): 1386-1393.

[53] BRUNNER P, JÖRG A-C, GLATZ K, et al. The prognostic and predictive value of sstr-immunohistochemistry and sstr-targeted imaging in neuroendocrine tumors[J]. European Journal of Nuclear Medicine and Molecular Imaging, 2017, 44(3): 468-475.

[54] ZALATNAI A, GALAMBOS E, PERJÉSI E. Importance of Immunohistochemical Detection of Somatostatin Receptors[J]. Pathology and Oncology Research, 2019, 25(2): 521-525.

[55] LIU Q, CESCATO R, DEWI DA, et al. Receptor signaling and endocytosis are differentially regulated by somatostatin analogs[J]. Molecular Pharmacology, 2005, 68(1): 90-101.

[56] PISAREK H, PAWLIKOWSKI M, KUNERT-RADEK J, et al. Does the response of GH-secreting pituitary adenomas to octreotide depend on the cellular localization of the somatostatin receptor subtypes SSTR2 and SSTR5?[J]. Endokrynologia Polska, 2010, 61(2): 178-181.

[57] SCHMID HA. Pasireotide(SOM230): development, mechanism of action and potential applications[J]. Molecular and Cellular Endocrinology, 2008, 286(1-2): 69-74.

[58] FEELDERS RA, DE BRUIN C, PEREIRA AM, et al. Pasireotide alone or with cabergoline and ketoconazole in Cushing's disease[J]. The New England Journal of Medicine, 2010, 362(19): 1846-1848.

[59] DE BRUIN C, PEREIRA AM, FEELDERS RA, et al. Coexpression of dopamine and somatostatin receptor subtypes in corticotroph adenomas[J]. The Journal of Clinical Endocrinology & Metabolism, 2009, 94(4): 1118-1124.

[60] ZATELLI MC, MINOIA M, MARTINI C, et al. Everolimus as a new potential antiproliferative agent in aggressive human bronchial carcinoids[J]. Endocrine-Related Cancer, 2010, 17(3): 719-729.

[61] ROCHEVILLE M, LANGE DC, KUMAR U, et al. Receptors for dopamine and somatostatin: formation of hetero-oligomers with enhanced functional activity[J]. Science, 2000, 288(5463): 154-157.

[62] PIVONELLO R, FERONE D, DE HERDER WW, et al. Dopamine receptor expression and function in corticotroph ectopic tumors[J]. The Journal of Clinical Endocrinology & Metabolism, 2007, 92(1): 65-69.

[63] PIVONELLO R, FERONE D, LAMBERTS SWJ, et al. Cabergoline plus lanreotide for ectopic Cushing's syndrome[J]. The New England Journal of Medicine, 2005, 352(23): 2457-2458.

第八节 生长激素对免疫系统的调节

生长激素（GH）是由垂体前叶分泌的一种肽类激素，具有促进生长发育和合成代谢的作用[1]。在循环中，大部分的生长激素来源于垂体，一些垂体外组织，例如神经系统、免疫系统、生殖系统、消化系统、呼吸系统等也被发现可以产生生长激素[2]。生长激素的基础分泌呈节律性脉冲式释放，脉冲波峰在青年期最高，随年龄的增长而逐渐减少。脉冲主要受下丘脑生长激素释放激素（GHRH）与生长抑素（SST）的双重调节。GH 作用于骨骼、肝脏、肌肉和脂肪组织等靶细胞上的生长激素受体，或通过诱导肝细胞等靶细胞产生胰岛素样生长因子（IGF）而实现其生物学效应[3]。目前已经分离出来的 IGF 有胰岛素样生长因子 -1（IGF-1）和胰岛素样生长因子 -2（IGF-2），IGF-1 可以作用于软骨和骨组织，促进机体的生长发育，与 GH 共同形成 GH/IGF-1 轴。生长激素激活的主要通路有：信号转导及转录激活因子（STAT）通路、裂原活化蛋白激酶（MAPK）通路和磷脂酰肌醇 3 激酶（PI3K）通路等。

GH/IGF-1 轴与感染和免疫之间也存在着十分密切的联系。免疫系统将入侵的病原微生物以及机体内突变的细胞和衰老、死亡细胞认为是"非己"物质。免疫应答（immune response）是指免疫系统识别和清除"非己"物质的整个过程，可分为固有免疫（innate immunity）和适应性免疫（adaptive immunity）。GH 作用于其受体，从而在促进 B 淋巴细胞发育与抗体的生成、促进中性粒细胞和单核细胞的超氧阴离子分泌、增强中性粒细胞黏附和促进单核细胞迁移等多个方面发挥作用，并且可以发挥抗凋亡的作用[4]。PI3K/Akt 信号通路是调节细胞增殖、存活、迁移和代谢的基本途径[5]。PI3K 通过激活其下游靶标 Akt 来调节 GH 激活核因子 -κB（NF-κB）。Akt，亦称为蛋白激酶 B（protein kinase B，PKB），是一种丝氨酸 / 苏氨酸激酶，它与抑制细胞凋亡有关。NF-κB 主要涉及机体防御反应、组织损伤和应激、细胞分化和凋亡以及肿瘤生长抑制过程的信息传递，可以促进细胞周期蛋白和转录因子等介质的表达。这可以解释 GH 在免疫系统中的细胞因子的作用。

固有免疫是生物在长期进化中逐渐形成的，是机体抵御病原体入侵的第一道防线。参与固有免疫的细胞有单核 / 巨噬细胞、树突状细胞、NK 细胞等。干扰素 -γ（IFN-γ）可以刺激巨噬细胞的活化，同样，GH 也对巨噬细胞的诱导有促进作用。有证据表明，GH 与 IFN-γ 诱导途径有着显著的重叠，这部分对于巨噬细胞发挥主要的生物学功能：吞噬杀伤病原体、生成超氧阴离子等具有重要的影响。适应性免疫包括体液免疫（humoral immunity）和细胞免疫（cellular immunity）。体液免疫由 B 细胞产生的抗体介导，主要针对胞外病原体和毒素。尽管 GH 及其受体存在于所有的免疫细胞中，但在 B 细胞的表面表达是最强的，B 淋巴细胞分泌的 GH 以自分泌 / 旁分泌方式作用其受体。B 淋巴细胞是在骨髓中发育成熟的，有研究发现，在缺乏 GH、IGF-1 的矮小鼠的骨髓中，会生成受损的 B 淋巴细胞[6]。细胞介导的免疫又称为细胞免疫，由 T 淋巴细胞介导，主要针对胞内病原体。胸腺是 T 淋巴细胞发育的主要部位，在细胞免疫中起着关键作用[7]。有研究发现，GH 受体缺陷的小鼠会出现严重的胸腺萎缩[8]。而对于 GH 缺乏、免疫抑制或者衰老的动物，给予 GH 治疗，可以部分恢复其胸腺的功能，促进胸腺的生成，以及促进 T 淋巴细胞的输出。胸腺内 T 细胞的分化，以及成熟 T 淋巴细胞向外周淋巴器官的输出依赖于细胞迁移。而由黏附分子和趋化因子介导的 T 细胞迁移的内在调节会受到 GH 的影响[9]。根据这些数据，GH 似乎有潜力成为一种有价值且强大的治疗剂，可用于移植、获得性免疫缺陷综合征（acquired immunodeficiency syndrome，AIDS）以及各种免疫抑制相关疾病。

人类免疫缺陷病毒（human immunodeficiency virus，HIV）的感染通常与 IGF-1、IGF-2、IGF 结合蛋白 3（insulin-like growth factor-binding protein-3，IGFBP-3）浓度降低，以及 IGF 结合蛋白 1（insulin-like growth factor-binding protein-1，IGFBP-1）和 IGF 结合蛋白 2（insulin-like growth factor-binding protein-2，IGFBP-2）浓度增加有关[10]。给予一组 HIV 感染患者 GH 治疗，可观察到来自胸腺的 CD4+ T 淋巴细胞输出增加，证实 GH 可以诱导新的 T 细胞产生，从而提高 HIV 感染患者 CD4+ T 细胞的修复。另有研究表明，与不缺乏 GH 的 HIV 阳性儿童相比，缺乏 GH 的 HIV 阳性的儿童可表现出胸腺体积的减少以及 CD4+ T 细胞输出减少[11]。这些数据表明，给予 HIV 患者 GH 治疗，可以增加其循环中 CD4+ T 淋巴细胞的数量。HIV 相关脂肪代谢障碍是一种发生在 HIV 感染患者中的脂肪代谢紊乱。根据 10 项纳入研究的结果，对于 HIV 相关脂肪代谢障碍给予 GH-IGF-1 轴治疗，可以减少患者的内脏脂肪组织（visceral adipose tissue，VAT），同时增加其肌肉组织含量[12]。综上表明，GH 在抗逆转录病毒疗法中可以作为重要的辅助治疗。

来自世界卫生组织的数据报告称，新型冠状病毒感染（corona virus disease 2019，COVID-19）对老年人的影响远远超过其对年轻人和儿童的影响。这是因为老年人可能缺乏 GH，因此更容易受疾病严重程度的影响[13]。随着年龄的增长，在成年期后垂体分泌的 GH 会随着年龄的增加而减少，对病原体产生正确的免疫反应的能力也会下降，这被认为是与年龄相关疾病发展的重要因素，这一现象也被称为"免疫衰老"[14]。值得注意的是，报告中的 COVID-19 发病率和死亡率曲线与人类受试者一生中 GH 水平下降的模式是非常吻合的。老年人的 GH 和 IGF-1 水平显著降低，导致一些人假设补充 GH 可能是一种可行的"抗衰老"疗法。有研究表明，给予 GH 治疗早期，可以降低受试者的脂质水平并且增加其骨密度，但随后的研究未能显示出明显的益处。其他研究发现 GH 缺乏也有一定的积极影响，例如延长寿命、改善认知功能、提高对癌症的抵抗力，以及提高对胰岛素的敏感性等。因此，GH 在衰老中的作用仍然不清楚，目前没有足够的证据支持使用 GH 治疗可以抗衰老。但有一项研究发现了 GH 的潜在效用，即逆衰老过程。在这项研究中，为促进胸腺功能的恢复，对 10 名 51~65 岁的健康男性给予 GH、二甲双胍和脱氢表雄酮联合治疗 1 年，发现部分免疫参数确实出现了积极的改变[15]。

（陈 颖 编；王 瑜 审）

参考文献

[1] LAL RA, HOFFMAN AR. Perspectives on long-acting growth hormone therapy in children and adults[J]. Archives of Endocrinology and Metabolism, 2019, 63(6): 568-575.

[2] HARVEY S. Extrapituitary growth hormone[J]. Endocrine, 2010, 38(3): 335-359.

[3] WITKOWSKA-SĘDEK E, PYRŻAK B. Chronic inflammation and the growth hormone/insulin-like growth factor-1

axis[J]. Central-European Journal of Immunology, 2020, 45(4): 469-475.

[4] HATTORI N. Expression, regulation and biological actions of growth hormone (GH) and ghrelin in the immune system[J]. Growth hormone & IGF research, 2009, 19(3): 187-197.

[5] GONG Y, LUO S, FAN P, et al. Growth hormone activates PI3K/Akt signaling and inhibits ROS accumulation and apoptosis in granulosa cells of patients with polycystic ovary syndrome[J]. Reproductive Biology and Endocrinology, 2020, 18(1): 121.

[6] BODART G, FARHAT K, CHARLET-RENARD C, et al. The Somatotrope Growth Hormone-Releasing Hormone/ Growth Hormone/Insulin-Like Growth Factor-1 Axis in Immunoregulation and Immunosenescence[J]. Frontiers of Hormone Research, 2017, 48: 147-159.

[7] JEAY S, SONENSHEIN GE, POSTEL-VINAY MC, et al. Growth hormone can act as a cytokine controlling survival and proliferation of immune cells: new insights into signaling pathways[J]. Molecular and Cellular Endocrinology, 2002, 188(1-2): 1-7.

[8] SAVINO W, SMANIOTTO S, BINART N, et al. In vivo effects of growth hormone on thymic cells[J]. Annals of the New York Academy of Sciences, 2003, 992: 179-185.

[9] SMANIOTTO S, MARTINS-NETO AA, DARDENNE M, et al. Growth hormone is a modulator of lymphocyte migration[J]. Neuroimmunomodulation, 2011, 18(5): 309-313.

[10] CONGOTE LF. Congote Monitoring insulin-like growth factors in HIV infection and AIDS[J]. Clinica Chimica Acta, 2005, 361(1-2): 30-53.

[11] VIGANO A, SARESELLA M, TRABATTONI D, et al. Growth hormone in T-lymphocyte thymic and postthymic development: a study in HIV-infected children[J]. The Journal of Pediatrics, 2004, 145(4): 542-548.

[12] SIVAKUMAR T, MECHANIC O, FEHMIE DA, et al. Growth hormone axis treatments for HIV-associated lipodystrophy: a systematic review of placebo-controlled trials[J]. HIV Medicine, 2011, 12(8): 453-462.

[13] ELKAROW MH, HAMDY A. A Suggested Role of Human Growth Hormone in Control of the COVID-19 Pandemic[J]. Frontiers in Endocrinology (Lausanne), 2020, 11: 569-633.

[14] Ponnappan S, Ponnappan U. Aging and immune function: molecular mechanisms to interventions[J]. Antioxidants & Redox Signaling, 2011, 14(8): 1551-1585.

[15] FAHY GM, BROOKE RT, WATSON JP, et al. Reversal of epigenetic aging and immunosenescent trends in humans[J]. Aging Cell, 2019, 18(6): e13028.

第九节 瘦素调节吞噬细胞免疫

一、概述

多年来,脂肪组织一直被认为是一种脂质储存器官,在能量平衡中起着至关重要的作用。然而,在过去的 20 多年里,由于瘦素（leptin）的发现,脂肪组织作为脂肪库的观点发生了变化。目前,大量的数据表明,脂肪组织是一种内分泌器官,能够产生和分泌多种被称为"脂肪因子"的激素[1]。瘦素是由肥胖（obese, *OB*）基因编码、脂肪细胞分泌的一种非糖基化的多肽激素,也是研究最多的脂肪因子之一。早期的研究表明,这种脂肪因子是饥饿的信号,通过下丘脑的受体来调节食物摄取和能量消耗之间的平衡。因为瘦素水平的降低会导致神经内分泌的改变,从而保存重要功能的能量储存。事实上,在禁食期间,相关的瘦素减少会导致总能量消耗的减少,从而提高生存预期[2]。随着研究的深入,瘦素作为一种细胞因子样激素在免疫系统中所发挥的作用越来越受到关注。在免疫系统中,瘦素可以调节免疫细胞的增殖和功能性活化,促进细胞因子的合成,诱导 T 细胞向 Th1 型细胞转化,增强 Th1 细胞的促炎症反应,促进 T 细胞介导的细胞毒反应和 NK 细胞的活化增殖。而且作为一种新型的免疫调节因子,瘦素在多种自身免疫病中也发挥重要作用。

二、瘦素的表达及在免疫细胞中的信号转导

瘦素是由白色脂肪细胞产生的一种分子量为 16 kDa 的肽类激素,含 167 个氨基酸残基。在分子结构上,瘦素与 IL-6、IL-ll、IL-12、粒细胞集落刺激因子、白细胞抑制因子相似,属于长链螺旋状细胞因子。这种细胞因子样结构特点使瘦素具备了调节免疫功能的潜能。作为一种内分泌激素,瘦素主要由脂肪细胞产生,其水平与身体质量指数和脂肪含量成正比。瘦素基因的表达受多种因素影响,其中胰岛素、糖皮质激素、ATP、短链脂肪酸可刺激瘦素分泌,而循环 AMP、睾酮和长链脂肪酸却抑制其分泌[3]。另外,在急性感染、败血症、炎症介导的 IL-1、TNF-α 等刺激下均可提高瘦素水平,然而在慢性炎性反应过程中,这些前炎性细胞因子反而抑制瘦素的分泌[4]。

瘦素与其靶细胞表面的特异性受体相结合而发挥作用。瘦素受体（leptin receptor, LEP-R）在体内分布广泛,到目前为止,已在 T 淋巴细胞、B 淋巴细胞、外周血单核巨噬细胞、NK 细胞等多种免疫细胞以及造血细胞表面发现了 LEP-R。瘦素受体属 I 型细胞因子受体家族的跨膜糖蛋白,由糖尿病基因编码。按照转录后形成剪切体的不同,瘦素受体可分为 6 个亚型,不同亚型之间的胞外区非常相似,而胞内区的长度则有所不同[5]。短型瘦素受体包括 34 个氨基酸残基的胞内区结构,分别称作 Lep-Ra、Lep-Rc、Lep-Rd 和 Lep-Rf。短型瘦素受体均缺乏长型受体转

导活化信号的结构域。长型瘦素受体即 Lep-Rb，胞内区的结构域包括 302 个氨基酸残基，其中含有转导活化信号的结构域。因此人们普遍认为瘦素一般只通过长型受体发挥生物学效应，而短型受体被认为主要在瘦素的转运和降解过程中发挥作用。

瘦素通过结合免疫细胞表面的 Lep-Rb 来发挥其免疫调节活性。在此过程中，Lep-Rb 招募并激活酪氨酸蛋白激酶 2（JAK2）来磷酸化自身 3 个酪氨酸位点（Ty1985、Tyr1077、Tyr1138），引发级联反应 [6]。动物实验也表明，瘦素受体缺陷型（db/db）小鼠来源的骨髓树突状细胞其信号转导子和转录激活子 3 的活化受损，从而降低了树突状细胞（dendritic cell, DC）的存活和成熟能力 [7]。除 Janus 蛋白酪氨酸激酶 - 信号转导子和转录激活子 3 途径外，瘦素受体还可通过丝裂原活化蛋白激酶（MAPK）途径和磷脂酰肌醇 3 激酶（PI3K）途径引起其他转录因子，如激活 T 细胞核因子、NF-κB 和激活蛋白 1 活化，促进促炎细胞因子基因转录，竞争性抑制抗炎因子基因的转录，从而发挥瘦素的免疫调节作用。

三、瘦素在天然免疫应答中的调节作用

天然免疫是生物体在长期进化过程中形成的一系列防御机制，执行天然免疫作用的细胞主要包括：单核巨噬细胞、DC、NK 细胞等细胞。在天然免疫细胞中，瘦素主要作用于单核巨噬细胞和 DC。Acedo 等人 [8] 研究发现巨噬细胞已经成为在局部产生刺激效应并具有特殊功能性质的细胞。另外，瘦素缺陷（ob/ob）小鼠和瘦素受体缺陷（db/db）小鼠均出现不同程度的免疫功能缺陷，这些现象在补充外源性瘦素后均得到恢复。由此推测，瘦素在炎性反应和免疫应答中具有重要的调节作用。

（一）瘦素对单核巨噬细胞的影响

单核巨噬细胞有很强的杀伤能力，可非特异性杀伤多种病原微生物，是机体非特异性免疫防御中的重要细胞，单核巨噬细胞的这种杀伤作用可被补体的免疫黏附作用、特异性免疫中抗体的调理作用及细胞因子加强。单核巨噬细胞也能利用此功能清除体内衰老损伤细胞，参与免疫自稳作用。有体外试验发现，瘦素可激活巨噬细胞的诱生型一氧化氮合酶（inducible nitric oxide synthase，iNOS）和还原型烟酰胺腺嘌呤二核苷酸磷酸（reduced nicotinamide adenine dinucleotide phosphate，NADPH）氧化酶，引起氧化应激，并促进巨噬细胞增殖。国内学者以 THP-1 细胞作为研究对象，诱导其分化为巨噬细胞后用不同剂量瘦素处理 THP-1 细胞和巨噬细胞。结果表明，足够剂量的瘦素能显著刺激 THP-1 细胞及其来源的巨噬细胞杀菌活性物质的分泌，显著增强其杀菌活性。瘦素对巨噬细胞杀菌能力的作用可诱导 TNF-α 和活性氧产生的增加 [9]。研究显示，在单核细胞向巨噬细胞分化的过程中，Lep-Rb 表达增加 [10]。瘦素可以诱导人循环单核细胞增殖，并促进 HLA-DR、CD16、CD25、CD38、CD40、CD69、CD71、CD11b 以及 CD11c 等活化标志物表达 [11]。瘦素除了提升巨噬细胞的增殖及杀菌活性外，还能调节巨噬胞钙内流，激活 JAK/STAT、MAPK 以及 PI3K 通路，上调表达趋化因子 CCLs 来发挥趋化作用 [12]。

吞噬功能是单核巨噬细胞的一个重要功能。瘦素还可以诱导巨噬细胞产生细胞内活性氧，促进形成吞噬溶酶体，进而加强巨噬细胞吞噬能力 [13]。国内学者利用流式细胞术检测了瘦素刺激对 THP-1 细胞及其来源的巨噬细胞吞噬功能的影响。结果表明，THP-1 细胞及其来源的巨噬细

胞经过浓度 10 ng/mL 以上的瘦素处理后，其对白色念珠菌的吞噬活性可以达到 30% 以上，说明其吞噬功能有所增强。MR 是单核巨噬细胞表面的一种受体，与其吞噬功能密切相关。不同剂量的瘦素刺激 THP-1 细胞及其来源的巨噬细胞后检测 MR 的表达，结果显示，不同剂量瘦素处理后，MR 表达无显著改变。因此得出结论，足够剂量的瘦素可以诱导 THP-1 细胞及其来源的巨噬细胞的增殖，并增强其吞噬功能。但这种作用并不依赖 MR 的表达变化，这说明瘦素诱导的吞噬功能的变化可能依赖其他受体的作用[9]。

单核巨噬细胞具有的另外一种重要功能是抗原递呈功能，而这种功能与其表面共刺激分子表达的强弱密切相关，国内学者通过流式细胞术对它们表面的 CD86、HLA-DR 分子进行了检测。结果发现，足够浓度的瘦素可以上调人外周血单核细胞和 THP-1 细胞及其来源的巨噬细胞表面这些共刺激分子的表达，这说明瘦素对其抗原递呈功能可能存在一定的影响[9]。

（二）瘦素对粒细胞的影响

粒细胞可分为中性粒细胞、嗜酸性粒细胞和嗜碱性粒细胞，具有吞噬病原体、杀伤细菌和寄生虫等功能，是免疫应答和过敏反应过程中极为重要的细胞。瘦素可诱导中性粒细胞的趋化作用，并刺激其释放超氧阴离子和过氧化氢等活性物质，增强其对病原微生物的吞噬、杀伤功能。然而进一步的研究证实，在中性粒细胞表面仅存在短型瘦素受体 Lep-Ra，瘦素对中性粒细胞的作用是通过促进单核细胞分泌 TNF Ⅱ型细胞因子而间接发挥的。

据 Mancuso 等人[14]研究报道，禁食小鼠清除肺炎链球菌的能力受损，这与循环瘦素水平降低和支气管肺泡中性粒细胞减少有关，而在补充外源性瘦素后，小鼠肺部中性粒细胞数目上升，恢复细菌清除能力。有研究发现，瘦素通过 PI3K 和 MAPK 信号通路，抑制中性粒细胞凋亡[15]。与中性粒细胞类似，嗜酸性粒细胞和嗜碱性粒细胞也表达 Lep-Rb[16, 17]。高浓度的瘦素可以诱导 MAPK/ERK 信号通路快速磷酸化，促进嗜酸性粒细胞的趋化作用；而生理浓度的瘦素则通过增加钙动员来加强嗜酸性粒细胞对其趋化因子的反应性[17]，并诱导释放促炎细胞因子（IL-1β、IL-6）、趋化因子（IL-8）、生长调节致癌基因 -α（GRO-α）和单核细胞趋化蛋白 -1（MCP-1）[18]。此外，瘦素还可以延迟细胞色素 C 的线粒体释放，产生抗凋亡效应[19]。

（三）瘦素对自然杀伤细胞的影响

NK 细胞可以通过直接识别靶细胞或分泌穿孔素来发挥杀伤活性，在机体抗病毒感染、免疫监视中起重要作用。瘦素可通过结合 NK 细胞表面的 Lep-Rb 来诱导 NK 细胞活化[20]。有研究报道，与野生型小鼠相比，瘦素受体基因缺陷小鼠的 NK 细胞发育异常，且 IL-10 水平明显增加[21]。此外，外源性加入瘦素（200 ng/mL）可以通过调节凋亡基因的表达来提高小鼠未成熟 NK 细胞的存活率[22]。此外，瘦素还可以通过激活 STAT3 信号通路，上调 IL-2 和穿孔素基因转录，从而增强 NK 细胞杀伤活性[23]。然而，瘦素对 NK 细胞的促进作用是有条件的。体外研究表明，瘦素短期刺激 NK 细胞可以促进其分泌 IFN-γ，并增强细胞毒作用，而瘦素长期孵育 NK 细胞则会降低细胞的增殖能力和免疫功能[24]。与此一致，研究发现肥胖个体具有长期、较高的瘦素水平，导致 NK 细胞功能降低，而在肥胖患者减重成功后，其血浆瘦素水平下降，并恢复了 IFN-γ 的分泌功能，从而增强了 NK 细胞的杀伤活性[20]。

（四）瘦素对树突状细胞的影响

DC 可以高效地摄取、加工处理和提呈抗原，是机体最重要的专职抗原提呈细胞。有研究显示，瘦素是人体 DC 的活化剂，可以通过与细胞表面的 Lep-Rb 结合来上调 IL-1b、IL-6、IL-12、TNF-α 和 MIP-1α 的表达，并促进未成熟 DC 的迁移[25]。瘦素也能通 PI3K-PKB 信号通路来调节凋亡相关基因的表达，从而抑制 DC 凋亡[26]。既往研究报道，在瘦素基因缺陷的小鼠模型中，DC 对利什曼原虫的抗原提呈能力下降，且在加入重组瘦素后不能恢复 DC 功能活性[27]。但与此相反，另一项研究发现瘦素基因缺陷不会改变 DC 的抗原处理或提呈能力，反而增强了 DC 对 T 细胞的激活能力[28]。以上不同的实验结果可能由于研究的抗原差异，因此，关于瘦素对 DC 的抗原提呈作用的影响还需要进一步研究。

四、瘦素在获得性免疫中的调节作用

瘦素对获得性免疫具有间接和直接的调节作用，瘦素可促进天然免疫功能进而间接调节获得性免疫，如瘦素可诱导 DC 产生 IL-12 和 TNF-α 等细胞因子，促进幼稚 T 细胞向 Th1 型细胞分化；瘦素也能直接作用于获得性免疫。不同的 T 淋巴细胞亚群和 B 淋巴细胞均有功能性瘦素受体 Lep-Rb 的表达。

（一）瘦素对 T 细胞的影响

瘦素促进 T 淋巴细胞产生多种促炎细胞因子，Treg 介导的免疫反应。根据 T 细胞表面 CD4 和 CD8 的表达情况可以将其分为 CD4$^+$ T 细胞和 CD8$^+$ T 细胞，且 CD4$^+$ T 细胞还可在特定的细胞因子诱导下分化为不同的功能亚群，如：Th1、Th2、Th17 和 Treg 等。Th1 细胞因子介导细胞免疫，而 Th2 细胞通过分泌 Th2 型细胞因子来介导体液免疫。研究显示，瘦素主要诱导 CD4$^+$ T 细胞向 Th1 细胞分化并促进其分泌 IFN-γ 和 IL-2，即通过改变 Th1/Th2 平衡来调节反应性免疫应答。Th17 细胞主要抵御胞外病原微生物感染，同时也参与自身免疫病的病理过程。瘦素与 Th17 细胞表面的瘦素受体结合来调节其增殖活性。据研究者报道，瘦素可激活 STAT3 信号通路来诱导外周血 CD4$^+$ T 细胞向 Th17 细胞分化[29]。Treg 是近年来免疫学领域研究的热点，具有抑制炎症反应、防止过度免疫应答的作用。瘦素通过激活 mTOR 信号通路来抑制人体内 Treg 的增殖并降低 TGF-β 和 IL-10 等细胞因子产生，从而提升机体的免疫应答水平。而在小鼠模型中，瘦素基因缺陷可引起体内 Treg 数量明显增加，同样也证明了瘦素对 Treg 的增殖具有抑制效应[30]。

（二）瘦素对 B 细胞的影响

瘦素除了可以调节细胞免疫应答外，还能结合 B 细胞表面的受体，进而调节体液免疫水平。据 Claycombe 等人的研究报道，瘦素基因缺失或瘦素受体基因缺陷小鼠的骨髓和外周血液中 B 淋巴细胞数量减少，当加入外源性瘦素后，B 细胞数量可恢复到正常小鼠水平。与此相反，另一项研究则认为提高瘦素水平会造成饮食失调的小鼠 B 细胞数量减少。因此，关于瘦素对 B 淋巴细胞增殖活性的影响还需要进一步地探讨与研究。有研究显示，瘦素可以通过 JAK2-STAT3 和 MAPK-ERK 信号途径，以剂量依赖方式激活人外周血 B 细胞，并促进 TNF-α、IL-6 和 IL-10 等细胞因子分泌，从而调节免疫应答水平[31]。

五、小结

正如在瘦素及瘦素受体缺陷小鼠中观察到的，免疫系统是瘦素作用的靶器官之一，其对机体免疫系统具有重要的调控作用。它不仅可以调节天然免疫和适应性免疫，还能参与抗微生物感染和自身免疫性疾病等过程。瘦素被誉为联系机体营养状况和免疫功能的桥梁，深入研究其免疫调节作用机制，对于疾病的发生和临床治疗具有重大的意义。

（汪晓霞　编；陈　颖　审）

参考文献

[1] ZHANG Y, PROENCA R, MAFFEI M, et al. Positional cloning of the mouse obese gene and its human homologue[J]. Nature, 1994, 372(6505): 425-432.

[2] AHIMA R S, PRABAKARAN D, MANTZOROS C, et al. Role of leptin in the neuroendocrine response to fasting[J]. Nature, 1996, 382(6588): 250-252.

[3] SOLIMAN M, KIMURA K, AHMED M, et al. Inverse regulation of leptin mRNA expression by short-and long-chain fatty acids in cultured bovine adipocytes[J]. Domestic animal endocrinology, 2007, 33(4): 400-409.

[4] POPA C, NETEA M G, RADSTAKE T R, et al. Markers of inflammation are negatively correlated with serum leptin in rheumatoid arthritis[J]. Annals of the Rheumatic Diseases, 2005, 64(8): 1195-1198.

[5] ZABEAU L, LAVENS D, PEELMAN F, et al. The ins and outs of leptin receptor activation[J]. FEBS letters, 2003, 546(1): 45-50.

[6] ROBERTSON S, ISHIDA-TAKAHASHI R, TAWARA I, et al. Insufficiency of janus kinase 2–autonomous leptin receptor signals for most physiologic leptin actions[J]. Diabetes, 2010, 59(4): 782-790.

[7] LAM Q L K, LIU S, CAO X, et al. Involvement of leptin signaling in the survival and maturation of bone marrow - derived dendritic cells[J]. European journal of immunology, 2006, 36(12): 3118-3130.

[8] ACEDO S C, GAMBERO S, CUNHA F G P, et al. Participation of leptin in the determination of the macrophage phenotype: an additional role in adipocyte and macrophage crosstalk[J]. In Vitro Cellular & Developmental Biology-Animal, 2013, 49(4): 473-478.

[9] 石丽萍. 瘦素对单核-巨噬细胞免疫功能的影响及其机制的研究[D]. 南方医科大学, 2011.

[10] HONGO S, WATANABE T, ARITA S, et al. Leptin modulates ACAT1 expression and cholesterol efflux from human macrophages[J]. American Journal of Physiology-Endocrinology and Metabolism, 2009, 297(2): E474-E482.

[11] JAEDICKE K M, ROYTHORNE A, PADGET K, et al. Leptin up - regulates TLR2 in human monocytes[J]. Journal of leukocyte biology, 2013, 93(4): 561-571.

[12] GRUEN M L, HAO M, PISTON D W, et al. Leptin requires canonical migratory signaling pathways for induction of monocyte and macrophage chemotaxis[J]. American Journal of Physiology-Cell Physiology, 2007, 293(5): C1481-C1488.

[13] DAYAKAR A, CHANDRASEKARAN S, VERONICA J, et al. Leptin induces the phagocytosis and protective immune response in Leishmania donovani infected THP-1 cell line and human PBMCs[J]. Experimental parasitology, 2016, 160: 54-59.

[14] MANCUSO P, HUFFNAGLE G B, OLSZEWSKI M A, et al. Leptin corrects host defense defects after acute starvation in murine pneumococcal pneumonia[J]. American journal of respiratory and critical care medicine, 2006, 173(2): 212-218.

[15] SUN Z, DRAGON S, BECKER A, et al. Leptin inhibits neutrophil apoptosis in children via ERK/NF-κB-dependent

pathways[J]. PLoS One, 2013, 8(1): e55249.

[16] KATO H, UEKI S, KAMADA R, et al. Leptin has a priming effect on eotaxin-induced human eosinophil chemotaxis[J]. International archives of allergy and immunology, 2011, 155(4): 335-344.

[17] SUZUKAWA M, NAGASE H, OGAHARA I, et al. Leptin enhances survival and induces migration, degranulation, and cytokine synthesis of human basophils[J]. The Journal of Immunology, 2011, 186(9): 5254-5260.

[18] WONG C K, CHEUNG P F Y, LAM C W K. Leptin - mediated cytokine release and migration of eosinophils: implications for immunopathophysiology of allergic inflammation[J]. European journal of immunology, 2007, 37(8): 2337-2348.

[19] CONUS S, BRUNO A, SIMON H U. Leptin is an eosinophil survival factor[J]. Journal of allergy and clinical immunology, 2005, 116(6): 1228-1234.

[20] JAHN J, SPIELAU M, BRANDSCH C, et al. Decreased NK cell functions in obesity can be reactivated by fat mass reduction[J]. Obesity, 2015, 23(11): 2233-2241.

[21] TIAN Z, SUN R, WEI H, et al. Impaired natural killer (NK) cell activity in leptin receptor deficient mice: leptin as a critical regulator in NK cell development and activation[J]. Biochemical and biophysical research communications, 2002, 298(3): 297-302.

[22] LO C K C, LAM Q L K, YANG M, et al. Leptin signaling protects NK cells from apoptosis during development in mouse bone marrow[J]. Cellular & Molecular Immunology, 2009, 6(5): 353-360.

[23] ZHAO Y, SUN R, YOU L, et al. Expression of leptin receptors and response to leptin stimulation of human natural killer cell lines[J]. Biochemical and biophysical research communications, 2003, 300(2): 247-252.

[24] WRANN C D, LAUE T, HÜBNER L, et al. Short-term and long-term leptin exposure differentially affect human natural killer cell immune functions[J]. American Journal of Physiology-Endocrinology and Metabolism, 2012, 302(1): E108-E116.

[25] MATTIOLI B, STRAFACE E, MATARRESE P, et al. Leptin as an immunological adjuvant: enhanced migratory and CD8[+] T cell stimulatory capacity of human dendritic cells exposed to leptin[J]. The FASEB Journal, 2008, 22(6): 2012-2022.

[26] MATTIOLI B, GIORDANI L, QUARANTA M G, et al. Leptin exerts an anti-apoptotic effect on human dendritic cells via the PI3K-Akt signaling pathway[J]. FEBS letters, 2009, 583(7): 1102-1106.

[27] MAURYA R, BHATTACHARYA P, ISMAIL N, et al. Differential role of leptin as an immunomodulator in controlling visceral leishmaniasis in normal and leptin-deficient mice[J]. The American Journal of Tropical Medicine and Hygiene, 2016, 95(1): 109.

[28] RAMIREZ O, GARZA K M. Leptin deficiency in vivo enhances the ability of splenic dendritic cells to activate T cells[J]. International Immunology, 2014, 26(11): 627-636.

[29] ORLOVA E G, SHIRSHEV S V. Role of leptin and ghrelin in induction of differentiation of IL-17-producing and T-regulatory cells[J]. Bulletin of experimental biology and medicine, 2014, 156(6): 819-822.

[30] 卢龙坤, 黄丽, 秦阳华, 等. 瘦素对小鼠 Treg 细胞生成和功能的影响及相关机制研究[J]. 中华微生物学和免疫学杂志, 2019(05): 340-347.

[31] ISHIKAWA M, KITAYAMA J, NAGAWA H. Expression pattern of leptin and leptin receptor(OB-R)in human gastric cancer[J]. World journal of gastroenterology: WJG, 2006, 12(34): 5517-5522.

第十节 性腺激素调节 B 细胞作用

一、B 细胞的生理

（一）B 细胞的结构

B 细胞是免疫系统中的抗体产生细胞，参与机体的非特异性免疫过程和特异性体液免疫应答过程[1]。其表面有众多的膜分子，其中某些为 B 细胞特有，某些为 B 细胞和其他细胞共有。B 细胞的主要膜表面分子包括 B 细胞受体复合体、CD5、CD29、CD21、CD22、CD32、CD72、CD27、CD70、CD40、CD80、CD86、FcR、CR、有丝分裂受体等。其中 B 细胞受体即膜表面免疫球蛋白，是 B 细胞特异性识别和结合抗原决定簇的结构。这些膜分子在 B 细胞的抗原识别和随后的激活、增殖、产生抗体发挥作用[2]。直到 2011 年，基于表型标记表达的人类 B 细胞亚群有没有分离仍然没有定论，这是一个持续争论的问题。

（二）B 细胞的发育、成熟、分化和激活

骨髓中的干细胞经历了早期前 B 细胞、后期前 B 细胞、大前 B 细胞、小前 B 细胞、未成熟 B 细胞的转变过程。进入外周淋巴组织淋巴滤泡内的未成熟 B 细胞将经历存活能力的选择，即阳性选择。未成熟 B 细胞继续分化成为共表达 mIgM 和 mIgD 的成熟 B 细胞，称为初始 B 细胞[2]。

B 细胞亚群按不同分类方式可分为如下几类[2]：①按免疫球蛋白分类可分为只表达表面免疫球蛋白 M（mIgM）的 B1 细胞，以及同时表达多种免疫球蛋白的 B2 细胞。②按 CD5 分子分类可分为 B2 细胞不表达 CD5 分子的 CD5⁻B 细胞，以及 B1 细胞表达 CD5 分子 CD5⁺ B 细胞，其中 CD5 分子是骨髓外发育的 B1 细胞成熟的标志。③按 B 细胞来源分类可分为骨髓来源的 B 细胞和非骨髓来源的 B 细胞。其中，骨髓来源的 B1 细胞为不成熟的 B 细胞；B2 细胞为成熟的 B 细胞，B1 细胞是 B2 细胞的前体；非骨髓来源的 B1 细胞具有自我更新的能力，为成熟的原始 B 细胞，在正常情况下，B1 细胞不能继续分化为 B2 细胞。④按功能分类可分为初始 B 细胞、活化 B 细胞和记忆性 B 细胞亚群。

静息 B 细胞可被抗原激活。B 细胞同时也可被辅助性 T 细胞激活，这称为"免疫突触"。一旦被激活，B 细胞就会产生它自己的细胞因子 IL-4，其具有自分泌作用来上调其自身的受体。B 细胞和分化为释放抗体的浆细胞，受到来自辅助性 T 细胞的多种细胞因子的调节，包括 IFN-γ、IL-2、IL-4、IL-5 和 IL-6。

（三）B 细胞的功能

B 细胞被认为是单独负责适应性免疫的免疫效应物。B 细胞亚群在先天免疫和适应性免疫之间起着桥梁的作用。B1 细胞和 B2 细胞的适当协调在维持免疫力和预防自身免疫性疾病方面起

着至关重要的作用[3]。B1 细胞参与非特异性免疫，包括产生抗细菌抗体以抗感染免疫、产生多反应性自身抗体以清除变性的自身抗原、产生致病性自身抗体以介导自身免疫性损伤。B2 细胞参与特异性体液免疫应答，包括介导特异性体液免疫应答、抗原提呈和免疫调节。

具有免疫调节功能的 B 细胞被称为调节性 B 细胞（Breg）也需格外引起重视。Breg 在疾病的免疫调节中起重要作用，例如在自身免疫性疾病、癌症、慢性感染和移植排斥等方面。20 世纪 70 年代首次提及 Breg 的生理学与其抗炎特性关联[4]，Breg 可以通过抗炎因子 IL-10 抑制促炎反应[5]。Breg 产生 IL-10 的能力亦作为 Breg 的主要功能鉴定的依据。人类不同发育阶段的外周血循环中发现不同的 Breg 表型[6]，例如，过渡性 B 细胞、浆母细胞等。有研究报告称，在感染各种自身免疫性疾病期间，Breg 数量增加[6]。然而，在患有胶原诱导性关节炎、炎症性肠病和自身免疫性脑脊髓炎的疾病模型中，Breg 数量有所减少[7]。因此，不同炎症条件下 Breg 被调节所涉及的分子机制均不同。

二、性激素对 B 细胞的调节

性激素包括雌激素、孕激素和雄激素，它们都是由胆固醇衍变而来，因此又称为类固醇激素或甾体激素。雄激素由男性的睾丸分泌，雌激素和孕激素由女性卵巢分泌；两者的分泌活动都受脑垂体和下丘脑的控制。此外，肾上腺也分泌少量的性激素。性激素含量甚微，但其生理作用却非常强大，人类的体型、性欲、性功能乃至健康与疾病等，都与它有十分密切的关系。

在临床中发现，女性的自身免疫性疾病发病率远高于男性，这提示女性激素状态失衡对自身免疫性疾病是一个非常重要的危险因素[1]。因此，探索性激素对 B 细胞的影响具有积极的意义。

（一）雌激素对 B 细胞的调节

雌激素主要由卵巢分泌，少量由肾上腺皮质分泌。雌激素的主要作用是促进女性生殖器官（如子宫、输卵管、阴道和外阴等）的发育、刺激女性的第二性征出现及发育、促使精子顺利从子宫颈进入子宫并与卵子结合[8]。雌激素可保护血管，同时影响人体的钙磷代谢，有助于钙的吸收、减少钙的肾脏排泄[8]。

雌激素可通过调节 B 细胞的稳态导致自身免疫性疾病发生。有研究发现，雌激素是 B 细胞淋巴细胞生成的有效抑制剂，同时影响 B 细胞的存活率。雌激素似乎在外周免疫检查点促进自身反应性 B 细胞的存活，这可能是通过上调促存活分子、细胞凋亡调节剂 Bcl-2、B 细胞表面分子 CD22 和其他基因（如 SHP-1 和 VCAM-1）诱发的。妊娠状态下，机体雌激素水平明显增高，容易引起 B 细胞生成减少[8]。相反，卵巢切除术会导致 B 淋巴细胞生成增加[9]。用雌激素治疗的女性患者血中免疫球蛋白水平明显增高，相类似的，将人外周血单个核细胞（PBMC）暴露于雌激素会导致免疫球蛋白水平显著升高[9]。17β-雌二醇通过增加 IgM 和 IgE 水平作用于小鼠脾细胞[8]。淋巴细胞生成的减少反映了雌二醇介导的骨髓基质细胞产生的 IL-7 减少；而 IL-7 反应性 B 细胞前体在性腺类固醇生成继发性缺陷的遗传性性腺功能减退雌性小鼠中得到了极大扩增，这些小鼠中的雌激素替代导致 B 细胞前体的剂量依赖性减少[8]。雌激素在损害 B 细胞生成的同时又增加免疫球蛋白的生成，这对发生在不同生理部位和条件下 B 细胞的免疫学效应可能造成疑惑。可能的解释为，机体内存在着响应雌激素的非 B 细胞激活途径[8]。例如，鉴于雌激素可诱导催乳素分泌，催乳素很可能部分参与了雌激素诱导的 B 细胞作用[8]。

雌激素受体在影响 B 细胞淋巴生成和免疫球蛋白产生过程中起重要作用[10]。这些受体可以在许多淋巴细胞和巨噬细胞中找到[11]。雌激素受体及其核受体家族成员参与类转换重组过程中 B 细胞功能方面的调节。B 细胞表达的雌激素受体 α 的激活可调节细胞的发育和成熟[12]。雌激素的治疗诱导 B 细胞稳态出现变化，这一观察结果也支持雌激素受体 α 在调节 B 细胞发育中的重要性[12]。同时，有研究发现，雌二醇的作用是通过实验性变应性脑脊髓炎中的 B 细胞而不是通过 T 细胞在雌激素受体依赖性机制中起作用，雌激素的治疗降低了骨髓中的 B 细胞生成，这种作用可以通过雌激素受体 α 或雌激素受体 β 介导，并实现了调节不同相关基因的表达[12]。边缘区 B 细胞与先天性 B 细胞免疫有关[13]，它们会产生高水平的抗双链 DNA 抗体，而 CD4+ T 细胞的缺失并不会改变它们暴露于雌激素后的活化[12]；选择性雌激素受体调节剂他莫昔芬通过阻止 B 细胞分化为边缘区 B 细胞表型来下调雌激素对于系统性红斑狼疮的诱导[14]。通过雌激素受体与 Bcl-2 基因中存在的雌激素反应元件结合，可能会增加 B 细胞的存活率[14]。

雌激素对于 B 细胞的影响和雌激素的暴露持续时间相关。短期的雌激素治疗增加了卵巢切除动物和完整动物体内产生免疫球蛋白的细胞数量[10]。另一方面，长期接触雌激素会诱导产生针对各种自身抗原的抗体[14]，例如抗双链 DNA 抗体、抗心磷脂抗体、抗磷脂酰丝氨酸和磷脂酰肌醇抗体，以及肾小球中的免疫球蛋白沉积。

（二）孕激素对 B 细胞的调节

孕激素由女性的卵巢分泌，包括黄体酮、甲羟孕酮等，其主要作用于子宫，在调节受精卵着床和维持正常妊娠过程中起重要作用。孕激素在调节与自身免疫性疾病相关的免疫机制中发挥重要作用[15]。

孕激素通过与特定受体结合而发挥免疫调节剂的作用。已在人外周血 T 细胞和牛黄体的常驻 T 细胞群[16]中证明存在黄体酮膜受体。目前的研究提示，黄体酮主要影响 T 淋巴细胞，是调节性 T 淋巴细胞活性的有效诱导剂，可促进幼稚 T 细胞分化为在炎症条件下更稳定的亚型[17]。黄体酮对免疫细胞的影响主要是抑制性的，特别是在妊娠期间。黄体酮通过防止母体免疫系统对其排斥以及维持静止的子宫，导致促炎细胞因子产生减少，在保护生长中的胎儿方面发挥着关键作用[1]。

孕激素也调节 B 细胞的免疫调节功能[3]。黄体酮通过增加 IL-10 的产生量来参与实验性自身免疫性脑脊髓炎的发病机制，且黄体酮的浓度与疾病的严重程度呈现正相关[18]。据报道，经孕激素处理的子宫内膜基质细胞降低了 B 细胞上膜分子 CD80 和 CD86 的表达[19, 20]。此外，黄体酮降低了激活诱导的脱氨酶的 mRNA 的转录，这是免疫球蛋白多样化中的一个关键分子。而醋酸甲羟黄体酮增加了 B 细胞上膜分子 CD40 的表达，这对生发中心反应至关重要[21]。

（三）雄激素对 B 细胞的调节

雄激素的化学成分主要是睾酮，95% 由睾丸的间质细胞分泌，而另外 5% 是由肾上腺分泌的。男性自身免疫的患病率明显减低，这提示在免疫性疾病方面，雄激素可能对男性有保护作用。有研究发现，睾酮或其代谢物可能通过保留调节性 T 细胞的数量和激活 CD8+ T 细胞，从而在自身免疫性疾病中起到保护性作用[22]。

　　睾酮抑制脾脏中 B 细胞的迁移，同时减少抗体产生细胞的数量。相反，睾酮对于造血干细胞的功能活性有刺激作用，增加它们的增殖和迁移。在多能造血干细胞的红细胞生成分化受到抑制的情况下，注射睾酮导致脾脏中产生抗体的细胞数量增加，这表明睾酮诱导的红细胞生成的刺激和免疫抑制是相互关联的，并由激素对干细胞周期的直接作用以及它们向红细胞系列的主要分化决定，导致减少它们分化为 B 细胞的过程[1]。在大鼠动物模型中也发现，睾酮可抑制大鼠脾淋巴细胞的增殖反应和 IgG 的产生，提示雄激素在免疫调节中发挥重要作用[23]。同时，睾酮也可以和雌二醇、黄体酮相互作用以在神经内分泌疾病中发挥作用，有研究发现，睾酮以剂量依赖性方式抑制人类 B 细胞表面神经肽 P 物质受体的结合，而雌二醇和黄体酮即使在高浓度状态下也不能抑制 P 物质的结合[24]。

三、妊娠期性激素对于 B 细胞的调节

（一）妊娠期性激素的变化

　　妊娠期体内会出现巨大的生理变化及机体的相应适应过程，其中包括性激素和免疫系统的变化[25]。众所周知，妊娠期间女性性激素水平出现急剧变化会显著影响自身免疫性疾病的状况。因此，患有基于多克隆 B 细胞激活和免疫复合物的自身免疫性疾病（如系统性红斑狼疮）的女性通常会在妊娠期间出现病情恶化[26]。也有其他报道发现，如类风湿性关节炎合并的炎症状况在妊娠期间也会恶化[25]。妊娠期间各种性激素综合作用，除了调节妊娠期间的解剖学变化外，性激素还调节免疫细胞以达到维持妊娠所需的短暂耐受状态，对 B 细胞的总体数量、Brge 的数量、B 细胞的膜分子表达、抗炎细胞因子产生量、抗体生成等均产生影响[27]。各种激素可单独作用，也可能共同作用，具体的作用机制是目前的科研热点。

　　在不同的妊娠时期，性激素的生成和水平并不相同。受孕后，卵巢黄体分泌的雌二醇和黄体酮水平均明显升高，导致成功的胚胎植入所需的子宫上皮修饰[25]。受精卵成功植入后，滋养层细胞产生水平升高的人绒毛膜促性腺激素（hCG），刺激卵巢黄体不间断地产生雌酮、雌二醇和黄体酮，并促进子宫内皮血管生成、滋养层迁移和侵入子宫壁[25]。在人类开始妊娠直到妊娠早期，人体中总 hCG 水平迅速增加，在妊娠第 9 周和第 12 周期间达到峰值，然后水平逐渐下降，直到分娩[28]。分化的合体滋养层细胞产生 hCG，进而刺激黄体产生黄体酮[29]。此外，hCG 促进滋养细胞侵入，从而促进植入，诱导血管生成并滋养胎儿[2]。

（二）B 细胞在妊娠期的变化

　　在整个妊娠期以及分娩早期，女性总的 B 细胞数量低于产后或健康的非妊娠女性；B 细胞上标志物的表达也不相同。妊娠相关的 B 细胞减少与激素介导的骨髓中 B 淋巴细胞生成的选择性减少有关[30]。妊娠最后 3 个月 B 细胞的减少与雌二醇水平呈正相关[31]。在妊娠后期，趋化因子表达的改变介导了免疫细胞向子宫的迁移[31]，并且在蜕膜中存在 B 细胞的情况下，胎儿和母体界面中白细胞的募集可能有助于 B 细胞的减少[31]。有人提出，妊娠晚期高水平的黄体酮可能会对 B 细胞的激活产生负面影响，从而导致幼稚 B 细胞数量的增加[19]。

　　Breg 是产生抗炎介质的相关细胞，它们的数量在正常妊娠期间显著增加，并调节妊娠期间的内分泌状况[32]。已经证明，与正常妊娠模型相比，流产小鼠模型中的调节性 B10 细胞减少，

在妊娠早期时，Breg 数量增多[32]。在流产动物模型中，IL-10 给药以及调节性 B10 细胞的转移以及 IL-10 产生的效率通常可以防止胎儿排斥[32]。妊娠不同阶段 Breg 改变的机制和刺激尚未详细揭示，但有自然流产史的患者的 Breg 水平与非妊娠妇女一样低[32]，原因推测为 Breg 可能和性激素相互作用，因为主要妊娠激素、雌二醇和人绒毛膜促性腺激素的受体主要由 B 细胞表达。

妊娠期间 Breg 产生 IL-10 的能力出现变化。Breg 是 IL-10 的有效来源，它是一种抗炎细胞因子，对于顺利妊娠的结局至关重要；IL-10 的缺乏可能导致胎儿生长受限、吸收甚至胎儿死亡[33]。在妊娠期间，IL-10 在胎盘和子宫中含量丰富，可在受孕初期抵消促炎反应，从而防止由父本抗原引起的炎症[33]。已经证明向妊娠的 IL-10 缺陷小鼠施用脂多糖（LPS）会显著降低胎儿的活力。母体血清以及感染的 IL-10 缺陷小鼠的子宫组织检测出高水平的促炎细胞因子[33]。因此，Breg 在妊娠中的重要性在很大程度上归功于其产生 IL-10 的特性，这有助于维持妊娠，通过补偿和抑制免疫细胞和促炎细胞因子的功能来阻止促炎反应。2016 年，有研究报道了 B 细胞对炎症的非 IL-10 调节和早产的预防[33]。然而，这项研究并没有否定 Breg 对 IL-10 依赖性炎症调节和胎儿保护的重要性。Breg 在妊娠中的直接作用可能通过一项研究表明，该研究显示易流产小鼠脾脏中 B10 细胞频率降低，而在正常妊娠中 B10 细胞数量增加。此外，已经发现 B10 细胞的过继转移可通过 Treg 的增殖来保护易流产小鼠的妊娠[80]。关于 Breg 在妊娠中的作用的研究数量有限，但关于 Breg 介导的免疫抑制的支持假设与在癌症、自身免疫性疾病和移植耐受情况下的观察结果相似。因此，Breg 通过诱导和维持 Treg、改变辅助性 T 淋巴细胞反应和抑制炎性效应细胞反应（如 T 淋巴细胞、树突状细胞或 NK 细胞的反应）来暗示性地建立抑制环境。

另外，B 细胞的体液活动包括产生天然抗体和自身抗体。天然抗体对妊娠存在不利影响[32]；与对妊娠有不利影响的天然抗体相反，自身抗体在妊娠期明显增加。自身抗体由于结构异常，通过抑制同种反应性免疫来帮助妊娠成功；自身抗体缺乏会导致妊娠失败[32]。

（三）妊娠期性激素对 B 细胞的调节

妊娠期间各个性激素可单独作用，也可能共同作用以影响 B 细胞，具体的作用机制错综复杂，仍未阐述清楚。例如，雌二醇无论是单独干预，还是与黄体酮同时干预，都会抑制骨髓中的 IL-7 分泌细胞[34]。hCG 可刺激 B 细胞，增强 Breg 的功能，以提高胎儿的存活率，且此效应已被证明是剂量和纯度依赖性的[33]。妊娠状态下，由于妊娠期间雌二醇水平升高，Breg 开始抑制免疫反应（包括 IL-10 的产生），这有利于免疫耐受状态的生成[32]。雌二醇与提高胎儿免疫耐受性的不同免疫细胞群的增殖数量和功能增强有关，孕期 B 淋巴细胞表达的雌激素受体 α 的激活可调节 B 细胞的发育和成熟[12]。Bodhankar 等人发现，在 B 细胞缺失的情况下，雌二醇在妊娠期间的保护作用并未被观察到[32]。妊娠期间普遍存在的黄体酮浓度会影响免疫系统，该系统主要由充当转录因子的细胞内黄体酮受体介导，并通过非基因组机制经黄体酮激活[27]。此外，黄体酮的免疫调节功能是由黄体酮诱导阻断因子和糖苷脂 A 介导的[35]。这种激素已被证明会影响各种免疫细胞的活动，例如抑制树突细胞作为抗原呈递细胞的功能[36]。妊娠期间普遍存在的黄体酮浓度会影响免疫系统，该系统主要由充当转录因子的细胞内黄体酮受体介导，并通过非基因组机制经黄体酮激活[27]。此外，黄体酮的免疫调节功能是由黄体酮诱导阻断因子（progesterone-induced blocking factor，PIBF）和糖苷脂 A 介导的[35]。这种激素已被证明会影响各种免疫细胞的活动，例如抑制树突细胞作为抗原呈递细胞的功能[36]。而且，已经证明妊娠期间 B 细胞自身抗体的分泌部分受激素作用的调节，尤其是黄体酮的调节[37]。

四、小结

B 细胞是免疫系统中的抗体产生细胞，参与机体的非特异性免疫过程和特异性体液免疫应答过程。性激素（包括雄激素、雌激素和睾酮等）会调节 B 细胞的数量、膜分子表达、抗体生成等，从而在自身免疫性疾病发病机制中起作用。

（陈　彦　编；汪晓霞　审）

参考文献

[1] RECALDE G, MORENO-SOSA T, YUDICA F, et al. Contribution of sex steroids and prolactin to the modulation of T and B cells during autoimmunity[J]. Autoimmunity reviews, 2018, 17(5): 504-512.

[2] FETTKE F, SCHUMACHER A, COSTA S D, et al. B cells: the old new players in reproductive immunology[J]. Frontiers in immunology, 2014, 5: 285.

[3] QUáCH T D, HOPKINS T J, HOLODICK N E, et al. Human B-1 and B-2 B Cells Develop from Lin-CD34+CD38lo Stem Cells[J]. Journal of Immunology, 2016, 197(10): 3950-3958.

[4] KUTTEH W H. Antiphospholipid antibody syndrome and reproduction[J]. Current Opinion in Obstetrics and Gynecology, 2014, 26(4): 260-265.

[5] IWATA Y, MATSUSHITA T, HORIKAWA M, et al. Characterization of a rare IL-10-competent B-cell subset in humans that parallels mouse regulatory B10 cells[J]. Blood, 2011, 117(2): 530-541.

[6] HORIKAWA M, WEIMER E T, DILILLO D J, et al. Regulatory B cell (B10 Cell) expansion during Listeria infection governs innate and cellular immune responses in mice[J]. Journal of Immunology, 2013, 190(3): 1158-1168.

[7] BLAIR P A, NOREñA L Y, FLORES-BORJA F, et al. CD19+CD24+CD38+ B cells exhibit regulatory capacity in healthy individuals but are functionally impaired in systemic Lupus Erythematosus patients[J]. Immunity, 2010, 32(1): 129-140.

[8] SHAH W, KHAN R, SHAH B, et al. The Molecular Mechanism of Sex Hormones on Sertoli Cell Development and Proliferation[J]. Frontiers in endocrinology, 2021, 12: 648141.

[9] ZIEGLER K B, MUZZIO D O, MATZNER F, et al. Human pregnancy is accompanied by modifications in B cell development and immunoglobulin profile[J]. Journal of Reproductive Immunology, 2018, 129(3): 40-47.

[10] ERLANDSSON M C, JONSSON C A, ISLANDER U, et al. Oestrogen receptor specificity in oestradiol-mediated effects on B lymphopoiesis and immunoglobulin production in male mice[J]. Immunology, 2003, 108(3): 346-351.

[11] MAO A, PAHARKOVA-VATCHKOVA V, HARDY J, et al. Estrogen selectively promotes the differentiation of dendritic cells with characteristics of Langerhans cells[J]. Journal of Immunology, 2005, 175(8): 5146-5151.

[12] GONZáLEZ D A, DíAZ B B, RODRíGUEZ PéREZ MDEL C, et al. Sex hormones and autoimmunity[J]. Immunology Letters, 2010, 133(1): 6-13.

[13] VIAU M, ZOUALI M. B-lymphocytes, innate immunity, and autoimmunity[J]. Clinical Immunology, 2005, 114(1): 17-26.

[14] GRIMALDI C M, HILL L, XU X, et al. Hormonal modulation of B cell development and repertoire selection[J]. Molecular Immunology, 2005, 42(7): 811-820.

[15] HUGHES G C. Progesterone and autoimmune disease[J]. Autoimmunity Reviews, 2012, 11(6-7): A502-A514.

[16] DOSIOU C, HAMILTON A E, PANG Y, et al. Expression of membrane progesterone receptors on human T lymphocytes and Jurkat cells and activation of G-proteins by progesterone[J]. Journal of Endocrinology, 2008, 196(1): 67-77.

[17] LEE J H, LYDON J P, KIM C H. Progesterone suppresses the mTOR pathway and promotes generation of induced regulatory T cells with increased stability[J]. European Journal of Immunology, 2012, 42(10): 2683-2696.

[18] YATES M A, LI Y, CHLEBECK P, et al. Progesterone treatment reduces disease severity and increases IL-10 in experimental autoimmune encephalomyelitis[J]. Journal of Neuroimmunology, 2010, 220(1-2): 136-139.

[19] ZHANG L, CHANG K K, LI M Q, et al. Mouse endometrial stromal cells and progesterone inhibit the activation and regulate the differentiation and antibody secretion of mouse B cells[J]. International Journal of Clinical and Experimental Pathology, 2014, 7(1): 123-133.

[20] LAGERQUIST M K, ERLANDSSON M C, ISLANDER U, et al. 17Beta-estradiol expands IgA-producing B cells in mice deficient for the mu chain[J]. Scandinavian Journal of Immunology, 2008, 67(1): 12-17.

[21] HUGHES G C, MARTIN D, ZHANG K, et al. Decrease in glomerulonephritis and Th1-associated autoantibody production after progesterone treatment in NZB/NZW mice[J]. Arthritis & Rheumatism, 2009, 60(6): 1775-1784.

[22] AWOBAJO F O, OKAFOR A E, ADEBAYO H O. The immune system cell populations were increased in salt-induced hypertensive rats without an increase in the serum testosterone level (Short communication)[J]. Physiology international, 2018, 105(2): 110-115.

[23] YAO G, HOU Y, SHEN S, et al. Effects of testosterone on proliferation and IgG production of splenic lymphocytes in vitro[J]. Journal of Hygiene Research, 2002, 31(5): 333-335.

[24] PARNET P, PAYAN D G, KERDELHUé B, et al. Neuro-endocrine interaction on lymphocytes. Testosterone-induced modulation of the lymphocyte substance P receptor[J]. Journal of Neuroimmunology, 1990, 28(2): 185-188.

[25] PASQUALINI J R. Enzymes involved in the formation and transformation of steroid hormones in the fetal and placental compartments[J]. Journal of Steroid Biochemistry and Molecular Biology, 2005, 97(5): 401-415.

[26] ZHAO C, ZHAO J, HUANG Y, et al. New-onset systemic lupus erythematosus during pregnancy[J]. Clinical Rheumatology, 2013, 32(6): 815-822.

[27] KOWALIK M K, REKAWIECKI R, KOTWICA J. The putative roles of nuclear and membrane-bound progesterone receptors in the female reproductive tract[J]. Reproductive Biology, 2013, 13(4): 279-289.

[28] GOL M, GUCLU S, DEMIR A, et al. Effect of fetal gender on maternal serum human chorionic gonadotropin levels throughout pregnancy[J]. Archives of Gynecology and Obstetrics, 2005, 273(2): 90-92.

[29] TAKAHASHI N, ITOH M T, ISHIZUKA B. Human chorionic gonadotropin induces nestin expression in endothelial cells of the ovary via vascular endothelial growth factor signaling[J]. Endocrinology, 2008, 149(1): 253-260.

[30] MEDINA K L, SMITHSON G, KINCADE P W. Suppression of B lymphopoiesis during normal pregnancy[J]. Journal of Experimental Medicine, 1993, 178(5): 1507-1515.

[31] MUZZIO D O, SOLDATI R, EHRHARDT J, et al. B cell development undergoes profound modifications and adaptations during pregnancy in mice[J]. Biology of Reproduction, 2014, 91(5): 115.

[32] DUTTA S, SENGUPTA P, HAQUE N. Reproductive immunomodulatory functions of B cells in pregnancy[J]. International Reviews of Immunology, 2020, 39(2): 53-66.

[33] FETTKE F, SCHUMACHER A, CANELLADA A, et al. Maternal and Fetal Mechanisms of B Cell Regulation during Pregnancy: Human Chorionic Gonadotropin Stimulates B Cells to Produce IL-10 While Alpha-Fetoprotein Drives Them into Apoptosis[J]. Frontiers in immunology, 2016, 7: 495.

[34] BAEK K H, OH K W, LEE W Y, et al. Changes in the serum sex steroids, IL-7 and RANKL-OPG system after bone marrow transplantation: influences on bone and mineral metabolism[J]. Bone, 2006, 39(6): 1352-1360.

[35] ALOK A, MUKHOPADHYAY D, KARANDE A A. Glycodelin A, an immunomodulatory protein in the endometrium, inhibits proliferation and induces apoptosis in monocytic cells[J]. International Journal of Biochemistry & Cell Biology, 2009, 41(5): 1138-1147.

[36] HODSON L J, CHUA A C, EVDOKIOU A, et al. Macrophage phenotype in the mammary gland fluctuates over the course of the estrous cycle and is regulated by ovarian steroid hormones[J]. Biology of Reproduction, 2013, 89(3): 65.

[37] CANELLADA A, FäRBER A, ZENCLUSSEN A C, et al. Interleukin regulation of asymmetric antibody synthesized by isolated placental B cells[J]. American Journal of Reproductive Immunology, 2002, 48(4): 275-282.

第六章

免疫与神经内分泌调控

第一节　细胞因子与下丘脑 - 垂体 - 肾上腺轴

一、概述

细胞因子（cytokine）是由白细胞和其他多种细胞分泌的调节蛋白，可作用于免疫系统的多种细胞，发挥调节炎症反应的作用。产生细胞因子的白细胞主要是单核细胞和淋巴细胞，其作用具有多效性和重叠性。多效性是指细胞因子可发挥诸多不同的作用，重叠性是指不同的细胞因子发挥类似的生理效应[1]。另外，细胞因子之间也常会发生交互作用、相互影响。细胞因子发挥生物学效应的主要途径是以旁分泌和自分泌模式在局部发挥作用，次要途径是通过循环作用于靶组织。根据细胞因子的功能、细胞因子受体、细胞来源，细胞因子可分为白细胞介素、干扰素、肿瘤坏死因子、集落刺激因子、生长因子和趋化性细胞因子六个家族[2]。由于细胞因子作用的重叠性，某个细胞因子可能分属不同的细胞因子家族。细胞因子在健康机体中的表达量很少，但是在组织发生应激时，如疾病、感染、创伤、组织重构、细胞快速生长等，细胞因子的表达量显著增加。

下丘脑 - 垂体 - 肾上腺轴（hypothalamic pituitary adrenal axic，HPA 轴）对机体免疫功能具有重要的调节作用。一方面，内源性糖皮质激素在生理状态下发挥免疫抑制作用，适度控制机体对各种攻击或入侵者的反应，避免过度反应而损害自身；另一方面，HPA 轴可对各种免疫刺激（如病原体引起的急慢性炎症、创伤、自身免疫反应、代谢异常等）产生复杂的调节反应，主要表现为免疫细胞产生的大量细胞因子刺激 HPA 轴，使下丘脑促肾上腺皮质激素释放激素（corticotropin releasing hormone，CRH）、垂体 ACTH 和肾上腺糖皮质激素分泌显著增加并发挥各自的生物学效应。此外，在免疫刺激存在时，淋巴细胞甚至可以产生多种激素如 ACTH、PRL、GH、IGF 等，淋巴细胞产生的这些激素也具有调节免疫过程的作用。因此，免疫系统和 HPA 轴之间存在双向调节作用，称之为免疫 - 神经内分泌反馈调节环路，对这一反馈调节机制的研究是20 世纪七八十年代的研究热点之一[3]。

二、细胞因子对 HPA 轴的调节作用

大多数细胞因子可以刺激 HPA 轴。细胞因子可在疾病或创伤发生的部位产生，通过循环直接作用于 HPA，也可以通过激活中枢机制或者造成具有严重应激效应的病理改变等间接方式作用于 HPA。在受到免疫或炎症等攻击时，HPA 轴自身也能产生细胞因子，通过自分泌或旁分泌模式发挥刺激皮质激素释放的作用，也可通过影响 HPA 的细胞发育和增殖而影响神经内分泌功能。

（一）细胞因子及其受体在 HPA 轴的表达

细胞因子及其受体在 HPA 轴的表达是细胞因子发挥调节 HPA 轴作用的直接证据。研究表明，6 类细胞因子中的多种因子及其受体可在 HPA 中表达，如 IL-1β、IL-4、TNF-α、TNF-β、IFN-α、IFN-β、IFN-γ、神经生长因子（nerve growth factor，NGF）、表皮生长因子（epidermal growth factor，EGF）、转化生长因子 -α（TGF-α）、TGF-β、粒细胞集落刺激因子（G-CSF）等[4]。研究发现，星形胶质细胞、小胶质细胞和神经元都可分泌细胞因子。在大鼠脑组织中，下丘脑和海马体部位表达的细胞因子受体的密度最高。IL-1β 主要在人类下丘脑室旁区域（室旁核小细胞神经元区域和正中隆起），这一分布与 IL-1β 作为 HPA 急性相反应过程中神经调节蛋白的作用一致。有些细胞因子在正常状态下即可在 HPA 表达，也有许多细胞因子在中枢神经损伤（如细菌和病毒感染、创伤、缺血、惊厥等）时表达水平急剧升高。IL-1β、白细胞介素转化酶（interleukin converting enzyme，ICE）以及 TNF-α 在包括下丘脑室旁核（paraventricular hypothalamic nucleus，PVN）在内的某些脑组织中结构型表达，但表达水平较低。同样，IL-6 mRNA 可在大鼠脑组织（包括下丘脑）中被检测到。外周给予内毒素可显著刺激 IL-1α、IL-1β、IL-6 和 TNF-α 在下丘脑和其他脑组织中的表达。

大鼠和小鼠的垂体前叶可检测到 IL-1β、IL-6 及 TNF-α 的 mRNA 和蛋白质，内毒素可增加这些因子的表达[5]。有研究发现，人垂体瘤细胞有 IL-6 mRNA 和蛋白的表达。小鼠垂体有 2 种 IL-1 受体（IL-1R1 和 IL-1R2）表达，应激或长时间外周给予糖皮质激素可刺激垂体的 IL-1R 表达，内毒素则可抑制 IL-1R 表达。白血病抑制因子（leukaemia inhibitory factor，LIF）和 IL-6、IL-11 同属于糖蛋白 -130（glycoprotein-130，gp-130）依赖性细胞因子家族，在垂体也有表达。Gp-130 是细胞因子受体超家族的成员，一些细胞因子因共享信号转导链 gp-130 而被统称为 gp-130 细胞因子家族，即 IL-6 细胞因子家族。该家族包括 IL-6、IL-11、IL-27、睫状神经生长因子（ciliary neurotrophic factor，CNTF）、LIF 和抑瘤素 M（oncostatin M，OSM）等。

人肾上腺网状带的皮质细胞可表达 IL-1，在髓质则无 IL-1 表达，但在人嗜铬细胞瘤中发现有 IL-1 表达。IL-6 和 TNF-α 在人肾上腺网状带的皮质细胞也有表达，大鼠则在球状带表达。内毒素可促使肾上腺 IL-1α、IL-1β、ICE、IL-6 mRNAs 的表达量显著增加。

（二）细胞因子对 HPA 轴的作用

动物研究显示，IL-1α、IL-1β、IL-2、IL-4、IL-6、IL-12、LIF、OSM、心肌营养因子（cardiotrophin-1，CT-1）、TNF-α、EGF、NGF 等众多细胞因子可影响 HPA 轴，包括所有致炎

因子在内的绝大多数细胞因子可刺激 CRH、ACTH 和皮质酮，个别因子有抑制作用 [4, 6]。HPA 轴兴奋可发生在下丘脑水平，也可发生在垂体水平。IL-1β 和 TNF-α 主要兴奋下丘脑，刺激 CRH 合成和分泌；IL-2、IFN 和 gp-130 家族主要参与对垂体 ACTH 的调控以及介导，例如在大鼠，IL-1β、IL-2、IL-6 或 TNF-α 注入第三脑室后可引起剂量依赖性 ACTH 和皮质酮分泌增加，IL-1 受体拮抗剂可阻断 IL-1β 的刺激作用。临床研究显示，静脉或皮下给予 IL-1α、IL-1β、IL-2、IL-6、TNF-α、IFN-α、IFN-β、IFN-γ 均能升高血清 ACTH 和皮质醇水平。ACTH 在静脉给药后 1 小时内升高，皮下给药则在 1~4 小时内升高。IL-6 刺激 ACTH 和皮质醇的作用较强，在第 1 天皮下给药（30μg/kg）后，ACTH 在 1 小时达峰值，5 小时回复到基线水平；皮质醇则在 2 小时达峰值，高水平可维持 24 小时。在皮下给药的第 7 天，IL-6 促 ACTH 分泌的作用明显减弱，可能与皮质醇的反馈抑制作用有关，同时可伴随肾上腺的增大 [7, 8]。

三、细胞因子调节 HPA 轴的机制

（一）细胞因子对下丘脑的作用

细胞因子与下丘脑神经内分泌之间的调控网络非常复杂，有很多机制尚未阐明。外周产生的细胞因子如果能在下丘脑发挥作用，首先需要顺利通过血 - 脑屏障进入中枢。细胞因子是大分子多肽，分子量 17~26 kDa，通常能不透过血 - 脑屏障。细胞因子通过血 - 脑屏障的途径有 4 种：①经血 - 脑屏障较薄弱的部位进入中枢，下丘脑有些部位缺少血 - 脑屏障或屏障功能较弱，如终板血管区、正中隆起等脑室周围器官，循环中的细胞因子可能直接作用于这些部位产生生物学效应 [9]；②经过血 - 脑屏障通透性增高的部位（如局部炎症），这些部位的血 - 脑屏障的完整性受到破坏 [9]；③通过数量有限的特异性转运系统，但这类转运系统的数量很少，是否能转运足够量的细胞因子进入脑内尚不确定 [10]；④受体介导的转运，如 TNF、LIF、瘦素可经该途径通过血 - 脑屏障 [11]。

外周细胞因子在中枢发挥生物学效应的途径和机制如下：

（1）细胞因子在下丘脑部位直接刺激室旁核小细胞神经元（parvocellular ventricular nucleus，pPVN）分泌 CRH 和精氨酸血管升压素（AVP）[4]。离体研究结果表明，分离的下丘脑组织在细胞因子作用下可分泌 CRH，这是细胞因子直接作用的最直接证据。下丘脑是细胞因子激活 HPA 的最主要部位。CRH 是 HPA 轴的最高调控中枢，CRH 分泌增加提示 HPA 轴被激活。有研究显示，外周给予 IL-1β 可刺激 ACTH 分泌，如果给予抗 CRH 血清，则可有效消除该作用。可直接刺激 CRH 分泌的细胞因子包括 IL-1、IL-2、IL-6、TNF-α、LIF 等。

（2）细胞因子激活血 - 脑屏障中的血管周围细胞，后者分泌类花生酸（eicosanoid）等可溶性介质，这些可溶性介质弥散到 pPVN 区域，刺激 CRH 和 AVP 分泌，或调节投射到 pPVN 的传入性神经信号。类花生酸大多数是花生四烯酸的衍生物，包括前列腺素类（prostaglandin），凝血噁烷类（thromboxane）和白细胞三烯类（leucotriene）[12]。在第三脑室内注射或在下丘脑不同部位（室旁区、前视区、正中隆起、终板血管区）注射类前列腺素可显著刺激 HPA 轴，c-Fos 和 CRH mRNA 的表达增加、ACTH 分泌增多，如注射环氧化酶抑制剂则可阻断 ACTH 的分泌。也有研究发现，在下丘脑，IL-1α/β、IL-6 以及 TNF-α 可直接或间接促进类花生酸的产生，如果注射前列腺素抗体则可消除 IL-β 刺激 ACTH 分泌的作用。NF-κB 也是介导外周炎症信号作用

于中枢的关键分子之一，中枢阻断 NF-κB 可以抑制外周 IL-1β 注射引起的 c-Fos 激活。

（3）细胞因子在中枢从头合成，发挥局部调节作用。如前所述，中枢系统本身即可合成多种细胞因子及其受体，如 IL-1β、IL-6、LIF 等，虽然基础的表达量很低，但在机体尤其是中枢部位发生免疫反应时，中枢内的细胞因子表达量显著升高，以自分泌或旁分泌模式发挥调控作用。胶质细胞是中枢内的固有免疫细胞，可合成多种致炎因子以及受体。小胶质细胞在正常时处于静息状态，在应激性刺激存在时被激活，合成并释放各种细胞因子，包括 IL-1、IL-6、TNF-α、单核细胞趋化蛋白（MCP-1）等，发挥各自的免疫调节功能。

（4）外周细胞因子刺激外周局部感觉传入纤维，信号上传至孤束核，再经由孤束核发出的腹侧去甲肾上腺素能神经束（ventral noradrenergic tract，VNT）投射到 pPVN 区域，刺激 CRH 分泌[12]。研究发现，在膈下神经横断术后的大鼠，腹腔内注射 IL-1β 或 TNF-α 对 ACTH 和皮质酮的刺激作用受抑制，提示迷走神经传入纤维在细胞因子刺激 HPA 过程中发挥重要作用。

（5）外周细胞因子在外周引发机体出现某些病理状态，如高热、低血压、低血糖等，通过病理生理机制刺激脑干的神经核团，这些神经核团再发出神经刺激信号刺激下丘脑分泌 CRH。IL-1 被称为内源性致热源，提示 IL-1 具有改变体温调定点的作用。低于致热源剂量的 IL-1 可引起长时间的低血糖，且与细胞因子促胰岛素分泌作用无关。细胞因子也与淋巴器官的血流再分布并干扰局部血管的交感张力有关，从而影响心血管功能。细胞因子引起的上述异常状态可能会间接影响 HPA 轴。

（二）细胞因子对垂体的作用

在垂体，细胞因子发挥作用主要通过 gp-130，并且需要无分泌功能的滤泡星形细胞和分泌 ACTH 细胞之间的旁分泌作用来参与。IL-6，IL-11、LIF、OSM 和 CNTF 能在垂体部位发挥作用[13]。在 IL-6 或 LIF 敲除小鼠，ACTH 细胞的功能受损。IL-6 受体（gp-80）以及其他与 gp-130 相偶联的受体在多种组织中表达，这些受体的信号通路为 JAK（Janus kinase）- 信号转导及转录激活因子（signal transduction and activator of transcription，STAT）通路，细胞因子与受体结合后激活上述信号通路，进而促进 ACTH 分泌。研究发现，STAT3 蛋白可与 CRH 刺激的腺苷酸环化酶途径发挥协同效应，上调 POMC 基因表达，促进 ACTH 合成和分泌。ATCH 分泌增多的同时，ACTH 的储备也增加，提示促分泌反应持续存在。LIF 和其他 gp-130 细胞因子也具有直接的促垂体祖细胞向 ACTH 细胞分化的作用。

（三）细胞因子对肾上腺的作用

IL-1β 和 IL-6 不论是在体内还是离体均能刺激皮质醇和皮质酮的释放。IL-6 还能增加 ACTH 的促类固醇激素合成的作用。肾上腺皮质 - 髓质交界处的常驻巨噬细胞均可表达 IL-6 和 TNF-α，此外，IL-6 及其受体在肾上腺皮质表达，IL-1β 在大鼠肾上腺髓质表达。内毒素可显著提高肾上腺 IL-6 和 IL-1β 的表达，同时伴随环氧化酶（cyclooxygenase enzymes-2，COX-2）表达的增加。研究发现，IL-1β 对类固醇生成的作用依赖于前列腺素（类花生酸的一种），COX-2 抑制剂可抑制肾上腺类固醇的生成，因此类花生酸在肾上腺应对免疫攻击时发挥重要作用[14]。

（四）细胞因子激活 HPA 轴的反向调节机制

如前所述，细胞因子刺激 HPA 轴分泌糖皮质激素，但同时也存在对激活的 HPA 轴的反向调节机制。首先，肾上腺分泌的糖皮质激素对 CRH 和 ACTH 存在负反馈作用，在下丘脑和垂体，糖皮质激素诱导 Annexin A1 产生，后者以旁分泌形式分别抑制 CRH/AVP 和 ACTH 的释放 [15]。Annexin A1 是钙依赖的磷脂结合蛋白，糖皮质激素的抗炎作用主要是通过增加 Annexin A1 的合成而实现。糖皮质激素不仅能抑制免疫反应，还能抑制炎症反应的两种主要产物，即前列腺素和白三烯。糖皮质激素在磷脂酶 A2 水平和 COX-1/2 水平抑制前列腺素合成 [16, 17]。其次，gp-130 细胞因子可诱导细胞因子信号通路的阻遏蛋白，降低细胞因子刺激的 POMC 的表达和 ACTH 分泌。

虽然存在反向调节机制，但有研究发现，致炎因子可通过降低糖皮质激素受体功能而损害 HPA 轴的负反馈调节，即使 HPA 轴的负反馈调节受损，表现为对糖皮质激素反应性降低，对糖皮质激素发生抵抗。细胞因子可影响糖皮质激素受体的表达，降低受体活性形式 α 的表达，而使非活性形式 β 表达升高。长时间细胞因子作用可出现对糖皮质激素的反应性降低，是抑郁症的重要标志之一，也反映了细胞因子与 HPA 轴之间交互作用的复杂性。

（五）脂肪因子瘦素与 HPA 轴的交互调节作用

瘦素是脂肪细胞分泌的一种激素，分子量为 16 kDa，结构与细胞因子同源，其受体为细胞因子 I 类受体超家族成员，在下丘脑、肝脏、胰腺、肾脏和脂肪组织中均有表达，提示瘦素具有广泛的生物学效应。瘦素及其受体的结构均与细胞因子同源，因此，将瘦素看作是一种细胞因子是合乎逻辑的。糖皮质激素可刺激瘦素的表达，而瘦素可以抑制 ACTH 分泌从而抑制 HPA 轴，但不影响基础皮质醇分泌 [18]。因此，脂肪组织和 HPA 轴之间可能存在经典的内分泌反馈环路。

四、小结

细胞因子与 HPA 轴之间的免疫-神经内分泌调节网络非常复杂，涉及外周及中枢多个系统，目前所阐明的内容和机制只能说是冰山一角，还需要更深入地研究和探索。鉴于细胞因子的免疫调节作用，细胞因子已经用于临床治疗某些疾病，但同时也发现细胞因子治疗过程中出现的一些不良反应，如抑郁症和行为改变。抑郁症的发生与细胞因子过多影响了神经递质的合成与代谢、影响 HPA 功能等因素有关。目前热门的抗肿瘤免疫治疗、抗肿瘤细胞因子治疗在临床上广泛开展，临床中出现了一些少见但很严重的特殊不良反应，如细胞因子释放综合征（cytokine release syndrome，CRS）。CRS 常见表现有发热、低血压、缺氧，以及出现与血清中某些细胞因子水平显著升高有关的神经系统症状，长时间、持续、大量细胞因子释放必然会影响 HPA 轴。因此，在继续探索细胞因子与 HPA 间免疫内分泌调控机制的过程中，也应该关注细胞因子治疗或免疫治疗相关的不良事件，从内分泌领域进行相关的研究是值得的，也是令人期待的。

（高洪伟　编；任　蕾　审）

参考文献

[1] COHEN M C, COHEN S. Cytokine function: a study in biologic diversity[J]. American journal of clinical pathology, 1996, 105(5): 589-598.

[2] OPPENHEIM J J. Cytokines: past, present, and future[J]. International journal of hematology, 2001, 74: 3-8.

[3] MUNCK A, GUYRE P M, HOLBROOK N J. Physiological functions of glucocorticoids in stress and their relation to pharmacological actions[J]. Endocrine reviews, 1984, 5(1): 25-44.

[4] TURNBULL A V, RIVIER C L. Regulation of the hypothalamic-pituitary-adrenal axis by cytokines: actions and mechanisms of action[J]. Physiological reviews, 1999, 79(1): 1-71.

[5] LAYé S, PARNET P, GOUJON E, et al. Peripheral administration of lipopolysaccharide induces the expression of cytokine transcripts in the brain and pituitary of mice[J]. Brain research Molecular brain research, 1994, 27(1): 157-162.

[6] RAY D, MELMED S. Pituitary cytokine and growth factor expression and action[J]. Endocrine reviews, 1997, 18(2): 206-228.

[7] MASTORAKOS G, CHROUSOS G P, WEBER J S. Recombinant interleukin-6 activates the hypothalamic-pituitary-adrenal axis in humans[J]. The Journal of clinical endocrinology and metabolism, 1993, 77(6): 1690-1694.

[8] MASTORAKOS G, WEBER J S, MAGIAKOU M A, et al. Hypothalamic-pituitary-adrenal axis activation and stimulation of systemic vasopressin secretion by recombinant interleukin-6 in humans: potential implications for the syndrome of inappropriate vasopressin secretion[J]. The Journal of clinical endocrinology and metabolism, 1994, 79(4): 934-939.

[9] DUNN A J. Effects of cytokines and infections on brain neurochemistry[J]. Clinical neuroscience research, 2006, 6(1-2): 52-68.

[10] BANKS W A, ORTIZ L, PLOTKIN S R, et al. Human interleukin(IL)1 alpha, murine IL-1 alpha and murine IL-1 beta are transported from blood to brain in the mouse by a shared saturable mechanism[J]. The Journal of pharmacology and experimental therapeutics, 1991, 259(3): 988-996.

[11] PAN W, STONE K P, HSUCHOU H, et al. Cytokine signaling modulates blood-brain barrier function[J]. Current pharmaceutical design, 2011, 17(33): 3729-3740.

[12] JOHN C D, BUCKINGHAM J C. Cytokines: regulation of the hypothalamo-pituitary-adrenocortical axis[J]. Current opinion in pharmacology, 2003, 3(1): 78-84.

[13] ARZT E. gp130 cytokine signaling in the pituitary gland: a paradigm for cytokine-neuro-endocrine pathways[J]. The Journal of clinical investigation, 2001, 108(12): 1729-1733.

[14] COVER P O, SLATER D, BUCKINGHAM J C. Expression of cyclooxygenase enzymes in rat hypothalamo-pituitary-adrenal axis: effects of endotoxin and glucocorticoids[J]. Endocrine, 2001, 16(2): 123-131.

[15] BUCKINGHAM J C, JOHN C D, SOLITO E, et al. Annexin 1, glucocorticoids, and the neuroendocrine-immune interface[J]. Annals of the New York Academy of Sciences, 2006, 1088: 396-409.

[16] PERRETTI M, D'ACQUISTO F. Annexin A1 and glucocorticoids as effectors of the resolution of inflammation[J]. Nature reviews Immunology, 2009, 9(1): 62-70.

[17] GOPPELT-STRUEBE M, WOLTER D, RESCH K. Glucocorticoids inhibit prostaglandin synthesis not only at the level of phospholipase A2 but also at the level of cyclo-oxygenase/PGE isomerase[J]. British journal of pharmacology, 1989, 98(4): 1287-1295.

[18] GAILLARD R C, SPINEDI E, CHAUTARD T, et al. Cytokines, leptin, and the hypothalamo-pituitary-adrenal axis[J]. Annals of the New York Academy of Sciences, 2000, 917: 647-657.

第二节　下丘脑-垂体-肾上腺轴与
固有免疫及适应性免疫

一、概述

下丘脑-垂体-肾上腺轴（HPA 轴）参与调控固有免疫及适应性免疫应答，主要通过多种细胞因子、神经肽共同合作调控，综合调控内分泌网络系统，对感染等应激反应产生免疫及内分泌应答。这种网络系统能够通过激素、神经肽与免疫调节介质配体与受体结合发挥效应。除了内分泌系统经典的激素与受体结合途径，免疫细胞也能够通过产生大量的激素和神经肽参与炎症反应调控，导致临床内分泌症状的出现。

二、HPA 轴

HPA 轴是一个由下丘脑、垂体以及肾上腺三部分组成的复杂集合，在体内对免疫功能、应激反应和稳态维持等方面具有重要的调节作用[1]。HPA 轴的激活受病理、生理等多种因素的影响。调控 HPA 轴的关键部位是下丘脑室旁核（PVN），应激情况下 PVN 将交感神经、副交感神经、边缘系统传入的兴奋或抑制性信号进行整合。当来自更高级脑调节中枢的刺激性信号传递到 PVN 时，HPA 轴激活，分泌促肾上腺皮质激素释放激素（CRH）以及抗利尿激素（AVP）进入垂体门脉系统。在垂体前叶，CRH 和 AVP 协同作用，刺激促肾上腺皮质激素（ACTH）释放[2]，ACTH 通过血液循环作用于肾上腺皮质合成并释放糖皮质激素（glucocorticoid，GC）和盐皮质激素（mineralocorticoid，MC）[3]。HPA 轴影响固有免疫及适应性免疫应答，主要通过 CRH、GC 等信使分子激活免疫细胞，促进释放细胞因子发挥作用，也通过一些内分泌组织与大脑共同参与神经-免疫-内分泌调控。

三、HPA 轴中的信使分子

CRH 是由 41 个氨基酸组成的神经肽，在外周（血管、皮肤、肺、睾丸、卵巢和胎盘）以及中枢神经系统表达最高，能刺激垂体前叶释放 ACTH 和 β-内啡肽。UCNI-Ⅲ是 CRH 的同源神经肽。CRH 家族有两个天然特异性 CRH 受体（CRH receptors，CRHR），它属于 B1 类分泌素 G 蛋白偶联受体（G-protein coupled receptor，GPCR）家族，分为 CRHR1 和 CRHR2。CRHR1 通过 CRH-ACTH-糖皮质激素轴调节应激反应，CRHR2 通过 UCN-Ⅱ和 UCN-Ⅲ调节应激处理反应[4]。CRHR 主要与 G 蛋白结合，激活腺苷酸环化酶，产生 cAMP，同时 CRHR 具有与其他 G 蛋白系统包括 Gq、Gi、Go、GIL/2 和 Gz 相互作用的能力[5]。

ACTH 是一种多肽类激素，是下丘脑 - 脑垂体 - 肾上腺皮质轴的重要化学物质。传统观点认为 ACTH 主要通过刺激 GC 分泌发挥作用，随着研究深入，发现 ACTH 还有非依赖 GC 功能，与黑素皮质素系统密切相关[6]。黑素皮质素系统中有 5 种受体（MC1R~MC5R），属于 G 蛋白偶联受体，这些受体及配体广泛而有选择性地分布于多个器官及组织，从而发挥不同的生物学效应[7]。

糖皮质激素（glucocorticoid，GC）是一种甾体类激素，属于亲脂类激素，能通过被动扩散透过细胞膜，与胞质内的糖皮质激素受体（glucocorticoid receptor，GR）结合。没有与激素结合的 GR 在胞质内与热休克蛋白 70、热休克蛋白 90 等结合，从而维持正确的构象及 GR 的高亲和力[8]。GR 大部分位于细胞内，少部分存在细胞膜上，是控制 GC 产生负反馈回路的一部分。目前研究最多 GR 亚型为 α 和 β 亚型。α 亚型有配体结合区，能够与 GC 结合，而 β 亚型由于转录剪切作用，没有配体结合区，不能与 GC 结合，但由于 β 亚型可直接与糖皮质激素反应元件（glucocorticoid response element，GRE）结合，故认为 GR-β 亚型可拮抗 GR-α 亚型。相关研究也表明，β 亚型有负调节的作用[9-11]。

四、信使分子对固有免疫和适应性免疫的作用

HPA 轴影响固有免疫及适应性免疫应答，主要通过信使分子激活免疫细胞，促进释放细胞因子发挥作用，同时也通过内分泌组织与大脑共同参与神经 - 免疫 - 内分泌调控。

（一）CRH 对免疫细胞的调节

CRH 通过参与多种信号通路与免疫细胞共同发挥调节作用。其中，下丘脑分泌的 CRH 经过 HPA 轴间接参与外周免疫功能调节，而外周的 CRH 以自分泌或旁分泌的方式直接参与免疫 / 炎症的调节[12]。CRHR1 与 CRHR2 均参与了 CRH 介导的巨噬细胞吞噬与调节作用，CRH 和 Urocortin（Ucn）分别通过 CRHR1 和 CRHR2 激活 cAMP-PKA/ERK1/2 信号通路，参与增强巨噬细胞 Rho A、Rac1 磷酸化，促进巨噬细胞骨架蛋白的重塑，实现对巨噬细胞的调节作用[13]。CRH 可以诱导炎症模型中阿片活性肽的产生，在大鼠皮下炎症、脑脊髓炎、哮喘、肠道炎症中也具有相同的作用[14, 15]。CRH 与其受体结合后，通过 TNFR1 信号通路诱导 NF-κB 激活，促进中性粒细胞生存。研究发现，CRH 可刺激肥大细胞分泌 IL-6、TNF 等一系列细胞因子[16]。

（二）ACTH 对免疫细胞的调节

ACTH 作为黑素皮质素系统的生理激动剂，通过与不同受体结合发挥不同的生物学效应。例如，ACTH 可与巨噬细胞、中性粒细胞中的 MC1R、MC3R 和 MC5R 结合，激活后通过减少白细胞浸润，可抑制细胞因子产生，减少炎症介质释放来发挥抗炎作用[17]。在鼠脾 T 细胞和 B 细胞、胸腺细胞、腹腔巨噬细胞以及人的外周血单个核细胞表面均存在 ACTH 受体，在受到脂多糖（LPS）刺激时，其数量显著增加，并且在细胞释放免疫反应性 ACTH 后，数量增至最高水平[18]，提示 ACTH 对 ACTH 受体具有调节作用；ACTH 可以通过与脂肪细胞 MC2R 结合促进脂肪降解；与中枢神经系统 MC3R、MC4R 结合，发挥神经系统炎症调节功能[19]。

（三）GC 对免疫细胞的调节

研究证明，糖皮质激素通过抑制细胞免疫来发挥免疫调节功能。在炎症反应中，GC 通过诱导合成抗炎细胞因子（IL-10、IL-12 和 IL-1R 拮抗剂）、抑制炎性细胞因子（IL-2、IL-3、IL-4、IL-5、IL-6、IL-8、IL-13、IL-15、TNF-α）的合成来发挥抗炎作用[20]。在 GC 调控炎症因子活动的同时，这些炎症因子又反过来调节 GC 活动，影响组织对 GC 的敏感性。GC 可通过抑制 IL-6、TNF-α 等炎症因子释放以及炎细胞聚集而减轻免疫反应及肺组织损伤[21]。

在急性应激条件下，GC 能发挥促炎作用。例如，GC 能够加重迟发型过敏反应患者的外周免疫反应。2015 年，Cruz-Topete D 等人指出，GC 的促炎作用是正常免疫活动所必需的[22]。机体对 GC 的反应取决于 GC 的浓度、机体免疫系统的生理状态、刺激持续时间，以及疾病类型等。Desmet SJ 等人认为，在正常生理状态下，生理浓度的 GC 发挥促炎作用，大剂量的 GC 发挥抗炎作用；免疫刺激前，GC 可增强促炎反应，免疫刺激后，GC 主要发挥免疫抑制作用；GC 主要通过固有免疫系统来发挥促炎效应，通过适应性免疫系统来发挥抗炎效应[23]。

五、小结

HPA 轴和免疫系统通过细胞因子及糖皮质激素共同组成机体双向调控系统。系统间的平衡可能是维持机体稳态的至关重要的环节。以中枢神经系统为核心的神经 - 免疫 - 内分泌系统，通过 HPA 轴调控通路共同维持机体稳态的平衡。

（孙　磊，牛　奔　编；高洪伟　审）

参考文献

[1] SMITH S M, VALE W W. The role of the hypothalamic-pituitary-adrenal axis in neuroendocrine responses to stress [J].Dialogues in Clinical Neuroscience, 2006, 8(4): 383-395.

[2] SWAAB D F, BAO A M, LUCASSEN P J. The stress system in the human brain in depression and neurodegeneration [J]. Ageing Research Reviews, 2005, 4(2): 141-194.

[3] BOLLAG W B. Regulation of aldosterone synthesis and secretion [J]. Comprehensive Physiology, 2014, 4(3): 1017-1055.

[4] HSU S Y, HSUEH A J. Human stresscopin and stresscopin-related peptide are selective ligands for the type 2 corticotropin-releasing hormone receptor [J]. Nature Medicine, 2001, 7(5): 605-611.

[5] GRAMMATOPOULOS D K. Insights into mechanisms of corticotropin-releasing hormone receptor signal transduction [J]. British Journal of Pharmacology, 2012, 166(1): 85-97.

[6] VOISEY J, CARROLL L, VAN DAAL A. Melanocortins and their receptors and antagonists [J]. Current Drug Targets, 2003, 4(7): 586-597.

[7] CONE R D. Studies on the physiological functions of the melanocortin system [J]. Endocrine Reviews, 2006, 27(7): 736-749.

[8] HUDSON W H, VERA I M S, NWACHUKWU J C, et al. Cryptic glucocorticoid receptor-binding sites pervade genomic NF-κB response elements [J]. Nature Communications, 2018, 9(1): 1337.

[9] VAZQUEZ-TELLO A, HALWANI R, HAMID Q, et al. Glucocorticoid receptor-beta up-regulation and steroid resistance induction by IL-17 and IL-23 cytokine stimulation in peripheral mononuclear cells [J]. Journal of Clinical

Immunology, 2013, 33(2): 466-478.

[10] HADJI P, KYVERNITAKIS I, KANN P H, et al. GRAND-4: the German retrospective analysis of long-term persistence in women with osteoporosis treated with bisphosphonates or denosumab [J]. Osteoporosis International, 2016, 27(10): 2967-2978.

[11] DE BOSSCHER K, BECK I M, DEJAGER L, et al. Selective modulation of the glucocorticoid receptor can distinguish between transrepression of NF-κB and AP-1 [J].Cellular and Molecular Life Sciences, 2014, 71(1): 143-163.

[12] VERGETAKI A, JESCHKE U, VREKOUSSIS T, et al. Galectin-1 overexpression in endometriosis and its regulation by neuropeptides (CRH, UCN) indicating its important role in reproduction and inflammation [J]. PLoS One, 2014, 9(12): e114229.

[13] CHO W, KANG J L, PARK Y M. Corticotropin-Releasing Hormone (CRH) Promotes Macrophage Foam Cell Formation via Reduced Expression of ATP Binding Cassette Transporter-1 (ABCA1) [J]. PLoS One, 2015, 10(6): e0130587.

[14] SCHAFER M, MOUSA S A, ZHANG Q, et al. Expression of corticotropin-releasing factor in inflamed tissue is required for intrinsic peripheral opioid analgesia [J]. Proceedings of the National Academy of Sciences of the United States of America, 1996, 93(12): 6096-6100.

[15] BENOU C, WANG Y, IMITOLA J, et al. Corticotropin-releasing hormone contributes to the peripheral inflammatory response in experimental autoimmune encephalomyelitis [J]. Journal of Immunology, 2005, 174(9): 5407-5413.

[16] TSILIONI I, RUSSELL I J, STEWART J M, et al. Neuropeptides CRH, SP, HK-1, and Inflammatory Cytokines IL-6 and TNF Are Increased in Serum of Patients with Fibromyalgia Syndrome, Implicating Mast Cells [J].Journal of Pharmacology and Experimental Therapeutics, 2016, 356(3): 664-672.

[17] MANGANELLI M, GUIDA S, FERRETTA A, et al. Behind the Scene: Exploiting MC1R in Skin Cancer Risk and Prevention [J]. Genes (Basel), 2021, 12(7): 1093.

[18] REUSCH M K, KARASEK M A, NICKOLOFF B J. Effect of neuropeptides present in skin on the proliferation of human peripheral blood mononuclear cells and T cells [J]. Archives of Dermatological Research, 1988, 280(5): 279-281.

[19] KING S H, MAYOROV A V, BALSE-SRINIVASAN P, et al. Melanocortin receptors, melanotropic peptides and penile erection [J]. Current Topics in Medicinal Chemistry, 2007, 7(11): 1098-1106.

[20] LAU S, GUEST C, HALL M, et al. Functional Outcomes Post Lisfranc Injury-Transarticular Screws, Dorsal Bridge Plating or Combination Treatment? [J]. Journal of Orthopaedic Trauma, 2017, 31(8): 447-452.

[21] HAKONARSON H, BJORNSDOTTIR U S, HALAPI E, et al. Profiling of genes expressed in peripheral blood mononuclear cells predicts glucocorticoid sensitivity in asthma patients [J]. Proceedings of the National Academy of Sciences of the United States of America, 2005, 102(41): 14789-14794.

[22] CRUZ-TOPETE D, CIDLOWSKI J A. One hormone, two actions: anti- and pro-inflammatory effects of glucocorticoids [J]. Neuroimmunomodulation, 2015, 22(1-2): 20-32.

[23] DESMET S J, DE BOSSCHER K. Glucocorticoid receptors: finding the middle ground [J]. Journal of Clinical Investigation, 2017, 127(4): 1136-1145.

第三节　免疫细胞因子-受体-信号复合物调节神经内分泌通讯网

一、概述

人体是一个有机统一的整体，机体各大系统虽各有独特的生理功能，但它们之间存在相互联系、相互制约，以维持机体的稳态，其中神经、内分泌和免疫系统之间具有错综复杂的交互通讯网，相关的研究已取得突破性进展，由此也诞生了一门新兴学科"神经免疫内分泌学"。神经、内分泌和免疫系统之间存在双向信息通讯，一方面，神经内分泌组织和细胞表达多种细胞因子受体，细胞因子与特异性受体结合，调节免疫应答，影响神经系统功能活动和激素分泌，如感染后的免疫反应刺激白细胞产生细胞因子，后者与下丘脑垂体的受体结合，从而影响下丘脑垂体激素的分泌；另一方面，多数免疫系统细胞具有神经内分泌激素受体，免疫系统同样可受到神经内分泌激素的调节，如应激可通过激活下丘脑-垂体-肾上腺轴（HPA 轴）分泌糖皮质激素来影响免疫系统[1]。神经、内分泌和免疫系统之间的交互通讯是通过它们之间共同的"语言"-化学信号分子（细胞因子、激素、神经递质和神经肽）及其受体实现的，其中主要由免疫细胞分泌的细胞因子扮演了重要角色。细胞因子通过与靶细胞表面的特异性受体结合形成信号复合物，将细胞外蛋白的结合转化为细胞质信号，启动细胞内的信号转导，调控相关蛋白表达，导致生物学功能改变。

本节着重关注免疫系统中的细胞因子对神经内分泌系统的影响，首先概述免疫细胞和细胞因子，其次介绍细胞因子受体，最后讨论细胞因子对神经内分泌系统的调节。

二、免疫细胞和细胞因子

免疫系统由免疫器官、免疫细胞、免疫分子和淋巴循环网络组成。通常将免疫器官分为中枢免疫器官（骨髓和胸腺）和外周免疫器官（脾、淋巴结、黏膜相关淋巴组织和皮肤相关淋巴组织）。免疫分子是参与介导免疫应答的分子物质，包括抗原、抗体、补体和细胞因子等。免疫细胞是免疫系统的功能单元，分泌细胞因子的免疫细胞有淋巴细胞、单核-巨噬细胞和粒细胞等，其中淋巴细胞包括 T 淋巴细胞（T 细胞）、B 淋巴细胞（B 细胞）和 NK 细胞。

（一）免疫细胞

1.淋巴细胞

淋巴细胞负责病原微生物的特异性应答，根据其不同的来源及功能主要分为 T 细胞、B 细胞和 NK 细胞，所有淋巴细胞均来源于骨髓造血干细胞。

（1）T细胞：T细胞参与机体所有免疫应答的不同类型和过程，是免疫系统非常重要的细胞群体。T细胞来源于骨髓，在胚胎发育早期，T细胞的前体细胞经血流运输到胸腺，胸腺微环境中多种因素决定了T细胞的分化、增殖和选择性发育。T细胞表面表达抗原受体，称为T细胞受体（TCR），TCR有TCRαβ和TCRγδ两类，相应的T细胞可分为αβT细胞和γδT细胞。αβT细胞是主要的T细胞群体，根据其不同的细胞表面标志进一步分为CD4⁺ T细胞和CD8⁺ T细胞。根据在免疫应答中的不同功能，T细胞又可分为细胞毒性T细胞（CTL）、辅助性T细胞（Th）和调节性T细胞。CTL主要为CD8⁺ T细胞，通过细胞毒作用特异性杀伤病毒等感染的靶细胞和体内突变的细胞（肿瘤细胞）。Th细胞主要为CD4⁺ T细胞，通过释放细胞因子辅助其他淋巴细胞发挥免疫活性功能。Th细胞根据功能的不同可进一步分为Th1、Th2、Th9、Th17和Tfh等亚型。Th1细胞主要分泌干扰素γ（IFN-γ），辅助细胞免疫为主。Th2细胞分泌白介素（IL）-4、IL-5、IL-13等，主要辅助体液免疫，促进B细胞增殖、分化和抗体产生。因此，T细胞除了参与细胞免疫以外，还和体液免疫有关。调节性T细胞具有免疫抑制功能，可通过接触抑制或分泌免疫抑制性细胞因子来抑制免疫反应。胸腺中的T细胞发育成熟后，转移到外周免疫器官如脾、淋巴结等，接受抗原提呈细胞表面特异性抗原肽及其他信号的共同刺激，成为效应性和记忆性T细胞，参与适应性免疫应答和免疫记忆的维持[2]。

（2）B细胞：B细胞通过合成和分泌抗体参与介导体液免疫。它的前体细胞主要来源于骨髓，与T细胞在胸腺发育成熟不同，哺乳动物的B细胞在骨髓中发育成熟，然后转移到外周免疫器官。B细胞表面表达抗原受体，称为B细胞受体，实质是膜型免疫球蛋白，可特异性地直接识别抗原分子表面的表位，B细胞识别抗原后，发生活化增殖，分化成为浆细胞，合成并分泌可溶性免疫球蛋白即抗体，在体液中发挥结合和清除抗原的作用[2]。B细胞除产生抗体外，还有记忆性B细胞，可记住机体产生的抗体。B细胞也能分泌IL，在免疫调节中发挥作用。

（3）NK细胞：NK细胞是一类无T细胞和B细胞特征性表面标志的大淋巴细胞，来源于骨髓并在骨髓分化发育。NK细胞广泛分布于骨髓、肝、脾、淋巴结、肺和黏膜等，尤其在肝和肺中比例较高。NK细胞无须抗原的预先刺激与活化即能直接杀伤被病毒感染的自身细胞或肿瘤细胞。除了抗感染和抗肿瘤外，NK细胞也分泌IL和IFN-γ等细胞因子参与免疫调节。

2. 单核 - 巨噬细胞

单核 - 巨噬细胞是指外周血液中的单核细胞和遍布机体各组织器官的巨噬细胞，它们来源于骨髓造血干细胞，骨髓中的单核细胞发育成熟后进入外周血液，后穿过血管内皮细胞间隙进入组织，进一步分化为巨噬细胞。单核 - 巨噬细胞具有较强的吞噬功能，可吞噬细菌等抗原，此外单核 - 巨噬细胞也是重要的抗原提呈细胞，可摄取、加工和提呈抗原给T细胞，在诱导特异性免疫应答中发挥作用[2]。巨噬细胞可分泌多种细胞因子，如IL-1、IL-6、肿瘤坏死因子（TNF）α和IFN等，参与介导炎症、免疫调节和杀伤肿瘤。

3. 粒细胞

粒细胞分为中性粒细胞、嗜酸性粒细胞和嗜碱性粒细胞。中性粒细胞和巨噬细胞一样具有很强的趋化作用和吞噬功能，其吞噬对象以细菌为主，也吞噬异物和死亡细胞。嗜酸性粒细胞具有趋化作用和一定的吞噬、杀菌能力，尤其在抗寄生虫免疫中具有重要作用。嗜碱性粒细胞通过吞噬作用破坏寄生虫，也是参与Ⅰ型超敏反应的重要效应细胞。粒细胞也是IL等细胞因子的主要来源。

（二）细胞因子

细胞因子是一大类能在细胞间传递信息的蛋白质或小分子多肽，由免疫细胞和某些非免疫细胞经刺激后合成和分泌，通过与靶细胞表面的特异性受体结合，将生物信号传导至细胞内，发挥调节免疫应答、调控炎症反应、参与机体造血和刺激细胞活化、增殖、分化等多种生物学功能。细胞因子多以自分泌或旁分泌方式发挥作用，少数（如 IL-1、IL-6 和 TNF-α）在高浓度时也可以内分泌方式通过血液循环作用于远处的靶细胞[2]。

细胞因子具有产生的多向性与同一性、作用的多效性与重叠性以及效应的拮抗性与协同性。产生的多向性是指一种细胞可以产生多种细胞因子，而同一性是不同的细胞在不同条件下也可产生一种或多种相同的细胞因子。作用的多效性是指一种细胞因子可作用于不同的靶细胞，具有不同的生物学效应，而重叠性是几种不同的细胞因子可作用于同一种靶细胞，产生相同或相似的生物学效应。效应的拮抗性是指一种细胞因子可抑制其他细胞因子的功能，而协同性是一种细胞因子可增强其他细胞因子的功能[2]。

目前已发现的细胞因子有 100 多种，主要的细胞因子有 IL、IFN、TNF、集落刺激因子、生长因子和趋化因子等。表 6-3-1 概述部分细胞因子及其主要功能[1, 3]。

表 6-3-1 部分细胞因子的主要来源、目标和功能

细胞因子	主要来源	主要目标	主要功能
IL-1	单核 - 巨噬细胞、B 细胞、T 细胞、NK 细胞、成纤维细胞、中性粒细胞	淋巴细胞、骨髓、大脑、肝脏、内皮细胞、骨和软骨	刺激 T 细胞和 B 细胞，促进前列腺素合成，发热，睡眠，厌食，细胞因子合成，诱导肝细胞合成急性期反应蛋白
IL-2	活化的 T 细胞	T 细胞、B 细胞、NK 细胞、巨噬细胞	刺激 T 细胞生长，促进 B 细胞生长和分泌抗体，诱导细胞毒作用
IL-4	活化的 T 细胞、巨噬细胞、肥大细胞、嗜碱性粒细胞、嗜酸性粒细胞、NK 细胞	B 细胞、T 细胞、巨噬细胞、肥大细胞	刺激 B 细胞增殖和分化，促进 T 细胞生长，激活巨噬细胞
IL-6	活化的 T 细胞和 B 细胞、单核 - 巨噬细胞、成纤维细胞、内皮细胞、上皮细胞	B 细胞、T 细胞、肝脏、骨髓、破骨细胞	促进 B 细胞增殖和分化，激活 T 细胞，诱导肝细胞合成急性期反应蛋白
IL-10	Th2 细胞、单核 - 巨噬细胞、肥大细胞、嗜酸性粒细胞、中性粒细胞、NK 细胞	Th1 细胞、单核 - 巨噬细胞、中性粒细胞、NK 细胞、肥大细胞	抑制 T 细胞增殖，抑制细胞因子产生，抑制炎症，诱导 B 细胞增殖和分化
IL-15	活化的单核 - 巨噬细胞、表皮细胞、成纤维细胞、骨髓基质细胞	B 细胞、T 细胞、NK 细胞	诱导 B 细胞增殖和分化，刺激 T 细胞和 NK 细胞增殖
IL-17	激活的记忆性 T 细胞	多种细胞	动员中性粒细胞，刺激巨噬细胞，促进炎症
IL-37	NK 细胞、单核细胞、激活的 B 细胞	多种细胞	抑制促炎细胞因子产生，抑制巨噬细胞和 T 细胞数量

表 6-3-1（续）

细胞因子	主要来源	主要目标	主要功能
IFN-γ	活化的 T 细胞和 NK 细胞	巨噬细胞、B 细胞、T 细胞、NK 细胞	激活巨噬细胞和 NK 细胞，刺激 B 细胞增殖和分化，促进炎症
TNF	活化的巨噬细胞和 T 细胞	T 细胞、B 细胞、单核 - 巨噬细胞、中性粒细胞、内皮细胞、中枢神经系统、肝脏	破坏肿瘤细胞，介导内毒素休克，厌食，恶病质，刺激 T 细胞增殖，促进 B 细胞增殖、分化和抗体产生，诱导肝细胞合成急性期反应蛋白

1. IL

IL 最初是指由白细胞分泌并介导白细胞之间相互作用的细胞因子，后来发现其他细胞也可产生 IL。除白细胞外，IL 也可作用于其他细胞，如神经细胞、内皮细胞和成纤维细胞等。到目前为止，共鉴定出 41 种 IL，按其发现顺序依次以阿拉伯数字命名。

（1）IL-1：IL-1 于 1979 年首次命名，但它并不只是一个单一的分子，目前共发现 IL-1 家族包含 11 个成员，分属 IL-1 亚家族（IL-1α、IL-1β、IL-33 和 IL-1 受体拮抗剂）、IL-18 亚家族（IL-18 和 IL-37）和 IL-36 亚家族（IL-36α、IL-36β、IL-36γ、IL-38 和 IL-36 受体拮抗剂）[4]。其中绝大多数是促炎细胞因子，主要通过刺激炎症和自身免疫性疾病相关基因的转录，参与炎症反应和免疫调节，但也有成员发挥抗炎作用，如 IL-37、IL-38、IL-1 受体拮抗剂和 IL-36 受体拮抗剂。

IL-1α 和 IL-1β 是 IL-1 家族的两个主要成员，由单核 - 巨噬细胞、T 细胞和成纤维细胞等产生。在免疫细胞和非免疫细胞中均有 IL-1 受体存在，表 6-3-2 概括了 IL-1 的一些作用部位和功能。在炎症反应，IL-1 促进 T 细胞和 B 细胞的分化以及巨噬细胞、中性粒细胞和 NK 细胞的生长和活性，促进前列腺素合成，诱导肝细胞合成急性期反应蛋白。IL-1 也诱导 Th 细胞产生其他 IL 和 IFN-γ，以及 Th 细胞上 IL-2 受体的合成。在免疫反应中，IL-1 作为内分泌信号进入血液作用于大脑，可导致发热、睡眠、运动减少和厌食。IL-1 能调节神经胶质细胞的生长和增殖，调节下丘脑垂体激素的释放。IL-1 基因簇多态性与哮喘、骨关节炎、自身免疫性疾病、慢性炎症、心肌梗死、脑卒中和癌症等疾病有不同程度的相关性。抑制 IL-1 产生的药物，如糖皮质激素和环孢素等免疫抑制剂，可用于治疗自身免疫性疾病。

表 6-3-2 IL-1 的一些作用部位和功能

作用部位	功能
大脑	前列腺素合成，发热，睡眠，厌食
神经内分泌系统	调节激素释放
淋巴细胞	刺激 T 细胞和 B 细胞，细胞因子合成
骨髓	造血
肝脏	急性期反应蛋白
肌肉	蛋白质合成
骨和软骨	前列腺素合成
内皮细胞和上皮细胞	局部炎症和伤口愈合

（2）IL-2：IL-2 主要由抗原刺激的 Th1 细胞（特别是 CD4$^+$ T 细胞）产生，刺激 T 细胞的生长，曾被命名为 T 细胞生长因子。IL-2 也促进 B 细胞的生长、分化和分泌抗体。IL-1 可促进 CD8$^+$ T 细胞活化为 CTL，使 NK 细胞激活并产生 IFN-γ、TNF-β 和转化生长因子 β（TGF-β）等细胞因子，具有诱导细胞毒作用。IL-1 和许多神经内分泌因子可促进 IL-2 的合成。目前 IL-2 作为治疗药物以及抑制 IL-2 信号转导用于临床的研究已广泛开展，应用领域有肿瘤、自身免疫性疾病和炎性疾病等。

（3）IL-4：IL-4 主要由活化的 T 细胞、巨噬细胞、肥大细胞、嗜碱性粒细胞、嗜酸性粒细胞和 NK 细胞等产生，主要是刺激 B 细胞的增殖和分化，曾被称为 B 细胞刺激因子 -1。IL-4 还促进 T 细胞生长，激活巨噬细胞，与 IL-3 协同维持和促进肥大细胞增殖。IL-4 对肿瘤、自身免疫性疾病和感染性疾病等有治疗作用，并对疫苗免疫应答有调节作用。

（4）IL-6：IL-6 主要由活化的 T 细胞和 B 细胞、单核 - 巨噬细胞、成纤维细胞、内皮细胞和上皮细胞等产生，其生物学效应非常复杂，可促进 B 细胞增殖、分化并产生抗体，曾被称为 B 细胞刺激因子 -2。IL-6 还促进 T 细胞表面 IL-2 受体表达，在急性炎症反应中诱导肝细胞合成急性期反应蛋白，促进 TNF 和 IL-1 诱导的恶病质，促进糖皮质激素合成，刺激破骨细胞活性，促进骨髓造血。IL-6 作为肿瘤生长信号，与肿瘤的形成有关。通过阻断 IL-6 及其信号通路的生物制剂已在某些疾病如类风湿性关节炎的治疗中取得进展 [3]。

（5）IL-10：IL-10 最初发现是由 Th2 细胞产生，随后研究表明几乎所有激活的免疫细胞均能产生 IL-10。IL-10 是重要的抗炎细胞因子，曾被称为细胞因子合成抑制因子，在感染、变应性疾病和自身免疫性疾病中限制免疫反应，避免机体损伤。IL-10 抑制 Th1 细胞产生 IL-2、IL-4、IL-12、IFN-γ 和 TNF-α 等细胞因子，抑制 T 细胞增殖，从而抑制细胞免疫。IL-10 通过诱导 B 细胞增殖和分化介导体液免疫。IL-10 抑制单核 - 巨噬细胞释放 IL-1、IL-6、IL-12、IL-18、TNF 和粒细胞集落刺激因子等炎性细胞因子，增强抗炎因子如 IL-1 受体拮抗剂和可溶性 TNF-α 受体的分泌。此外，IL-10 还有多种生物学功能，如抑制 T 细胞、单核细胞和中性粒细胞的趋化作用，降低炎性反应的程度；抑制单核细胞表面主要组织相容性复合体（MHC）Ⅱ类分子、细胞间黏附分子、CD80 和 CD86 的表达，降低单核细胞的抗原提呈能力；抑制 NK 细胞活性；抑制肥大细胞分化等。

（6）IL-15：IL-15 主要来源于活化的单核 - 巨噬细胞、成纤维细胞、上皮细胞和骨髓基质细胞等。其与 IL-2 的作用相似，可诱导 B 细胞增殖和分化，刺激 T 细胞和 NK 细胞增殖，与 IL-12 协同刺激 NK 细胞产生 IFN-γ 等。IL-15 通过下调抑制信号 CTLA-4、PD-1 来促进实体瘤内 T 细胞活化以杀伤肿瘤细胞，还作为疫苗佐剂用于肿瘤和传染病的防治。

（7）IL-17：IL-17 是由多个成员组成的家族，包括 IL-17A、IL-17B、IL-17C、IL-17D、IL-17E 和 IL-17F。IL-17A 主要由激活的记忆性 T 细胞产生。IL-17A 和 IL-17F 通过诱导粒细胞生成和产生趋化因子来动员中性粒细胞，可促进多种细胞因子释放。IL-17A 和 IL-17F 与类风湿性关节炎、银屑病、1 型糖尿病、多发性硬化、脑卒中、抑郁症、哮喘和肿瘤等疾病及感染后宿主防御有关 [5]。

（8）IL-37：IL-37 属于 IL-1 家族第七个成员，在多种正常组织如淋巴结、胸腺、骨髓、胎盘、肺和睾丸等以及肿瘤组织如淋巴瘤、黑色素瘤和肺癌中均有表达。IL-37 是炎症和免疫反应的天然抑制剂，能抑制多种免疫细胞中促炎细胞因子的产生，并抑制巨噬细胞和 T 细胞的数量。

表达人 IL-37 的转基因小鼠和经重组人 IL-37 治疗的野生型小鼠可免受多种炎症实验模型的影响，包括内毒素休克、结肠炎、肺和脊髓损伤、冠状动脉疾病、关节炎和炎症诱导的疲劳，同时也表现出适应性免疫反应降低[6]。

2. IFN-γ

IFN-γ 主要由活化的 T 细胞和 NK 细胞在抗原或有丝分裂原刺激下产生。IFN-γ 具有免疫调节、抗病毒、抗肿瘤和抗寄生虫作用。IFN-γ 可激活巨噬细胞，增强其抗原提呈能力和吞噬功能，激活 NK 细胞，增强其细胞毒作用，刺激 B 细胞增殖和分化，通过抑制抗炎细胞因子 IL-10 的产生发挥促炎功能。IFN-γ 还可增加 Th 细胞中 IL-2 及其受体的合成。

3. TNF

TNF 有两种分子形式：TNF-α 和 TNF-β，TNF-α 由细菌脂多糖活化的巨噬细胞产生，TNF-β 由抗原或有丝分裂原刺激的 T 细胞产生。虽然两种 TNF 来源于不同细胞，DNA 水平也仅有 28% 的核苷酸序列同源，但它们结合相同的膜受体，并且有相似的生物学功能。最初对 TNF 的认识仅限于其对肿瘤的特异性杀伤作用，后来发现 TNF 也具有免疫调节和诱发炎症作用，介导内毒素休克及弥散性血管内凝血。TNF 能增强 T 细胞产生以 IL-2 为主的细胞因子，提高 IL-2 受体表达，从而刺激 T 细胞增殖。TNF 也促进 B 细胞的增殖、分化和抗体产生。TNF 可诱导单核 - 巨噬细胞系统的前体细胞分化，提高其吞噬能力和氧化代谢水平。TNF 对中性粒细胞和单核细胞有趋化作用，使它们活化并释放炎症介质。TNF 作用于血管内皮细胞使其提高黏附分子表达并产生炎症介质，释放凝血第Ⅲ因子，启动凝血，可引起小血管堵塞，造成局部组织（如肿瘤组织）血供中断和出血坏死。除 IL-1 外，TNF 也可诱导肝细胞合成急性期反应蛋白。TNF-α 还促进下丘脑促肾上腺皮质激素释放激素（CRH）的分泌，并可能直接作用于大脑导致厌食[7]。TNF 与阿尔茨海默病、帕金森综合征、多发性硬化、胰岛素抵抗、肺纤维化和自身免疫性疾病等有关，TNF 拮抗已被批准用于类风湿性关节炎等自身免疫性疾病的治疗。

三、细胞因子受体

每种细胞因子在靶细胞表面都有特异性的细胞因子受体，细胞因子要实现其生物学效应需与相应受体结合形成复合物。细胞因子受体均为跨膜分子，由胞膜外区、跨膜区和胞质区组成。胞膜外区识别并结合相应的细胞因子，胞质区启动受体激活后的信号转导。

根据细胞因子受体胞膜外区氨基酸序列的同源性和结构特征，可将细胞因子受体分为以下五个家族[2]。

（一）Ⅰ型细胞因子受体家族（class Ⅰ cytokine receptor family）

大多数细胞因子受体属于Ⅰ型细胞因子受体，胞膜外区由细胞因子受体结构域和Ⅲ型纤连蛋白（Fn3）结构域组成，含有 4 个高度保守的不连续半胱氨酸残基和 1 个 Trp-Ser-X-Trp-Ser（WSxWS）基序。该家族成员与造血细胞的增殖和分化有关，又称为造血因子受体家族，包括粒细胞集落刺激因子、粒细胞 - 巨噬细胞集落刺激因子、促红细胞生成素、IL-2、IL-3、IL-4、IL-5、IL-6、IL-7、IL-9、IL-11、IL-12、IL-13、IL-15 和 IL-21 等的受体。多数Ⅰ型细胞因子受体由 2 个或 3 个受体亚单位组成，其中一个亚单位是细胞因子结合亚单位，另一个是信号转导亚单位。在细胞因子受体中，共用亚单位的现象较为普遍，如 IL-2、IL-4、IL-7、IL-9、IL-15 和 IL-21 受体中有相同的信号转导亚单位 γ 链（common γ chain， γc），这部分解释了这些细胞因子为什么会有相似的生物学功能。

（二） Ⅱ 型细胞因子受体家族（class Ⅱ cytokine receptor family）

也称干扰素受体家族，胞膜外区由 Fn3 结构域组成，含有 4 个保守的不连续半胱氨酸残基，但无 WSxWS 基序，包括 IFN-α、IFN-β、IFN-γ 和 IL-10 家族的受体。Ⅱ 型细胞因子受体由 2 个受体亚单位组成，分别为细胞因子结合亚单位和信号转导亚单位。

（三）肿瘤坏死因子受体超家族（TNF receptor superfamily, TNFRSF）

胞膜外区含有数个富含半胱氨酸的结构域，多以同质三聚体的形式发挥作用，包括 TNF 受体、CD40 分子和 Fas 分子等。

（四）免疫球蛋白超家族受体（Ig superfamily receptor, IgSFR）

在结构上与免疫球蛋白的 V 区或 C 区相似，其胞膜外区有一个或多个免疫球蛋白样的结构域，包括 IL-1、IL-18、巨噬细胞集落刺激因子和干细胞因子等的受体。

（五）趋化因子受体家族（chemokine receptor family, CRF）

为 7 次跨膜的 G- 蛋白偶联受体，根据其结合的趋化因子 CXC、CC、C 或 CX3C 等的不同，可分为 CXCR、CCR、CR 和 CX3CR 等亚家族受体。

四、细胞因子对神经内分泌系统的调节

神经、内分泌和免疫系统之间存在交互通讯（图 6-3-1）[1]，免疫系统对神经内分泌系统的影响是其中一个重要方面，细胞因子作为主要由免疫细胞分泌的信使分子，是免疫系统调节神经内分泌系统的重要媒介。要实现这一调节，需要满足几个条件，第一，神经内分泌组织和细胞表达细胞因子受体；第二，大脑和中枢神经系统（CNS）存在细胞因子或其传入信号；第三，细胞因子与相应受体结合。

免疫细胞在非认知刺激（如细菌、病毒和肿瘤）作用下分泌细胞因子和肽类激素。细胞因子作用于大脑神经内分泌组织和细胞，促进下丘脑垂体激素释放进而刺激靶腺激素分泌，靶腺激素也可对免疫细胞产生反馈影响。大脑通过这种方式间接感知细菌和病毒等非认知刺激。通过自主神经系统的外周神经支配或通过激活神经内分泌系统，大脑对认知刺激的感知也会影响免疫细胞。免疫细胞产生的肽类激素以自分泌和旁分泌方式作用于免疫细胞，这些肽类激素是否通过内分泌方式影响远处内分泌腺还有待定论 [8]。

（一）大脑中的免疫细胞、细胞因子和细胞因子受体

既往认为大脑和 CNS 是免疫豁免器官，即具有"免疫特权"，因为大脑实质缺乏传统的淋巴系统，具有免疫特性的蛋白质（如 MHC-Ⅰ类和 MHC-Ⅱ类分子、黏附分子和共刺激分子）在

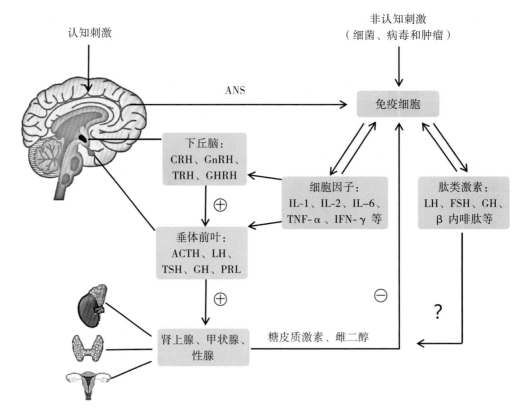

认知刺激

非认知刺激
（细菌、病毒和肿瘤）

ANS

免疫细胞

下丘脑：
CRH、GnRH、
TRH、GHRH

细胞因子：
IL-1、IL-2、IL-6、
TNF-α、IFN-γ 等

肽类激素：
LH、FSH、GH、
β 内啡肽等

⊕

垂体前叶：
ACTH、LH、
TSH、GH、PRL

⊕

⊖

?

肾上腺、甲状腺、
性腺

糖皮质激素、雌二醇

图 6-3-1　神经、内分泌和免疫系统之间的相互通讯

注：ANS，自主神经系统；CRH，促肾上腺皮质激素释放激素；GnRH，促性腺激素释放激素；TRH，促甲状腺激素释放激素；GHRH，促生长激素释放激素；ACTH，促肾上腺皮质激素；TSH，促甲状腺激素；LH，促黄体生成素；FSH，卵泡刺激素；GH，生长激素；PRL，催乳素；IL-1，白介素 -1；IL-2，白介素 -2；IL-6，白介素 -6；TNF-α，肿瘤坏死因子 α；IFN-γ，干扰素 γ。

CNS 的表达非常低，而且血 - 脑屏障也限制了细胞成分和许多可溶性物质（如细胞因子、免疫球蛋白和生长因子）自由出入。但随着研究的深入，人们发现大脑也存在自身的免疫系统和免疫监视，此外，脑室周围器官如正中隆起、极后区、终板血管器和脉络丛等缺乏血 - 脑屏障，各种细胞因子和免疫球蛋白等可由此进入大脑影响 CNS 功能。

1. 大脑中的免疫细胞

神经胶质细胞是 CNS 主要的辅助细胞，包括星形胶质细胞、少突胶质细胞和小胶质细胞等。星形胶质细胞是哺乳动物大脑中分布最广泛的神经胶质细胞，具有营养和支持神经元、修复损伤神经元、调控神经递质循环、构成和维持血 - 脑屏障、合成神经活性物质以及维持大脑内离子和代谢物稳态等功能，并具有抗原提呈和一定的吞噬能力。星形胶质细胞可分泌 IL-1、IL-6、IL-8、IL-10、IL-12、TNF-α、TGF-β、集落刺激因子和趋化因子等多种细胞因子，并能在细胞因子刺激时表达 MHC- Ⅰ 类和 MHC- Ⅱ 类分子、补体成分、共刺激分子和黏附分子等多种免疫相关蛋白，参与大脑内的免疫活动和炎症 [9]。小胶质细胞是脑实质的驻留巨噬细胞，被视为大脑的主要免疫细胞 [10]，参与先天性和适应性免疫应答，包括通过分泌促炎细胞因子（如 IL-1、IL-6、IL-8、IL-12 和 TNF-α）和趋化因子诱导神经炎症、吞噬、细胞毒性以及通过抗原提呈调节 T 细胞应答等 [11]。小胶质细胞和星形胶质细胞都表达大量的 Toll 样受体，可识别各种病原体相关分子模式和潜在的内源性 Toll 样受体激动剂 [12]。CNS 中的其他免疫细胞如单核细胞、单核细胞来源的巨噬细胞、树突状细胞、中性粒细胞、T 细胞和 B 细胞驻留在 CNS 的边界区域，能够直接向 CNS 驻留的神经胶质细胞发出信号[10]。Rustenhoven 等[13] 研究证明了硬脑膜窦是免疫监视的区域枢纽，他们发现 T 细胞和抗原提呈细胞聚集在硬脑膜窦周围，脑脊液中的 CNS 抗原在硬脑膜窦周围被局部的抗原提呈细胞捕获，并被提呈给 T 细胞。Louveau 等[14] 发现硬脑膜窦的功能性淋巴管能够从脑脊液中携带液体和免疫细胞，并与颈深淋巴结相连，认为这是免疫细胞排出 CNS 的一个更常规途径。

2. 大脑中的细胞因子及其受体

Breder[15] 和 Plata-Salaman[16] 于 1988 年首次获得了功能性细胞因子及其受体在大脑中存在的直接证据，他们分别证明了促炎细胞因子 IL-1β 和 TNF-α 在 CNS 中的生物活性和免疫反应性。随后大量的研究表明，不管是在健康还是在疾病状态，大多数细胞因子及其受体存在于 CNS 的各种细胞类型中[17]。

大脑中的细胞因子有两个可能的来源，一是由神经胶质细胞、神经元细胞、血管细胞和免疫细胞局部合成，如神经胶质细胞可产生包括 IL-1 家族成员、IL-6、IFN-α、TNF-α 和 TGF-β 在内的多种细胞因子[17]；IL-6 及其受体在正常人垂体激素分泌细胞和垂体腺瘤中被发现[18]；小鼠脑微血管内皮细胞和平滑肌 / 周细胞可产生 IL-1 和 IL-6[19]；炎性细胞因子以前蛋白形式合成，通过转化酶加工后结合到受体，大脑中 IL-1 转化酶的发现进一步支持 IL-1 可原位合成[20]。其次，细胞因子也可通过缺乏血 - 脑屏障的脑室周围器官运输到大脑，也有研究发现某些细胞因子如 IL-1、IL-6 等可主动地、饱和地、选择性地通过转运体穿过血 - 脑屏障[21]。除了穿过血 - 脑屏障进入大脑发挥效应以外，循环中的细胞因子可以通过激活血管内皮细胞释放第二信使（如前列腺素、一氧化氮，可轻易进入大脑）来间接影响 CNS，而不需要穿过血 - 脑屏障[17]（参见下文"细胞因子对 HPA 轴的调节"）。此外，外周细胞因子也可通过与自主神经系统感觉传入纤维上的受体结合，影响神经动作电位，从而将信息传递至大脑[22]，如给成年小鼠腹腔注射 TNF 或 IL-1β 会导致颈迷走神经发出的动作电位明显变化，而在缺乏 TNF 或 IL-1β 受体的小鼠或行迷走神经切断术的小鼠中这种效应被消除[23]。

与细胞因子一样，细胞因子的受体也在大脑广泛分布，在神经元细胞、神经胶质细胞和脑肿瘤细胞上都有发现[17, 24, 25]。来自不同物种的研究对于细胞因子及其受体在大脑分布的结果存在一定差异。原位杂交实验显示雄性小鼠 IL-1 受体定位于垂体前叶、齿状回、中缝系统、脉络丛、海马、丘脑、小脑皮层、正中隆起和内皮细胞等[26]，在雄性大鼠的大脑中 IL-6 和 IL-6 受体主要定位于海马、缰核、下丘脑、梨状皮层、小脑和内囊等[27]。

（二）细胞因子的神经调节作用

细胞因子具有多种神经调节功能。IL-1 家族成员参与调节睡眠、进食、排卵和运动[17]。外周和中枢给予 IL-1 可诱导大脑尤其是下丘脑释放去甲肾上腺素，IL-1 还能以区域非选择性的方式增加大脑中色氨酸的浓度以及全脑 5- 羟色胺代谢，IL-6 也会引起色氨酸和 5- 羟色胺的增加[28]。IL-2 与神经元的生长和电活动、神经递质释放、睡眠、觉醒、记忆和运动有关[29]。外周感染时，免疫细胞产生的促炎细胞因子（IL-1α、IL-1β、IL-6 和 TNF-α）作用于大脑导致恶心、厌食、疼痛、疲劳和抑郁等病态行为[30]。IL-1、IL-6 和 TNF-α 与发热有关[17, 31]。IL-6 具有神经保护作用，可抑制谷氨酸释放，减少大脑皮层兴奋的扩散，促进神经元存活，防止神经元凋亡[31, 32]。抗炎细胞因子 IL-10 也在不同的神经元损伤模型中发挥神经保护作用，如海马体对缺氧敏感，可导致细胞死亡，IL-10 可能通过阻止细胞内钙离子释放的增加来改善这一过程[33]。IL-10 还可通过抑制脂多糖诱导的下丘脑细胞外谷氨酸、羟自由基和前列腺素 E2 水平发挥解热作用[34]。在多种 CNS 疾病如阿尔茨海默病、多发性硬化、病毒或细菌感染、缺血、中风和各种形式的脑病中，可以观察到大脑中各种细胞因子表达的改变[17]。来自体内使用细胞因子靶向大脑的转基因小鼠的研究，强烈表明细胞因子在大脑的过表达是 CNS 神经毒性和神经退行性疾病发病的重要因素[35]。

（三）细胞因子对神经内分泌系统的调节作用

细胞因子具有广泛的内分泌作用，其主要是通过影响下丘脑垂体激素和靶腺激素释放调节神经内分泌系统。迄今为止已进行大量相关研究，需要注意的是，有些实验结果是相互矛盾的，其原因可能是在不同实验中使用了不同物种来源的细胞因子、不同的模型、剂量和给药途径等。表 6-3-3 概述部分细胞因子产生的一些影响[1, 24]。

表 6-3-3　部分细胞因子对垂体激素释放的影响

细胞因子	ACTH	LH	TSH	GH	PRL
IL-1	↑	↓	↓	↑	↓ 或 ↑
IL-2	↑	↓	↑	↓	↑
IL-6	↑	0	↓	↑	↑
IFN	↑	0	↑	↑	↑
TNF-α	↑	↓	↓ 或 ↑	↓ 或 ↑	↓

注：↑刺激分泌；↓抑制分泌；0 没有影响。

1. 细胞因子对 HPA 轴的调节

细胞因子对 HPA 轴的调节是细胞因子影响神经内分泌系统相关研究中最为深入的。细胞因子和 HPA 轴之间存在经典的内分泌反馈现象。IL-1 是最早被证明在下丘脑或垂体水平对 HPA 轴有直接作用的细胞因子。免疫细胞在细菌等非认知刺激下产生的 IL-1 通过脑室周围器官从血流进入大脑，刺激下丘脑室旁核（PVN）神经元分泌 CRH，CRH 经门静脉运输到垂体前叶，刺激促肾上腺皮质激素（ACTH）的释放，ACTH 进而作用于肾上腺促进糖皮质激素的分泌，糖皮质激素的增加可反馈抑制免疫细胞分泌 IL-1 等细胞因子，从而抑制免疫反应。有研究发现全身注射 IL-1 有类似的效果，发现依赖前列腺素 E 的 CRH 分泌的增加，这表明 IL-1 等细胞因子对分泌 CRH 的 PVN 神经元可能存在另一种作用机制，即 IL-1 在脑血管内皮细胞通过环氧合酶刺激前列腺素的合成，后者介导 IL-1 对 CRH 分泌的刺激作用[36]。与 IL-1 一样，IL-2、IL-6、TNF-α 和 IFN-γ 也激活 HPA 轴，并受到糖皮质激素的反馈影响。此外，IL-1、IL-2 和 IL-6 也可直接刺激垂体前叶分泌 ACTH。细胞因子之间还存在协同作用，可增强 HPA 轴所有水平的活性。

2. 细胞因子对下丘脑 - 垂体 - 性腺轴的调节

细胞因子对下丘脑 - 垂体 - 性腺轴总体上呈现抑制效应。对雄性去势大鼠脑室给药，IL-1β 降低 LH 水平最明显，其次是 IL-1α 和 TNF-α，而 IL-6 没有作用[37]。IL-1β 和 TNF-α 通过抑制下丘脑促性腺激素释放激素的释放减少 LH 分泌[37,38]。通过向雌性去势大鼠脑室注射 IL-2，结果显示血浆 LH 水平显著下降，而将 IL-2 在体外与垂体前叶细胞孵育时，发现其刺激 LH 释放到培养基中[39]。同样是来自体外的离体雄性大鼠垂体的研究却显示，IL-2 抑制垂体分泌卵泡刺激素和 LH[40]。总的说来，这些结果似乎提示 IL-2 可能在下丘脑及垂体水平均有抑制促性腺激素分泌作用。雄性大鼠腹腔注射 IFN-γ 对血浆 LH 水平没有影响[41]。

3. 细胞因子对下丘脑 - 垂体 - 甲状腺轴的调节

细胞因子对下丘脑 - 垂体 - 甲状腺轴的作用主要是抑制性的。对雄性大鼠腹腔注射，发现 IL-1 和 IL-6 抑制促甲状腺激素（TSH）的分泌，它们可能是对 TSH 直接作用，而 IL-1 可能还涉及影响下丘脑促甲状腺激素释放激素或生长抑素的释放[42]。人体研究表明，皮下注射 IL-6 抑制 TSH 分泌[43]，静脉注射 IFN-β 增加 TSH 分泌[44]。IL-2 增加离体雄性大鼠垂体分泌 TSH[40]。TNF-α 对 TSH 的影响有不同的报道[45]。

4. 细胞因子对生长激素的调节

IL-1β 促进大鼠 GH3 垂体瘤细胞合成和分泌 GH[46]。来自不同的人体研究表明，静脉或皮下注射 IL-6[43,47]，肌肉注射 IFN-β[48]，可增加血浆 GH 水平。在对离体雄性大鼠垂体的研究中，IL-2 抑制垂体分泌 GH[40]，TNF-α 刺激 GH 释放[49]。然而在培养的雌性大鼠垂体前叶细胞中，TNF-α 显著抑制基础和生长激素释放激素刺激的 GH 释放[50]。

5. 细胞因子对催乳素的调节

IL-1 对 PRL 分泌有刺激或抑制效应[1,45]。人体研究中使用 IL-6 皮下注射[43]，IFN-β 肌肉注射[48]，以及雄性大鼠腹腔注射 IFN-γ[41]，均增加血浆 PRL 水平[41]。在体外研究中，IL-2 增加垂体分泌 PRL[40]，而 TNF-α 抑制 PRL 释放[50]。

五、小结

本节主要涉及神经、内分泌和免疫系统交互通讯网中细胞因子对神经内分泌系统的调节。免疫系统有许多特定的细胞类型，包括巨噬细胞、T 细胞、B 细胞和 NK 细胞等，它们控制对抗原的细胞免疫和体液免疫。免疫细胞产生 IL、IFN 和 TNF 等细胞因子，调节 T 细胞和 B 细胞活化、造血、细胞毒性和炎症反应等。细胞因子对神经内分泌系统的调节主要是通过细胞因子原位产生或从循环穿过血 - 脑屏障进入大脑，作用于神经内分泌组织和细胞上的特异性受体，启动受体后信号转导，从而影响下丘脑垂体和靶腺激素释放。此外，细胞因子也可通过诱导第二信使产生或影响外周传入神经信号间接作用。靶腺激素如糖皮质激素也可反馈影响免疫细胞，抑制细胞因子释放，从而抑制免疫反应，预防某些自身免疫性疾病。在这个错综复杂的交互通讯网中还存在大量不为人所知的领域，本节也仅仅概述了部分内容，相信随着科学技术的发展和创新，未来会有更多的研究成果呈现出来，不断丰富人类对神经免疫内分泌学的理解。

（范元硕　编；刘靖芳　审）

参考文献

[1] WILKINSON M, BROWN RE. An Introduction to Neuroendocrinology [M]. 2nd ed . Cambridge: Cambridge

University Press, 2015.

[2] 曹雪涛, 何维. 医学免疫学 [M]. 3版. 北京: 人民卫生出版社, 2015.

[3] 崔天盆. 细胞因子及免疫学检验 [M]. 1版. 北京: 人民卫生出版社, 2018.

[4] MANTOVANI A, DINARELLO CA, MOLGORA M, et al. Interleukin-1 and Related Cytokines in the Regulation of Inflammation and Immunity [J]. Immunity, 2019, 50(4): 778-795.

[5] WAISMAN A, HAUPTMANN J, REGEN T. The role of IL-17 in CNS diseases [J]. Acta neuropathologica, 2015, 129(5): 625-637.

[6] CAVALLI G, DINARELLO CA. Suppression of inflammation and acquired immunity by IL-37 [J]. Immunological Reviews, 2018, 281(1): 179-190.

[7] PLATA-SALAMáN CR. Cytokines and feeding [J]. International Journal of Obesity, 2001, 25 (5): S48-S52.

[8] PáLLINGER E, CSABA G. A hormone map of human immune cells showing the presence of adrenocorticotropic hormone, triiodothyronine and endorphin in immunophenotyped white blood cells [J]. Immunology, 2008, 123(4): 584-589.

[9] SHRIKANT P, BENVENISTE EN. The central nervous system as an immunocompetent organ: role of glial cells in antigen presentation [J]. The Journal of Immunology, 1996, 157(5): 1819-1822.

[10] GREENHALGH AD, DAVID S, BENNETT FC. Immune cell regulation of glia during CNS injury and disease [J]. Nature Reviews Neuroscience, 2020, 21(3): 139-152.

[11] ALOISI F. Immune function of microglia [J]. Glia, 2001, 36(2): 165-179.

[12] KIELIAN T. Toll-like receptors in central nervous system glial inflammation and homeostasis [J]. Journal of neuroscience research, 2006, 83(5): 711-730.

[13] RUSTENHOVEN J, DRIEU A, MAMULADZE T, et al. Functional characterization of the dural sinuses as a neuroimmune interface [J]. Cell, 2021, 184(4): 1000-1016. e1027.

[14] LOUVEAU A, SMIRNOV I, KEYES TJ, et al. Structural and functional features of central nervous system lymphatic vessels [J]. Nature, 2015, 523(7560): 337-341.

[15] BREDER CD, DINARELLO CA, SAPER CB. Interleukin-1 immunoreactive innervation of the human hypothalamus [J]. Science, 1988, 240(4850): 321-324.

[16] PLATA-SALAMáN CR, OOMURA Y, KAI Y. Tumor necrosis factor and interleukin-1 beta: suppression of food intake by direct action in the central nervous system [J]. Brain research, 1988, 448(1): 106-114.

[17] SZELéNYI J. Cytokines and the central nervous system [J]. Brain Research Bulletin, 2001, 54(4): 329-338.

[18] KUROTANI R, YASUDA M, OYAMA K, et al. Expression of interleukin-6, interleukin-6 receptor (gp80), and the receptor's signal-transducing subunit (gp130) in human normal pituitary glands and pituitary adenomas [J]. Modern pathology : an official journal of the United States and Canadian Academy of Pathology, 2001, 14(8): 791-797.

[19] FABRY Z, FITZSIMMONS KM, HERLEIN JA, et al. Production of the cytokines interleukin 1 and 6 by murine brain microvessel endothelium and smooth muscle pericytes [J]. Journal of neuroimmunology, 1993, 47(1): 23-34.

[20] LAYé S, GOUJON E, COMBE C, et al. Effects of lipopolysaccharide and glucocorticoids on expression of interleukin-1 beta converting enzyme in the pituitary and brain of mice [J]. Journal of neuroimmunology, 1996, 68(1-2): 61-66.

[21] BANKS WA. Blood-brain barrier transport of cytokines: a mechanism for neuropathology [J]. Current pharmaceutical design, 2005, 11(8): 973-984.

[22] SALVADOR AF, DE LIMA KA, KIPNIS J. Neuromodulation by the immune system: a focus on cytokines [J]. Nature reviews Immunology, 2021, 21(8): 526-541.

[23] STEINBERG BE, SILVERMAN HA, ROBBIATI S, et al. Cytokine-specific Neurograms in the Sensory Vagus Nerve [J]. Bioelectronic medicine, 2016, 3: 7-17.

[24] TURNBULL AV, RIVIER CL. Regulation of the hypothalamic-pituitary-adrenal axis by cytokines: actions and mechanisms of action [J]. Physiological Reviews, 1999, 79(1): 1-71.

[25] ERTA M, QUINTANA A, HIDALGO J. Interleukin-6, a major cytokine in the central nervous system [J]. International journal of biological sciences, 2012, 8(9): 1254-1266.

[26] CUNNINGHAM ET Jr, WADA E, CARTER DB, et al. In situ histochemical localization of type I interleukin-1 receptor messenger RNA in the central nervous system, pituitary, and adrenal gland of the mouse [J]. Journal of Neuroscience, 1992, 12(3): 1101-1114.

[27] SCHöBITZ B, DE KLOET ER, SUTANTO W, et al. Cellular localization of interleukin-6 mRNA and interleukin-6 receptor mRNA in rat brain [J]. The European journal of neuroscience, 1993, 5(11): 1426-1435.

[28] DUNN AJ. Effects of cytokines and infections on brain neurochemistry [J]. Clinical neuroscience research, 2006, 6(1-2): 52-68.

[29] HANISCH UK, QUIRION R. Interleukin-2 as a neuroregulatory cytokine [J]. Brain research reviews, 1995, 21(3): 246-284.

[30] DANTZER R, O'CONNOR JC, FREUND GG, et al. From inflammation to sickness and depression: when the immune system subjugates the brain [J]. Nature Reviews Neuroscience, 2008, 9(1): 46-56.

[31] JüTTLER E, TARABIN V, SCHWANINGER M. Interleukin-6 (IL-6): a possible neuromodulator induced by neuronal activity [J]. Neuroscientist, 2002, 8(3): 268-275.

[32] D'ARCANGELO G, TANCREDI V, ONOFRI F, et al. Interleukin-6 inhibits neurotransmitter release and the spread of excitation in the rat cerebral cortex [J]. The European journal of neuroscience, 2000, 12(4): 1241-1252.

[33] TUROVSKAYA MV, TUROVSKY EA, ZINCHENKO VP, et al. Interleukin-10 modulates [Ca2$^+$]i response induced by repeated NMDA receptor activation with brief hypoxia through inhibition of InsP(3)-sensitive internal stores in hippocampal neurons [J]. Neuroscience letters, 2012, 516(1): 151-155.

[34] KAO CH, HUANG WT, LIN MT, et al. Central interleukin-10 attenuated lipopolysaccharide-induced changes in core temperature and hypothalamic glutamate, hydroxyl radicals and prostaglandin-E(2) [J]. European journal of pharmacology, 2011, 654(2): 187-193.

[35] CAMPBELL IL, STALDER AK, AKWA Y, et al. Transgenic models to study the actions of cytokines in the central nervous system [J]. Neuroimmunomodulation, 1998, 5(3-4): 126-135.

[36] AKMAEV IG, GRINEVICH VV. From neuroendocrinology to neuroimmunoendocrinology [J]. Bulletin of Experimental Biology and Medicine , 2001, 131(1): 15-23.

[37] KALRA PS, EDWARDS TG, XU B, et al. The anti-gonadotropic effects of cytokines: the role of neuropeptides [J]. Domestic animal endocrinology, 1998, 15(5): 321-332.

[38] WATANOBE H, HAYAKAWA Y. Hypothalamic interleukin-1 beta and tumor necrosis factor-alpha, but not interleukin-6, mediate the endotoxin-induced suppression of the reproductive axis in rats [J]. Endocrinology, 2003, 144(11): 4868-4875.

[39] UMEUCHI M, MAKINO T, ARISAWA M, et al. The effect of interleukin-2 on the release of gonadotropin and prolactin in vivo and in vitro [J]. Endocrine journal, 1994, 41(5): 547-551.

[40] KARANTH S, MCCANN SM. Anterior pituitary hormone control by interleukin 2 [J]. Proceedings of the National Academy of Sciences , 1991, 88(7): 2961-2965.

[41] CANO P, CARDINALI DP, JIMENEZ V, et al. Effect of interferon-gamma treatment on 24-hour variations in plasma ACTH, growth hormone, prolactin, luteinizing hormone and follicle-stimulating hormone of male rats [J]. Neuroimmunomodulation, 2005, 12(3): 146-151.

[42] VAN HAASTEREN GA, VAN DER MEER MJ, HERMUS AR, et al. Different effects of continuous infusion of interleukin-1 and interleukin-6 on the hypothalamic-hypophysial-thyroid axis [J]. Endocrinology, 1994, 135(4): 1336-1345.

[43] TSIGOS C, PAPANICOLAOU DA, DEFENSOR R, et al. Dose effects of recombinant human interleukin-6 on pituitary hormone secretion and energy expenditure [J]. Neuroendocrinology, 1997, 66(1): 54-62.

[44] NAGAI Y, OHSAWA K, IEKI Y, et al. Effect of interferon-beta on thyroid function in patients of chronic hepatitis C without preexisting autoimmune thyroid disease [J]. Endocrine journal, 1996, 43(5): 545-549.

[45] ARZT E, PEREDA MP, CASTRO CP, et al. Pathophysiological role of the cytokine network in the anterior pituitary gland [J]. Frontiers in neuroendocrinology, 1999, 20(1): 71-95.

[46] GONG FY, DENG JY, SHI YF. Stimulatory effect of interleukin-1beta on growth hormone gene expression and growth hormone release from rat GH3 cells [J]. Neuroendocrinology, 2005, 81(4): 217-228.

[47] NEMET D, ELIAKIM A, ZALDIVAR F, et al. Effect of rhIL-6 infusion on GH-->IGF-I axis mediators in humans [J]. American journal of physiology Regulatory, integrative and comparative physiology, 2006, 291(6): 1663-1668.

[48] THEN BERGH F, KüMPFEL T, YASSOURIDIS A, et al. Acute and chronic neuroendocrine effects of interferon-beta 1a in multiple sclerosis [J]. Clinical endocrinology, 2007, 66(2): 295-303.

[49] MILENKOVIC L, RETTORI V, SNYDER GD, et al. Cachectin alters anterior pituitary hormone release by a direct action in vitro [J]. Proceedings of the National Academy of Sciences of the United States of America, 1989, 86(7): 2418-2422.

[50] HAREL G, SHAMOUN DS, KANE JP, et al. Prolonged effects of tumor necrosis factor-alpha on anterior pituitary hormone release [J]. Peptides, 1995, 16(4): 641-645.

第四节 神经 - 免疫 - 内分泌网络的信号通路交互作用

一、概述

随着现代生物学的发展，很多新生学科逐渐产生，与传统学科的界限也日益模糊，多种学科之间产生了密切的联系，形成了新型交叉和联合学科。其中，在神经内分泌学、神经免疫学及免疫内分泌学等多种学科基础上，形成了神经免疫内分泌学（neuroimmunoendocrinology）。神经免疫内分泌学是由神经系统、内分泌系统和免疫系统等三大系统交叉融合，着重研究和揭示三种系统和器官间的信号交流和调控机制，从器官、细胞及分子水平进行研究，揭示免疫系统、神经系统及内分泌系统之间的化学和生物功能层面的信号交流及联系。神经免疫内分泌学的应用和发展是目前多系统联合研究的重点领域，对生物适应性及机体内环境稳态研究具有重要意义[1]。

二、起源与发展

人类有关神经及精神心理等影响机体免疫功能的认识由来已久，我国中医典籍《内经》中曾记载"人有五脏化五气，以生喜怒悲忧恐。故喜怒伤气，寒暑伤形，暴怒伤阴，暴喜伤阳"，最早提出了心理和情绪因素可直接影响疾病与健康。而古代西方医学也同样观察到情绪因素可部分影响机体抗病能力，从而加速疾病的进展。例如，情绪忧郁的女性较乐观开朗的女性更容易罹患癌症等[2]。早在 1924 年，俄国动物学家 Metalnikov 等人发现经典的条件反射刺激能一定程度上改变机体免疫反应，并最早提出了免疫系统可能受到神经系统高级中枢调控的现象，这一观点日后也逐渐成为早期心理神经免疫学（psychoneuroimmunology）的重要基础[3]。在 1936 年，Selye 等人研究发现，例如寒冷、缺氧、感染、失血、焦虑等多种刺激因素可引起肾上腺皮质增生、胸腺萎缩及外周淋巴细胞减少等，并将这些机体反应现象定义为"应激"，由此证明了神经内分泌系统对免疫系统的影响[4]。此后，不断有研究报道神经精神因素及内分泌激素对机体免疫功能、免疫性疾病和肿瘤发生发展的影响。随着近代技术的发展，下丘脑释放的作用于垂体的激素如生长抑素（SST）、促甲状腺激素释放激素（TRH）及促黄体素释放激素（LHRH）等被分离和纯化鉴定，进一步证明了神经内分泌调控反应的存在。直到 20 世纪 70 年代，基于神经免疫学、行为免疫学及免疫内分泌学等学科提出的基础上，由 H. Besedovsky 首次提出神经 - 免疫 - 内分泌网络（Neuroimmunoendocrine network）这一概念，后来也被称为"神经免疫内分泌学"，至此神经免疫内分泌学科正式诞生[5]。神经免疫内分泌学联合并协调了多种系统相互作用的研究，也将三大系统间的密切联系研究推向新的高度。

三、神经 - 免疫 - 内分泌系统相关性

神经、免疫及内分泌系统存在密切的内在联系，三大系统调控作用广泛且互相通过多种递质、肽类、激素及小分子等进行信号交流和沟通，共同参与机体生长发育、能量代谢及机体防御等多种生理活动。神经系统以突触和递质等为介质，对多种器官和组织进行支配，目前多种免疫器官和内分泌组织中均发现存在神经分布和调控现象。内分泌和免疫系统可作为神经系统反射弧的传出环节，神经信号通过神经纤维上的动作电位及化学信号进行传导，将信号传递至内分泌及免疫系统，通过激素分泌及免疫细胞发挥调节作用[6]。有研究表明，反复应激及条件反射会增加机体病毒感染的风险，而神经和精神因素也可能会改变自身免疫性疾病的发病和病程进展[7]。免疫系统和神经内分泌系统存在共同的配体和受体，这可能是免疫和神经内分泌系统相互密切作用的潜在机制。而激素缺乏的动物采用激素替代治疗后，可一定程度上提高体内免疫系统反应能力。此外，神经内分泌系统可以通过激素的释放与免疫系统相互作用并调节免疫细胞功能。研究发现肽类神经激素不仅分泌在大脑的下丘脑区域，还分泌于整个中枢和外周神经系统中，由下丘脑以外的神经元合成的肽类物质局部进入细胞间隙，对外周免疫细胞发挥旁分泌调控作用[8]。

神经、免疫及内分泌三大系统间也存在某些共性，越来越多的研究表明，三大系统之间存在信号分子及受体共同作用[9]。某些神经递质及肽类可同时作用于内分泌系统及免疫系统中共同的受体。而三大系统的特定分子标志物也存在重叠，例如 Thy-1 糖蛋白同时可作为胸腺细胞和神经元细胞的共同表面标志物，而嗜铬颗粒蛋白被认为是神经系统和内分泌系统特定分泌蛋白的标志物，这些分泌蛋白的作用受体同时存在于多种免疫器官，例如脾脏、胸腺及淋巴结等[10]。淋巴细胞可与嗜神经病毒相结合，而嗜淋巴病毒同样可对中枢神经系统（NS）进行攻击。人类神经细胞和免疫细胞膜结构存在一定的相似性，某些获得性免疫缺陷综合征（AIDS）相关病毒可选择性损伤 T 细胞，同时引起大脑器质性病变。Blalock 曾将外周循环的免疫细胞称为"流动的大脑"，而免疫细胞胞膜上也存在显著的离子通道和电活动作用[11]。神经系统、内分泌系统及免疫系统的活动存在密切的相关性，并且三者之间均存在正负反馈调控作用，共同、准确地维持机体活动的协调。

四、神经内分泌系统调控免疫系统

越来越多的证据表明免疫细胞上存在神经内分泌激素受体，并且这些内分泌激素可调节多种免疫细胞功能。神经内分泌对免疫系统的影响，主要通过递质、神经肽类及激素等介质实现。目前大量研究表明，免疫组织和细胞上也存在着神经分布，并且受到神经系统的重要调控。以交感神经或副交感神经为代表的神经纤维可伴随血管等进入淋巴组织，支配中枢和外周淋巴器官的功能[12]。脊神经中的内脏神经纤维可经滋养孔进入骨髓，形成有髓及无髓神经纤维，其中包括肽能神经纤维等，对免疫细胞功能进行支配[13]。此外，胸腺作为中枢免疫器官也受到交感神经、副交感神经及膈神经的支配作用，其中交感神经主要起源于颈胸段交感神经，副交感神经主要起源于迷走神经。有研究通过逆行追踪技术揭示支配胸腺的迷走神经主要起源于延髓的

面后核及迷走神经背核等核团，并且接收神经传入冲动后与高级中枢间形成突触联系。这些迷走神经分布于胸腺，在机体发育的早期随着腺体的发育逐渐成熟并形成重要的神经网络[14, 15]。胸腺血管周围可见丰富的神经肽 Y（neuropeptide Y，NPY）、血管活性肠肽及降钙素基因相关肽（CGRP）分布，进一步说明胸腺的活动受到交感神经及副交感神经的密切调控，并且目前主要认为交感神经兴奋时机体免疫能力下降，而副交感神经兴奋时机体免疫功能增强[16]。

脾脏和淋巴结作为免疫系统的重要组成部分，同样受到神经系统和内分泌系统的调控。来自腹腔神经节的交感神经沿脾门进入脾脏，而迷走神经常伴随动脉走行入脾，交感神经和副交感神经主要分布于脾脏白髓和红髓交界处。有研究也证实了脾脏白髓的中央动脉及其分支上有 NPY 的表达和分布，与淋巴细胞的活动密切相关[17]。此外，缩胆囊素、甲硫氨酸脑啡肽及神经降压素等阳性神经纤维均在脾脏中具有分布和走行。同样，在淋巴结的包膜内及包膜下，同样可见到副交感神经递质乙酰胆碱（ACh）阳性的神经纤维，而在淋巴结实质中可见到交感神经递质去甲肾上腺素（NE）表达分布[18]。而在淋巴管中，交感和副交感神经纤维的支配存在一定的区域性，肠壁黏膜下层的淋巴小结与黏膜免疫密切相关，而肠绒毛中央乳糜管周围可见副交感神经递质 ACh 阳性的神经纤维分布[19]。由此可见，神经内分泌系统对免疫系统存在重要调控作用，其主要受到交感神经、副交感神经及肽能神经纤维等的支配作用，通过调控血流、淋巴细胞分化发育、免疫细胞因子分泌及免疫应答等，发挥神经内分泌系统对免疫系统的直接调控作用。目前已有多种神经内分泌激素及肽类在免疫系统中的作用被明确。

（一）促肾上腺皮质激素

促肾上腺皮质激素（ACTH）受体已在多种免疫细胞上得到鉴定，这些激素具有调节免疫细胞反应性等多方面的能力。研究结果表明，与 T 细胞相比，B 细胞包含的 ACTH 结合位点数量是 T 细胞的 3 倍，并且可以通过外界干预处理使淋巴细胞上的高亲和力位点数量增加 2~3 倍。此外，Y-1 肾上细胞上 ACTH 受体的单特异性抗血清可识别白细胞上的 ACTH 受体。ACTH 与受体结合后激活下游信号转导通路，该通路涉及 cAMP 和 Ca^{2+} 动员等。而通过膜片钳方法对 ACTH 的作用进行分析，结果表明内分泌激素可以直接通过激活 Ca^{2+} 依赖性 K^+ 通道来调节巨噬细胞功能。ACTH 被认为可抑制 MHC-Ⅱ类表达，刺激 NK 细胞活性，抑制 IFN-γ 的产生，并调节 IL-2 功能，而 ACTH 同样也可作用于 B 细胞[20]。

（二）阿片肽类

阿片肽类受体在淋巴细胞中的表达也已被明确，并对其特征进行鉴定，包括大小、序列、免疫原性和细胞内信号传导等。研究表明阿片肽类可对免疫细胞功能进行调节，包括：① 增强淋巴细胞和巨噬细胞对肿瘤细胞的杀伤性；② 调节 T 细胞有丝分裂水平；③ 增强 T 细胞形成玫瑰花结的能力；④ 增强人外周血单核细胞的刺激；⑤ 抑制 MHC-Ⅱ类抗原表达。然而，目前阿片肽类调节免疫细胞不同活性的机制尚不清楚。而 β-内啡肽可改变免疫细胞内 Ca^{2+} 通量，同时具有关闭 K^+ 通道功能。因此，阿片类药物调节免疫细胞活性可能与结合经典的阿片肽类受体和 K^+ 通道有关[21]。

（三）α-黑素细胞刺激素

α-黑素细胞刺激素（α-MSH）和其他黑皮质素的抗炎作用主要通过抑制炎症介质产生和细胞迁移，该过程主要通过与免疫细胞上的黑皮质素受体结合而发挥作用。通过刺激大脑内α-MSH受体可诱导下行抗炎神经通路的激活。而几乎所有对黑皮质素有反应的细胞，包括巨噬细胞、淋巴细胞、中性粒细胞、树突细胞、星形胶质细胞和小胶质细胞均可表达黑皮质素1类受体。α-MSH的体内、外干预可影响细胞黏附能力、细胞因子的产生及其他炎症反应，包括IL-1、IL-6、IL-10、TNF-α、趋化因子和一氧化氮等，而其他免疫细胞也是MSH介导抗炎作用的重要目标。目前认为α-MSH主要通过G蛋白及转导激活因子转录（JAK/STAT）通路发挥对炎症介质的抑制作用，并进一步抑制NF-κB的激活[22]。

（四）生长激素和催乳素

目前研究也表明免疫细胞可表达生长激素（GH）和催乳素（PRL）受体，并且这些激素是免疫反应的有效调节剂。PRL和GH受体已被证明是参与造血细胞生长和分化的细胞因子受体超家族的成员。通过流式细胞术对PRL受体表达水平进行测定，结果表明PRL受体在正常造血细胞中表达水平较高，并且通过伴刀豆球蛋白可进一步提升受体表达水平。通过对多物种的GH受体进行测序，也进一步揭示了GH与GH受体的结构序列。GH受体活性与酪氨酸激酶功能密切相关，人外周血B淋巴细胞（IM-9细胞）实验结果表明，GH受体的激活会增加酪氨酸激酶的活性。此外，GH在免疫调节中的作用已通过体内外多种研究证明，包括刺激脾脏和胸腺中的脱氧核糖核酸和核糖核酸合成等[23]。GH还可通过刺激中性粒细胞分化、促红细胞生成、增加骨髓细胞增殖及影响胸腺发育来影响造血。GH还被证明可以刺激巨噬细胞产生超氧阴离子，进而调节巨噬细胞活性。通过使用GH促泌剂，可进一步增强免疫细胞功能[24]。而通过增加淋巴细胞中GH的合成和分泌，可一定程度上调节细胞增殖过程，但GH在肿瘤发生和发展中的作用目前仍有争议，特别是在急性白血病等血液疾病中。同样，PRL可以对免疫系统产生调节作用。有研究表明通过溴隐亭抑制小鼠PRL分泌可增加李斯特菌的毒性，并且能调节巨噬细胞的活性。目前，PRL受体抗体已被证明可以用来降低PRL诱导的免疫细胞增殖效应[25]。此外，PRL可能促进某些淋巴细胞亚群的活性，调节B细胞功能活性，并促进抗原递呈作用。因此，PRL与淋巴细胞的密切联系也可以一定程度上解释高催乳素血症与自身免疫性疾病的关联性[26]。

（五）下丘脑释放激素

除了垂体激素外，多项研究结果也揭示了下丘脑释放的激素对免疫细胞的影响。促肾上腺皮质激素释放激素（CRH）在脾脏中的结合作用与垂体相似，包括涉及抗体亲和力和亚基分子量大小等[27]。而ACTH和内啡肽的作用可能是通过免疫系统细胞响应CRH作用进而产生激素调节免疫细胞功能。生长激素释放激素（GHRH）受体也已在免疫细胞上得到鉴定，而在胸腺细胞和脾淋巴细胞上，GHRH受体结合位点处于饱和状态。GHRH与其受体结合后，细胞内Ca^{2+}浓度升高，可进一步刺激淋巴细胞增殖。GHRH也能抑制NK细胞活性和趋化性并提高IFN-γ分泌水平。此外，也有研究表明，T细胞上同时存在两种TRH受体类型，TRH通过与不同受体结合参与T细胞激活并释放IFN-γ。在TRH浓度较低时，TSH可增强细胞反应能力，而此时

T 细胞、树突细胞及单核细胞也可产生生物活性的 TSH。目前已经报道了脾脏中存在 TRH 肽前体，但产生这种肽的细胞类型及其分泌机制尚不清楚[28]。此外，有研究表明在人类白血病细胞中，T 细胞和骨髓瘤细胞上存在不同的 SST 受体亚群，且受体的两个亚群可能与 SST 浓度依赖性有关。GH 和 PRL 已被证明可增强免疫细胞功能，而 SST 主要表现出抑制免疫细胞反应的作用。SST 极低浓度时即可抑制脾源性淋巴细胞的增殖，并且显著抑制人急性淋巴母细胞白血病细胞增殖和植物凝集素对人 T 细胞的刺激作用。SST 还可抑制其他免疫反应，例如抗原刺激的 IFN-γ 分泌、内毒素诱导的白细胞增多和集落刺激因子释放等[29]。

五、免疫系统对神经内分泌系统的作用

机体免疫系统同样对神经内分泌系统存在显著的调节作用，主要可表现在神经内分泌细胞中存在多种免疫细胞因子受体表达，免疫过程可直接影响中枢及外周神经系统活动及激素分泌，且免疫细胞因子如 IL 等可由神经内分泌组织合成和分泌，并且借助受体发挥对神经系统及内分泌系统的广泛调节作用。目前有研究表明，脾脏和淋巴结内交感神经的基础活动受到免疫调节，而抗原诱发抗体生成的反应过程同时伴有免疫器官内交感神经活动的改变[30]。与无菌饲养大鼠相比，无特定病原菌大鼠免疫活动基础水平显著增高，其脾脏、胸腺及淋巴结中交感神经递质 NE 含量显著降低，因此交感神经活动减少，该过程可导致肾上腺素能物质对免疫功能的紧张性抑制作用下调[31]。在机体受到抗原刺激后，下丘脑腹内侧核神经元的放电频率明显增加，其增加程度与机体免疫应答强度及不同阶段密切相关，而对抗原刺激无免疫应答的大鼠则未观察到此现象，也进一步说明 CNS 可感受机体内的免疫状态，并对免疫系统做出信号反馈[32]。

不同免疫组织和器官可通过免疫细胞因子等直接或间接影响神经内分泌作用，该过程主要由于神经及内分泌细胞膜上存在多种细胞因子的特异性受体分布，并且免疫细胞因子可直接作用于支配淋巴结、脾脏内的神经末梢，发挥调节神经内分泌功能的效应。例如 IL-1、IL-2 等可不同程度的影响免疫器官内特定神经元的放电等活动，并且这些免疫细胞因子对垂体前叶、肾上腺皮质、甲状腺及胰岛素内分泌水平具有重要调控作用[33]。有研究表明淋巴细胞产物可直接影响神经内分泌激素和神经递质的合成、分泌或释放过程。免疫细胞产生的 IFN-α 被观察到具有一定镇痛作用，IFN-α 分子中有不同的结构域可介导免疫和镇痛作用，而 IFN-α 的阿片样镇痛作用主要通过 μ-阿片肽类受体介导，这也进一步提示免疫系统对神经系统的调控作用[34]。此外，免疫系统将对病毒和细菌等非认知刺激的识别转化为细胞因子、肽激素和神经递质形式的信息，这些信息作用于神经内分泌系统中的受体以改变其功能。刺激信号从免疫系统传递到 CNS 的产物包括胸腺素、淋巴因子（IL-1、IL-2、IL-6、TNF-α）和 IFN、ACTH 及阿片肽类等。这些细胞因子的主要作用是刺激下丘脑 - 垂体轴，并抑制下丘脑 - 垂体 - 甲状腺轴、下丘脑 - 垂体 - 性腺轴和 GH 释放[35]。

六、免疫系统细胞释放神经内分泌激素

现有证据表明，部分免疫细胞也可以分泌神经内分泌激素，目前已知的免疫细胞能分泌的激素有 ACTH、TSH、GH、PRL、LH、FSH 及下丘脑激素生长调节肽、CRH、GHRH 和 LHRH 等

[36]。免疫系统内源性的神经内分泌肽和神经递质可用于免疫系统内调节以及免疫系统和神经内分泌系统之间的双向信号交流。研究表明，尽管这些肽的结构与神经内分泌系统中鉴定的肽类结构相同，但与已知的神经内分泌激素合成机制等存在一定的差异性。关于免疫细胞产生的肽类激素的潜在功能，目前主要认为这些激素作用于经典的神经内分泌靶组织，并且可以作为免疫系统的内源性调节剂，这也在一定程度上支持了神经内分泌肽激素可以直接调节免疫细胞功能。例如，TSH 作为一种垂体激素，体内淋巴细胞可对 TRH 产生反应，并且与 TSH 一样，TRH 能增强体外抗原介导的抗体反应，并且可被 TSH 特异性抗体阻断剂进行阻断，而这种增强效应并未在 GHRH、精氨酸血管升压素及 LHRH 中观察到，这也证明了 TSH 作为一种神经内分泌激素可以同时作为免疫系统内的内源性调节剂，发挥对免疫细胞的调节功能[37]。

阿片肽类受体拮抗剂可通过抑制免疫细胞衍生的阿片肽作用间接阻断 NK 细胞内 CRH 受体活性。而 LHRH 激动剂可降低 NK 细胞活性，并刺激 T 细胞增殖，增加 IL-2 受体表达，这表明 LHRH 在调节免疫反应中具有重要作用。而免疫细胞产生的 GH 也可诱导 IGF-1 的合成，并进而抑制淋巴细胞中 GH mRNA 水平和蛋白质合成。这些研究结果均表明免疫细胞内存在完整的激素调节回路，并且 GHRH、GH、IGF-1 及其结合蛋白可能密切参与免疫细胞功能调节。此外，有研究通过免疫荧光试验观察到产生 GH 的细胞同时也可分泌 IGF-1 因子，这表明内分泌调节回路在免疫细胞激素合成中可能具有重要作用。而淋巴细胞中内源性 GH 也可促进一氧化氮的产生，上调 IGF-1 受体和 Bcl-2 蛋白表达水平，并抑制超氧化物的形成，这也进一步表明淋巴细胞中 GH 分泌的作用[38]。

IL-12 已被证明可以刺激淋巴细胞 GH 的表达合成及 Th1 细胞因子 IFN-γ 的水平，而促进皮质醇和儿茶酚胺分泌，降低淋巴细胞中 GH 和 Th1 细胞对刺激的反应能力。由于淋巴细胞含有肾上腺素和 ACh 生物合成所必需的酶及相关的受体，因此淋巴细胞也被认为是 ACh 和儿茶酚胺的重要合成和作用位点。有研究揭示迷走神经和 ACh 释放的神经机制可称为"胆碱能抗炎相关通路"。传入迷走神经通路能被低剂量的内毒素、IL-1 或受损组织的产物所激活，而信号传递到大脑后激活的传出迷走神经会释放神经递质 ACh。ACh 能抑制巨噬细胞释放促炎细胞因子 TNF、IL-1 及 IL-18，但对抗炎细胞因子 IL-10 的抑制作用并不显著。因此，胆碱能神经元可能参与抑制急性炎症反应，表明神经系统可对免疫反应进行调节。CGRP 也是一种由淋巴细胞产生和分泌的激素，其能参与抑制 T 细胞增殖过程[39]。有研究表明 P 物质是神经免疫调节的有效介质，而在人类免疫缺陷病毒（HIV）感染后，淋巴细胞中的 P 物质表达水平上调，其可能参与 HIV 感染和 AIDS 的免疫发病过程[40]。神经系统及神经纤维不是神经递质的唯一来源，神经系统和免疫系统之间的信号交流及受体表达分布具有重要意义。目前，尽管免疫细胞分泌的肽类激素的体内功能仍需要做进一步研究，以明确免疫细胞分泌的神经内分泌激素的临床意义，但目前现有的多种研究结果均提示免疫细胞分泌的神经激素可直接作用于经典免疫细胞功能调控过程。

七、小结

免疫细胞的功能活性受到神经内分泌等多种递质及激素的影响。免疫系统可通过感受机体内环境刺激及神经信号等因素，通过激素分泌等维持内环境平衡。免疫系统具备对感受的信息进行加工、处理及整合功能，该特点与神经系统具有一定的相似性。而神经内分泌系统通过多种激素分泌及小分子物质，对免疫细胞功能进行调节，参与机体免疫内环境的稳定。在许多方面，神经、免疫及内分泌三种系统在信号交流及机体功能调节中具有密切联系。这三大系统相互协调，构成完整的信号交流环路和调控网络，通过正反馈及负反馈的方式，对信号传递进行精确调控、效应放大及整合，此种联系是各系统及正常机体生理功能维持必不可少的。此外，三种系统对多种体内生物活性物质及信号小分子进行共反应，介导机体稳态维持。目前越来越多的临床及基础研究也均提示了神经免疫内分泌多系统间的交互作用及在机体稳态维持中的调节作用，这也在一定程度上为将来临床的诊治提供新的治疗思路和手段。

（何云强　编；范元硕　审）

参考文献

[1] AZAD N, AGRAWAL L, EMANUELE MA, et al. Neuroimmunoendocrinology[J]. American Journal of Reproductive Immunology, 1991, 26(4): 160-172.

[2] AKMAEV IG, GRINEVICH VV. From neuroendocrinology to neuroimmunoendocrinology[J]. Bulletin of Experimental Biology and Medicine, 2001, 131(1): 15-23.

[3] BABAN A. Psychoneuroimmunology[J]. Revue Roumaine de Physiologie, 1992, 29(1-2): 39-48.

[4] SZABO S, YOSHIDA M, FILAKOVSZKY J, et al. "Stress" is 80 Years Old: From Hans Selye Original Paper in 1936 to Recent Advances in GI Ulceration[J]. Current Pharmaceutical Design, 2017, 23(27): 4029-4041.

[5] SMITH EM, BLALOCK JE. A molecular basis for interactions between the immune and neuroendocrine systems[J]. The International Journal of Neuroscience, 1988, 38(3-4): 455-464.

[6] FRANÇA K, LOTTI TM. Psycho-Neuro-Endocrine-Immunology: A Psychobiological Concept[J]. Advances in Experimental Medicine and Biology, 2017, 996: 123-134.

[7] JAKOB MO, MURUGAN S, KLOSE CSN. Neuro-Immune Circuits Regulate Immune Responses in Tissues and Organ Homeostasis[J]. Frontiers in Immunology, 2020, 11: 308.

[8] LI Y, YANG M, WU F, et al. Mechanism of electroacupuncture on inflammatory pain: neural-immune-endocrine interactions[J]. Journal of Traditional Chinese Medicine, 2019, 39(5): 740-749.

[9] ZEFFERINO R, DI GIOIA S, CONESE M. Molecular links between endocrine, nervous and immune system during chronic stress[J]. Brain and Behavior, 2021, 11(2): e01960.

[10] YANG J, ZHAN XZ, MALOLA J, et al. The multiple roles of Thy-1 in cell differentiation and regeneration[J]. Differentiation, 2020, 113: 38-48.

[11] BLALOCK JE, SMITH EM. The immune system: our mobile brain?[J]. Immunology Today, 1985, 6(4): 115-117.

[12] WU J, XIE H, YAO S, et al. Macrophage and nerve interaction in endometriosis[J]. Journal of Neuroinflammation, 2017, 14(1): 53.

[13] HU D, AL-SHALAN HAM, SHI Z, et al. Distribution of nerve fibers and nerve-immune cell association in mouse spleen revealed by immunofluorescent staining[J]. Scientific Reports, 2020, 10(1): 9850.

[14] HU D, NICHOLLS PK, CLAUS M, et al. Immunofluorescence characterization of innervation and nerve-immune cell interactions in mouse lymph nodes[J]. European Journal of Histochemistry, 2019, 63(4): 3059.

[15] AL-SHALAN HAM, HU D, NICHOLLS PK, et al. Immunofluorescent characterization of innervation and nerve-immune cell neighborhood in mouse thymus[J]. Cell Tissue Research, 2019, 378(2): 239-254.

[16] KENDALL MD, AL-SHAWAF AA. Innervation of the rat thymus gland[J]. Brain, Behavior, and Immunity, 1991, 5(1): 9-28.

[17] LORTON D, BELLINGER DL, FELTEN SY, et al. Substance P innervation of spleen in rats: nerve fibers associate with lymphocytes and macrophages in specific compartments of the spleen[J]. Brain, Behavior, and Immunity, 1991, 5(1): 29-40.

[18] VILLARO AC, SESMA MP, VAZQUEZ JJ. Innervation of mouse lymph nodes: nerve endings on muscular vessels

and reticular cells[J]. The American Journal of Anatomy, 1987, 179(2): 175-185.

[19] QUATACKER J, ANNAERT W, DE POTTER W. The organisation of the axonal reticulum at a ligation, in vitro incubated bovine splenic nerves[J]. Brain Research, 1995, 680(1-2): 36-42.

[20] CSABA G, TEKES K, PÁLLINGER E. Influence of perinatal stress on the hormone content in immune cells of adult rats: dominance of ACTH[J]. Hormone and Metabolic Research, 2009, 41(8): 617-620.

[21] MACHELSKA H, CELIK M. Opioid Receptors in Immune and Glial Cells-Implications for Pain Control[J]. Frontiers in Immunology, 2020, 11: 300.

[22] AURIEMMA M, BRZOSKA T, KLENNER L, et al. α-MSH-stimulated tolerogenic dendritic cells induce functional regulatory T cells and ameliorate ongoing skin inflammation[J]. Journal of Investigative Dermatology, 2012, 132(7): 1814-1824.

[23] MEAZZA C, PAGANI S, TRAVAGLINO P, et al. Effect of growth hormone (GH) on the immune system[J]. Pediatric Endocrinology Reviews, 1(Suppl 3): 490-495.

[24] HATTORI N. Expression, regulation and biological actions of growth hormone (GH) and ghrelin in the immune system[J]. Growth Hormone & IGF Research, 2009, 19(3): 187-197.

[25] ORBACH H, SHOENFELD Y. Hyperprolactinemia and autoimmune diseases[J]. Autoimmunity Reviews, 2007, 6(8): 537-542.

[26] DE BELLIS A, BIZZARRO A, PIVONELLO R, et al. Prolactin and autoimmunity[J]. Pituitary, 2005, 8(1): 25-30.

[27] NEZI M, MASTORAKOS G, MOUSLECH Z. Corticotropin Releasing Hormone And The Immune/Inflammatory Response[J]. Endotext. South Dartmouth(MA), 2000.

[28] PECH-POOL S, BERUMEN LC, MARTÍNEZ-MORENO CG, et al. Thyrotropin-Releasing Hormone (TRH) and Somatostatin (SST), but not Growth Hormone-Releasing Hormone (GHRH) nor Ghrelin (GHRL), Regulate Expression and Release of Immune Growth Hormone(GH)from Chicken Bursal B-Lymphocyte Cultures[J]. International Journal of Molecular sciences, 2020, 21(4): 1436.

[29] LICHTENAUER-KALIGIS EG, VAN HAGEN PM, LAMBERTS SW, et al. Somatostatin receptor subtypes in human immune cells[J]. European journal of endocrinology, 2000, 143(Suppl 1): S21-S25.

[30] ELENKOV IJ, WILDER RL, CHROUSOS GP, et al. The sympathetic nerve--an integrative interface between two supersystems: the brain and the immune system[J]. Pharmacological Reviews, 2000, 52(4): 595-638.

[31] LORTON D, BELLINGER DL. Molecular mechanisms underlying β-adrenergic receptor-mediated cross-talk between sympathetic neurons and immune cells[J]. International journal of molecular sciences 2015, 16(3): 5635-5665.

[32] YANG QQ, ZHOU JW. Neuroinflammation in the central nervous system: Symphony of glial cells[J]. Glia 2019, 67(6): 1017-1035.

[33] CARVALHO LA, GERDES JM, STRELL C, et al. Interplay between the Endocrine System and Immune Cells[J]. BioMed research international, 2015: 986742.

[34] BARAL P, UDIT S, CHIU IM. Pain and immunity: implications for host defence[J]. Nature reviews Immunology 2019, 19(7): 433-447.

[35] WOODROOFE MN. Cytokine production in the central nervous system[J]. Neurology, 1995, 45(Suppl 6): S6-S10.

[36] MARSH JA, SCANES CG. Neuroendocrine-immune interactions[J]. Poultry science 1994, 73(7): 1049-1061.

[37] CSABA G, PÁLLINGER E. Thyrotropic hormone (TSH) regulation of triiodothyronine (T_3) concentration in immune cells[J]. Inflammation research : official journal of the European Histamine Research Society, 2009, 58(3): 151-154.

[38] DORSHKIND K, HORSEMAN ND. The roles of prolactin, growth hormone, insulin-like growth factor-I, and thyroid hormones in lymphocyte development and function: insights from genetic models of hormone and hormone receptor deficiency[J]. Endocrine Reviews 2000, 21(3): 292-312.

[39] WANG H, XING L, LI W, et al. Production and secretion of calcitonin gene-related peptide from human lymphocytes[J]. Journal of Neuroimmunology, 2002, 130(1-2): 155-162.

[40] HO WZ, LAI JP, LI Y, et al. HIV enhances substance P expression in human immune cells[J]. FASEB journal, 2002, 16(6): 616-618.

第五节 促炎细胞因子调节激素产生及能量代谢

一、概述

目前肥胖已成为世界上备受关注的健康问题，它可导致机体代谢紊乱、生理生化指标异常、相关疾病风险的增加，包括 2 型糖尿病（T2DM）、高血压、血脂紊乱、非酒精性脂肪肝、心血管疾病、关节炎、胆囊疾病、癌症等。

肥胖产生最主要的原因是能量过剩。高脂、高热量的饮食会引起肥胖，肥胖可导致体内脂肪细胞增大，而增大的脂肪细胞比正常的脂肪细胞对损伤和死亡更为敏感，由于脂肪细胞的大小存在一定的限度，如果脂肪细胞的增大超过其限度，就会影响细胞的功能（如线粒体代谢损害）[1]，严重时可导致细胞功能障碍和死亡[2]，最终释放大量的炎症因子[3]，称为低度炎症的肥胖状态，可能演变为糖尿病和心血管疾病[4, 5]。

当前炎症大致可分为 1 型炎症和 2 型炎症，即辅助性 T 细胞 1（Th1 细胞）和辅助性 T 细胞 2（Th2 细胞）的适应性免疫反应，这取决于刺激物或环境[6]。1 型炎症和 2 型炎症涉及不同类型的炎症细胞，它们通过特定的转录因子表达或产生不同的炎症分子组并发挥不同的功能[7]。通常"促炎"指 1 型炎症。在某些情况下，2 型炎症被描述或概括为"抗炎"，1 型炎症常见的促炎细胞因子如表 6-5-1 所示。

炎症指宿主机体对传染物或组织损伤的急性反应。在临床上急性炎症的症状包括局部或全身发红、肿胀、疼痛或发热等[8]。发生炎症的过程是将体液产物和白细胞集中输送到炎症部位，并增加其基础代谢率[9-11]。当免疫细胞发现病原体暴露或坏死组织时，会释放大量的促炎细胞因子来启动免疫反应，这些促炎细胞因子可以增强血液流动，增加血管通透性，并促进白细胞在体循环中的吸收。这些促炎细胞因子包括 TNF-α、IL-1β、IL-6、IFN-γ 等[10, 11]。总之，它们的行为有助于快速、短期的反应，旨在恢复组织的平衡。

表 6-5-1 常见的促炎细胞因子的功能

刺激物	LPS、IFN-γ、TNF-α、IL-12
主要细胞	Th1、CD8+ TEM/TE、M1 型巨噬细胞、中性粒细胞
分泌的促炎细胞因子	TNF-α、IL-1β、IL-6、IFN-γ
转录因子	Th1、STAT1、NF-κB、IRF5
主要功能	防御细胞内病原体

注：LPS：脂多糖；IFN：干扰素；TNF：肿瘤坏死因子；IL：白介素；Th：辅助性 T 细胞；TEM：效应记忆 T 细胞；TE：记忆 T 细胞；STAT：信号转导及转录激活因子；NF：核因子；IRF：干扰素调节因子。

但是当机体长期处于低度炎症的肥胖状态，会导致患者发生全身胰岛素抵抗（IR），这可能是以下多种机制所致：①肥胖脂肪组织分泌细胞因子直接引起与 IR 有关的全身炎症；②来源为脂肪组织的细胞因子损害局部脂肪细胞胰岛素敏感性，从而增加脂肪细胞的脂解和游离脂肪酸的分泌；③发炎的脂肪组织也与胰岛素致敏脂联素的分泌减少有关。脂联素受体具有内源性神经酰胺酶活性，脂联素降低以及促炎症细胞因子信号增强可能导致神经酰胺水平升高，与脂肪组织炎症和胰岛素抵抗有关。因此，进一步探究促炎细胞因子在调节激素产生以及能量代谢中的作用十分必要。

二、肥胖相关的促炎因子

（一）TNF-α

TNF-α 是巨噬细胞和脂肪细胞分泌的一种重要的内源性细胞因子和炎性递质，有着广泛生物学效应，在机体免疫炎症的信号网络调节中起重要作用。研究显示 TNF-α 可以通过抑制胰岛素信号传导，促使 IR 的产生[12]。

促炎因子 TNF-α 是由肥大的脂肪细胞及浸润入脂肪组织中的巨噬细胞分泌，在肥胖者脂肪组织中的表达可显著增加。TNF-α 能引起 IR，加速脂肪分解，促进肝内糖原合成，抑制胰岛素的信号转导[13]，并且通过作用于其他细胞因子，导致能量代谢异常。研究表明 T2DM 患者血浆 TNF-α 水平明显高于正常对照组[14]。

（二）IL-1β

细胞因子 IL-1β 升高是初诊糖尿病患者的独立危险因素[15]，说明患者体内细胞因子可作用于胰岛细胞，进而导致胰岛 β 细胞功能损害及胰岛素抵抗，从而导致脂代谢紊乱。研究发现在 T2DM 的疾病进展中，胰岛 β 细胞的功能缺陷和数量减少主要与循环中细胞因子增多有关，当细胞因子共同作用于胰岛细胞时，可造成胰岛细胞凋亡[16]。

Chandramohan 等人认为，IL-1β 是 T2DM 的重要驱动因素[17]，IL-1β 一方面可以持续高糖诱导的表达，直接激活炎性体，导致大量 IL-1β 释放和成熟和胰岛 β 细胞功能障碍，另一方面则通过炎症反应加速胰岛 β 细胞的死亡，进而出现脂代谢紊乱，最终发展为 T2DM。

IL-1β 长期作用于胰岛 β 细胞可激活诱导型一氧化氮合酶（inducible nitric oxide synthase，iNOS）的表达[18]，导致过多的一氧化氮产生，从而阻碍线粒体内电子交换和 ATP 的合成，ATP 的合成减少使胰岛素分泌受到抑制，造成细胞功能紊乱。

（三）IL-6

IL-6 是由某些免疫细胞（如单核细胞、巨噬细胞和 T 细胞）和非免疫细胞（如成纤维细胞、内皮细胞和脂肪细胞）等分泌的一种 26K 的糖蛋白[19]。近期的研究显示，IL-6 水平升高与免疫反应及 T2DM 的发病有关。Carey 发现[20]，胰岛细胞可分泌 IL-6，高血糖可促进胰岛细胞分泌 IL-6，同时低剂量 IL-6 可促进胰岛素分泌，高剂量则抑制胰岛素分泌。在 T2DM 早期，IL-6 的增加促使胰岛素分泌导致高胰岛素血症，大量的 IL-6 则可与其他细胞因子（如 TNF-α）对胰岛细胞产生直接的细胞毒作用，从而加快能量代谢异常导致糖尿病的发生[21]。大剂量 IL-6 使淋巴细胞分化，产生 IgG，加速杀伤性 T 淋巴细胞的活化，诱导胰岛 β 细胞凋亡，导致胰岛 β 细胞的功能和形态发生改变，造成代谢紊乱。IL-6 可促进 T 细胞和 B 细胞过度激活和扩增，加速细胞凋亡，促进胰岛 β 细胞的破坏[22]。由此可见，IL-6 可通过多途径调节免疫细胞功能，造成胰岛病理损伤。研究表明[23]，糖尿病患者血清中 IL-6 水平显著高于健康人群组，与非肥胖对照组相比，糖尿病和非糖尿病性肥胖者血清 IL-6 水平升高[24]，说明 IL-6 在扰乱能量代谢的病理生理过程中起到一定的作用。

（四）IFN-γ

IFN-γ 是机体重要的免疫调节因子之一。早在 1988 年，人们便通过离体试验证明，IFN-γ 对胰岛 β 细胞有直接的细胞毒性作用。在新近发生糖尿病的患者的 β 细胞中也能测到 IFN-γ。IFN-γ 对胰岛细胞的直接作用机制可能是其具有明显的溶细胞效应，因此 IFN-γ 直接或间接地参与了胰岛细胞损伤[25]。IFN-γ 对胰岛细胞的直接毒性作用体现在刺激巨噬细胞、淋巴细胞等表达一氧化氮诱生酶，生成过量的 NO，对胰岛 β 细胞进行直接杀伤。Savinov 等人发现，IFN-γ 还可影响致病性 T 细胞进入胰岛的能力[26, 27]。

三、小结

总之，促炎细胞因子由 Th1 细胞、CD4$^+$ 细胞、巨噬细胞和树突状细胞分泌（详见表 6-5-1），包括白细胞介素、干扰素和肿瘤坏死因子及 IL-1、IL-2、IL-12、IL-17、IL-18、IFN-γ 和 TNF-α。肥胖相关的关键促炎细胞因子是 TNF-α、IL-1β、IL-6 和 IFN-γ，这些促炎细胞因子对扰乱能量代谢发挥着重要的作用。关于抑制促炎细胞因子的释放是否可以达到减重或者改善能量代谢平衡的目的、促炎因子能否成为减脂降糖的新靶点的问题还需更多研究来证实。

（张　锦　编；陈　彦　审）

参考文献

[1] WANG L, HU J, ZHOU H. Macrophage and adipocyte mitochondrial dysfunction in obesity-induced metabolic diseases[J]. The World Journal of Men's Health, 2021, 39(4): 606.

[2] AURELIE C, CHRISTINE P, ADRIANA T, et al. Adipocyte size threshold matters: link with risk of type 2 diabetes and improved insulin resistance after gastric bypass[J]. Journal of Clinical Endocrinology & Metabolism, 2014, (8): 1466-1470.

[3] ŻELECHOWSKA P, AGIER J, KOZŁOWSKA E, et al. Mast cells participate in chronic low - grade inflammation within adipose tissue[J]. Obesity Reviews, 2018, 19(5): 686-697.

[4] BERBUDI A, RAHMADIKA N, TJAHJADI A I, et al. Type 2 diabetes and its impact on the immune system[J]. Current diabetes reviews, 2020, 16(5): 442.

[5] SOYSAL P, ARIK F, SMITH L, et al. Inflammation, frailty and cardiovascular disease[J]. Frailty and Cardiovascular Diseases, 2020: 55-64.

[6] RUTERBUSCH M, PRUNER K B, SHEHATA L, et al. In vivo CD4$^+$ T cell differentiation and function: Revisiting the Th1/Th2 paradigm[J]. Annual Review of Immunology, 2020, 38: 705-725.

[7] GIESECK R L, WILSON M S, WYNN T A. Type 2 immunity in tissue repair and fibrosis[J]. Nature Reviews Immunology, 2018, 18(1): 62-76.

[8] BURHANS M S, HAGMAN D K, KUZMA J N, et al. Contribution of Adipose Tissue Inflammation to the Development of Type 2 Diabetes Mellitus[J]. Comprehensive Physiology, 2018, 9(1): 1-58.

[9] CILDIR G, AKINCILAR S C, TERGAONKAR V. Chronic adipose tissue inflammation: all immune cells on the stage[J]. Trends in Molecular Medicine, 2013, 19(8): 487-500.

[10] LEE B C, LEE J. Cellular and molecular players in adipose tissue inflammation in the development of obesity-induced insulin resistance. [J]. BBA - Molecular Basis of Disease, 2014, 1842(3): 446-462.

[11] MRAZ M, HALUZIK M. The role of adipose tissue immune cells in obesity and low-grade inflammation[J]. Journal of Endocrinology, 2014, 222(3): 113-127.

[12] YARIBEYGI H, FARROKHI F R, Butler A E, et al. Insulin resistance: Review of the underlying molecular mechanisms[J]. Journal of cellular physiology, 2019, 234(6): 8152-8161.

[13] AKASH M S H, REHMAN K, LIAQAT A. Tumor necrosis factor - alpha: role in development of insulin resistance and pathogenesis of type 2 diabetes mellitus[J]. Journal of cellular biochemistry, 2018, 119(1): 105-110.

[14] 邢茂娟, 袁志刚, 张海文, 等. 内脂素、肿瘤坏死因子α与 2 型糖尿病合并代谢综合征的相关研究[J]. 临床和实验医学杂志, 2013(1): 4-6.

[15] 王冲, 程霖. 初诊糖尿病患者白介素-1β与胰岛素抵抗的关系探讨[J]. 山东医药, 2012, 52(5): 2.

[16] KIM K A. Recent progress in research on beta-cell apoptosis by cytokines[J]. Frontiers in Bioscience, 2009, 14(2): 657-664.

[17] CHANDRAMOHAN R, SARAVANAN S, PARI L. Beneficial effects of tyrosol on altered glycoprotein components in streptozotocin-induced diabetic rats[J]. Pharmaceutical Biology, 2017, 55(1): 1631-1637.

[18] YANG J, CHI Y, BURKHARDT B R, et al. Leucine metabolism in regulation of insulin secretion from pancreatic beta cells[J]. Nutrition Reviews, 2010, 68(5): 270-279.

[19] SCHMIDT-ARRAS D, ROSE-JOHN S. IL-6 pathway in the liver: From physiopathology to therapy[J]. Journal of Hepatology, 2016, 64(6): 1403-1415.

[20] CAREY AL, LAMONT B, ANDRIKOPOULOS S, et al. Interleukin-6 gene expression is increased in insulin-resistant rat skeletal muscle following insulin stimulation[J]. Biochemical and Biophysical Research Communications, 2003, 302: 837.

[21] RUSSELL M A, COOPER A C, DHAYAL S, et al. Differential effects of interleukin-13 and interleukin-6 on Jak/STAT signaling and cell viability in pancreatic β-cells[J]. Islets, 2013, 5(2): 95-105.

[22] ZELLA J B, DELUCA H F. Vitamin D and autoimmune diabetes[J]. Journal of Cellular Biochemistry, 2003, 88(2): 216-222.

[23] 张蕊, 郑岚, 施毕旻. 2型糖尿病患者体内IL-6、IFN-γ的变化[J]. 中医临床研究, 2017, 9(15): 2.

[24] GOYAL R, FAIZY A F, SIDDIQUI S S, et al. Evaluation of TNF-α and IL-6 Levels in Obese and Non-obese Diabetics: Pre- and Postinsulin Effects[J]. North American Journal of Medical Sciences, 4, 4(2012-04-11), 2012, 4(4): 180-184.

[25] ZHENG Q Y, CAO Z H, HU X B, et al. LIGHT/IFN-γ triggers β cells apoptosis via NF-κB/Bcl-2: dependent mitochondrial pathway[J]. Journal of Cellular and Molecular Medicine, 2016, 20(10): 1861-1871.

[26] SAVINOV A Y, WONG F S, CHERVONSKY A V. IFN-γ Affects Homing of Diabetogenic T Cells[J]. Journal of Immunology, 2001, 167(11): 6637-6643.

[27] SUK K, KIM S, KIM Y H, et al. IFN-γ/TNF-α Synergism as the Final Effector in Autoimmune Diabetes: A Key Role for STAT1/IFN Regulatory Factor-1 Pathway in Pancreatic β Cell Death[J]. Journal of Immunology, 2001, 166(7): 4481-4489.

第六节 能量代谢调控和免疫炎症

一、概述

炎症是在免疫系统参与下，机体对生物病原体引起感染、物理或化学因素引起组织损伤时，出现的一种防御性反应。炎症反应有助于清除有害因素和修复受损组织，但有时也会对正常组织和细胞造成损害。根据炎症持续的时间长短，炎症可分为急性炎症和慢性炎症，急性炎症的常见表现为红、肿、热、痛，慢性炎症可能无明显症状，但会诱导多种内分泌与代谢性疾病的发生。炎症刺激因素高强度或长时间地存在，可出现炎症诱导的损伤，导致组织器官的形态受损、功能障碍和纤维化产生。在此过程中，免疫细胞的激活、增殖和分化至关重要，而能量代谢与前者密切相关。首先，机体的能量代谢可影响免疫应答。其次，免疫细胞自身的能量代谢也可影响其免疫功能的呈现[1]。因此，能量代谢可能是调节免疫炎症的潜在靶点。

二、免疫炎症

炎症反应依赖于免疫细胞和细胞因子的参与，在细胞因子的刺激下，免疫细胞的模式识别受体被激活，继而激活核因子-κB（NF-κB）信号通路，诱导炎症小体的组装，促进白细胞介素1（IL-1）和IL-18的成熟和释放，引起炎症反应。

（一）炎症相关免疫细胞

巨噬细胞和T细胞是参与炎症反应最主要的免疫细胞。

1. 巨噬细胞

巨噬细胞来源于骨髓中的单核细胞，属于先天免疫细胞，具有吞噬和抗原呈递功能。同时，巨噬细胞也是先天性免疫和适应性免疫的桥梁，其通过抗原呈递和分泌细胞因子，可激活其他免疫细胞。巨噬细胞的分化具有极强的可塑性，根据其发挥功能的不同，可分为M1型和M2型，M1型为促炎型巨噬细胞，M2型为抗炎型巨噬细胞。

局部微环境受到病原体感染或组织损伤时，巨噬细胞会极化为M1型，上调细胞表面活化标记的表达，如Ⅱ类主要组织相容性复合体（MHC-Ⅱ）分子、细胞表面分化抗原16（cluster of differentiation 16，CD16）、CD32、CD80和CD86等。M1型巨噬细胞可产生一系列的促炎因子，如IL-1、IL-6、IL-12、TNF-α和iNOS等，帮助感染和受损细胞的清除[2]。

机体中的免疫模式从清除转化为修复时，巨噬细胞从M1型向M2型转化，主要通过IL-4、IL-5和IL-13对巨噬细胞的诱导，M2型巨噬细胞可表达CD163、CD206、CD301、精氨酸酶1（arginase 1，ARG1）和转化生长因子-β（TGF-β）等，发挥抗炎作用，并参与炎症的缓解和组织的修复过程。

2. T 细胞

T 细胞是种类和功能最多样化的免疫细胞，初始 T 细胞可分化为细胞毒性 T 细胞、辅助 T 细胞（Th 细胞）、调节性 T 细胞（Treg）、记忆 T 细胞、γδT 细胞和自然杀伤 T 细胞（NKT 细胞）。T 细胞的激活需要双重信号，第一信号为抗原特异性信号，指 T 细胞抗原受体（T cell receptor，TCR）识别 MHC 的过程。第二信号为共刺激信号，主要为 CD28 和其配体 B7 的结合。如果 T 细胞活化的第二信号被抑制，可导致免疫耐受或 T 细胞失能。同时，T 细胞的功能还受到免疫检查点的调控。T 细胞表面的细胞毒性 T 淋巴细胞相关蛋白 4 与 CD28 高度同源，可竞争后者与配体的结合，从而抑制 T 细胞的激活。程序性死亡受体 1（PD-1）/ 程序性死亡配体 1（PD-L1）为另一对免疫检查点分子，T 细胞表面的 PD-1 与 PD-L1 结合后会抑制其细胞毒性，这是肿瘤细胞重要的免疫逃逸机制。

Th/Treg 免疫失衡在慢性炎症性疾病中起重要作用。Th 包括 Th1、Th2、Th9、Th17、Th22 和滤泡辅助性 T 细胞（T follicular helper cell，Tfh 细胞），Treg 又被称为抑制性 T 细胞。Th 细胞和 Treg 的比例调控了免疫细胞的抗炎和促炎反应平衡，尤其是 Th17 和 Treg 的比例失调是多种慢性炎症性疾病的发病因素 [3]。

（二）炎症相关细胞因子

炎症相关细胞因子指在炎症过程中，由免疫细胞或非免疫细胞分泌的，一类诱导免疫细胞分化或调控免疫细胞功能的细胞因子，根据其功能可分为促炎细胞因子和抗炎细胞因子。促炎细胞因子包括 IL-1、IL-6、IL-17、TNF-α 和 IFN-γ 等，具有诱导巨噬细胞向 M1 型极化，促进炎症和杀灭病原体的作用。抗炎细胞因子包括 IL-4、IL-5、IL-9、IL-13 和 TGF-β 等，具有诱导巨噬细胞向 M2 型极化，抑制炎症和修复组织的作用 [4]。

（三）病原相关分子模式和损伤相关分子模式

1. 病原相关分子模式

病原相关分子模式（PAMP）指在病原微生物中存在的进化保守的分子结构，可被宿主识别为外源物质，从而激活固有免疫应答。PAMP 包括双链 RNA、单链 RNA、CpG 无甲基化的 DNA、脂多糖、肽聚糖、脂磷壁酸、脂阿拉伯甘露聚糖、细菌毒素和病毒糖蛋白等。

2. 损伤相关分子模式

损伤相关分子模式（DAMP）指组织或细胞在受到损伤时，自身释放的一类内源性的分子结构，可激活机体的固有免疫应答。DAMP 包括 DNA、高迁移率族蛋白 1、热休克蛋白、抗菌肽、防御素、纤连蛋白、透明质酸、氧化低密度脂蛋白和多药耐药相关蛋白等。

（四）模式识别受体

模式识别受体（pattern recognition receptor，PRR）是细胞内可识别 PAMP 或 DAMP 的受体，包括 Toll 样受体（TLR）、C 型凝集素受体（C-type lectin receptor，CLR）、RIG-I 样受体（retinoic acid-inducible gene Ⅰ-like receptor，RLR）和 NOD 样受体（nucleotide-binding and oligomerization domain-like receptors，NLR）。

1. TLR

TLR 是一种 1 型跨膜 PRR，包含 1 个亮氨酸重复序列和 1 个 TIR 结构域。在人类中鉴定出 10 种 TLR，在小鼠中鉴定出 12 种。TLR1、TLR2、TLR4、TLR5、TLR6 和 TLR11 分布于细胞膜上，主要识别微生物膜组分。TLR3、TLR7、TLR8 和 TLR9 在胞内表达，可识别核酸组分。TLR 可形成同源活异源二聚体识别 PAMP 和 DAMP，同时胞内的 TIR 结构域可与髓样分化因子 88（myeloid differentiation factor 88，MyD88）结合，然后触发级联信号，导致 IκB 激酶（inhibitor of kappa B kinase，IKK）的激活，降解 NF-κB 的抑制亚基 IκB，继而激活 NF-κB 和下游的 p38 丝裂原活化蛋白激酶（p38 mitogen-activated protein kinase，p38 MAPK）和 c-Jun 氨基末端激酶（c-Jun N-terminal kinase，JNK）信号通路，诱导炎症反应。

2. CLR

CLR 是一类可识别糖类和糖蛋白的 PRR，由两个结构域组成，包括一个碳水化合物识别结构域。CLR 可根据胞内部分的结构分为 4 种亚型，其胞外部分主要可识别甘露聚糖结合凝集素，诱导炎症反应的发生。

3. RLR

RLR 是胞质内的病原 RNA 感受器，包含 RIG-Ⅰ、黑色素瘤分化相关基因 5（melanoma differentiation associated gene 5，MDA5）和遗传学与生理学实验室蛋白 2（laboratory of genetics and physiology 2，LGP2）结构域，可被病毒的 RNA 激活，诱导炎症反应的发生。

4. NLR

NLR 是一种胞质内 PRR，包含一个核苷酸结合结构域（nucleotide-binding domain，NBD）一个亮氨酸重复序列（leucine-rich repeat，LRR），通过与其他蛋白组装成炎症小体发挥促炎作用。最早发现的 NLR 是 NLRP1 和 NLRP2，它可在细菌肽聚糖的刺激下激活。之后相继发现 NLRP3、NLRP6、NLRP7、NLRP12 和 NLRC4。NLR 的激活与多种疾病的发生有关，如自身免疫性甲状腺疾病、1 型糖尿病、肾上腺皮质功能减退、类风湿性关节炎、乳糜泻、系统性红斑狼疮和系统性硬化等[5]。

（五）炎症小体

炎症小体是在炎症过程中细胞内形成的蛋白质复合物，其主要功能是激活胱天蛋白酶 -1（caspase-1），使其从前体模式剪切为有活性的剪切体，并诱导 IL-1β 和 IL-18 的活化，以及炎症反应的发生。炎症小体由受体蛋白、接头蛋白凋亡相关斑点样蛋白（apoptosis-associated speck-like protein containing a CARD，ASC）和 caspase-1 组装构成，ASC 和 caspase-1 在各种细胞中组成性表达。炎症小体的受体蛋白分为两大类，NLR 家族和 PYHIN 家族。NLR 家族即 NOD 样受体，包括 NLRP1、NLRP2、NLRP3、NLRP6、NLRP7、NLRP12 和 NLRC4，PYHIN 家族成员包括 AIM2 和 IFI16。NLR 在 N 端包含 NBD，在 C 端富含 LRR，除此之外，NLR 还可以包含 PYHIN 结构域（PYD）或 caspase-1 招募结构域（CARD）。PYHIN 家族蛋白包含 1 个 PYD 和 1 个 HIN200 结构域。

炎症小体的组装和激活受到机体的严格调控，以避免产生过多的细胞因子或诱导细胞死亡。其中，NLRP3 是研究最多的一种炎症小体，它的活化过程可分为两步：第一步为启动，第二步为激活。在启动阶段，促炎细胞因子与其受体结合，激活细胞内的 NF-κB 信号通路，NF-κB

入核诱导 pro-IL-1β、pro-IL-18、NLRP3 和 caspase-1 的表达。在激活阶段，细胞内的钾离子外流、钙离子内流、线粒体产生活性氧（reactive oxygen species，ROS）、溶酶体破裂、蛋白酶释放，以上机制共同诱导 NLRP3 炎症小体的组装和激活，继而将 pro-IL-1β 和 pro-IL-18 剪切为成熟的 IL-1β 和 IL-18，诱导炎症反应的发生[6]。

炎症小体参与了多种自身免疫性疾病的发生发展，除此之外，多种代谢性疾病也与炎症小体的激活有关，如痛风、动脉粥样硬化、阿尔茨海默病、2 型糖尿病。寻找阻断 NLRP3 炎症小体激活的方法是抑制炎症反应的有效途径。

（六）活性氧

除 PRR 外，ROS 是诱导炎症反应的重要因素。ROS 是一类氧的单电子还原产物，包括超氧化物、过氧化氢和单线态氧等。ROS 通过激活硫氧还蛋白互作蛋白（thioredoxininteracting protein，TXNIP）诱导炎症反应。TXNIP 一方面诱导 NF-κB 的抑制亚基 IκB 的磷酸化，促进后者的降解，激活 NF-κB 信号通路，促进炎症的发生。另一方面，TXNIP 通过抑制缺氧诱导因子 -1α（hypoxia inducible factor-1α，HIF-1α）的降解，激活 HIF-1 信号通路，促进炎症相关细胞因子的表达，降低细胞内 ROS 的产生，可有效抑制炎症反应[7]。

（七）细胞焦亡

细胞焦亡是炎症小体介导的细胞程序性死亡，又称细胞炎性坏死。细胞焦亡的形态特征为细胞胀大、变形，细胞膜破裂。细胞焦亡与细胞凋亡不同，前者在细胞死亡的过程中会有细胞内容物质的释放，包括 IL-1β 和 IL-18 等促炎因子。细胞焦亡的核心效应蛋白为消皮素（gasdermin，GSDM），亦称焦孔素。GSDM 包括 6 种亚型：GSDMA、GSDMB、GSDMC、GSDMD、GSDME 和 PJVK。Caspase-1 激活后可将消皮素剪切，并在细胞膜上形成复合物，使细胞穿孔。细胞焦亡形成的孔洞会导致 IL-1 和 IL-18 的释放，诱导更多的炎症因子释放和细胞死亡[8]。

（八）纤维化

炎症除了诱导细胞焦亡，还会引起组织和器官的纤维化，Th2 免疫应答在炎症诱导的纤维化过程中起到重要作用。Th2 免疫应答的主要意义在于杀伤寄生虫和修复受损组织，有助于病原物质的清除和组织功能的恢复，其特征是辅助型 T 细胞向 Th2 型分化，并有抗炎细胞因子的释放。但是，Th2 免疫应答也会导致组织纤维化病变，表现为纤维结缔组织的增多，导致组织的功能受损。Th2 免疫应答过程中，嗜碱粒细胞、肥大细胞和 2 型固有淋巴细胞（group 2 innate lymphoid cells，ILC2）分泌 IL-4、IL-5 和 IL-13，诱导 CD4+ T 细胞分化为 Th2 细胞，并增强其功能，继而促进成纤维细胞的激活和组织纤维化[9]。

三、能量代谢对炎症的调控作用

（一）机体能量代谢的调控作用

1. 肥胖与炎症

肥胖是引起慢性炎症的重要因素之一，这种慢性炎症反应与营养过剩和代谢紊乱有关。脂肪组织是肥胖诱导炎症反应的重要体现者，包括脂肪组织中促炎因子 TNF-α、IL-1β、IL-6 和趋化因子 CCL2 表达的升高，并有免疫细胞的浸润。除脂肪组织外，肝脏、胰腺、肌肉、大脑、肠道等组织的代谢过程也会影响免疫反应，对以上组织代谢的调控可影响局部或机体的炎症反应[10]。

2. 脂肪组织与炎症

脂肪组织可分为白色脂肪、棕色脂肪和米色脂肪组织，白色脂肪的主要功能是以甘油三酯的形式储存机体摄入过多的能量。除此之外，白色脂肪组织可分泌多种激素和脂质代谢产物，向免疫细胞发出信号，诱导免疫细胞的浸润。巨噬细胞是浸润脂肪组织中数量最多的免疫细胞，在炎症信号的诱导下向 M1 型分化，并释放大量促炎因子。促炎因子可激活脂肪细胞内的 3 条信号通路途径：① 抑制 IκB 的活性，激活 NF-κB 信号通路；② 激活 JNK 信号通路，诱导 ROS 产生；③ 激活蛋白激酶 R（protein kinase R，PKR）信号通路，抑制内质网合成功能。以上通路被激活可抑制胰岛素受体底物（insulin receptor substrate，IRS）活性，造成胰岛素抵抗。同时，细胞内多种炎症信号通路共同诱导炎症小体的组装，促进 caspase-1 的激活和 IL-1β 的释放。

3. 肝脏代谢与炎症

肝脏是另一个重要的代谢器官，它除了调控糖原的合成和储存之外，还调控脂肪和胆固醇的合成和分泌。肥胖会诱导肝脏内的脂质沉积，肝细胞中沉积的脂肪会诱导炎症反应的发生，此过程类似于肥胖诱导的脂肪组织炎症。肝巨噬细胞（又称库普弗细胞）在肝脏炎症反应中发挥重要作用，它可分化为 M1 型细胞，分泌 IL-1β、IL-6 和 TNF-α，诱导肝脏炎症的起始；它亦可分化为 M2 型细胞，分泌 TGF-β 等细胞因子，诱导肝脏纤维化。肝脏还可通过分泌激素抑制食欲，如成纤维生长因子 21（fibroblast growth factor 21，FGF21）和生长分化因子 15（growth differentiation factor 15，GDF15），它们可与下丘脑中的受体结合，抑制食欲，减少食物的摄取，从而减少脂肪沉积。

4. 肠道菌群与炎症

肠道菌群是宿主消化道内微生物的总称，它与炎症有密不可分的关系。首先，肠道菌群产生的多种成分（如脂多糖）可通过 PRR 诱发机体的炎症反应。其次，肠道菌群会影响肠道黏膜屏障的完整性，大部分嗜黏蛋白菌会分解黏蛋白，破坏肠道屏障，使外源性物质更容易进入内环境，引起炎症反应。而嗜纤维素菌会分解人体无法消化的多糖，产生短链脂肪酸（short chain fatty acid，SCFA），SCFA 包括乙酸、丙酸和丁酸，它们可以被 G 蛋白偶联受体识别，发挥抑制炎症的作用。

（二）机体能量代谢的调控方式

1. 生活方式干预

生活方式干预是调控机体代谢和减重最安全有效的方式，方法包括饮食调节和运动调节等。

饮食调节包括热量限制、组分限制和进食时间限制。热量限制为限制饮食的热量，如极低热量限制饮食。组分限制为增加或降低饮食中某种特定的组分，如生酮饮食。时间限制为将进食时间控制在一定的范围内，以增加空腹的时间，如间歇性禁食。以上饮食模式均可抑制机体的慢性炎症，但机制并不完全相同[11]。热量限制是治疗肥胖有效性和安全性最好的饮食干预方式，但患者往往依从性较差，可能与热量限制过程中食欲的增强有关。热量限制降低了碳水化合物的摄入，减少体内脂肪组织的堆积。同时，热量限制可诱导细胞内自噬水平的升高，通过此作用可缓解炎症反应。生酮饮食不减少摄入食物的能量，将供能物质由碳水化合物转变为脂类，脂类可在肝脏内被加工为酮体，并被运输到其他组织器官被氧化分解供能。酮体是 NLRP3 炎症小体的天然抑制剂，生酮饮食可通过抑制 NLRP3 炎症小体的激活，改善体内的炎症反应。间歇性禁食是控制进食时间的饮食模式，以利用延长空腹时间的方式，重塑昼夜节律相关蛋白的振荡频率与幅度，继而降低炎症相关基因的表达。除以上机制外，饮食调节还可重塑肠道菌群的种类，增加有益菌丰度，降低有害菌丰度，缓解机体的炎症反应[12]。

肌肉组织是参与葡萄糖摄取和能量消耗的重要器官，它参与了对机体葡萄糖稳态的调节。运动会增加肌肉组织的胰岛素敏感性，增加过氧化物酶体增殖物激活受体 γ 共激活因子 1α（peroxisome proliferator-activated receptor γ co-activator 1α，PGC1α）的表达，增强肌肉组织对葡萄糖的摄入与分解，减少机体的脂肪沉积[13]。但长时间高强度的运动容易造成肌肉组织的损伤，导致 IL-6 的合成增加和释放[14]。

2. 减重药物和减重手术

除生活方式干预外，减重药物和减重手术也可改善炎症反应。减重药物可分为口服药物和注射药物，包括 α- 糖苷酶抑制剂、脂肪酶抑制剂、二甲双胍、胰高血糖素样肽 -1（GLP-1）受体激动剂、SGLT2 抑制剂、中药活性成分和中药方剂等。减重手术一般指代谢手术，常用的手术方式有胃旁路手术、袖状胃切除术、可调节胃束带术和胆胰分流并十二指肠转位术。减重药物和减重手术缓解炎症的机制包括改善肠道菌群、降低食欲、增加能量消耗、促进脂肪分解等。

（三）免疫代谢的调控作用

组织器官的能量代谢紊乱可诱导炎症反应的发生，而能量代谢对炎症的调控作用不只体现在组织器官层面，免疫细胞自身的能量代谢被称为免疫代谢，也会影响炎症反应。整体而言，有氧糖酵解途径驱动了大多数免疫细胞的激活，而氧化磷酸化（oxidative phosphorylation，OXPHOS）在静止、调节性 T 细胞和记忆 T 细胞的代谢中占主导地位。效应 T 细胞需快速地生产大量 ATP，以抵抗病原物质的入侵，故其代谢模式以有氧糖酵解为主，是一种类瓦尔堡效应（Warburg effect）模式。免疫细胞在效应阶段会增加对葡萄糖的摄取，其机制主要是通过上调葡萄糖转运体 1（GLUT1）的表达[15]。记忆 T 细胞以脂肪酸 β 氧化和 OXPHOS 模式，为其进行供能。调节性 T 细胞以有氧糖酵解和 OXPHOS 功能，同时依赖叉状头转录因子 P3（FoxP3）的激活[16]。巨噬细胞极化也受其免疫代谢的调控，M1 型巨噬细胞糖酵解途径增强，磷酸戊糖途径（pentose phosphate pathway，PPP）增强，NO 合成途径增强。在 M2 型巨噬细胞中，糖酵解途径减弱，PPP 减弱，精氨酸摄取增加，且不进行 NO 的合成[17]。除以上免疫代谢模式外，谷氨酰胺代谢也可调控免疫应答。谷氨酰胺可生成 α- 酮戊二酸，进入三羧酸循环供能，也可转化为其他种类的氨基酸。在 B 细胞和 T 细胞的效应阶段，谷氨酰胺代谢途径被增强[18]。

（四）免疫代谢调控的分子机制

1. mTOR 信号通路

哺乳动物雷帕霉素靶蛋白（mTOR）是调控 T 细胞分化最重要的信号通路，根据其复合物组分的不同，mTOR 复合物可分为 mTORC1 和 mTORC2。mTORC1 由 mTOR、Raptor、PRAS1、Deptor 和 MLST8 组成，对雷帕霉素敏感。mTORC2 由 mTOR、Rictor、Protor1/2、mSIN1 和 Deptor 组成，对雷帕霉素不敏感。在 TLR、TCR、生长因子或营养物质摄入增加的情况下，mTORC1 和 mTORC2 可被激活。mTORC1 通过 PI3K/Akt 信号通路被激活，增加促生长增殖的蛋白表达，并抑制自噬。而 mTORC2 在 PI3K 激活后直接被磷酸化，并诱导细胞内多种蛋白激酶的表达增加。Th1 和 Th17 细胞的分化依赖 mTORC1 的激活，mTORC2 的激活更倾向于 Th2 细胞的分化。总体而言，mTOR 是调控 T 细胞分化最重要的信号通路[19]。

2. 腺苷酸活化蛋白激酶信号通路

腺苷酸活化蛋白激酶（AMP-activated protein kinase，AMPK）的激活依赖于细胞内 AMP 的浓度，其上游调控蛋白为 LKB1，与 mTOR 同为细胞内重要的能量代谢感受器。当细胞内 ATP 浓度升高时，AMPK 的活性被抑制，而当 ATP 浓度降低，AMPK 被激活。AMPK 对细胞的调控作用与 mTOR 相反，它会抑制 mTOR 信号通路，抑制糖酵解和脂肪酸的合成，并上调自噬水平。记忆 T 细胞中的 AMPK 信号通路被激活，它可上调沉默信息调节因子 1（sirtuins 1，SIRT1）的表达，将免疫细胞重编程为生长模式，有助于细胞的存活[20]。

3. 表观遗传修饰

能量代谢可通过改变表观遗传修饰调控免疫细胞的功能。表观遗传修饰的机制包括 DNA 甲基化修饰、组蛋白修饰和非编码 RNA（non-coding RNA，ncRNA）调控。在肥胖、糖尿病、高血脂等代谢性疾病状态下，免疫细胞的代谢平衡被打破，使其代谢途径发生改变。代谢途径的改变可重编程表观遗传修饰，如通过改变烟酰胺腺嘌呤二核苷酸（nicotinamide adenine dinucleotide，NAD）的含量调控 SIRT1 的活性，通过改变乙酰辅酶 A 的含量调控组蛋白乙酰化的底物供给，通过改变 α- 酮戊二酸的含量调控 DNA 去甲基化酶的活性等，以此影响免疫细胞的功能[21]。

（韦　晓　编；张　锦　审）

参考文献

[1] BRESTOFF J R, ARTIS D. Immune regulation of metabolic homeostasis in health and disease[J]. Cell, 2015, 161(1): 146-160.

[2] MCNELIS J C, OLEFSKY J M. Macrophages, immunity, and metabolic disease[J]. Immunity, 2014, 41(1): 36-48.

[3] 田野, 高泓, 谢春光. 中医药调节代谢类疾病Th17/Treg免疫平衡的研究进展[J]. 中华中医药学刊, 2022, 40(9): 180-183.

[4] 蒋童, 郑仁东, 刘超. T淋巴细胞及B淋巴细胞在糖尿病肾病发病机制中的作用[J]. 临床医学研究与实践, 2022, 7(9): 191-195.

[5] DAVIS B K, WEN H, TING J P. The inflammasome NLRs in immunity, inflammation, and associated diseases[J]. Annual Review of Immunology, 2011, 29: 707-735.

[6] PRÓCHNICKI T, LATZ E. Inflammasomes on the crossroads of innate immune recognition and metabolic control[J]. Cell Metabolism, 2017, 26(1): 71-93.

[7] NATHAN C, CUNNINGHAM-BUSSEL A. Beyond oxidative stress: an immunologist's guide to reactive oxygen species[J]. Nature Reviews Immunology, 2013, 13(5): 349-361.

[8] GIESECK R L, WILSON M S, WYNN T A. Type 2 immunity in tissue repair and fibrosis[J]. Nature Reviews

Immunology, 2018, 18(1): 62-76.

[9] TANG P M, NIKOLIC-PATERSON D J, LAN H Y. Macrophages: versatile players in renal inflammation and fibrosis[J]. Nature Reviews Nephrology, 2019, 15(3): 144-158.

[10] HOTAMISLIGIL G S. Inflammation, metaflammation and immunometabolic disorders[J]. Nature, 2017, 542(7640): 177-185.

[11] VELDHOEN M, FERREIRA C. Influence of nutrient-derived metabolites on lymphocyte immunity[J]. Nature Medicine, 2015, 21(7): 709-718.

[12] LEE A H, DIXIT V D. Dietary regulation of immunity[J]. Immunity, 2020, 53(3): 510-523.

[13] GLEESON M, BISHOP N C, STENSEL D J, et al. The anti-inflammatory effects of exercise: mechanisms and implications for the prevention and treatment of disease[J]. Nature Reviews Immunology, 2011, 11(9): 607-615.

[14] METSIOS G S, MOE R H, KITAS G D. Exercise and inflammation[J]. Best Practice & Research in Clinical Rheumatology, 2020, 34(2): 101504.

[15] LEE Y S, WOLLAM J, OLEFSKY J M. An integrated view of immunometabolism[J]. Cell, 2018, 172(1-2): 22-40.

[16] NEWTON R, PRIYADHARSHINI B, TURKA L A. Immunometabolism of regulatory T cells[J]. Nature Immunology, 2016, 17(6): 618-625.

[17] MAKOWSKI L, CHAIB M, RATHMELL J C. Immunometabolism: from basic mechanisms to translation[J]. Immunological Reviews, 2020, 295(1): 5-14.

[18] BASSO P J, ANDRADE-OLIVEIRA V, CÂMARA N O S. Targeting immune cell metabolism in kidney diseases[J]. Nature Reviews Nephrology, 2021, 17(7): 465-480.

[19] SARAVIA J, RAYNOR J L, CHAPMAN N M, et al. Signaling networks in immunometabolism[J]. Cell Research, 2020, 30(4): 328-342.

[20] LYONS C L, ROCHE H M. Nutritional modulation of AMPK-impact upon metabolic-inflammation[J]. International Journal of Molecular Sciences, 2018, 19(10): 3092.

[21] ZHANG Q, CAO X. Epigenetic regulation of the innate immune response to infection[J]. Nature Reviews Immunology, 2019, 19(7): 417-432.